MÉDECINE HOMŒOPATHIQUE DOMESTIQUE

PAR LE DOCTEUR C. HERING

RÉDIGÉE

D'APRÈS LES MEILLEURS OUVRAGES HOMŒOPATHIQUES ET D'APRÈS SA PROPRE EXPÉRIENCE

AVEC ADDITIONS DES Drs GOULLON, GROSS ET STAPF

> « L'expérience est le moyen le plus sûr
> pour reconnaître le vrai mérite. »
> WASHINGTON.

Traduite de l'allemand sur la dernière édition
ET COLLATIONNÉE SUR L'ÉDITION DE PHILADELPHIE

publiée

PAR LE DOCTEUR LÉON MARCHANT

Troisième Édition, corrigée et augmentée

A PARIS

CHEZ J.-B. BAILLIÈRE
LIBRAIRE DE L'ACADÉMIE IMPÉRIALE DE MÉDECINE
Rue Hautefeuille, 19.

A Londres, chez H. Baillière, 219, Regent-Street.
A NEW-YORK, CHEZ H. BAILLIÈRE, LIBRAIRE, 290, BROADWAY.
MADRID, CHEZ BAILLY-BAILLIÈRE, CALLE DEL PRINCIPE, 11

1855

MÉDECINE
HOMŒOPATHIQUE
DOMESTIQUE

Œuvres de Hahnemann qui se trouvent chez les mêmes Libraires.

Exposition de la doctrine médicale homœopathique, o Organon de l'art de guérir, par S. Hahnemann. *Quatrième édition*, augmentée de **Commentaires** par le docteur Léon Simon; précédée d'une Notice sur la vie et les travaux de S. Hahnemann, accompagnée de son portrait; gravé sur acier. Paris, 1855, 1 vol. in-8.

Études de médecine homœopathique, par le docteur S. Hahnemann, traduit de l'allemand. Paris, 1855, 2 vol. in-8. Prix de chaque vol.   7 fr.

Cet ouvrage de S. Hahnemann est le complément de ses œuvres; les principaux Opuscules qui le composent sont ainsi distribués :

Tome Ier. — Traité de la maladie vénérienne. — Esprit de la doctrine médicale homœopathique. — La médicine de l'expérience. — L'observateur en médecine. — Esculape dans la balance. — Urgence d'une réforme en médecine. — Valeur des systèmes en médecine. — Conseils à un aspirant au doctorat. — L'allopathie, avertissement aux malades. — Trois méthodes accréditées de traiter les maladies. — Obstacles à la certitude et à la simplicité de la médecine pratique. — Examen des sources de la matière médicale ordinaire. — Des formules en médecine. — Des faibles doses des médicaments. — Répétition d'un médicament homœopathique. — Exemples de traitements homœopathiques. — La belladone, préservatif de la scarlatine. — Des effets du café.

Tome II. — Du choix du médecin. — Essai sur un nouveau principe pour découvrir la vertu curative des substances médicinales. — Antidotes de quelques substances végétales héroïques. — Des fièvres continues et rémittentes. — Les maladies périodiques à types hebdomadaires. — De la préparation et de la dispensation des médicaments par les médecins homœopathes. — Essai historique et médical sur l'ellébore et l'elléborisme. — Un cas de folie. — Traitement du choléra. — Une chambre d'enfants. — De la satisfaction de nos besoins matériels. — Lettres et discours. — Études cliniques, par le docteur Hartung, recueil de 80 observations, fruit de vingt-cinq ans d'une grande pratique.

Doctrine et traitement homœopathique des maladies chroniques, par le docteur S. Hahnemann. Traduit de l'allemand, sur la dernière édition, par A.-J.-L. Jourdan, membre de l'Académie impériale de médecine. *Seconde édition*, entièrement refondue et considérablement augmentée. Paris, 1846, 3 vol. in-8 de chacun 600 pages.   25 fr.

Traité de matière médicale ou de l'action pure des médicaments homœopathiques, par le docteur S. Hahnemann, avec des tables proportionnelles de l'influence que diverses circonstances exercent sur cette action, par C. de Boenninghausen. Traduit de l'allemand par A.-J.-L. Jourdan. Paris, 1834, 3 forts vol. in-8.

— Corbeil, typ. et stér. de Crété. —

MÉDECINE
HOMŒOPATHIQUE
DOMESTIQUE

PAR LE DOCTEUR C. HÉRING

RÉDIGÉE

D'APRÈS LES MEILLEURS OUVRAGES HOMŒOPATHIQUES ET D'APRÈS
SA PROPRE EXPÉRIENCE

AVEC ADDITIONS DES Drs GOULLON, GROSS ET STAPF

> L'expérience est le moyen le plus sûr
> pour reconnaître le vrai mérite.
> WASHINGTON.

Traduite de l'allemand sur la dernière édition
ET COLLATIONNÉE SUR L'ÉDITION DE PHILADELPHIE

publiée

PAR LE DOCTEUR LÉON MARCHANT.

Troisième Édition, corrigée et augmentée.

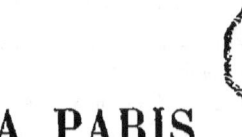

A PARIS
CHEZ J.-B. BAILLIÈRE
LIBRAIRE DE L'ACADÉMIE IMPÉRIALE DE MÉDECINE
Rue Hautefeuille, 19.

A Londres, chez H. Baillière, 219, Regent-Street.
A NEW-YORK, CHEZ H. BAILLIÈRE, LIBRAIRE, 290, BROADWAY.
MADRID, CHEZ C. BAILLY-BAILLIÈRE, CALLE DEL PRINCIPE, 11

1855

TABLE DES CHAPITRES

	Pages.
Avertissement	III
Un mot d'exposition	VII

INTRODUCTION.

Pour qui ce livre est-il fait ?	XIX
De la manière de s'en servir	XX
De la manière d'employer les médicaments	XXIII
Du régime pendant le traitement homœopathique	XXVII
De la provision des médicaments	XXXI
Du choix du médecin	XXXIV

PREMIÈRE PARTIE.

Des causes les plus communes des maladies.

Chap. I. Des émotions morales	1
Chap. II. Des refroidissements	9
Chap. III. De la chaleur, des efforts, ou de la fatigue et de la faiblesse	21
Chap. IV. Du dérangement et de la plénitude de l'estomac	30
Chap. V. Des suites des boissons spiritueuses, du tabac, des épices et des acides	40
Chap. VI. De l'abus de ce que l'on a appelé jusqu'a ce jour remèdes	52
Chap. VII. Des empoisonnements	64
§ I. Sophistications des boissons et des aliments	65
§ II. Conduite à tenir en cas d'empoisonnement	88
§ III. De la manière d'agir quand le poison est connu	100
A. De l'air méphitique	id.
B. Empoisonnements par divers acides minéraux et autres. — Leurs antidotes et leur traitement	107
C. Des poisons alcalins.—Leurs antidotes et leur traitement.	108
D. De quelques autres substances nuisibles.—Leurs antidotes et leur traitement	109
E. Des substances métalliques.—Leurs antidotes et leur traitement	111
F. Des poisons végétaux. — Leurs antidotes et leur traitement	114
G. Des poisons du règne animal. — Leurs antidotes et leur traitement	117

TABLE DES CHAPITRES.

Pages.

H. Des poisons engendrés par la maladie dans les hommes et les animaux... 120
I. Des empoisonnements par lésions externes, piqûres ou morsures des animaux.—Leurs antidotes et leur traitement.. 123
Chap. VIII. Des blessures ou lésions mécaniques................. 131
  § I. Des commotions, chutes, coups, accidents consécutifs, etc... *id.*
  § II. Des brûlures ou échauboulures........................... 151
Chap. IX. Des corps étrangers introduits dans l'organisme..... 158

SECONDE PARTIE.

Des maladies les plus communes.

Remarques et indications concernant l'appropriation des médicaments aux diverses conditions tirées des tempéraments, des âges, des sexes, etc... 171
Chap. I. Maladies de la tête.. 176
Chap. II. Maladies des yeux...................................... 196
Chap. III. Maladies des oreilles.................................. 214
Chap. IV. Maladies du nez....................................... 225
Chap. V. Maladies de la poitrine................................ 230
Chap. VI. Maladies de la gorge.................................. 272
Chap. VII. Maladies des dents................................... 279
Chap. VIII. Maladies de la bouche............................. 300
Chap. IX. Maladies de l'estomac................................ 305
Chap. X. Maladies des intestins et des organes urinaires et sexuels.. 320
Chap. XI. Maladies des femmes................................. 366
  Art. I. De la menstruation....................................... 367
  Art. II. De la leucorrhée... 384
  Art. III. Descente et chute de la matrice..................... 386
  Art. IV. De la grossesse, de ses suites........................ 390
Chap. XII. Maladies des enfants................................. 424
  Premiers soins à donner à l'enfant............................. *id.*
Appendice. — Préservation ou prophylaxie des maladies héréditaires... 451
Chap. XIII. Maladies de la peau.................................. 460
  § I. Maladies aiguës ou avec fièvre............................. 460
  § II. Maladies chroniques ou sans fièvre.......................
Chap. XIV. De quelques maladies générales.................... 486
Table alphabétique des matières................................. 517

FIN DE LA TABLE.

AVERTISSEMENT

En 1848, la *Gazette homœopathique*, publiée à Bordeaux, eut le désir de propager autant qu'il était en son pouvoir la *doctrine médicale des semblables*. Pour cela elle crut qu'elle n'avait rien de mieux à faire que de porter à la connaissance de tous le livre qui a fait le plus dans un but de propagande. En conséquence, elle publia par livraisons la *Médecine domestique homœopathique*.

En effet, l'ouvrage du docteur C. Héring, par quatre éditions successives publiées en anglais, à Londres ou à Philadelphie, a converti à l'homœopathie, en Amérique, l'État de la Pensylvanie, d'où elle s'est répandue ensuite sur tous les autres États de l'Union. Publié originairement en allemand, il est arrivé en peu d'années à sa neuvième édition ; il a été traduit en espagnol il y a quelques années ; en France le voilà à sa troisième réimpression, après seulement quelques années de publicité. N'est-ce pas dire l'immense utilité du livre, et l'esprit essentiellement vulgarisateur de l'auteur ?

Cependant, que le lecteur ne s'y méprenne pas : la *Médecine homœopathique domestique* n'est pas un livre d'exposition, où les principes de la doctrine soient mis en lumière. L'auteur n'a pas eu même la pensée d'en donner l'idée théorique ; il a cru avec raison que la meilleure manière de faire des prosélytes n'était pas d'exposer ou de disserter, mais de rendre les personnes témoins ou acteurs des faits. Les conversions réelles, les conversions inébranlables s'opèrent par les résultats positifs de soulagement ou de guérison que l'on obtient soi-même. Aussi est-ce dans le but de faire de pareilles conversions, dont l'effet est de se répandre comme la contagion, que le docteur

Héring a écrit son livre, lequel n'est en réalité que le résumé pratique, que la clinique nette de l'homœopathie. — Les indications à remplir dans une maladie commençante, dans une affection habituelle, ou dans une simple indisposition, y sont précisées avec tant de netteté et de simplicité, et le remède qui lui convient est si résolûment désigné, qu'il ne peut, à l'égard du choix, en résulter aucun embarras pour celui qui se charge de l'administrer. Et si, après s'être déterminé avec sécurité, on obtient un résultat prompt et satisfaisant, on n'est plus libre de croire ou ne pas croire ; la foi est faite. Il n'en faut pas davantage pour la propagande.

Quant à ceux auxquels la foi ne suffit pas, et ceci s'adresse principalement aux médecins allopathes, nous n'avons pas à les blâmer ; ils ont raison de ne vouloir croire qu'à la condition d'être convaincus. Nous les renvoyons, en conséquence, aux livres de la doctrine, et ils doivent commencer par l'*Organon de l'art de guérir*, par le *Traité de matière médicale* ou *De l'action pure des médicaments homœopathiques*, et par la *Doctrine et le Traitement des maladies chroniques* de S. Hahnemann. C'est seulement là qu'ils puiseront aux sources pures. A part quelques ouvrages, parmi lesquels il faut ranger celui de C. Héring, tous les autres pèchent en général par des manquements à l'orthodoxie.

Cependant, écoutant des conseils éclairés et bienveillants, nous avons compris qu'*un mot d'exposition* aurait ici son importance. Ceux entre les mains de qui est tombé ce livre ont signalé une lacune. Ils se sont naturellement demandé pourquoi ils ne seraient point initiés d'une manière sommaire à l'évolution historique de l'homœopathie et aux principes généraux qui lui servent de base. Cette demande était fondée. C'est dans ce but que nous avons essayé d'écrire quelques pages. Il était difficile de dire beaucoup en peu de mots. L'idée homœopathique y est-elle suffisamment indiquée ? y est-elle nettement déduite ?... Si la courte exposition qu'on va esquisser donne à réfléchir, c'est assez. Le lecteur ne tardera pas à comprendre *une loi* qui n'est destinée à gouverner définitivement l'art de guérir que parce qu'elle touche par ses profondes racines et par ses rameaux spacieux à toutes les lois de la nature et qu'elle s'y mêle sans confusion et pour le concours d'une salutaire réciprocité.

Indépendamment de cette addition, nous avons cru convenable d'apporter dans le corps du livre un complément à certains chapitres. Ainsi, un sujet de la plus haute portée, la *prophylaxie des maladies héréditaires*, nous a paru devoir figurer nécessairement dans un livre qui devient le manuel indispensable de toute mère de famille.

Cette nouvelle édition, collationnée et revue sur l'édition philadelphienne publiée avec le concours du docteur Héring, a subi des corrections et des additions importantes qui ne se trouvent pas ailleurs.

Ces utiles modifications vont au-devant des critiques adressées dans le temps à la *Médecine domestique homœopathique*, et y répondent suffisamment. Car en France, comme dans tous les pays où il a été publié, le livre du docteur C. Héring devait naturellement attirer et fixer l'attention de tous ceux qui se sont voués au culte de l'homœopathie. On l'a examiné, sans doute, avec tous les égards qui sont dus à l'un des apôtres les plus laborieux et les plus éclairés de la nouvelle foi médicale. Mais à côté des justes éloges, la critique a su mettre en lumière les taches qui s'y trouvent.

On a donc adressé à la *Médecine homœopathique domestique* quelques reproches. Si à la rigueur ils sont fondés, dans l'intérêt de la doctrine et à raison même de l'autorité imposante du nom de l'auteur, on devait les relever. Toutefois, nous n'entreprendrons ni de les disculper, ni de les redresser... Mais un médecin aussi orthodoxe que l'est le docteur C. Héring, a eu sans doute ses motifs pour laisser dans son œuvre des traces d'une médication condamnée par ses propres principes. — Il faut en convenir, en effet, des remèdes homœopathiques sont étrangement placés à côté de ces petits moyens domestiques que la vieille médecine consacre dans chaque page de ses annales. C'est sans doute un tort ; mais le mal est-il aussi grand qu'on le dit, si on n'a désigné parmi les agents d'une thérapeutique traditionnellement populaire, que ceux qui ne peuvent en aucun cas aggraver la situation du patient, et s'ils doivent laisser aux nôtres le temps de développer leur action ; s'ils doivent tout à la fois et contribuer à calmer l'impatience des malades et à préparer par transition les voies d'une conversion volontaire? Peut-on exiger de prime abord une foi absolue de la part d'un laïque? Non. S'il consent à transiger avec ce qu'il sait de médecine (et chacun croit avec plus ou moins de prétention s'y connaître un peu), sachons lui tenir compte d'un bon mouvement et de ses intentions de progrès; ne lui imposons pas un sacrifice qui se consommera à son insu. Qu'on lui laisse donc la liberté de recourir encore une fois à ces innocents remèdes, innocents préjugés du foyer domestique, les seuls auxquels il est fait allusion dans ce *Manuel homœopathique*. Il fera sa conversion par sa propre expérience, et il saura mettre de côté une pratique illusoire pour s'attacher définitivement et irrévocablement à des médicaments dont il ne pourra plus nier la puissance.

Voilà peut-être le sens qu'il faut attacher à cette recommandation que le docteur C. Héring a faite de ces prétendus remèdes domestiques, et dont on a pris prétexte pour une première et facile censure, du reste sans importance.

Quant aux dilutions employées, à la répétition des doses, et au changement fréquent de remèdes, ceci est un reproche plus sérieux, s'il est réellement fondé; il y a là, en effet, des difficultés aussi délicates qu'épineuses, que l'expérience et le temps seuls peuvent résoudre... Jusqu'à ce jour, du reste, l'observation semble avoir consacré que dans les souffrances aiguës, on doit donner la préférence aux basses dilutions (6 ou 12) sur les hautes, soit de 30 à 100 et au delà, qui conviennent généralement dans les affections chroniques, c'est ce qu'on établira plus loin avec un peu de détail. Quand la théorie homœopathique sera complète, il restera encore beaucoup à faire à l'art pratique. Chez les grands savants comme et même chez les demi-savants, *l'expérience passe science*.   L. M.

Bordeaux, juin 1855.

UN MOT D'EXPOSITION

Il a paru étrange qu'un livre devenu aussi populaire que l'est celui-ci, livre qui, comme la vérité, a le don des langues (car il est traduit dans tous les idiomes parlés), ne contînt pas une notion simple des principes de la doctrine dont l'application tend à s'universaliser, et sur l'homme providentiel qui en a découvert la loi.

C'est cette lacune que je veux tâcher de remplir. Je m'efforcerai d'être concis, clair et simple.

Qu'est-ce donc que l'homœopathie? On entend par ce mot d'origine grecque, et restreint ici au sens purement médical, on entend exprimer l'idée d'une loi naturelle qui gouverne l'art de guérir dans son application au traitement des maladies. Il signifie littéralement *souffrances semblables*; les éléments de sa formation ont déjà été introduits dans notre langue, et se lisent dans les mots *homo*gène et sym*pathie*, qui, décomposés, donnent celui d'*homœopathie*. La doctrine homœopathique repose sur ce simple énoncé: à savoir *que les maladies ne peuvent se guérir que par des remèdes qui, dosés dans une certaine mesure, suscitent sur l'homme à l'état de santé parfaite, des souffrances semblables à celles qu'ils sont chargés d'annuler sur l'homme malade.*
— Deux exemples d'ordre différent pris dans les actes les plus ordinaires de la vie, feront éclater dans toute son évidence cette proposition.

1° Je ressens une démangeaison; mon premier mouvement est d'y porter la main et de me gratter. Ce frottement exercé instinctivement et réglé sur les effets sentis, suffit pour faire cesser un prurit qui m'importunait. Nul ne met en doute qu'on puisse en se grattant se donner des démangeaisons plus ou moins durables.

2° Une personne tombe dans une grande affliction, elle paraît inconsolable. Un ami l'aborde avec des paroles douces et compatissantes; il souffre de sa douleur et pleure avec elle. Cet acte de sympathie augmente un moment l'état douloureux de la véritable affligée, mais elle ne tarde pas à en éprouver un soulagement qui plus tard devient une guérison à sa peine.

On le voit : dans ces deux exemples, la loi, c'est le fait; et le fait, c'est la loi : loi et fait qui sont inhérents à l'instinct de conservation qui régit fatalement notre organisme.

L'homœopathie, on le comprend déjà, n'est pas chose nouvelle, elle existait à l'état élémentaire. Appartenant à la famille des vérités éternelles, sœurs jumelles déposées au sein de celui de qui tout procède, elle a erré comme celles qui l'ont précédée dans le monde scientifique et comme celles qui sont encore ignorées; elle a erré longtemps dans la pratique de la vie à l'état d'empirisme jusqu'à ce qu'un homme de génie l'ait reconnue pour ce qu'elle vaut, l'ait formulée et convertie en loi afin d'en rendre l'application facile, certaine et utile.

Si c'était ici le lieu de faire l'histoire des révolutions médicales, des théories et des hypothèses qui se sont succédé sans grand profit pour l'humanité, on ne serait pas surpris que la médecine ait mérité et gardé à travers les siècles la qualification de science conjecturale, lorsque d'ailleurs les autres branches de connaissances humaines s'élançaient dans la voie du progrès, et s'y maintenaient par des applications sûres et profitables.

Quoi qu'il en soit, tout en doutant de la certitude des principes sur lesquels les médecins prétendaient baser l'art de guérir, le monde ne cessait pas pour cela de croire à son utilité, et à son avenir. — Hippocrate ne suffisait pas à sa destinée.

Depuis les travaux et les observations de ce puissant génie, la médecine, comme science, n'a donc point fait un pas; comme art, elle a simplifié et amélioré quelques procédés d'application, elle est parvenue à plus de précision dans la connaissance (diagnostic) des maladies, en tant que fixées localement. Mais tout cela n'implique pas le moindre progrès scientifique au point de vue de la certitude, qui est tout entier dans le choix et l'appropriation du remède. Et la preuve la plus incontestable de la vérité de cette assertion est fournie à tout propos par l'allopathie elle-même; car, elle ne cesse d'invoquer le témoignage de l'illustre Grec quand elle veut soutenir ou invalider une opinion, quand elle veut étayer un fait clinique qui est douteux; — on en conviendra, c'est là une singulière manière d'attester le progrès. Les plus sages parmi les médecins des vieilles doctrines ne prononcent jamais le nom d'Hippocrate sans ôter leur chapeau, acte de révérence bien dû à celui qui créa, il y a plus de deux mille ans, l'observation clinique.

Un mot à ce sujet ; il fera mieux comprendre la vérité promise, c'est-à-dire l'homœopathie.

Plein de foi dans les efforts médicateurs de la nature, convaincu par l'observation que l'organisme a horreur du mal ou de ce qui trouble l'harmonie des fonctions, vers lequel la vie ne cesse de réagir en vertu de la loi de l'instinct conservateur qui est en nous, Hippocrate se contentait dans le traitement des maladies de favoriser cette réaction de la force vitale par le régime et non par l'emploi des remèdes dont les effets ne lui étaient pas connus. Cette réaction de la force vitale opérait la guérison, qui s'accomplissait alors par l'aggravation du mal, d'où sortait une crise quelconque, soit une hémorrhagie, soit une éruption de boutons, un accès formidable de fièvre accompagné de sueur, etc., etc. — C'était bien là le commencement de la science que le vieillard de Cos avait pressentie dans ces paroles si vraies et devenues si importantes depuis peu: *Vomitu vomitus curantur* (les vomissements se guérissent par le vomissement), la méthode qui devait la compléter, méthode qu'il ne connaissait pas et qui consiste dans la connaissance et l'application des effets purs des médicaments. — C'est par elle, en effet, qu'on vient en aide à la force vitale (à la nature) dont l'activité incessante veille au maintien de l'équilibre de l'économie, et à son rétablissement lorsqu'il est momentanément rompu par l'état de maladie, et que les ressorts de la vie en sont affaiblis.

Hippocrate s'en tint donc à l'observation pure. — Le génie est patient et ne s'emporte pas ; il sait attendre ou s'abstenir. Un autre devait continuer son œuvre et compléter son idée.

La médecine n'était pas constituée comme science. Cette glorieuse tâche était réservée à S. Hahnemann (1).

Et ce n'est que de nos jours qu'elle devait prendre rang parmi les sciences exactes, autant du moins que les phénomènes de la vie peuvent être soumis à une méthode qui leur soit invariablement applicable dans le plus grand nombre de circonstances et les plus importantes. La difficulté même du sujet

---

(1) **S. Hahnemann** naquit à Meissen (Saxe) le 10 avril 1755 et est mort à Paris en 1843. — Voyez *Notice sur sa vie, ses travaux, sa doctrine*, par Léon Simon. Paris, 1855, in-8.

explique comment la médecine est restée arriérée. Il était difficile, en effet, de saisir au milieu de mille accidents qui compliquent et modifient l'activité vitale, la loi de subordination destinée à rapprocher et à assimiler en quelque sorte tous les phénomènes de l'économie animale appartenant soit à l'état normal, soit à l'état anormal. Les médecins ne s'étaient guère préoccupés jusqu'à ce temps que d'un seul côté de la question, la maladie, l'état anormal ; et dans leur impatience de trouver la solution du problème, la guérison, ils négligèrent l'étude des réactions vitales qui se font incessamment et sans douleurs au milieu de conditions habituelles de vie. L'étude de la matière (l'anatomie) et du jeu de la matière organisée (la physiologie) en tant que résultats (les sensations et les fonctions) absorbaient leur intelligence. Ils étudiaient avec les sens. Détournés sans le vouloir de la connaissance du principe immatériel qui préexiste à la matière et qui se manifeste par elle, ils abandonnèrent, ils perdirent les traces d'Hippocrate.

La vie (esprit ou principe vital, puissance organisatrice), prise comme force pure, ne s'entretient que par le jeu harmonique des fonctions, lesquelles constituent cet ensemble d'actions et de réactions incessantes qui individualisent l'organisme, le détachent en quelque sorte de son milieu, et en font une existence indépendante des agents qui l'enveloppent de toutes parts sans toucher en apparence à son intégrité. — Ces diverses énergies vitales ne sont probablement autre chose que la manifestation sensible de cette grande loi d'assimilation qui a engendré le monde des êtres organisés et libres ; et chacune de ces actions et réactions, mise de toute nécessité, par des appareils organiques directs, en rapport avec les éléments spéciaux où elles puisent la raison de leur existence, témoigne également d'un fait secondaire très-important, l'appropriation pour ainsi dire spécifique qui aboutit à la loi d'assimilation.

Tant que les actions ou les réactions, mues par la force vitale, existent dans un état harmonique, et selon le degré de leur énergie spéciale, cette harmonie, cet accord, constitue le bien-être, *la santé* ; *la maladie*, si le désaccord se met dans les énergies vitales.

La régularité des actes de la vie étant troublée, il faut une action spécifique, appropriée à la nature, au caractère de la souffrance, afin que l'ordre puisse être réintégré : il faut des agents médicateurs qui viennent, par une action analogue, *sem-*

blable, par un acte homœopathique, en un mot, seconder les efforts réactionnaires et conservateurs de la nature (les symptômes de la maladie) qui tendent au rétablissement de l'équilibre.

Ceci n'est pas un fait accidentel, qui cesse ou se reproduit avec sa cause. — On trouve dans les phénomènes réguliers de la vie l'image de ces efforts conservateurs ; n'est-ce pas ce qui a lieu dans la terminaison de la grossesse par l'acte de l'enfantement qui provoque des actes analogues (les douleurs)? C'est le besoin de satisfaire à une nécessité fonctionnelle qui s'exalte par la nécessité même. On le voit, dans l'accomplissement normal d'une fonction, il s'y passe un temps ou période de réaction qui détermine un acte d'excrétion, ayant pour fin l'élimination d'un produit normalement sécrété, devenu désormais inutile, et pouvant être nuisible à l'économie animale s'il était retenu. Des urines gardées volontairement deviennent la source de maladies graves de la vessie ; le lait d'une nouvelle accouchée dont il n'est pas fait un emploi naturel, donne lieu à des souffrances qui s'éternisent chez la femme : ainsi de bien d'autres sécrétions qui sont conservées contre les vœux de la nature. — Nous l'avons dit : dans l'état morbide, de semblables phénomènes s'accomplissent nécessairement ; la force vitale réagit avec douleur comme dans l'enfantement, comme dans la retenue volontaire des urines, pour se débarrasser d'une cause de souffrance. — Le médecin qui veut n'être que le ministre, — que l'interprète de la nature, doit marcher dans cette lumineuse voie, si simple. La vraie science n'en connaît pas d'autre. Hors de là, il n'y a qu'erreur et péril.

C'est cette même voie ouverte par le vieillard de Cos, qu'a prise Hahnemann et qu'il a éclairée de toute la puissance du génie. — L'empirisme, par des mains fidèles aux traditions hippocratiques, avait déjà placé des jalons au moyen des remèdes dits *spécifiques :* comme le soufre pour la gale, — le quinquina pour les fièvres intermittentes, et quelques autres.

Ayant fouillé dans les archives de la médecine pratique de tous les âges, Hahnemann n'y trouva qu'un art rempli d'incertitudes et de conjectures. Dès lors il renonça à en continuer l'exercice ; il abandonna la pratique médicale. Sa conscience ne pouvait admettre comme bon ce qui n'était que doute pour son esprit ; malgré toute sa prudence comme médecin, il avait le sentiment intime que le bien qu'il espérait pour le malade était problématique, et que les souffrances qui pouvaient résulter des moyens de soulagement qu'il employait n'étaient que trop certaines. — Cependant, il ne pouvait croire que l'homme fût abandonné sans défense au milieu des maux qui l'assaillent, et ce qui éveillait surtout son inquiète sollicitude, ce qui le frappait d'étonnement et arrêtait son esprit, c'étaient ces cures inattendues qui s'accomplissaient dans un redoublement de souffrance sans aucune participation étudiée de l'art, mais s'opéraient à l'aide d'une surexcitation aveugle de la force vitale, sollicitée par des agents empiriques.

Plus tard, il observa que cette aggravation de souffrance n'était pas sans similitude avec les manifestations symptomatiques de la maladie. Il s'en émerveilla. Il multiplia ses recherches ; il les médita ; son érudition lui fit voir que les guérisons imprévues provenaient d'une action spécifique inhérente au remède prescrit. Sur cette donnée, il poursuivit sans relâche ses observations, et toujours il vit ses pressentiments se confirmer. C'est en étudiant le *quinquina* qu'il découvrit définitivement *la loi des semblables*. Le quinquina guérit la fièvre parce qu'il peut la donner, et la donne effectivement, administré dans une certaine mesure. Ainsi du soufre, qui guérit la gale, parce qu'il provoque des démangeaisons analogues et des boutons semblables à la gale ; ainsi du mercure, qui donne lieu à des souffrances similaires à celles qu'il guérit ; et ainsi de suite de tous les médicaments qui ont passé aux épreuves de l'expérience pure, expérience dont il faut dire un mot.

Elle consiste à soumettre l'organisme pris dans les conditions meilleures de santé, à l'action d'un remède — qui doit s'administrer seul et dans une progression mesurée, jusqu'à ce que cette action se manifeste par un ou plusieurs phénomènes de souffrance. — Ce phénomène de souffrance qui atteste une atteinte portée à la force vitale et consécutivement à l'organisme, est noté avec soin comme *effet pur* du remède expérimenté ; et ainsi des autres effets ressentis et obtenus par l'expérience sur l'organisme sain. — Or, c'est dans la collection de tous ces effets purs que réside la vertu particulière du remède, sa propriété curative. Cela invariablement acquis, l'application en est facile. Prenons encore un exemple ; soit toujours le quinquina. Le tableau des effets purs de ce médicament présente une image fidèle des symptômes propres à la fièvre intermittente des marais ; il y a similitude entre eux. Et ce simple rapport suffit pour que le quinquina soit choisi entre tous les remèdes propres à combattre cette fièvre.

Ce serait peut-être ici la place de dire le dévouement de quelques hommes généreux, premiers disciples d'Hahnemann, qui, à l'exemple du maître, surent risquer leur repos, leur santé, leur vie pour jeter les fondements de cette œuvre immortelle, clef de voûte de l'homœopathie, du livre de la matière médicale pure. Et ce n'est pas sans émotion qu'on lit le récit touchant qu'ils font de ce qu'ils eurent à souffrir. Il fallait être animé d'un amour bien désintéressé de l'humanité pour ne pas perdre courage au milieu de toutes les persécutions dont ils furent abreuvés. Parmi eux, il faut citer Franz et Hornburg, qui ont payé de la vie leur persévérance en s'offrant en holocauste à l'étude des effets purs des médicaments et à la haine des persécuteurs de l'homœopathie. — La vérité seule inspire le dévouement surhumain ; l'erreur n'exige, ni n'impose jamais de pareils sacrifices.

La loi des semblables une fois formulée demeurait frappée de stérilité, si les agents de curation n'étaient pas mis dans des conditions propres à solliciter la force vitale dans un but de réaction à l'effet d'annuler complétement, promptement et sans douleur les symptômes du mal, et cela sans crainte d'une aggravation quelque peu redoutable.

Ce problème, le plus important après la découverte de la loi de similitude, a été résolu par Hahnemann ; et c'est par la dynamisation des remèdes, c'est-à-dire par le développement dans chacune de leurs propriétés spéciales, à l'aide de procédés fort simples qu'il serait hors de propos de détailler ici, et qu'on peut rendre par un mot, en disant qu'ils consistent dans l'atténuation du remède par la trituration, le frottement, la dilution et la succession, opérations qui se font successivement et dans la mesure des besoins. La matière médicamenteuse est ramenée par ces procédés à l'état atomistique le plus subtil, et perd ainsi sa forme dite primitive ; elle contracte alors d'autres propriétés par la mise en liberté des forces vives de la matière, jusque-là retenues esclaves dans les corps à l'état brut.—Il se crée par là une nouvelle source de vertus purement dynamiques qu'on ne soupçonnait pas et dont l'application est utilisée par le médecin selon les circonstances d'appropriation thérapeutique. De là sort le dynamisme médicamenteux, et c'est sur son rapport d'analogie avec le dynamisme vital qu'est fondée sa vertu curative. — Dans son application, les effets en sont aussi sûrs qu'étonnants.

Mais on cesse de s'étonner de l'énergie des médicaments réduits presque à néant par la dynamisation, quand on songe à la manière dont se produisent certains effets qui, devenus puissances impondérables, restent sans rapports sensibles avec leur origine matérielle. Telle est, en réalité, l'électricité. Est-il plus extraordinaire de comprendre la force du fluide électrique sorti du frottement de deux corps, que l'action d'un médicament se développant par un procédé analogue? Le bâton de cire auquel je donne la vertu d'attirer à lui la barbe d'une plume, me paraît un fait aussi merveilleux et aussi inexplicable ; et cependant, il ne vient à l'idée de personne de mettre en doute un pareil phénomène. En quoi consiste cette force, cette vertu de la cire frottée; de ce frottement rotatoire de deux disques de verre ; de cette tige de fer aimantée ? Quelle quantité de matière y a-t-on ajoutée ou ôtée ? Et l'arome des fleurs, qui porte sur la sensibilité des effets si incompréhensibles, quelle est la déperdition de substance qui s'est faite pour affecter une personne et la rendre malade ? etc. On n'en finirait pas si l'on voulait, par de pareilles citations, prouver le mauvais vouloir des incrédules en homœopathie; c'est donc par mauvaise grâce qu'ils allèguent ne pas concevoir l'action des remèdes qu'elle met en usage, lorsqu'ils acceptent sans réflexion, d'emblée, des faits tout aussi incompréhensibles. — Toutes ces choses sont si connues qu'il y a, en vérité, de la trivialité à les rappeler. On ne les comprend pas, on y croit pourtant, et on a raison d'y croire. Mais quand il s'agit pour les médecins d'idées qui ne sont pas dans leurs préjugés scientifiques, alors ils nient absolument et sans merci. Lorsqu'on leur dit d'interroger l'expérience, source de toutes les connaissances de la nature, ils prétendent qu'ils l'ont consultée, et qu'elle n'a pas répondu à leurs espérances. Or, pour que l'expérience donne les résultats annoncés par ceux qui ont profondément examiné la matière, il faut de toute nécessité expérimenter dans la rigueur des conditions établies à l'avance. L'ont-ils fait ? — Et jusque-là quel inconvénient y a-t-il à accepter comme acquis à la vérité, le sentiment de ceux qui font autorité en pareille circonstance ? — En dehors des questions médicales, on admet, les médecins admettent eux-mêmes aussi l'autorité compétente d'autrui, pour ce qui touche aux faits qui échappent aux sens. On ne doute pas, en effet, sur la foi des savants (et nous n'entendons pas faire ici de rapprochement entre des faits qui n'ont aucune connexité, mais seulement dire qu'il y a des phénomènes plus étonnants encore que ceux qui concernent l'homœopathie), on ne doute donc pas « qu'une étincelle électrique fait le tour du globe terrestre en moins d'une seconde ; que dans une seconde, dans la seule oscillation du pendule d'une horloge, un rayon de lumière parcourt 192,000 milles, et achève le tour du monde en moins de temps qu'il n'en faut pour faire un mouvement d'yeux, et beaucoup moins qu'un habile coureur n'en mettrait à faire un pas. Qui pourrait admettre sans démonstration que le soleil est près d'un million plus gros que la terre? que la vitesse de notre planète dans sa translation autour du soleil est de 31 kilomètres par seconde? Qui croirait que cet astre, placé à une distance telle qu'un boulet de canon qui conserverait toujours sa vitesse initiale, mettrait vingt ans à l'atteindre, exerce néanmoins son attraction sur notre globe dans un espace de temps inappréciable?... Voilà quelques-uns de ces résultats scientifiques qui semblent passer les bornes de notre intelligence. — En retour, il y en a d'autres qui sont si exigus qu'on a peine à s'imaginer que la pensée puisse les saisir et encore moins les apprécier, les mesurer. Qui cherchera à s'assurer si l'aile d'un moucheron bat plusieurs centaines de fois dans une seconde? Qui prendra la peine de s'enquérir s'il est vrai qu'il existe des êtres vivants, régulièrement organisés, et qui, réunis par milliers, ne présenteraient pas un volume comme le pouce? — Qu'est-ce même que des résultats de ce genre en comparaison de ceux auxquels ont conduit les recherches qu'on a récemment faites sur l'optique? On s'est, en effet, convaincu que chaque point d'un milieu que traverse un rayon de lumière, est affecté d'une suite de mouvements périodiques qui reviennent régulièrement par intervalles égaux, au moins 500 millions de millions de fois par seconde dans une seule seconde; c'est par des mouvements de cette espèce communiqués aux nerfs optiques que nous voyons! Il y a plus; c'est de la différence qui existe dans la fréquence de leur retour, que résulte la diversité des couleurs. Dans la sensation que nous cause le rouge, par exemple, nos yeux sont affectés 482 millions de millions de fois, — dans celle du jaune 582, — dans celle du violet 707 millions de millions de fois par seconde..... Des nombres semblables ne ressemblent-ils pas plus aux extra-

vagances d'un insensé qu'aux conclusions d'un homme sage ?»
W. Herschel, *Discours sur l'étude de la philos. natur.*

Après des faits aussi inaccessibles à l'appréciation des sens et des idées courantes de la vie, qu'est-il besoin d'en citer d'autres ? Ceux que nous citerions, quelque déliés et ténus qu'ils fussent, seraient encore comparativement matériels, tels que ceux qu'on trouve partout et qu'on a l'habitude d'emprunter aux réactions chimiques et aux actes de la sensibilité vitale. Ce serait donc en vain qu'on chercherait à les faire valoir contre ceux qui nient absolument l'action des remèdes homœopathiques. Rien ne les convaincra, s'ils ne veulent pas être convaincus. — Il n'y a que les esprits vraiment libres qui ne craignent pas de se soumettre : ils croient aux faits de l'expérience, quelque extraordinaires qu'ils soient, mais ils donnent leur croyance avec cette réserve que commande l'amour même de la vérité.

Reprenons. Si la matière médicale pure est, avons-nous dit, la clef de voûte de la conception homœopathique, la dynamisation du remède en est le couronnement. — Les agents dynamisés, ramenés à la forme liquide ou à l'état de globule, recèlent, ce n'est pas douteux, de véritables forces douées d'une vertu qui est propre à chacun, et qu'on peut élever par les procédés en usage, à divers degrés de puissance. — Il fallait, en effet, pour solliciter la force vitale dans un but salutaire, des forces médicatrices impondérables comme celle avec laquelle elles devaient être mises en rapport. — C'est ainsi qu'Hahnemann est arrivé à la détermination rigoureuse des propriétés du médicament par l'expérimentation pure, à laquelle il a consacré quarante ans de son existence. — Puisse un dévouement aussi soutenu et aussi intelligent se présenter encore !

C'est sur cette donnée générale, bien incomplétement et bien imparfaitement exposée ici, que repose la vérité, la doctrine homœopathique. Qu'on le remarque bien ; elle a le caractère propre aux sciences exactes ; c'est-à-dire que les éléments sur lesquels elle prend fondement ont une valeur réelle, intrinsèque, qui ne dépend pas de l'homme, parce qu'elle échappe aux spéculations de son esprit ; car, d'une part, ces éléments s'appuient sur la nature même des phénomènes de la vie qui sont connus, et, de l'autre, sur l'action pure des médicaments, qui ne peut être autre chose que ce que l'expérience l'a faite. Incessamment vérifiés par la pratique de tous les jours, ces éléments ne peuvent qu'acquérir par le temps, et plus de fixité et plus de sûreté. — D'où il suit que la médecine, servie par une pareille méthode, doit être considérée désormais comme placée dans une véritable voie de progrès, et se sentir élevée à la dignité de science.

Oui, la doctrine homœopathique croit avoir donné à l'art sanitaire cette tendance d'amélioration progressive que l'on cherchait en vain depuis tant de siècles ; elle se flatte que l'unité de vues qu'elle enseigne imprimera à l'esprit cette force calme et sereine, qui voit avec précision et prévoit avec assurance, sans rien laisser au hasard et aux conjectures, et qui permet d'embrasser la généralité des phénomènes, afin de mieux servir les détails. — Les actes de la pratique et les données de la doctrine étant indissolublement groupées et liées autour d'un seul et unique principe, la loi homœopathique, la science médicale ne peut que sortir définitivement de l'ornière ; elle en sort tous les jours et se soustrait au morcellement pratique et à l'abus de théories qui lui ont fait perdre la considération dont il faut qu'elle soit entourée. Placée sur la voie nouvelle, et ne relevant alors que d'elle-même, elle saura s'affranchir à tout jamais des spécialités, cette plaie honteuse et vivace de la vieille médecine, qui donne à vivre aux esprits faibles et cupides ; elle ramènera les âmes honnêtes dans ces grandes lignes scientifiques qui conduisent aux progrès, à la noblesse de l'art et à la dignité de l'homme. — La chirurgie elle-même, cette dernière raison du praticien, reconnaissant qu'elle n'est et ne peut être que la partie purement mécanique de la thérapeutique, abdiquera ses prétentions à des notions spéciales et distinctes, et cessera de se poser orgueilleusement comme l'émule infaillible de la médecine proprement dite, lorsqu'elle n'en doit être que l'intelligente esclave.

C'est ici, il faut le reconnaître, qu'apparaît cette dignité de la science ; elle se révèle, non-seulement dans la grandeur et l'unité de ses principes, mais encore dans la nature même des services qu'elle rend. Prenant son appui sur une méthode d'application presque certaine, elle rehausse d'une façon honorable l'homme qui se voue à son culte ; car elle lui donne les moyens d'agir avec la conscience de la bonté de ses actes et le sentiment de son indépendance. La loi homœopathique lui garantissant en quelque sorte la réalité de son savoir, il peut alors accomplir ses devoirs avec une noble satisfaction et avec cette modeste fierté qui lui permet de compter, sans orgueil, sur des résultats utiles, prévus à l'avance, et sans avoir besoin d'éloges pour bien faire. — La médecine ordinaire, chacun le sait, n'est pas ainsi et aussi heureusement partagée. Incertaine dans ses principes comme dans ses jugements, tergiversante dans ses moyens comme dans ses promesses, où puiserait-elle les conditions de sa dignité et de sa propre force ? Sans l'encadrement officiel qui en maintient les parties, qui favorise et paye son enseignement, qui lui donne toutes les positions d'influence pour résister aux éléments de dissolution qui la minent, elle ne résisterait pas comme elle fait à la marche ascensionnelle de l'homœopathie ; et le jour où l'opinion publique sera assez puissante pour réclamer en faveur de la loi nouvelle, la médecine traditionnelle verra plus que jamais s'introduire l'anarchie parmi ses servants comme elle a existé de tout temps dans ses principes.

La véritable science fait elle-même sa destinée ; elle ordonne qu'on l'estime et qu'on la considère ; elle élève l'homme qui la cultive et l'applique.—La fausse science, au contraire, ne compte quelque chose que par la valeur privée de ceux qui la fréquentent ; et si la personne ne peut rien pour elle, la science et l'homme tombent dans la servitude : l'une est livrée aux hypothèses et aux sophismes ; l'autre à ses passions et aux préjugés.—Non, le médecin n'est plus libre dès qu'il dépend de ses besoins matériels, des hommes ou de son ambition, dès qu'il dépend d'une opinion scientifique ou d'un asservissement moral. Il ne peut plus remplir ses devoirs, selon sa conscience, car elle est faussée, selon ses lumières, car elles ne viennent pas d'une source vraie et pure. Or, le jour où l'homme est passé à ce point sous le joug, il perd, dit le vieil Homère, la moitié de son âme ; aussi le médecin ne doit-il faire aucun cas des hommes et des richesses, lorsqu'ils peuvent, dit Hippocrate, lui coûter son indépendance.

L. M.

INTRODUCTION

Pour qui ce livre est-il fait?

Ce livre enseigne la manière de se soulager dans un grand nombre de maladies, soit par des moyens domestiques innocents, soit, lorsque ceux-ci sont insuffisants, par des remèdes homœopathiques qui ne nuisent jamais, et sont toujours utiles lorsqu'ils sont convenablement administrés.

C'est pour cela qu'il s'adresse à tous; d'abord à ceux qui se sont convaincus par leur propre expérience des avantages réels des principes hahnemanniens, et puis à ceux qui n'ont pas eu occasion d'acquérir cette conviction, de même aussi qu'à ceux qui n'ont entendu que mal parler de l'homœopathie.

Il suffira de quelques essais dans ces maladies qui se présentent journellement et de peu d'importance, telles que maux de dents, céphalalgie, douleurs rhumatismales, pour lesquelles on n'appelle pas d'ordinaire le médecin, ou dans des cas graves en attendant son arrivée, comme croup, pneumonie, etc.; il suffira de ces essais, disons-nous, pour se convaincre de l'action douce, prompte et vraiment extraordinaire des médicaments homœopathiques.

Celui qui a été témoin une seule fois des effets de ces remèdes, celui-là renoncera désormais à l'habitude vulgaire de prendre des doses massives de médicaments, tels que purgatifs, pilules, teintures et autres préparations; il évitera également les saignées, les ventouses, les vésicatoires, les emplâtres de toute espèce, toutes choses qui font peu de bien, toujours souffrir, et aggravent souvent la maladie.

En outre, ce livre servira à ceux qui sont déjà convaincus des avantages et de la supériorité de la nouvelle médecine, mais qui n'ont pas dans leur voisinage un médecin qui la pratique. Complétement édifiés sur les mauvais effets des drogues ordinaires, ils ne veulent plus, ni pour eux, ni pour leurs proches, d'autre médecin, ni d'autre méthode de traitement ; ils préfèrent encore se passer de secours, et, en cela, ils ne font pas plus mal que d'appeler un allopathe. — On conçoit, dès lors, qu'il est indispensable d'avoir à sa disposition une espèce de *vade-mecum*, ainsi que les remèdes propres à donner du soulagement en cas de besoin.

Ce sera un guide utile à celui qui se met en voyage et aux familles qui vont séjourner à la campagne, lorsqu'on ne veut pas se confier aux soins d'un médecin qu'on ne connaît pas ; on est sûr ainsi d'avoir auprès de soi un conseiller et une pharmacie.

Il est finalement destiné à toutes les familles qui ont un médecin homœopathe, mais qui ne veulent pas le déranger pour une bagatelle, ou qu'à cause de la distance on ne peut avoir à un moment donné, comme, par exemple, en cas de mal de dents pendant la nuit, ou pendant le séjour à la campagne, ou même lorsque le malade court risque de souffrir toute la nuit en attendant l'arrivée du médecin. Avec un pareil guide, chacun peut obvier à ces inconvénients, et s'épargner de longues et inutiles souffrances.

De la manière de s'en servir.

Pour tirer un parti utile de cet ouvrage, il faudra se conformer aux indications suivantes :

Lorsqu'on aura à traiter une indisposition, on commencera par consulter le sommaire qui est placé en tête de ce livre, et puis la table des matières qui est à la fin : là se trouve la pagination qui doit vous guider.

Dans l'énumération des matières, on fait d'abord connaître *les causes les plus fréquentes des maladies* ; à chacune de ces causes, se trouve indiqué le moyen curatif qui lui convient. Que la cause soit bien connue ou qu'on ne fasse que la présumer, il sera toujours bien de consulter avant tout le chapitre qui lui est relatif; ensuite on passera à l'examen de la maladie elle-même. Et pour faciliter les recherches concernant les *divers états morbides*, on a dû prendre le parti de les classer selon un ordre anatomique, en commençant par la tête, afin d'arriver successivement à chaque organe et à la maladie qui lui est propre ; enfin, l'ouvrage se termine par les affections qui attaquent l'ensemble de l'organisme : ce sont les maladies générales, celles du système nerveux, les fièvres intermittentes, etc.

Expliquons-nous par un exemple. Ainsi, si à la suite d'un refroidissement, quelqu'un est atteint de mal de tête et de diarrhée, on cherchera d'abord dans la première partie l'article *Refroidissement*, et puis *Mal de tête* et *Diarrhée*; et si vous ne pouvez assigner à cette affection sa véritable cause, interrogez dans la seconde partie successivement chaque organe, car elle se manifeste dans plusieurs points de l'organisme à la fois. Se plaint-on de mal de tête, du cou et d'une douleur au côté droit, portez votre attention sur ces trois parties. De cette façon, vous vous donnez plus de facilité à trouver le remède approprié à cet ensemble de souffrances.

Règle générale : — Ne donnez qu'un remède à la fois, et n'ayez recours à un second que lorsque le premier a cessé d'agir.

Si vous êtes appelé auprès de quelqu'un qui est un peu indisposé ou sérieusement malade, ou encore si l'affection intéresse plusieurs organes à la fois, il est bon de prendre note de tous les symptômes avant de consulter le livre ; car, interroger un malade d'après le livre, c'est s'exposer à ne pas avoir le tableau fidèle de ses sensations, de ses souffrances. Guidé ou pressenti par l'interrogatoire, il dira plutôt ce qu'il semble éprouver que ce qu'il sent réellement. Ses réponses peuvent vous induire en erreur sur le choix du médicament. — Ainsi, écrivez auparavant tout ce que le malade raconte ; puis adressez des questions sur chaque point en particulier, et vous complétez ainsi vos premiers renseignements.

Dans ce tableau, on notera, outre la causée présumée :
1° L'endroit précis de l'organe en souffrance ;

2° Quelles sont les manifestations et le caractère de cette souffrance ? avec quoi la comparer ? est-ce avec une sensation de tiraillement, d'élancement, de battement, de brûlement, de coupure, etc. ?

3° Quand et par quelle influence la douleur s'aggrave ou s'améliore ; d'après l'heure du jour, est-ce le matin, le soir ou la nuit ? d'après l'état de l'atmosphère, est-ce par un air humide, sec, froid ou chaud ? d'après la situation du corps, est-ce pendant le repos ou pendant le mouvement, est-ce assis ou couché, avant ou après le repas, après le sommeil, ou bien encore par l'effet du contact ou l'attouchement des choses du dehors, etc., etc. ?

4° Les symptômes qui coïncident toujours ensemble, par exemple, la toux avec mal de tête, ou mal de tête avec envie de vomir, ou bien nausée avec frissons, etc.

Après avoir pris note de tout cela avec le plus grand soin, on se mettra à chercher dans ce manuel chaque symptôme caractéristique ; en faisant ainsi, on ne peut manquer de trouver le remède le plus convenable. Qu'on ne se laisse pas décourager par la difficulté de choisir aussi promptement qu'on le voudrait le remède approprié ; cet embarras s'évanouit lorsqu'on s'est rendu ce livre familier.

Si vous ne trouvez pas le remède qui réponde complétement à l'ensemble des syptômes du mal, prenez alors celui qui couvre le plus grand nombre, et que ce soit toujours celui qui s'adapte le mieux aux souffrances aiguës du malade, et au phénomène le plus saillant, c'est-à-dire celui par lequel le mal se caractérise le mieux.

En donnant un remède qui ne correspond pas à la maladie, il est sûr qu'il n'y aura aucune amélioration produite, mais il est certain aussi qu'il ne surviendra rien de fâcheux pour le malade, comme cela a lieu si souvent dans la médecine allopathique. La méthode homœopathique est ainsi faite, qu'elle soulage, si elle est bien appliquée, et ne nuit pas essentiellement, si elle l'est mal. Dans ce cas, la maladie reste la même ; mais souvent aussi elle subit une certaine modification ou diminution. Mettez-vous alors à la recherche du moyen le plus analogue aux souffrances qui restent.

On peut cependant nuire avec les remèdes homœopathiques :

1° Quand on en donne beaucoup ;
2° Quand on les répète souvent ;
3° Et quand on les change sans avoir attendu l'épuisement total de leur action.

Pour éviter cela, il faut laisser aux médicaments le temps nécessaire pour l'entier développement de leurs effets. Cette remarque est importante ; voilà pourquoi on a le soin de la rappeler plusieurs fois dans ce livre. Respectez une amélioration commencée ; et, quelque peu prononcée qu'elle soit, restez avec fermeté dans l'inaction ; attendez le moment opportun pour donner un autre médicament, s'il y a lieu.

De la manière d'employer les médicaments.

Les médicaments homœopathiques s'emploient de différentes manières : 1o en olfaction ; 2° en un ou plusieurs globules ; 3°, en solution dans l'eau ; 4° en friction et en lotion, le médicament étant dissous également dans l'eau.

1° *En olfaction*, lorsque les souffrances sont très-violentes, sans cependant offrir le moindre danger, comme dans les maux de tête, de dents, dans les coliques et les affections de poitrine, et notamment chez les enfants et les personnes très-sensibles, et qui s'impressionnent facilement par l'action des médicaments. Dans ces divers cas, on se contente de faire flairer le flacon débouché renfermant le remède approprié : il suffit d'une ou deux inspirations nasales; chez les enfants, on peut choisir le temps du sommeil ;

2° *En globules*, dans toutes les maladies de longue durée, chez les individus forts, dans le cas où les souffrances ne sont pas trop aiguës, dans les accidents occasionnés par des chutes, dans les dérangements de l'estomac, accompagnés de vomissements fréquents et violents. Dans ces diverses circonstances, on administre un ou plusieurs globules médicamenteux à l'état sec. — Pour cela, on fait tomber du flacon où ils sont contenus autant de globules que l'on se propose d'en donner ; reçus dans sa main, le malade les ramasse avec la langue, ou bien encore on les met dans une cuiller bien nette et bien sèche, et on les fait tomber dans la bouche du patient ;

3° *En solution*, dans les souffrances aiguës ou dans les maladies chroniques, traitées précédemment par les remèdes allopathiques, et profondément aggravées par l'abus qu'on en a fait, ainsi que dans les circonstances où l'olfaction et les globules secs n'ont pu être supportés. — Pour que la solution soit convenablement faite, prenez des verres qui n'aient servi qu'à l'usage de l'eau ou du lait ; si vous n'en avez pas, prenez-en deux autres que vous laverez avec le plus grand soin dans l'eau froide, puis dans l'eau chaude ; et après les avoir bien essuyés, placez-les dans un four chaud, autant que le verre peut le supporter, et ensuite laissez refroidir pour l'usage. — L'eau ordinaire potable peut toujours servir. Après avoir mis les globules dans l'un des verres, on le remplit jusqu'à moitié ; alors on prend le second verre également propre, et on transvase l'eau du premier dans le second, et successivement jusqu'à cinq ou six fois. De cette manière, il se fait un parfait mélange du médicament et de l'eau, la solution est complète. — Dans le cas où il n'y aurait qu'un verre de la propreté exigée, on opère le mélange en faisant tournoyer dix ou douze fois la solution avec une cuiller en bois, ou même avec un simple morceau de bois, ou seulement avec le tuyau d'une plume ; si on opère avec une cuiller d'argent, on doit éviter le frottement contre les parois du verre ; — on en donne ensuite au malade par cuillerée à bouche, et à café, si l'on a affaire à de tout petits enfants ;

4° *En friction et en lotion*, dans les affections purement locales et occupant les parties extérieures du corps, et surtout lorsqu'elles durent depuis longtemps et qu'elles ont résisté à l'administration de plusieurs moyens. On prépare la solution aqueuse ainsi qu'il est dit plus haut ; et on l'emploie en lotion, selon que le cas est grave, toutes les deux heures, tous les jours ou tous les trois à quatre jours, une seule fois.

Dans le cours de ce livre, nous avons eu soin de désigner

chaque fois par des signes la *forme* qui a été adoptée pour le médicament employé. Ainsi :

o signifiera *olfaction ;*
GGG fixera le *nombre de globules* à donner *à l'état sec ;*
s voudra dire *solution aqueuse.*

Là où il n'y aura aucun signe, il est sous-entendu qu'il est fait usage *d'un ou deux globules à l'état sec.* — Quant aux triturations, elles seront employées par doses de la grosseur d'une lentille (1).

Dans les circonstances les plus importantes, nous nous ferons une obligation de mentionner le meilleur moment et le meilleur mode d'administrer le médicament.

En général, nous établissons comme règle de répéter les médicaments le plus rarement possible et d'en donner le moins possible. — L'olfaction et les globules à l'état sec seront administrés aux distances les plus éloignées ; la solution le sera plus fréquemment. — Sous quelque forme que s'emploie le médicament, il est essentiel de faire la plus grande attention aux changements ou modifications qui peuvent s'opérer dans l'état du malade. On doit rester en expectation, dans les maladies chroniques, un jour au moins. Ce temps peut suffire pour amener, ou de l'amélioration, ou de l'aggravation, ou enfin pour voir si la maladie reste stationnaire.

S'il y a une amélioration quelconque, abstenez-vous de répéter le médicament tant que durera cette amélioration ; mais, dès qu'elle s'arrêtera, revenez au même médicament. — Si la maladie s'est aggravée, soyez assuré qu'il y a ou

---

(1) Les médicaments à l'état liquide sont tirés en grande partie du règne végétal et du règne animal ; les médicaments à l'état de trituration proviennent seuls du règne minéral. — Ceux-ci ne sont solubles dans l'eau ou l'alcool qu'après avoir été triturés à plusieurs degrés. (Voy. Jahr et Catellan, *Nouvelle Pharmacopée et Posologie homœopathiques, ou Histoire naturelle et Préparation des médicaments homœopathiques et de l'administration des doses,* nouvelle édition corrigée et augmentée, accompagnée de 135 planches intercalées dans le texte. Paris. 1853, in-12. — Voy. également *Codex des médicaments homœopathiques, ou Pharmacopée pratique et raisonnée à l'usage des médecins et pharmaciens,* par George P. F. Weber, pharmacien homœopathe. Paris, 1854, un beau volume in-12 de 440 pages.

exacerbation dans les symptômes mêmes, sans aucun changement dans leur nature, ou bien que l'aggravation s'est augmentée de nouvelles souffrances, étrangères à la maladie elle-même.

En cas d'aggravation avec changement dans la nature des symptômes, changez de médicament.—Par contre, s'il y a seulement exacerbation dans l'état primitif du mal, sans qu'il y ait de nouveaux symptômes, attendez.—Arrive-t-il que l'état du malade aussitôt après la prise du remède, s'exaspère? c'est un bon signe : c'est la preuve que le médicament a touché juste et qu'il développe son action. Gardez-vous de troubler ce travail, car il est suivi ordinairement de l'amélioration tant attendue. Si cependant l'aggravation se prolongeait trop ou se montrait trop intense, donnez à flairer le camphre ou l'éther nitrique : c'est une preuve que l'action médicamenteuse a été trop vive.

Si la maladie ne perd pas de son intensité, répétez le médicament après un certain temps ; dans les cas de maladie aiguë, on le répétera toutes les heures, et, dans les maladies chroniques, tous les trois à quatre ou cinq jours, et même plusieurs matins consécutivement, selon le cas, par cuillerées, jusqu'à ce que l'amélioration se manifeste ; mais aussitôt qu'elle paraît, ne faites plus rien, dût-elle être aussi lente et aussi longue que possible. En interrompant le cours d'une amélioration commencée par la répétition intempestive d'un médicament, on risque souvent de compromettre la plus belle guérison.

Pendant la durée du traitement, et surtout tant que se continue l'amélioration, il faut observer un régime convenable. Ainsi, évitez les aliments trop fortement épicés, renoncez au café; abstenez-vous surtout de l'usage interne et externe de tout médicament étranger à l'homœopathie : sans cela vous gâterez tout.

Si dans le cours de l'amélioration, une cause accidentelle vient interrompre l'action du médicament, par exemple, une odeur trop forte qu'on ne peut éviter, un refroidissement qui est survenu, une affection morale subite, etc., etc.; pour parer à ces accidents, choisissez un remède propre à les neutraliser, et puis revenez au premier médicament qui vous a été utile, et répétez-le au besoin.

Du régime pendant le traitement homœopathique.

Aux quelques mots que nous venons de dire dans l'avant-dernier alinéa au sujet du régime, il n'est pas sans utilité d'ajouter certains détails.

L'homœopathie étant la vraie et seule médecine, elle ne peut et ne doit rien laisser au hasard. C'est afin de mieux assurer ses succès qu'elle s'entoure de précautions, qui, pour paraître puériles n'en sont pas moins importantes. — Les médicaments qu'elle emploie se comportent dans leurs effets avec une délicatesse extrême; aussi le plus petit oubli de la part du malade à l'égard du régime et de certaines précautions peut faire manquer une guérison sur laquelle il y avait lieu de compter. C'est pourquoi, il est essentiel qu'on ait toujours présent à l'esprit ce qu'il faut pratiquer pour ne pas troubler l'action du remède, actuellement aux prises avec la force vitale qui meut l'organisme.

Aliments permis.

1° Dans les maladies aiguës, l'appétit est nul la plupart du temps, et à peine si la nourriture la plus légère convient; la nature elle-même prescrit dans ce cas une diète nécessaire. En conséquence, ne permettez au malade que ce qui suit, et toujours en tenant compte de l'état présent des souffrances :

> L'eau pure préférablement à toute autre boisson; l'eau panée, sucrée ou édulcorée avec le sirop de mûres framboisées, de cerises, ou de fraises, et le sirop d'orgeat exempt d'amandes amères; l'eau d'orge, de riz, de gruau, de gomme arabique; le petit-lait, l'eau coupée avec du lait, les préparations d'arowroot, de sagou et de tapioca, sans autre assaisonnement qu'un peu de sel ou un morceau de sucre, ou même encore avec les sirops indiqués plus haut.
>
> Les diverses espèces des meilleurs fruits, bien mûrs,

sans acidité, frais ou cuits, pris en petite quantité et de temps en temps, tels que raisins, melons ; les fruits secs, tels que figues, raisins de Corinthe, prunes, et autres ; puis viennent les pommes, pêches, fraises, framboises, cerises et oranges douces.
— On devra s'en abstenir s'il y a ou coliques ou diarrhée.

2º Après que les symptômes de l'état aigu ont cédé, et que l'appétit est revenu et demande une nourriture quelque peu substantielle, il faut élargir le cercle des aliments à choisir, et l'on pourra les prendre dans les choses suivantes :

Toutes sortes de pain léger et de biscuits sans être trop frais, mais exempts d'ingrédients salés avec excès; les gâteaux faits avec du miel, des œufs, du sucre et un peu de beurre ; toutes espèces de farines ou fécules converties en aliments friands, mais pourvu qu'ils ne soient pas assaisonnés avec des substances aromatiques, pénétrantes ou parfumées ;

Pommes de terre, navets, carottes, épinards, choux, choux-fleurs, pois verts ou secs, lentilles, haricots ; bien entendu qu'on ne fera pas usage de ces diverses substances si le ventre était relâché ou atteint de coliques ;

Le lait de vache pas trop récemment trait, le beurre, le lait cuit, cacao cuit au lait ou à l'eau, le chocolat sans arome, un peu clair, et même une infusion légère de thé noir ;

Beurre frais, crème de lait, fromage doux, caillé et autres laitages ;

Œufs frais à la coque ou au lait ;

Soupes et bouillons gras légèrement assaisonnés avec le sel ; eau de veau et de poulet ;

Poulets, pigeons, poules-dindes, venaisons, gibiers, bœuf, mouton, le maigre du jambon, langue fourrée. — Toute espèce de poissons frais ;

Sel, sucre, glace, divers sirops, pourvu qu'ils n'aient pas un parfum prononcé.

Aliments strictement défendus.

Toute viande fumée, le poisson salé, le veau, l'oie, le canard ; le foie, le cœur, les poumons et les entrailles des animaux ;

Le beurre rance, le vieux fromage fort, le lard, le porc gras, tortues, moules, huîtres fraîches ou cuites, œufs durs, bouillis, omelettes ;

Poisson sans écailles, comme l'anguille, la lamproie ; le homard, la langouste, etc. ;

Toutes sortes de noix ; café et thé vert ;

Les mets préparés avec du sang et de la graisse, tels que boudins ;

Les côtelettes de veau ; toutes sortes de salaisons, et surtout celles qui sont trop fumées ;

La viande des jeunes animaux ;

Toutes préparations culinaires de haut goût ;

Les gâteaux trop gras ou aromatisés ; toute pâtisserie coloriéee. (Les joujoux coloriés dont la couleur ne tient pas ne doivent pas être laissés entre les mains des enfants.)

Le cidre, vinaigre, salade ou concombre assaisonnés, saumures, marinades ;

Artichauts, panais, betteraves, champignons, céleri, raifort, ail, oignons, poivre, huile rance, moutarde, safran, muscade, gingembre, écorce d'orange amère, vanille, feuilles de laurier, amandes amères ; ainsi de suite pour toutes les plantes ou substances de haut goût et fortement aromatiques ;

Toutes sortes de liqueurs ou boissons alcooliques et acides ou acidules ; — les eaux minérales artificielles.

Dans tous les cas possibles, le malade ne fera usage que des choses qui conviennent parfaitement à son tempérament ; il ne faudrait pas le forcer à prendre un aliment qui lui répugnerait. Ainsi, il n'est pas question de lui faire une obligation absolue des aliments qui sont permis ou défendus.

Quand il aura un remède à prendre, il ne devra pas avoir l'estomac surchargé. S'il se sent de l'appétit pour des substances solides, il pourra en faire usage, mais à des heures réglées et invariables : la régularité des repas est d'une haute importance.

Le régime diététique des enfants à la mamelle ne doit pas être changé durant la maladie; mais la nourrice ou la mère devra se conformer aux recommandations précédentes.

On écartera du malade toute influence qui pourrait troubler l'action des remèdes homœopathiques. Nous l'avons presque dit, et nous le répétons : point de médicaments empiriques, point d'infusion théiforme de plantes simples, point de cataplasmes ou de topique irritant ou médicinal appliqués à la peau. — Nous ne reviendrons pas sur la nécessité qu'il y a de s'abstenir des évacuations sanguines, de quelque manière qu'elles soient faites. — Écartez toutes les odeurs fortes dont on fait usage pour la toilette, les eaux de Cologne, de Luce ; tous les objets de parfumerie d'un effet pénétrant, les poudres dentifrices, etc. — Quant à l'usage du tabac, s'il tient à une habitude invétérée, il n'y a pas à s'en abstenir, mais le restreindre seulement ; dans tous les cas, pour ce qui est de le fumer, il ne convient pas que les lèvres touchent le tabac ; on fumera avec un porte-cigarre.

Le traitement homœopathique est troublé par l'usage des bains chauds, surtout s'ils sont aromatisés, comme aussi par les bains sulfureux et médicamenteux : il faut donc s'en priver.

La toile, le coton, les peaux mégissées doivent être préférés aux tissus de laine.

Lorsque la nature des souffrances le permettra, le malade prendra un exercice modéré, en plein air, durant une heure ou plus par jour, ou dans sa chambre, dont on aura soin de renouveler l'air de temps en temps.

Toutes choses égales d'ailleurs, la liberté et la sérénité d'esprit placent un malade dans les conditions les plus favorables pour son rétablissement.

Le travail, qui distrait l'esprit et met en même temps le

corps en mouvement, est fort utile dans les maladies chroniques ; lorsque c'est possible, usez-en : vous entretiendrez et développerez vos forces.

Les remèdes homœopathiques doivent être pris à jeun, et deux heures avant de manger ou de boire, ou de faire usage du tabac, si l'habitude en est prise ; comme aussi, il faut attendre au moins quatre heures après avoir bu ou mangé, pour prendre les remèdes. Il serait utile que le malade fût alors affranchi de toute préoccupation morale et intellectuelle. — Ces remèdes seront pris dans (une chambre), un lieu clair, frais et sec, libre de toute odeur. — Dans une alcôve ou dans une petite chambre où l'air n'est pas pur, n'est pas renouvelé, les remèdes perdent de leur efficacité.

De la provision des médicaments.

Le plus grand embarras qui se soit présenté, lors de la première publication de ce livre, se trouva dans la quantité numérique des remèdes homœopathiques. Il importait de les mettre à la portée de toutes les fortunes ; c'est pour cela que le nombre ne fut d'abord porté qu'à 30. Pendant l'impression, on l'augmenta de 15 comme aussi indispensables que les premiers. En Allemagne, on renchérit ; on ajouta plusieurs médicaments également utiles, et le nombre en est porté aujourd'hui à 60.

Et d'un autre côté, comme quelques remèdes agissent mieux à hautes dynamisations, d'autres à basses dilutions, et que certains autres réussissent aussi bien à basse qu'à haute puissance, le nombre de tous ces agents thérapeutiques s'est trouvé doublé ; c'était là le mal : ils devenaient trop chers. Pour remédier à cet inconvénient, il fallait trouver un expédient.

Toutefois, nous rapportons ici la liste de tous les médicaments cités dans cet ouvrage. Mais ceux dont le nom est imprimé en lettres grasses sont regardés comme indispensables, il faut se les procurer ; et ceux dont le nom est en lettres ordinaires ne sont pas rigoureusement utiles. — Il est bien entendu que je ne parle que des autres remèdes dont il est question dans ce livre.

On a eu le soin d'indiquer par un chiffre le numéro de la *dilution* qui convient à chaque cas ; quand c'est un T, cela veut dire *teinture* ; et lorsqu'il n'y a pas de signe, il est sous-entendu qu'il s'agit au moins de la 30ᵉ *dilution*, et mieux encore des hautes puissances de Jenichen.

Ainsi, la liste ci-après contient une série assez complète de remèdes à haute dilution en globules, et quelques-uns à basse dynamisation : c'est une provision suffisante. Quant à celui qui veut et peut s'en procurer un plus grand nombre, qu'il le fasse ; il n'y a nul empêchement à cela ; mais dans le choix qu'il aura à en faire, il devra consulter son médecin, qui le fixera sur le nombre et la puissance des médicaments nécessaires : c'est prudent, parce que ce que nous nommons expérience n'est souvent qu'une opinion.

Aconitum.
Aconitum. — 6.
Agaricus.
Agnus castus. — 3.
Alumina.
Antimonium crudum.
Antimonium crudum. — 3.
Arnica.
Arnica. — 6.
Arnica. — T. M.
Arsenium.
Aurum.
Belladona.
Bryonia.
Bryonia. — 12.
Calcarea carbonica.
Calendula. — T.
Camphora. — T.
Camphora.
Cantharis. — T.
Cantharis. — 3.
Capsicum.
Capsicum. — 6.
Carbo vegetabilis.
Carbo vegetabilis. — 3.
Causticum.
Causticum. — 3.
Chamomilla.
Chamomilla. — 6.
China.
China. — 3.
Cina.
Cina. — 6.
Cocculus.
Coffea.
Coffea. — 6.
Colchicum.
Colocynthis.
Colocynthis. — 6.
Conium.
Croccus.
Croccus. — 3.
Cuprum. — 3.
Cyclamen.
Drosera.
Dulcamara.
Dulcamara. — 3.
Ether nitricum.
Euphrasia.
Euphrasia. — 3.
Ferrum.
Hepar sulfuris calc. — 3.
Hepar sulfuris calc.
Hydrophobin.
Hyoscyamus.
Hypericum.
Hypericum. — T.
Ignatia.
Ignatia. — 3.

Iodium.
Ipecacuanha.
Ipecacuanha. — 3.
Kali carbonicum.
Lachesis.
Lycopodium.
Marum verum Teucrium.
Mercurius vivus.
Mercurius solubilis.
Mercurius solubilis. — 3.
Mercurius sublimatus.
Natrum muriaticum.
Nux moschata. — 3.
Nux vomica.
Opium.
Opium. — 6.
Petroleum.
Phosphorus.
Phosphorus. — T.
Phosphoricum acidum.
Phosphoricum acidum. — T. M.
Phosphoricum acidum. — 6.
Piper niger. — 6.
Platina.
Pulsatilla.
Pulsatilla. — 12.
Rheum.
Rheum. — 3.
Rhododendron.
Rhus toxicodendron.
Ruta.
Ruta. — T.
Sambucus niger.
Sanguinaria.
Secale.
Secale. — 3.
Sepia.
Silicea.
Solanum nigrum. — T.
Spigelia.
Spongia. — 3.
Staphysagria.
Stramonium.
Sulphur.
Sulphur. — 3.
Symphytum. — T.
Tartarus emeticus.
Tartarus emeticus. — 3.
Theridion.
Thuya.
Urtica Dioica.
Vaccinin.
Vaccinin. — 3.
Veratrum.
Veratrum. — 6.

On doit se procurer ces médicaments chez des pharmaciens homœopathes; ils les délivrent dans des flacons ou dans des boîtes convenablement confectionnées : on en trouve à Paris, chez MM. Catellan frères, Weber et Uzac ; à Lyon, chez M. Pelletier ; à Marseille, chez M. Trichon; à Bordeaux, chez M. Alexandre.

Nous recommandons de ne pas confondre dans la même boîte les médicaments à basses et à hautes puissances ; il faut les tenir séparément. Il faut aussi avoir en réserve des flacons vides et bien propres, ainsi que des globules purs. — Il n'est pas indifférent de boucher soigneusement les flacons toujours avec le même bouchon ; une confusion à cet égard gâterait infailliblement les médicaments ; il n'y aurait plus moyen de s'en servir avec fruit. Il ne faut pas non plus négliger de tenir la petite pharmacie dans un lieu sec, et à l'abri de toute odeur ou vapeur forte, etc.

Du choix du médecin (1).

Puisqu'il est parlé souvent dans cet ouvrage de la nécessité de s'entourer des soins et des lumières d'un médecin, il n'est pas hors de propos de dire quelques mots sur le choix qui doit en être fait.

Je n'exposerai pas ici le grand art de choisir un médecin : il y aurait à dire là-dessus des choses que beaucoup de monde ne serait pas bien aise d'entendre ; mais du moment qu'il est établi qu'il existe parmi les homœopathes des subdivisions et des sectes, il n'est pas mal d'en causer un peu.

Comme toutes choses, les homœopathes se divisent en différentes espèces :

1° Ils se divisent en homœopathes purs ou entiers, et en demi-homœopathes. Il ne faut pourtant pas l'entendre de ceux-ci comme pour le système monétaire, où deux demi-écus font un écu entier ; non. Les demi-homœopathes se trouvent, il est vrai, sur la moitié de la bonne route ; et là, ou ils avancent et deviennent progressivement homœopathes entiers, ou ils se réduisent à rien. — Laissez ces derniers de côté.

2° Parmi les homœopathes purs, il y en a de bons et de mauvais. Les premiers doivent avoir la préférence, sans doute ; et en cela, on se conduira comme dans le choix d'une femme... Mais comment les juger par avance ? Si l'on écrivait un gros livre là-dessus, qui le lirait ? Et même si on le lisait, qui en suivrait les conseils ?... En fait de mariage, comme dans le choix d'un médecin, les hommes les plus raisonnables font souvent d'étranges bévues... Que chacun choisisse donc son médecin comme il l'entend, c'est-à-dire conformément à son caractère et à sa manière de

---

(1) Ce sujet a été traité au point de vue moral par Hahnemann ; voy. son ouvrage : *Études de médecine homœopathique*, traduit de l'allemand par Schlesinger. Paris, 1855, t. II, pag. 1 et suiv.

voir. — Vous comprenez que, dans ce conseil, je désintéresse les mauvais : ils ne peuvent donc pas m'en vouloir.

3° Parmi les bons, on en compte encore trois espèces. — Ceux de la première donnent volontiers beaucoup de médicaments, et même par plusieurs gouttes : ils croient par là montrer beaucoup de courage ; aussi prétendent-ils obtenir beaucoup de guérisons, et il y a mieux, c'est qu'un grand nombre de gens les croient. Ils se dirigent d'après la conduite qu'Hahnemann a tenue depuis 1790 jusqu'en 1810, et même jusqu'en 1820. — A partir de cette époque, leur vieux maître, pour lequel ils montrent le plus grand respect depuis sa mort, passe, à leurs yeux, pour être tombé dans l'enfance, ou pour avoir eu un trait d'innocente folie.

— Ceux de la seconde espèce donnent peu de remèdes : quelques globules par-ci, par-là, et voilà tout. Ils soutiennent qu'en cela ils montrent plus de courage, partant plus de science, et qu'on est d'autant plus sûr de son fait qu'on sait mieux attendre l'effet du remède. Ils prennent pour règle ce que faisait Hahnemann dans les dix dernières années de sa vie. Ils croient que leur maître était alors dans toute la maturité de sa raison ; et si l'on en excepte quelques petites bizarreries, vieux restes de certaines idées du siècle passé, ils trouvent qu'il a conservé ce coup d'œil droit et sûr, qui lui a fait faire les guérisons les plus étonnantes, encore à la veille de sa mort. Ils veulent, de tout leur pouvoir, l'imiter et même aller plus loin ! L'un d'eux s'est même élevé si haut, qu'il a eu l'audace de dépasser le point où Hahnemann s'est arrêté : il a découvert les hautes puissances ; et c'est ainsi que cette seconde espèce s'est accrue d'une nouvelle branche qui se distingue, elle, par l'emploi des hautes dynamisations. Mais, pour cela, il s'agit de savoir bien faire son choix parmi les médicaments, et l'on n'y parvient que si l'on est parfaitement versé dans la connaissance de la matière médicale, ce qui n'est pas chose facile.

— Les homœopathes de la troisième espèce font comme partie de la seconde ; ils prétendent qu'il y a des circonstances particulières et déterminées où l'emploi des teintures ou des gouttes et des triturations doit être préféré, et que, dans la plupart des cas, les hautes puissances seront d'un meilleur usage pour ceux qui sauront s'en servir.

Au surplus, il est bien convenu qu'entre ces différentes sectes, qui ont encore leurs subdivisions et leurs genres transitoires, il y a des discussions souvent très-inutiles. Voilà pourquoi nous conseillons prudemment aux laïques de ne pas s'y mêler ; ils doivent laisser ces docteurs se débattre entre eux : cela ne doit pas les empêcher de choisir leur médecin ; mais qu'ils le fassent toujours d'après leurs opinions propres, d'après leurs convictions particulières.

PREMIÈRE PARTIE.

DES CAUSES LES PLUS COMMUNES DES MALADIES

CHAPITRE PREMIER.

DES ÉMOTIONS MORALES.

ÉMOTIONS SUBITES.

Elles s'accompagnent souvent de suites fâcheuses, de souffrances qui se manifestent ou immédiatement ou plus tard. Il sera toujours bon d'y remédier. Si la cause produit une agréable surprise, la **joie**, qui, malgré la satisfaction qu'elle donne, provoque une grande excitation, un tremblement, un état de syncope ou la perte de connaissance, comme cela a lieu fréquemment chez les femmes et les enfants, donnez *coff.*, et, s'il ne suffit pas, répétez-le, mais en dilution.

En cas de **frayeur** ordinaire, produite par un bruit soudain ou toute autre impression, donnez de suite *op.*; mais s'il y a déjà quelques moments de passés, même une heure, depuis cette émotion, *acon.* convient mieux. S'il reste sans effet, donnez *op.* une heure après; puis, attendez une demi-heure et même une heure entière; alors donnez alternativement ces deux remèdes.

Si la frayeur s'accompagne d'un sentiment de peur, *op.* est le moyen qu'il faut préférer; et quant aux autres remèdes, il en est question plus bas au paragraphe PEUR. — Si la frayeur est suivie de contrariété, c'est *acon.* qui convient; si elle produit de la tristesse ou du chagrin, préférez *ign.*

Mais la frayeur peut avoir des suites beaucoup plus

graves : comme de s'accompagner d'une douleur frontale, de renvois ou vomissements acides, de faiblesse avec sueur froide; d'engourdissement avec chaleur interne, agitation et pesanteur du ventre; ou froid général avec tremblement ou tiraillement nerveux, resserrement de la poitrine, roideur des membres, état de somnolence avec ronflement et difficulté de respirer, etc. : dans ce cas, donnez *op.* dilué, une cuiller à café tous les quarts d'heure; si, une heure après, il n'y a pas de soulagement, *samb. nig.* O. Si, encore une heure après, l'amélioration ne s'est pas prononcée, donnez *acon.* plusieurs fois, en le répétant toutes les deux ou trois heures.

Si la **frayeur** est suivie de tiraillement des membres et de convulsions, et que le malade perde connaissance, momentanément la vue, tremble, respire difficilement, ou ait des évacuations involontaires, donnez *op.* GG; s'il n'y a pas une prompte amélioration après une demi-heure, administrez *ign.* GGG.

Lorsque chez les enfants, la **frayeur** provoque des cris, tremblements, un accès de spasme avec quelques convulsions, des tiraillements dans les bras et les jambes, qu'ils ont la tête chaude et rouge, quelques convulsions et la figure couverte de sueur, donnez *op.*, puis *bell.* s'il n'y a pas d'amélioration. S'ils pâlissent, donnez *ign.*; s'ils deviennent froids et qu'ils aient des évacuations involontaires, donnez *verat. alb.* Dans le cas de simple vomissement et de mal d'estomac, *acon.* — Dans la diarrhée causée par suite de saisissement, de peine ou de joie, donnez *op.*; en cas de rechute, si le petit malade reste surexcité par l'effet de la crainte, *acon.*; et s'il ne suffit pas, administrez, une demi-heure après, *verat. alb.* — Dans les évanouissements produits par la frayeur, *op.* Si le malade devient froid, jetez-lui de l'eau froide à la figure, et lavez-lui également les pieds avec de l'eau froide; — s'il s'évanouit de nouveau, faites-lui sentir le *camphre* à courts intervalles.

Quand, à la suite d'une grande frayeur, le sang congestionne fortement la tête, donnez d'abord *op.*; s'il ne suffit pas, *acon.* Si cet état se renouvelle à quelques moments de là, le lendemain ou le surlendemain, donnez *bell.*, mais une seule prise. — Si quelqu'un, après une frayeur, reste dans une longue anxiété, et que les autres moyens n'aient pas réussi, administrez *bell.* une fois seulement.

Si la frayeur ou tel autre sujet d'affliction produit l'**aliénation mentale,** donnez *bell.* — Si *bell.* reste sans effet, ou se montre insuffisant pour enrayer le mal, et surtout si le patient tombe dans un état d'indifférence ou dans une profonde tristesse, interrompue par des éclats de rire, ou s'il montre de l'orgueil et du mépris pour les autres, s'il témoigne une grande anxiété et la crainte d'une mort prochaine, dans ce cas, chez la femme, donnez *stramon.*, si les règles fluent trop abondamment, donnez *plat.*; et si le flux menstruel est peu de chose, donnez *puls.* — Si, après avoir administré *bell.*, le malade continue à être inquiet, et que la moindre occupation le fasse trembler, lui agite le sang et trouble son sommeil par d'effrayantes visions, s'il souffre plus la nuit que le jour, ne peut supporter la chaleur du lit, veut s'enfuir, devient querelleur, se plaint de sa famille et de ses amis, alors donnez *merc. viv.*

La **peur** est assez souvent liée à la frayeur : c'est pourquoi les remèdes dont il vient d'être parlé conviennent ici. Lorsque les enfants sont naturellement craintifs ou peureux, on leur donne avec succès, *acon.* le soir, ou *bell.* le matin. — Dans la diarrhée causée par la peur, donnez *verat. alb.* Si le ventre est chaud et les membres froids, c'est *puls.* qui convient. — Lorsque les autres symptômes ont lieu et que, particulièrement, il y a hébétude, difficulté d'avaler (dysphagie), convulsions, rire pendant le sommeil, soubresauts, crainte continuelle et désir de s'enfuir, donnez *hyosc.*

CHAGRIN ET TRISTESSE.

Les **peines morales**, telles que le **chagrin** et la **tristesse**, ont des suites bien plus fâcheuses que les autres affections de l'âme ; ces suites sont ou immédiates ou subites, ou elles se déclarent à la longue et deviennent souvent dangereuses. On peut toujours les enrayer dans le premier cas, mais il est rarement possible d'en arrêter le cours dans le second. Si l'on n'est aidé dans ce traitement par une action toute morale, on doit peu compter sur les autres moyens ; et celui qui ne trouvera pas ce levier moral se flatterait en vain d'obtenir des effets salutaires par les remèdes que nous avons à conseiller. — Pour un chagrin profond et morne où l'amour-propre s'est trouvé blessé ; pour un dépit concentré, suivi d'une grande affliction et dont on ne peut se rendre maître ; pour les peines qui naissent d'un amour malheureux ; pour les soucis qui proviennent d'un revers de fortune ; enfin, pour une tristesse profonde qui ronge l'esprit, prenez *ign.* que, dans quelques cas, vous pouvez répéter deux ou trois jours de suite ; c'est presque un spécifique. Le chagrin, à la suite de reproches, se guérit par *op*. — Quand, par suite de ces chagrins, il y a vomissement, indisposition de l'estomac, mal de tête et vertige, donnez encore *ign.* ; s'il reste sans effet, *acid. phosph.* — Dans l'épilepsie produite par de semblables causes, administrez d'abord *ign.* S'il ne suffit pas, donnez *op.* pendant l'attaque, et puis *acid. phosph.*, que vous répéterez après chaque accès, et chaque jour durant une semaine, dilué dans un demi-verre d'eau. — Le chagrin concentré réclame *ign.* ou *lycop*.

Dans les **peines d'amour** donnez d'abord *ign.*, et quelques jours après, *acid. phosph.*, s'il y a lieu, et que le malade soit taciturne, concentré en lui-même, ou qu'il ait une petite fièvre lente. — Si le malade souffre par l'effet d'une vive et profonde sympathie, qu'il en ait perdu le sommeil et les forces, donnez *acid. phosph.*, même à l'état de teinture-mère, une ou deux fois par jour. S'il déraisonne, s'il est jaloux et emporté, *hyosc.* **o.** convient.

Dans les **aliénations mentales** causées par d'autres peines morales, il faut préférer *bell.*, et puis *acid. phosph.* Employez même *merc. viv.* et *plat.*, si l'altération des facultés intellectuelles se présente dans les circonstances indiquées à l'article **frayeur**. — Dépend-elle du **mal du pays** (nostalgie), et y a-t-il insomnie avec rougeur et chaleur de la face, donnez *hyosc.* Si, après quelques jours, il n'y a pas de soulagement, donnez *caps.* Si ces moyens ne suffisent pas, et que le malade tombe dans une sorte d'épuisement, qu'il ne parle pas, transpire beaucoup le matin, et reste somnolent et hébété, administrez alors *acid. phosph.* Quand il est dans une grande faiblesse, qu'il tremble, qu'il est inquiet et agité, principalement la nuit, qu'il a des frissons et une transpiration nocturne, donnez *merc. viv.*

Dans les affections chroniques par suite de chagrins et de soucis, et si le malade est irritable, inquiet, peureux, triste, craintif pour l'avenir, se préoccupe toujours et se chagrine, surtout s'il dort le jour et veille la nuit, qu'il transpire presque continuellement, qu'il perde ses cheveux et que sa voix s'affaiblisse, donnez *staph.*; s'il ne parle pas par obstination, s'il maigrit et est agité par la fièvre, donnez *acid. phosph.* Devient-il querelleur, contrariant, irritable, et quelquefois est-il saisi d'un sentiment de crainte et en proie à l'anxiété, administrez *merc. viv.*

Si le flux menstruel est produit par le chagrin, la frayeur, l'anxiété ou la peur, avec une grande variation dans la quantité, et s'accompagne d'autres indispositions, donnez *plat.*

VEXATION.

La **vexation**, le **tourment d'esprit** ou la **contrariété** sont des impressions de l'âme liées souvent à des peines cachées, soit honte, soit souci, ou chagrin : dans ce cas, donnez *ign*. Si, par suite de cet état, l'on éprouve du froid ou des frissons, et que l'on devienne irascible ou emporté, donnez *bry.* ; et *nux vom.* si *bry.* ne suffit pas. Quand la vexation provoque une juste indignation avec un sentiment d'horreur pour ce qui en est la cause, quand le malade devient furieux et s'irrite à jeter tout ce qui se trouve sous sa main, repousse tout ce qui est à sa portée devant lui sur la table, donnez *staph*. Quelquefois ce remède est insuffisant, et n'est salutaire qu'alterné avec *coloc*. Quand on comprime son dépit, qu'il se déclare des coliques, surtout si elles se manifestent ou s'aggravent après le repas, donnez *coloc*. Quand le dépit s'accompagne d'une grande exaltation suivie d'emportement et de chaleur, préférez *chamom.*, qui convient toujours après un accès de colère. Si les contrariétés sont telles qu'elles provoquent la toux, des palpitations de cœur et une grande oppression accompagnées de spasme et de resserrement de la poitrine, avec imminence de suffocation, prenez *chamom.* ; alors il est également bon de plonger les mains dans l'eau froide pendant quelques minutes, et si cela ne suffit pas, de mettre les bras dans l'eau chaude jusqu'à ce que cet état de souffrance se soit amélioré.

Si, à la suite d'une vive contrariété, la bouche devient amère ; s'il se déclare des nausées ou des vomissements bilieux accompagnés de mal de tête, pression précordiale, coliques, diarrhée, fièvre avec chaleur et soif vive ; si le visage et les yeux sont rouges, et qu'une fièvre bilieuse avec couleur ictérique (jaunisse) ait lieu, donnez *chamom*. Après six, huit, douze heures, on peut répéter une seconde dose, mais c'est rare. Cela dépend des circonstances. Mais si le malade ressent au contraire du froid et des frissons, donnez *bry*. Si après huit heures il n'y a pas d'amendement, administrez *verat. alb.*

Si après avoir bu d'une infusion de camomille on vient

à éprouver une vexation, ou qu'on en ait pris mal à propos pour faire cesser la fièvre, donnez *coff.*; s'il ne suffit pas, prenez *nux vom.* Si, après cela, il reste encore quelques souffrances, donnez *coloc.* Si le malade est d'un caractère doux, et que *coloc.* n'ait produit aucun soulagement, administrez *puls.*

Si, après une vive contrariété, on se met à manger ou à boire, et qu'il en résulte un mauvais goût de la bouche, renvois amers, vomissements bilieux, douleurs d'entrailles, chaleur à la tête, inquiétude, sommeil agité, etc., donnez *chamom.* une ou deux fois. Si cet état se renouvelle, sans être amélioré par *chamom.*, recourez à *puls. nux vom.* ou *coloc.*

COLÈRE.

La **colère** qui éclate chez des personnes d'un tempérament violent et d'un caractère impétueux, demande *acon.* ou *nux vom.* Si l'emportement s'accompagne d'un juste sujet d'indignation chez un malade d'une humeur hypocondriaque, donnez *staph.*; suivi du trouble de la raison, *plat.* Si elle provient d'un accès de **jalousie,** donnez *hyosc.* Si elle produit le **désespoir,** *aur.* ou *ign.* — Si de la colère on passe à l'**indifférence,** *phosp.* et *phosp. acid.*

Aux tout petits enfants qui ont une rage de colère si violente, qu'ils en perdent la respiration et tombent dans des convulsions, donnez *chamom.*; si les cris et les pleurs provoquent la toux, *arn.*; s'ils pleurent longtemps et ne se laissent pas consoler, donnez *bell.*; si ce remède ne suffit pas, *hep. sulph.* Ce dernier, une fois donné, ne sera pas répété.

IMPRESSIONNABILITÉ ET SUREXCITATION NERVEUSE.

L'impressionnabilité et la **surexcitation nerveuse** sont, chez certains individus, une source de souffrances d'autant plus déplorables qu'elles éclatent sous l'influence de la plus légère cause, de la plus petite émotion morale.

Si la surexcitabilité est liée à des chagrins, à des soucis qu'on tient cachés et qui donnent de l'insomnie, augmentent la douleur dans les parties affectées et provoquent facilement les larmes ou les rendent cuisantes, donnez *coff*. plusieurs fois. Ayez soin d'interdire l'usage ordinaire du café. — Dans une forte surexcitation du système nerveux et des organes des sens avec disposition à s'effrayer, à s'inquiéter, à rester étendu et à fuir l'air libre; si l'on devient violent et opiniâtre; quand, chez les femmes, les règles avancent, durent longtemps et parcourent leur période d'une manière irrégulière, *nux vom*. convient. Mais si le patient est calme, enclin aux larmes; que, chez la femme, les menstrues retardent et coulent peu ou même pas du tout, donnez *puls*. Si ces moyens manquent leur effet et que le malade reste inquiet et triste, administrez *ign*.; s'il est irascible et violent, *chamom*. ; s'il est surexcité, occupé constamment de projets et est plein d'animation, surtout le soir, donnez *chin*. ; si la peine l'exalte, c'est *coff*. qui convient; s'il ne réussit pas, qu'il y ait des symptômes de fièvre avec dureté et vivacité du pouls, donnez *acon*.; s'il ne suffit pas, *chamom*. six heures après.

Si l'on est trop sensible à la douleur et qu'elle exaspère au dernier point, ou si elle s'aggrave d'une manière insupportable par le changement de temps ou le moindre refroidissement et attouchement, donnez *chin*. Si, après six heures, il n'y a pas d'amélioration, donnez *merc. viv.*, et si la douleur s'exaspère jusqu'à lui faire perdre la raison, à le rendre fou, alors administrez *verat. alb*.

CHAPITRE II.

DES REFROIDISSEMENTS.

Les refroidissements donnent lieu à diverses indispositions ou maladies qui sont selon le tempérament et les prédispositions des personnes. Tantôt c'est un rhume avec toux et fièvre, tantôt des coliques avec diarrhée ; d'autres fois, ce sont ou des douleurs de dents, d'oreilles ou des membres, comme on le verra plus bas.

Les refroidissements diffèrent encore selon qu'ils sont produits par un froid sec ou humide, par un courant d'air ou par la pluie, et qu'ils coïncident avec une température plus ou moins élevée, ou que le corps est échauffé et en transpiration.

La première règle à observer pour éviter les suites fâcheuses d'un refroidissement est de se tenir chaud dans une juste mesure, d'avoir les pieds secs, de s'abstenir de liqueurs spiritueuses qui peuvent aggraver la souffrance ; il faut se priver aussi de nourriture animale et épicée.

Quand on ne ressent pas tout de suite les **effets morbides du froid,** mais que d'un moment à l'autre ils peuvent se développer, prenez *acon.*, ou, le soir, *nux vom.*, et en se couchant un *bon verre d'eau froide* ; que ce soit en été ou en hiver, couvrez-vous bien, et attendez ainsi que la transpiration s'établisse. Le lendemain matin ou vers midi, vous vous sentirez mieux.

Quand on ne peut décider les enfants à boire de l'eau froide, ou qu'il est acquis qu'elle ne suffit pas pour amener la transpiration, donnez alors du *lait* coupé avec une égale quantité *d'eau* bien chaude et bien sucrée.

Les femmes en couches peuvent rétablir la transpiration supprimée par *chamom.* **0.** Si elles ont mal à la tête, surtout dans le côté droit, par suite d'un courant d'air, ou mal à la nuque, pour s'être découvertes en restant assises, donnez *bell.*; s'il y a en outre douleur entre les épaules, par la fatigue qui résulte de tenir l'enfant, *rhus.*; si ces souffrances occupent le côté gauche, avec sensation d'élancement et de battement, il convient de donner *bry.* ou *spig.* : — le premier remède, quand les sensations s'étendent à la mâchoire inférieure, aux épaules et à la poitrine; le dernier, quand elles sont éprouvées plus particulièrement aux tempes, aux yeux, à la mâchoire inférieure ou à la poitrine, vers la région du cœur.

Quant aux hommes d'une forte constitution et aux femmes d'une santé robuste qui se sont refroidis après s'être beaucoup échauffés, donnez-leur le soir, en se mettant au lit, un mélange d'*eau chaude sucrée* et d'*eau-de-vie* ou de *rhum*.

Celui qui, en hiver, se sentira roide ou engourdi par suite d'un froid humide, prendra une tasse de *café au lait très-fort*; et, s'il ne peut s'endormir, qu'il s'administre dans la nuit *nux vom.*

Si, consécutivement à une suppression de transpiration par le froid, on est pris de mal de tête, d'oreilles, de dents ou de ventre, *chamom.* convient.

Si, pendant qu'on est en grande transpiration, on est surpris par une pluie battante, et qu'on se sente saisi de froid, donnez alors *rhus*, **GGG.**; — et, si après dix ou douze heures il n'a pas suffi et qu'il reste une grande fatigue, *bry.*

Sur la fin de l'été, lorsque, après une forte chaleur, la température se refroidit subitement, et que tout le monde en est incommodé et s'en plaint, *bell.* conviendra dans la plupart des cas.

Pour le rétablissement de la transpiration des pieds supprimée par le froid ou par toute autre cause, il faudra, après avoir fait fortement chauffer dans un four une suffisante quantité de son de froment ou de seigle, en mettre une partie dans un bain de pieds ou baquet, tout autant qu'il en faut pour en couvrir le fond à la hauteur de quatre travers de doigt, et, les jambes étant dans ce bain, on verse le reste du son, toujours très-chaud, jusqu'à ce qu'il ait atteint au-dessus des mollets. On doit y rester une demi-heure. — S'il n'est suivi d'aucun effet, prenez *silic.* **o.** matin et soir, et, si cela était nécessaire, une troisième dose une semaine après.

CORYZA.

Si, après un refroidissement, il se déclare un **rhume de cerveau** (coryza), avec perte de l'odorat et du goût, donnez *puls.*; si le rhume est accompagné d'une grande chaleur à la tête et aux yeux, que le nez soit rouge et douloureux, *bell.*; si les narines sont complétement obstruées, *nux vom.* et quelquefois *ipec.*

Si le rhume est réprimé par le froid, et que dans l'après-midi, il y ait de l'aggravation dans les symptômes, que le malade soit abattu et irritable, donnez *puls.*; si cette aggravation est augmentée la nuit ou sur le matin, *chin.*; après une éruption représentée, *ipec.*, chaque deux heures; s'il n'en résulte aucun soulagement donnez *puls.* Si la guérison du catarrhe nasal a été enrayée par un froid vif ou un courant d'air très-frais, avec douleur dans les yeux, plus vive à droite, et rougeur de la face, *bell.*, si la douleur est plus prononcée à gauche avec pâleur de la face *spig.*

TOUX.

Si le coryza s'accompagne d'un rhume de poitrine, et que la toux ait résisté jusqu'ici aux médicaments pris, et qu'elle soit sèche, administrez *nux vom.*; est-elle sèche jusqu'à produire le vomissement, *ipec.*; est-elle creuse et produit-elle des vomissements, *carb. veg.*, est-elle accompagnée d'une expectoration tenace, mais particulièrement chez les enfants, en hivèr, donnez *chamom.* ; est-elle humide, donnez *dulc.* ou *puls.* Quant aux autres remèdes, voyez l'article **toux**. — Si la toux se reproduit toutes les fois qu'on éprouve un peu d'air froid, donnez *acid. phosph.*; si elle se renouvelle chaque fois que l'on se découvre les bras ou les pieds étant au lit, et, en outre, si elle est caverneuse et fatigante, prenez *hep. sulph.* 30.

Lorsque la toux provient de l'air froid, si elle est sèche et convulsive, avec vomissement et même expectoration sanguinolente, alors donnez : ou *bry.*, si elle s'accompagne d'un point de côté, ou si, à chaque effort, il y a mal de tête et douleurs sous les côtes, si elle s'annonce par un chatouillement du larynx, et si, après cela, la poitrine est comme déchirée, si le pouls est fréquent et dur ; — ou bien donnez *carb. veg.*, si le pouls est moins dur, s'il y a douleur d'excoriation constante dans la poitrine, moins d'élancement, mais plus d'ardeur, d'oppression et de battement de cœur.

DIFFICULTÉ DE RESPIRER.

Si, par suite de refroidissement, il survient une **oppression de poitrine,** comme si le malade allait être suffoqué, donnez *ipec.* **s.** toutes les heures, et, au besoin, toutes les demi-heures ; si cela ne suffit pas, *ars. alb.* **o.** toutes les heures, jusqu'à ce qu'il y ait soulagement. Quelquefois il convient aussi de donner les remèdes qui sont indiqués à l'article **asthme**, mais ce sera plus particulièrement *nux vom.*

DIARRHÉE.

Si après un refroidissement subit, il survient de la diarrhée, donnez *op.* ; s'il n'en résulte aucun soulagement, ou si elle cessait un jour ou deux, et qu'il y ait en même temps douleurs abdominales, donnez *dulc.* S'il n'y a pas de coliques, et que la diarrhée ait commencé dans l'après-midi et ait diminué la nuit, alors il faut administrer *ferr.*; mais si la diarrhée s'aggrave après minuit ou vers le matin, donnez *phosph. acid.*

Pour la diarrhée provoquée par l'usage des glaces et par des boissons glacées, voyez le chapitre IV de cette première partie, où sont traitées les maladies par écart de régime, page 30.

Bry. convient dans la diarrhée par suite de refroidissements causés par la boisson d'eau froide en état de sueur, ou pour avoir pris un bain froid après une forte chaleur, et surtout si elle est accompagnée de chaleur à la tête, précédée d'une légère colique, ou d'une douleur à l'épigastre et au ventre, qui s'aggrave par la moindre pression exercée par la main ou par toute autre cause, et que la diarrhée amène des matières non digérées ; — et si elle provient des eaux de mauvaise qualité, et que les selles amènent une digestion mal faite, si *bry.* n'a pas suffi, alors donnez *chin.* — Si elle est accompagnée de flatulence, de coliques autour du nombril pendant la selle, s'il y a en même temps, ténesme et faiblesse avec évacuation de matières muqueuses, ou sanguinolentes, et que le malade soit habitué aux boissons fortes, donnez *nux vom.* — Si elle est très-mauvaise et qu'il y ait un mélange abondant de mucus et de sang, donnez les remèdes appropriés à la dyssenterie ; et si l'état traîne en longueur, *sulph.*

COLIQUES, DOULEURS D'ENTRAILLES.

Dans des **douleurs d'entrailles** (coliques), violentes, spasmodiques et pressives, suivies de diarrhée, et que celle-ci soit liquide, âcre et brûlante, donnez *chin.*

Si les **coliques** s'accompagnent de flatuosités, et qu'elles soient tellement intenses et déchirantes qu'elles obligent le malade d'aller de côté et d'autre, s'il éprouve la sensation d'une grosse boule qui s'est placée dans l'un des côtés, ou si, le ventre lui semblant vide, il a des nausées et des vomissements accompagnés d'une diarrhée aqueuse, muqueuse ou verdâtre, répandant une odeur d'œufs gâtés, donnez *chamom.*

Si le refroidissement provient de la fraîcheur du soir, et que la matière diarrhéique soit verte et aqueuse, et s'accompagne de grands efforts pour l'expulsion des selles; si elles sont rendues en petite quantité et sont suivies d'un état voisin de la défaillance; si la douleur pressive qui existe vers l'ombilic se caractérise par des tranchées accompagnées d'un constant malaise et même de ténesme; ou encore si le malade se sent pris au même moment de la diarrhée, avec borborygmes, maux d'estomac, douleurs déchirantes de l'abdomen, qui laisse au toucher l'impression du froid, et si ces divers symptômes s'accompagnent de nausées, de tremblement et de frisson, donnez alors *merc. viv.*

Si, indépendamment de ces refroidissements, la diarrhée est la suite de l'usage de viandes de porc, d'aliments gras, de pâtisseries, etc., etc., et si les tranchées sont plus fortes après midi, et surtout le soir ou dans la nuit; si les vents roulent et montent dans l'estomac, ou si l'abdomen est douloureux et sensible à la pression exercée par la main, donnez *puls.* Donnez le même remède aux femmes enceintes chez lesquelles les coliques ressemblent aux douleurs de l'enfantement.

Si le refroidissement donne lieu à des **douleurs** accompagnées d'une grande sensibilité, d'insomnie et d'une disposition à crier, donnez *coff.* Lorsque les douleurs sont violentes au point de mettre le malade hors de lui, c'est *chamom.* qui convient.

MAL DE TÊTE.

Dans le **mal de tête** par suite de refroidissement, avec

une disposition du sang à se porter à la tête, qui s'aggrave par la marche à chaque pas au moindre mouvement, soit en montant l'escalier ou en se baissant; s'il augmente au grand air, avec la sensation comme si la tête allait éclater et avec battement intérieur, prenez *bell*. Si la céphalalgie est plutôt compressive, et bornée à quelques points, si elle s'accompagne de bourdonnement dans les oreilles et de dureté de l'ouïe, donnez *dulc*.

Si le mal de tête est occasionné par un courant d'air avec endolorissement du cuir chevelu, donnez *nux vom*.; s'il est interne, *bell*. Est-il produit par l'effet d'un bain, *bell*. ne suffisant pas, surtout s'il y a nausées, vertige et dérangement du ventre, s'il s'aggrave par la fumée du tabac, alors donnez *antim. crud*.

AFFECTIONS DES YEUX.

Les **affections d'yeux** par refroidissement se guérissent par les remèdes qui sont recommandés dans « les maladies des yeux ». Mais ceux dont l'indication est le plus fréquente, ce sont *bell. dulc*.

S'il y a douleur, chaleur, inflammation des yeux, et larmoiement, que la lumière soit insupportable, donnez *bell*.; si elle ne suffit pas, *merc. viv.*; si celui-ci reste sans effet, *hep. sulph*.

Si la douleur n'est pas intense, mais que le malade ait de la difficulté à lire, à fixer les objets, s'il voit des étincelles devant les yeux, ou s'il souffre des yeux après chaque refroidissement, donnez *dulc.*, et plus tard *sulph*. **S.**; et si cela ne suffit pas, *calc. carb*.

DOULEURS D'OREILLES.

Les **affections des oreilles** viennent souvent à la suite d'un refroidissement. S'il y a bourdonnement avec dureté de l'ouïe, donnez *dulc.*, et si, après quelques semaines, le mal reparaît, *sulph*.

En outre, s'il y a sensation de pression dans les oreilles, tiraillement à l'extérieur, élancement au dedans; si les oreilles sont sèches et que le malade soit d'une humeur maussade, donnez *cham*. Dans les mêmes cas avec aggravation de ces symptômes, donnez aussi *nux vom*. — Si le malade est d'un caractère doux, pleure facilement, si ses oreilles sont humides et en suppuration, ou si elles sont chaudes et rouges, et s'accompagnent de douleurs tiraillantes et déchirantes qui se propagent quelquefois à la figure, alors *puls.* est préférable; s'il y a des élancements et des tiraillements avec bruissement de chaleur et sans trop de rougeur; s'il s'est établi une suppuration corrosive et sanguinolente, et si les glandes situées autour des oreilles et du cou sont engorgées, donnez *merc. viv.*; et s'il n'en résulte pas une guérison complète et qu'il y reste un peu de chaleur, rougeur et tressaillement, si, en se mouchant, on provoque des élancements, des battements et des bourdonnements, donnez *hep. sulph.* une fois; s'il reste un écoulement purulent avec bruissement et brûlement dans les oreilles, donnez alors *sulph.*

MAL DE DENTS.

Les **maux de dents** par refroidissement guérissent ordinairement par *chamom.* ou par *rhus*. Consultez, pour cela, l'article des **maux de dents** placé dans la seconde partie. Si ces moyens ne suffisent pas, donnez *dulc.* Si, à chaque refroidissement, le mal se renouvelle, alors adressez-vous à *chin.* et *sulph.* Ce dernier remède sera administré seulement tous les huit jours; on fera peut-être mieux de le prendre en solution.

MAL DE GORGE.

Le **mal de gorge** par refroidissement se guérit le plus souvent par une dose de *bell.* ou *dulc.*; mais il faut savoir attendre patiemment le résultat de leur action. (Voyez la deuxième partie; chap. VI.)

Lorsqu'il se déclare après avoir bu de l'eau froide, il faut préférer *bell.* ; quand il est la suite d'un froid général, préférez *dulc*. Lorsque le gosier est constamment chaud et sec, si le malade fait de fréquents efforts pour avaler, que la salive inonde la bouche, que les amygdales sont gonflées et douloureuses, soit en parlant ou en avalant ; quand il crache beaucoup, avale avec difficulté, et craint de s'étouffer, que le gosier lui semble rétréci en ingurgitant, et que les boissons dont il fait usage sortent par les narines, et s'il s'impatiente et s'emporte, donnez *bell.* **S.** ; s'il n'y a pas de soulagement, *sulph*. Quand la douleur est moins forte, que la langue est comme paralysée, que le malade transpire beaucoup, et que le pus exhale une odeur désagréable, sans soulagement, qu'il est en outre d'une humeur querelleuse, alors donnez *dulc*. Si ce moyen ne suffisait pas, *merc. viv.*, ou tout autre remède pris parmi ceux qui sont indiqués à l'article **angine**, comme étant subordonné à des indications particulières.

NAUSÉES ET VOMISSEMENTS.

Les **nausées** et **vomissements** qui sont la suite d'un refroidissement, surtout quand ces accidents coïncident avec la rétrocession de la rougeole et de toute autre éruption, réclament l'emploi d'*ipec*. toutes les deux ou trois heures. Si cela ne suffit pas et que le vomissement soit acide, amer et suivi de beaucoup d'efforts impuissants, donnez *bell*. Si le malade rend des glaires épaisses, *dulc*. **S.** S'il se reproduit sans cesse, accompagné de nausées, surtout après l'exercice, les repas, la parole, le sommeil, ou la promenade à cheval ou en voiture, donnez *cocc.* ; s'il se manifeste à chaque mouvement du corps et que le patient ne puisse nonobstant rester tranquille, quoique très-faible, s'il a soif et ne supporte pas les boissons, alors donnez *ars. alb.* **S** ; et s'il le rejette, *ars.* **O.**

Pour les cas de refroidissement de l'estomac par suite des effets produits par les fruits ou l'eau à la glace, voyez au chapitre IV la fin de l'article.

DOULEURS RHUMATISMALES.

Si à la suite de refroidissement il se déclare des **douleurs dans les membres** (rhumatismes), qu'il y ait sentiment d'inquiétude dans la partie affectée, qui oblige le malade à changer constamment de place, qu'il se trouve partout placé trop durement; ou si le membre est comme engourdi, disloqué et douloureux, surtout pendant la marche, et que le malade éprouve une impression pénible du moindre ébranlement produit autour de lui, et à ce point qu'il se mette à crier, à l'avance, de la secousse qu'il va ressentir des pas des personnes qui marchent dans la chambre, ou bien si l'on parle trop haut, ou qu'on le touche, ou même qu'on l'approche, alors donnez *arn*. Il est parfaitement indiqué. S'il y a chaleur et fièvre, donnez *acon.*; et, deux heures après, *arn*. Il y a des cas où il est bon d'alterner ces deux remèdes. Dans tous les cas, l'emploi alterné de l'*arn.* et d'*acon.* sera réglé sur l'augmentation ou la diminution des souffrances. S'il reste encore quelques symptômes de la maladie, administrez des médicaments indiqués à l'article **rhumatisme**. (2ᵉ partie, chap. XIV.)

Si les douleurs sont plus fortes pendant le repos, dans la nuit, qu'il y ait froid et engourdissement des membres, avec pâleur de la figure et chaleur des pieds, ou gonflement rouge des gros orteils, que la nuque soit roide, la peau sèche, ou la transpiration fétide, et qu'il ne soit résulté aucun soulagement des remèdes administrés, donnez *dulc.*; et si elle ne suffit pas, *merc. viv.*

Si ces douleurs récidivent (ce qui arrive souvent) après un nouveau réfroidissement, et surtout si le malade craint l'approche des personnes qui l'entourent, ou même pendant la déglutition; si elles augmentent pendant le repos et s'améliorent en se promenant dans la chambre, et qu'il y ait gonflement, tiraillement, ardeur et pulsation dans les gros orteils, donnez *acid. phosph.* —S'il y a gonflement du genou, nodosités aux articulations de la main et des doigts, donnez *sulph.*, et, plus tard, *calc. carb.*

Lorsqu'un état d'échauffement et de **fièvre** est produit par le refroidissement, donnez *acon.* — Si la fièvre augmente ou qu'elle dure déjà depuis quelque temps, choisissez un des remèdes qui sont indiqués à l'article **fièvre**, où ils sont mieux déterminés. Tels sont : *nux vom.* ou *chamom.*, *bell.* ou *dulc.*, *ignat.* ou *puls.*, et d'autres encore qui seraient mieux appropriés.

En général, dans les affections par suite de refroidissements, qui, en même temps qu'elles sont aiguës, s'accompagnent de douleur, adressez-vous le plus souvent à *coff.*, ou à *acon.*, *chamom.*, *rhus toxic.*, *nux vom.*, ou à *puls.*, *bell.* ou *coloc.* Si elles sont peu douloureuses, donnez *dulc.* ou *ipec.* Si elles sont chroniques et reviennent souvent, et que le malade ait pris auparavant beaucoup de *mercure*, administrez *carb. veg.* ou *sulph.* ; après ceux-ci, *silic.* ou *hep. sulph.*, *calc. carb.* Si elles reparaissent après s'être baigné, donnez *antim. crud.* ou *sulph.* ; et après quelques semaines, *carb. veg.* ou *calc. carb.*

Si le malade souffre par défaut de transpiration, donnez *chamom.* ou *chin.*, *bell.* ou *dulc.* ; et si la sueur ne soulage pas, *silic.* Si les souffrances dépendaient d'une trop grande transpiration, il y aura souvent utilité à donner *merc. viv.* ou *acid. phosph.*, puis *chin.* ou *carb. veg.*, aussi *sulph.* ou *hep. sulph.* et *sep.*, selon les symptômes concomitants.

On remédie à la **disposition aux refroidissements**, à la trop grande **sensibilité** aux effets du **froid**, lorsqu'on ne peut pas se garantir convenablement, en buvant plutôt froid que chaud, en se modérant dans l'usage des boissons fortes et s'abstenant de café : et cette susceptibilité disparaît plus facilement en employant, selon les circonstances, les remèdes suivants : *coff.*, *bell.*, *nux vom.*, *chin.*, *dulc.*; et surtout *silic.*, *carb. veg.*, *calc. carb.*, de loin en loin. Durant cette sorte de traitement, on doit se laver avec de l'eau froide et s'habituer insensiblement à l'air froid, au lieu de l'éviter ; il faut également s'accoutumer aux changements de temps.

Mais si l'on ne peut pas s'y habituer, et que le moindre refroidissement produise des frissons, donnez *nux vom.* ou *chamom.* — Si le froid provoque plus particulièrement des douleurs, *ars. alb.* — Si l'on est sujet aux engelures des doigts ou du nez, et que l'état général ne réclame aucun traitement, il faut frictionner ces parties avec *alcool camphré* ; si l'on a déjà des engelures, qu'on ait recours aux remèdes indiqués à cet article. — Si l'on tombe malade en quelque sorte toutes les fois qu'on s'expose à l'air froid, alors, selon les circonstances, on emploiera *bry.* ou *rhus toxic.*, *veratr. alb.* ou *merc. viv.* ; et si ces remèdes restent sans effet, prenez *carb. veg.* ou *calc. carb.* ; — si l'on ne supporte pas le vent sans inconvénient, *carb. veg.* ; si l'on est sensible au courant d'air, *bellad.*, *sulph.*, *silic.* ou *calc. carb.*, les uns après les autres, à l'intervalle de cinq à six semaines.

Si l'on est particulièrement sensible à **l'air du soir** et qu'on le supporte non sans peine, c'est alors *merc. viv.* qui est utile, et puis, après un certain temps, *sulph.*, ou mieux, *carb. veg.* Si *sulph.* reste sans effet, et qu'il faille attribuer à l'air humide la cause de ce dérangement, donnez la préférence à *dulc.*, *rhus toxic.* ou *verat. alb.*, et, plus tard, *carb. veg.* ou *calc. carb.* ; si c'est la poitrine qui en souffre, *dulc.* ou *carb. veg.*

Celui qui est vivement ému par les effets du **tonnerre** fera usage de *bry.*, et plus tard, durant l'orage, de *silic.* *Sulph.*, employé pendant tout ce mauvais temps, produit aussi de bons effets.

Si l'on souffre à chaque **changement du temps**, commencez par donner *merc. viv.*, *rheum*, ou *rhus toxic*. Si cela ne suffit pas, *sulph.*, et puis *silic*. Dans les transitions du chaud au froid, *dulc.*, et quelquefois *rhus* ; du froid au chaud, *carb. veg.* ou *lach.*; pendant l'orage, *rhodod.*; dans le temps humide, *nux mosch.*

Dans les refroidissements **pendant le printemps,** on donne à propos habituellement *verat. alb.*, *rhus toxic.* ou *carb. veg.*; **en été,** *bell.*, *bry.*, *carb. veget.*; **en automne,** *verat. alb.*, *merc. viv.* ou *rhus toxic.* ; **pendant l'hiver,** s'il est sec, *acon.* ou *bell.*, *bry.* ou *nux vom.*, *chamom.*, *sulph.*, quelquefois *ipec.*; s'il est humide, *dulc.*, *verat. alb.*, *carb. veg.*

Toutefois, avant de faire usage de ces divers remèdes, il est nécessaire d'étudier avec soin les affections spéciales dont il est question dans chaque chapitre de cet ouvrage ; on y puisera les raisons pour faire une application plus exacte de ces médicaments, que nous mentionnons ici dans le seul but d'enseigner quels sont ceux qui doivent avoir la préférence dans les cas douteux.

CHAPITRE III.

DE LA CHALEUR, DES EFFORTS,

OU DE LA FATIGUE ET DE LA FAIBLESSE.

Après tout **effort excessif,** on se trouvera bien de prendre un bain chaud d'une demi-heure; et si l'endolorissement des membres est par trop intense, frictionnez-les pendant le bain avec la solution de savon alcoolisée : cela fait disparaître la douleur et apaise l'ardeur.

ÉCHAUFFEMENT.

Après un **grand échauffement** par le travail, **en été,** on se trouvera bien de prendre quelques gouttes de rhum et de forte eau-de-vie sur un morceau de sucre, ou une gorgée de vin généreux ; et après un bon moment, buvez de l'eau froide. Si vous êtes très-fatigué, prenez une tasse de thé vert, légèrement infusé. — Et après une grande fatigue par un temps froid, il est mieux de boire de la bière fraîche, quand on est obligé de nouveau d'aller au froid ; et un lait de poule coupé avec de la bière chaude ou du bouillon, si l'on doit rester dedans.— Les boissons fortes ne sont pas bonnes en hiver, puisqu'elles rendent plus sensible au froid ; elles ne conviennent en été qu'après qu'on s'est échauffé ; mais, prises en grande quantité, elles produisent un affaiblissement qu'on ressent le lendemain. Si l'on éprouve un peu d'affaissement par l'effet de la chaleur, il est convenable de prendre quelque peu de café ; mais il faut toujours s'abstenir de boissons spiritueuses.

Ceux qui, après avoir été longtemps exposés à un grand froid, tombent dans un état d'engourdissement et dans une invincible propension au sommeil, sont promptement et sûrement débarrassés de cet accident et du danger de la congélation par le *flair du camphre* ou de l'*alcool camphré*, ou même en avalant un petit morceau de cette substance. Il est alors presque indispensable pour celui qui est obligé de rester longtemps exposé à un froid rigoureux d'avoir avec lui un flacon de camphre.

COUP DE SOLEIL.

Contre l'effet de l'**insolation** ou **coup de soleil,** après être resté ou s'être endormi la tête et le cou nus aux rayons d'un soleil ardent, ou même auprès d'un four allumé, donnez *acon.* ; répétez-le, si le cas s'aggrave, et faites-le suivre de *bell.*, qui réussit presque dans tous les cas.

MAL DE TÊTE.

Dans le **mal de tête** par l'effet de la chaleur, qui s'accompagne d'une sensation de plénitude à disloquer le crâne, qui s'aggrave en baissant la tête, et surtout si elle se fait sentir au front, à faire croire que le cerveau va sortir par là ; s'il est exacerbé par la marche, en montant, ou par la moindre impression morale : s'il est suivi de fièvre ardente avec soif, ou qu'il y ait vomissements et insomnie, donnez *bell.* ou *bry.*

Bell. sera préféré, s'il y a grande anxiété et inquiétude, fureur réelle ou activité incessante d'idées et grand abattement, frayeur et peur des choses présentes, avec larmes faciles, gémissements et cris ;

Bry., si le malade est faible et de mauvaise humeur le matin, s'il ne peut pas supporter ses vêtements, qui le serrent trop, et qu'il soit plutôt colère et irritable qu'abattu et pleureur ; s'il a peur de l'avenir.

Mais si la moindre chaleur provoque le mal de tête, et en outre qu'il y ait pesanteur, battement, pression au-dessous des yeux, et si l'exercice de la vue rend les yeux douloureux, donnez alors *carb. veg.*

Si ce mal est produit par les chaleurs de l'été, après s'être fatigué en plein soleil, ou après un échauffement pour être resté trop longtemps auprès du feu, ou même en repassant le linge, et si on sent alors la tête comme trop pleine et que l'appétit vienne à manquer, surtout le matin, qu'il y ait en outre grande soif, fièvre, tremblement, et même quelquefois nausées et vomissement, ou encore diarrhée ; dans ces cas, *bry.* est indiqué.

DIARRHÉE.

Les diarrhées d'été qui s'accompagnent de fièvre douze heures après ou surtout quand le lait provoque des coliques, guérissent promptement par l'usage de *bry.* — On est quelquefois obligé de la répéter le lendemain.

Si l'on ne peut supporter la chaleur de l'été, ou qu'on ne puisse travailler à la chaleur, surtout si l'on est sujet à des sueurs nocturnes, qu'on soit entraîné au sommeil, et que l'on éprouve des douleurs d'estomac et du ventre, si dans ce cas *bry.* n'a pas suffi, donnez *ant. crud.* — Si la chaleur a pour effet de donner des nausées, et qu'elles reviennent malgré l'usage des moyens indiqués, alors administrez *silic.*

FATIGUE.

La **fatigue** après une longue marche ou après un travail excessif, particulièrement en été, est quelquefois tellement grande qu'on ne peut prendre aucun repos, et même, dans ce cas, ce qui devrait délasser ne fait qu'augmenter cette mauvaise disposition du corps; dans ce cas, on prendra un bain chaud; si ce n'est pas possible, qu'on mette au moins les pieds dans l'eau chaude avec une poignée de sel de cuisine. Si par ce moyen on ne parvient pas à se délasser, prenez *coff.* — Ce qui soulage le mieux en pareil cas est une tasse d'infusion légère de thé vert de bonne qualité. S'il arrivait qu'on fût fatigué au point de tomber en défaillance, *verat. alb.* est ici parfaitement indiqué : s'il y a longtemps qu'on n'ait mangé, donnez *coff.* — Est-on devenu faible par de trop fortes sueurs, ou est-on déjà débilité ou épuisé par des sueurs nocturnes, administrez *chin.*

Si cet état d'échauffement se fait sentir à l'intérieur, et à ce point que la respiration en soit chaude, le pouls fréquent, donnez *acon.*; s'il ne diminue pas, *bry.* — Si l'on ressent encore, après quelques jours, des bouillonnements de sang, ou si, après une nouvelle fatigue, le sang se porte à la tête, au visage ou à la poitrine, donnez *merc. viv.* Mais si l'on se sent les membres, surtout les chairs, comme brisés, *arn.* soulagera promptement; si les pieds sont gonflés et font mal en marchant, prenez une petite cuillerée de teinture d'*arn.* dans une demi-tasse d'eau fraîche, et après avoir lavé les pieds avec de l'eau pure, mouillez-les avec cette eau d'arnica préparée et laissez-les sécher à l'air.

Quand les membres sont pris de douleur par suite des efforts faits pour porter ou soulever des fardeaux, et que les douleurs augmentent en les mettant en action ou même en les laissant en repos, donnez *rhus tox.*, ou *bry.* quand les souffrances se manifestent plus particulièrement aux reins et qu'elles s'aggravent par le mouvement. S'il est impossible de mouvoir les reins sans provoquer de vives douleurs, donnez alors *sulph.* — Comparez ceci avec ce qui est dit plus loin dans un autre chapitre des moyens employés contre les entorses.

Si quelqu'un, même dans l'état normal de santé, se fatigue facilement par le moindre travail et le plus petit effort ; si tout l'indispose, même la conversation, donnez *cocc.* ; s'il ne suffit pas, *veratr. alb.* deux fois dans quelques heures, et enfin *calc. carb.*

Quand par suite d'une course rapide on ressent de l'essoufflement, ou qu'on est atteint de toux, de point de côté et de douleurs des membres, administrez toutes les deux ou trois heures *acon.* ; s'il reste un point de côté, donnez *arn.*, et douze heures après, si le mal continue, *bry.* ; si l'essoufflement continue et s'aggrave par une marche précipitée ou en montant rapidement, si la toux complique cet état et s'accompagne de crachats muqueux, *silic.*

LONGUES VEILLES.

Les **longues veilles** affaiblissent toujours, mais il est bon pourtant que chacun puisse les supporter en cas de nécessité ; si elles produisent une faiblesse trop considérable, plus grande qu'à l'ordinaire, et qu'on ne puisse se permettre même une heure de repos, administrez *cocc.* ou une goutte d'*acide phosph.* dans l'eau. — Quand par suite d'un travail de nuit on tombe dans un état de souffrance telle que la moindre des choses devient insupportable, que la moindre odeur et surtout celle des aliments concourt à vous fatiguer, alors prenez *colch*. Si le mal de tête en est la conséquence, et qu'on ait fait usage du café ou du vin pour se tenir éveillé, donnez *nux vom*. Si l'on s'est abstenu des boissons spiritueuses ou d'autres boissons fortes, et si, quoiqu'on souffre, on ne doive pas se coucher, ou que l'on ressente des envies de vomir, administrez *ipec*. — Si le mal s'aggrave le soir, et que le matin on soit mieux, donnez *puls.*, surtout si le patient est une femme. Si les veilles provoquent un mouvement de sang vers la tête, si elle s'appesantit en remuant les yeux, si ces souffrances augmentent à l'air libre, pendant le mouvement, par suite de l'ébranlement causé par la marche, surtout chez les individus ardents et vifs, donnez *nux vom*. Si la tête est comme vide et légère, ou s'il y a de la pesanteur accompagnée de l'impossibilité de supporter la trop vive lumière, avec amélioration à l'air libre, et exaspération étant couché, avec bruissement pendant la marche, et qu'avec cela on ait affaire à des personnes douces et d'un caractère facile, administrez *puls*. Si la tête est comme vide, avec bouffée de chaleur au visage; si les yeux sont cernés d'un cercle bleuâtre, la bouche sèche sans soif, avec répugnance pour les aliments, renvois, nausées jusqu'à faire perdre connaissance; s'il y a ballonnement du ventre, respiration oppressée, aggravation à l'air libre, en parlant, par l'usage du café; si le malade est triste, se réveille en sursaut et est agité par des rêves pénibles, donnez *cocc*. Lorsqu'il se trouve surexcité, le soir surtout, qu'il a mal dormi et qu'il est fatigué dès le matin, donnez *chin.* ; s'il se sent brisé, c'est *arn.* qui convient.

Si la tête est embarrassée, comme dans un état d'ivresse, qu'il y ait en même temps bourdonnement d'oreilles, qu'on soit pâle et lourd, que la figure soit tirée, si l'on a de la peine à soutenir sa tête; si à ces symptômes se joignent des nausées, des refroidissements et une sorte d'accablement moral, donnez *nux vom*.

Après une nuit de débauche, on doit donner *puls.* ou *nux vom.*, d'après les caractères qui sont propres à chacun de ces remèdes; ou bien *carb. veg.* : tout cela en consultant l'article relatif à l'abus des boissons spiritueuses.

VIE SÉDENTAIRE ET ÉTUDES FORCÉES.

La **vie sédentaire** et l'**application de l'esprit** trop soutenue affaiblissent le corps; si on le peut, on doit restreindre ses occupations et aller se promener tous les jours une heure au grand air. — Mais si déjà le ventre est entrepris par des souffrances habituelles et sourdes, ou qu'on ait l'habitude du café ou des boissons chaudes, prenez *nux vom.* le soir; et si après quatre ou cinq jours le mal reparaît, *sulph.* **s.** pendant cinq ou six jours, tous les matins; s'il y a nécessité, on pourra le répéter dans quatre semaines. Si les souffrances semblent se porter préférablement vers la tête, c'est encore *nux vom.*, qui sera même ici le meilleur remède; plus tard, *bell.*, quelquefois *puls.*: voyez pour cela **mal de tête**, plus loin, dans la deuxième partie de ce livre. Si tous ces moyens ne réussissent pas, et que chaque effort intellectuel produise le mal de tête, usez de *calc. carb.* en olfaction. Si l'on vient à éprouver une sorte d'ivresse avec éblouissement, donnez pour les tempéraments violents *nux vom.*; pour les lymphatiques, *puls.* Pour les maux de dents, la toux et autres indispositions à la suite des contentions d'esprit, *nux vom.* convient encore, ou tels autres moyens cités.

Les **excès** tiennent le corps et l'âme dans la plus grande surexcitation. Pour ce qui regarde les excès de table et de la boisson, il en sera fait mention au chapitre IV. — Mais si ces excès sont de nature à occasionner la perte de fluides précieux essentiels à l'organisme, il faut alors, en observant une indispensable continence, faire usage des moyens suivants :

Le médicament principal qu'on doit employer dès le commencement, et même après qu'on a fait usage des autres, c'est *chin.* Plus tard, et quand le malade s'afflige de ces vices, donnez *acid. phosph.* Recherchez du reste avec plus de soin la nature des souffrances que le malade accuse, et choisissez alors plus particulièrement vos remèdes parmi *chin., acid. phosph., staph., nux vom.* ou *sulph.* et *dulc.,* selon ce qui conviendra le mieux.

Les mêmes soins sont applicables aux malades épuisés par des vices contre nature : on commencera par donner *chin.,* ou *staph.,* ou *nux vom. ;* plus tard, *acid. phosph.,* ou *sulph.,* ou *calc. carb.* En même temps, il faut relever le moral du malade, l'encourager à faire effort sur lui-même, et soustraire à la tentation son imagination déréglée, par un travail attentif et soutenu, en lui donnant peu à manger, en abrégeant son sommeil, en conseillant la suppression de toutes boissons chaudes, la cessation de toutes relations dangereuses, et la privation de la lecture des mauvais livres. Et s'il s'y joint une irritation morbide, ce qui arrive souvent chez les enfants, ayez alors recours de préférence aux moyens suivants : *chin., merc. viv., carb. veg., nux vom., puls., staph. ;* ou *ant. crud., silic., plat., calc. carb., cocc., sep.* Très-souvent, lorsque *chin.* et *carb. veg.* sont insuffisants, *merc. viv.* produit de bons effets, et sinon, *sulph.* — Dans l'intervalle de ces médicaments, qu'on doit rarement répéter, on administrera, selon l'occurrence, *coff., op., acon., ign.*

Si par suite de ces vicieuses habitudes le tempérament s'est affaibli au point d'en ressentir les funestes conséquences dans l'accomplissement des devoirs du mariage, fût-on même modéré, et qu'on éprouve par ce fait un certain embarras de la tête, donnez *calc. carb.* Dans le cas d'une grande faiblesse résultant du coït, avec tremblement des jambes, donnez le même remède. — Contre l'oppression, *staph.* ; contre la sensation d'ardeur dans les parties, *merc. viv.* ou *carb. veg.* Si après le coït il y a faiblesse des jambes, brisement et pesanteur des membres, étourdissement, mauvaise humeur et abattement, *cocc.* agit promptement. — Pour faire cesser au plus tôt la douleur de tiraillements dans les cordons spermatiques et dans les entrailles, produite par l'acte sexuel, administrez une prise d'*iod.*

PERTE D'HUMEURS.

La perte des humeurs par l'effet de sueurs abondantes, de purgations, d'une diarrhée de longue durée, d'un allaitement trop prolongé, et d'un écoulement spontané de lait, de même que par l'effet de saignées abondantes ou d'autres pertes sanguines, produit souvent des maladies incurables, si l'on ne s'empresse d'administrer *chin.*, qu'on répétera selon la circonstance à certaines époques. Seulement, dans quelques cas, il sera nécessaire de le faire suivre de *staph.* ou de *sulph.* — Si par suite de la même cause, et principalement par une perte de sang chez les enfants, consécutive à l'application de sangsues, perte qui, si elle se prolonge à l'insu des assistants, peut amener l'évanouissement ou des convulsions, donnez aussitôt *chin.*, et rien de plus. Aussitôt que le malade revient à lui, s'il sent de la sécheresse dans la bouche, ou agite et remue la langue, faites-lui avaler un peu d'eau fraîche. S'il retombe de nouveau dans l'évanouissement et dans les convulsions, ou s'il ne reprend pas complétement ses sens, administrez une petite cuillerée de bon vin vieux, quelque temps après, s'il le faut, répétez *chin.* et la prise de vin. — Puis permettez-lui de boire de l'eau fraîche autant qu'il voudra ; mais au commencement peu à la fois. — S'il reste quelques souffrances consécutives, que *chin.* n'a pu enlever, donnez *acid. phosph.*; et s'il reste insuffisant, huit jours après, *nux vom.*, et, plus tard, *ars. alb.*

CHAPITRE IV.

DU DÉRANGEMENT ET DE LA PLÉNITUDE
DE L'ESTOMAC.

Si après avoir trop mangé ou fait usage d'aliments lourds, on ressent aussitôt après ou un peu plus tard un dérangement, qu'on prenne du café pur ; mais s'il survient du mal de tête ou autre indisposition, surtout de l'oppression, de l'étouffement, et chez les enfants du tremblement et des frissons, administrez aussitôt *puls.* en solution, et répétez-la toutes les demi-heures, jusqu'à ce qu'il se déclare un vomissement ou que les symptômes aient disparu. Si, après le mal de tête, il reste encore de la pesanteur et de la pression à l'estomac avec nausées, donnez *cham.*; et si après deux heures il n'y a pas d'amélioration, *nux vom.* Si le lendemain matin on se ressent encore de cette indisposition, si l'on éprouve des nausées, vomiturition, renvois de mauvais goût et d'odeur de moisi, ou un goût qui rappelle les aliments pris, administrez *antim. crud.*; pour le renvoi amer, *bry.*; putride, *nux vom.*; d'odeur des œufs couvis, *arn.*; acide, *puls.*; gras, *puls.*; âcre et amer, *ars. alb.* — Voyez pour quelques autres souffrances ce qui est dit plus loin dans ce livre. Dans tous les cas, il faut s'abstenir pendant plusieurs jours d'une nourriture solide ; on ne doit se permettre que quelques bouillons légers, un peu d'eau d'orge ou de gruau, ou mieux de l'eau pure afin que l'estomac puisse se rétablir.

Les dérangements de l'estomac qui reconnaissent pour cause l'usage de la **graisse**, viande de porc, pâtisserie, beurre rance, se guérissent par *puls.*, et sinon par *carb. veg.*

La même indisposition par suite d'autres aliments, mais avec renvois et arrière-goût de la nourriture prise, nausées et vomiturition, se guérit aussi par *antim. crud.* et *puls.*, quelquefois en les alternant.

L'estomac dérangé par les fruits se rétablit avec *puls.*

Le dérangement occasionné par de mauvais vin acide, accompagné de beaucoup de nausées, demande *ant. crud.* ; par du vin soufré, *puls.* ; par de la bière acide ou du vinaigre, *acon.*, surtout s'il y a douleur pressive dans l'estomac, nausées, vomiturition, vomissement muqueux ou sanguinolent. Mais quand le vomissement est acide, avec ardeur dans le gosier, colique et diarrhée, *hep. sulph.* ; quand il y a vomissement des aliments, brûlement dans l'estomac et dans le ventre, colique avec frisson, anxiété et soif, donnez *ars. alb.* ; s'il s'y joint une grande faiblesse avec impressionnabilité par un temps chaud ou froid, sec ou humide, administrez *carb. veg.*

L'estomac est-il malade à la suite de l'usage de **poissons** ou de **viandes gâtées**, donnez immédiatement du charbon réduit en poudre fine, mélangé avec de l'eau-de-vie ; si plus tard le dérangement continue, *chin.* ; s'il reste encore des renvois putrides, avec le même goût dans la bouche, administrez *puls.*

L'estomac souffrant par suite d'**aliments salés** réclame *carb. veg.* ; le dérangement par abus du sel de cuisine, *ars. alb.*, ou olfaction de l'éther nitrique ou sulfurique.

L'estomac dérangé par les **choux,** et surtout par la **choucroute,** exige *bry.*

Pour l'indigestion par le vieux fromage, vieux saucisson, par des viandes fumées, gâtées, etc., voyez plus bas, à l'article **empoisonnements.**

SURCHARGE DE L'ESTOMAC DES ENFANTS.

Une **alimentation trop abondante** chez les enfants, surtout si elle est composée de mets difficiles à digérer, comme pâtes farineuses, pain mal cuit, etc., est la source de fréquentes indispositions, surtout quand ces petits êtres sont trop emmaillottés ou bercés trop souvent, et qu'ils sont en outre tourmentés par des purgatifs, tels que rhubarbe, sel de Glauber, huile de ricin, etc. Avant tout, il faut éviter toutes ces mauvaises drogues; puis, contre le vomissement, donnez plusieurs fois *ipec.*, surtout s'il y a diarrhée; si cela ne produit pas un prompt soulagement, *puls.* N'y a-t-il que diarrhée avec matière non digérée, et l'enfant est-il déjà affaibli par des purgatifs ou par un long dévoiement, administrez *chin.*; et contre la constipation avec vomissement, *nux vom.*

Il ne faut pas donner aux enfants toujours les mêmes aliments; ils seront variés. Le lait doit être bouilli, mais pas trop. Il y a des enfants qui supportent mi-cuits les légers mucilages de gruau ; ne donnez pas des bouillies farineuses, préférez-leur le gruau d'orge mondé. Il vaut encore mieux faire bouillir pendant trois heures un peu de farine de froment dans un nouet plongé dans de l'eau, et après l'avoir laissé refroidir, on sépare du linge le grumeau durci, on l'émiette, et l'on en fait une bouillie soit avec du lait, soit avec du bouillon, ou simplement avec de l'eau. Les biscuits et la râpure de pain conviennent aux enfants, seulement ils ne doivent pas être trop brûlés.

MAL DE TÊTE.

Le **mal de tête** consécutif à une indigestion, avec la sensation comme si le crâne était meurtri ou brisé, avec nausées, exige *ipec.* Pour le mal de tête pressif avec chaleur dans le cerveau, aggravé par le manger, la marche, ou la lecture, avec un goût putride de la bouche, donnez *arn.* Si cette douleur est pulsative, lancinante, plus forte en parlant et provoque l'envie de vomir, donnez *acon.*; — si elle est générale, obtuse, augmente en montant l'escalier, ou en fumant, et s'accompagne de manque d'appétit;

bouche amère, renvois, hoquet, nausées et vomiturition, et surtout si elle est aggravée par l'usage du vin, administrez *ant. crud.* Contre le mal de tête brûlant, pressif, explosif, plus fort en se penchant, avec la sensation comme si le cerveau allait sortir par le front, battement, déchirement, lancement en marchant, ou sensation d'eau qui ballotte dans le crâne ; apparition le plus souvent le matin, et suivi de frissons, donnez *bry.* ; pour le mal déchirant, pulsatif et sans secousses, aggravé le soir quand on est couché, ou occupant la moitié du crâne, accompagné d'un goût putride, terreux de la bouche, sans soif, *puls.* Contre la pesanteur de la tête, douloureuse extérieurement, avec tremblement des mâchoires, goût salé, crampe d'estomac, surtout chez les personnes qui ont fait usage du mercure, donnez *carb. veg.* — Pour les souffrances de même nature, voyez **mal de tête,** dans la seconde partie.

VOMISSEMENT.

Le **vomissement** par suite d'indigestion, si la langue est chargée, demande *ipec.* ; quand elle est nette, *tart. emet.* Après avoir mangé du pain avec excès, pression au creux de l'estomac et dans le ventre, *bry.* Après trop de réplétion, quand les aliments ont donné un goût d'amertume à la bouche en mâchant et qu'il reste une sensation de brûlement dans le gosier après le vomissement, *puls.* ; s'il y a renvoi bruyant des vents, chaleur à la figure et battement du cœur, *sep.*

Dans le vomissement par le **mal de mer,** donnez *cocc.* Il convient toujours, mais il faut avoir soin de le répéter.

Le roulis du navire éprouve diversement : certains s'y habituent facilement, les autres avec peine, et il y en a qui en souffrent sans relâche. Il convient alors de traiter chaque malade selon les souffrances produites par la mer. — Les uns prendront de l'eau-de-vie avec de l'eau, les autres du jambon cru épicé avec le poivre noir ; on fera toujours bien de faire beaucoup d'exercice, de s'efforcer à manger, de s'appliquer sur le creux de l'estomac un papier de trace imbibé de rhum ou de forte eau-de-vie. Si l'on ne supporte pas l'odeur du navire, ni celle des aliments, prenez *colch.* ; si le bruit incommode, *therid.*, surtout si l'on éprouve un grand mal de tête. — Si vous avez un goût prononcé, l'appétence pour les acides et pour les substances cordiales, alors il convient de prendre *sep.* une ou deux fois ; dans le cas d'une très-grande faiblesse, *petrol.* — Dans l'impossibilité de lâcher les urines et pour la constipation produite par le mouvement du navire, on fera usage du *pôle nord* d'un barreau aimanté. — S'il se déclare un goût putride dans la bouche, avec saignement de gencives et constipation, *staph. Sulph.* et *ars.* en olfaction réussissent quelquefois.

FLATUOSITÉS.

Les **flatuosités,** qui distendent le ventre, oppressent et gênent la respiration, et après l'usage d'une nourriture flatulente, telle que choux et choucroute, se guérissent par *bry.* ; si elles sont produites par de la bière fraîchement faite et autres boissons analogues, par *chin.* ; mais quand le ventre est douloureusement tendu, s'il y a colique, pression autour du nombril, avec la sortie de vents fétides, si on se sent frileux, si, après avoir bu, on ressent une pression à l'épigastre qui gêne la respiration, rend les vêtements gênants sur les côtés, et comprime le ventre comme ferait une pierre, donnez *nux vom. Puls.* convient quand la flatulence est produite par l'usage d'aliments gras, après lesquels on a bu de l'eau fraîche, si les vents circulent avec bruit dans le ventre, et avec aggravation du mal le soir.

Quand les vents semblent se porter vers la poitrine et y occasionnent, sur plusieurs endroits successivement, des douleurs et des élancements, et que l'épigastre et les hypochondres paraissent tendus, sans gonflement réel, et rendent impossible le moindre repos, c'est le cas de *phosph.* Pour combattre la grande disposition à la reproduction des flatuosités et à la fréquente sortie des vents fétides, on emploiera avec avantage du charbon réduit en poudre, dont on prendra une parcelle sur la pointe d'un couteau, tous les jours, une ou deux fois.

COLIQUES.

La **colique** par indigestion ou par excès de table, si elle se manifeste subitement, disparaît le plus ordinairement par l'usage du café pur ; s'il ne suffit pas, par *puls.* ou tel autre moyen indiqué à l'article **colique.**

DIARRHÉE.

La **diarrhée** produite par la même cause se traite par *puls.* ; chez les enfants qui éprouvent en même temps des nausées et des vomissements, par *ipec.* ; — s'ils ont de l'insomnie ou sont trop surexcités, par *coff.* ; — avec douleur du ventre, qui se porte du bas en haut et occasionne du malaise et une grande faiblesse après chaque selle, par *nux vom.* et autres remèdes conseillés contre la **diarrhée.**

INSOMNIES.

L'**insomnie** qui survient pour avoir trop mangé cède souvent à *coff.*, surtout chez les enfants, ou à *puls.* **O.** — Si elle est due à l'usage du café, *nux vom.* Si l'on a trop mangé à souper, il convient de prendre un verre d'eau fraîche sucrée ; si elle produit de l'aigreur sur l'estomac, prenez de l'eau pure.

CAUCHEMAR.

Le moment n'est pas encore arrivé de parler de remèdes qui peuvent prévenir le **cauchemar;** disons ici que quand il a lieu par suite d'excès de table, il est douteux qu'un verre d'eau sucrée puisse l'empêcher. Mais celui qui y est sujet doit s'abstenir d'une nourriture trop abondante; il devra prendre les médicaments conseillés contre le **cauchemar**. (Voir au chap. xv, deuxième partie.)

FIÈVRE.

La **fièvre** qui a lieu avec frisson et froid et s'accompagne d'un dérangement constant de l'estomac, de diarrhée ou de constipation, chez les individus violents et emportés, se guérit par *bry*. — Chez les personnes flegmatiques, gauches et d'une humeur irritable, par *caps*. Si la fièvre revient à jours passés, donnez *ant. crud.*; — si elle est quotidienne, *ipec*. — Dans le jour libre de fièvre, on donne quatre fois, *ipec*. 3; dans le jour de fièvre, deux fois, avec le soin de ne pas donner dans la période de froid et de chaud. — Le septième jour, donnez *nux vom*. 30. Pendant ce traitement, on doit s'abstenir de manger des fruits.

ÉRUPTION.

Les **ébullitions de sang** par suite d'un dérangement dans la digestion, avec frissons et mauvaise humeur, disparaissent souvent par l'usage de *puls.*; avec nausée et difficulté de respirer, par *ipec.*, et si ce moyen ne suffit pas, *bry*. Si le désordre qui se passe à la peau est produit par des choses malsaines ingérées, voyez pour cela l'article **empoisonnements**. — Pour les autres espèces d'éruptions, consultez l'article **maladie de la peau**, dans la seconde partie.

INDISPOSITIONS PAR LES EFFETS DE LA GLACE OU DE L'EAU FROIDE.

L'eau est la boisson la plus naturelle; tout le monde doit donc être en état de la supporter sans inconvénient;

mais les personnes adultes peuvent faire usage de la bière et même du vin pur ou coupé avec l'eau, surtout si elles sont livrées à des travaux pénibles. Si, après avoir bu de l'eau, on se sent indisposé, cela prouve que l'estomac ou quelque autre partie de l'organisme est malade. Alors il faut avoir recours aux moyens suivants :

Si l'on se trouve dérangé après l'usage de l'*eau en boisson*, et qu'il en résulte un embarras de la tête avec nausée et chaleur, prenez *cocc.*; — mal de tête et toux, *acon.*; toux, vomissement et frisson, *ars. alb.* — Si elle laisse un mauvais goût dans la bouche, comme si l'eau était pourrie, et provoque la sensation du froid dans le ventre, coliques et frisson, administrez *chin.* — S'il y a nausée et douleur de ventre, employez *puls.*; — et si cela ne suffit pas, *rhus toxic.*

Des nausées continuelles produites par l'usage de l'eau se guérissent quelquefois avec une légère pincée de sel. Si l'eau produit le hoquet, prenez *ign.*; — pression dans l'estomac, *ferr. acet.* — Si le ventre est fortement ballonné, comme par des flatuosités, avec pression sur l'épigastre, oppression de la respiration, frisson, donnez *nux vom.* — Contre le ténesme et la diarrhée, *caps.*; — contre la douleur de la poitrine et frisson, *verat. alb.* — Pour combattre le mal aux dents occasionné par l'usage de l'eau, employez *bry.*, ou, selon les circonstances, *merc. viv.*, ou *staph.* — S'il y a seulement irritabilité des dents sans douleur fixe, *merc. viv.*, ou *sulph.*

Celui dont l'estomac est alangui par suite de l'habitude qu'il a contractée de boire de l'eau froide, et qui, à raison de cela, s'est accoutumé à y mélanger un peu d'eau-de-vie et qu'il veuille cesser de faire ce mélange sans inconvénient pour sa santé, doit essayer des remèdes que nous venons de recommander. Si cela ne suffit pas, il pourra encore mettre une goutte d'*acide sulfurique pur* dans un demi-litre d'eau, en faire un mélange parfait en le transvasant plusieurs fois d'un verre dans l'autre, et il prendra une ou deux cuillerées le matin, à jeun. Par ce moyen, l'estomac se réchauffera et retrouvera la faculté de supporter de l'eau pure.

Le dérangement de l'estomac qui se déclare après avoir *bu avec trop d'avidité*, se guérit par *sil.*

Si le dérangement est la suite *de l'eau bue froide*, on aura recours à *nux vom., staph.,* ou *calc. carb.*

Si par suite de l'usage *de l'eau de glace* ou *d'eau froide* bue durant la forte chaleur, il se déclare des souffrances subites et qui s'annoncent dangereuses (1), elles seront immédiatement combattues par *op.*, surtout s'il y a congestion du sang vers la tête, perte de connaissance, convulsions dans les muscles de la face et vertige jusqu'à tomber.—Chez les buveurs de liqueurs fortes, il faudra *nux vom.*—Si la face est pâle, qu'il ait été fait des efforts pour vomir et s'il y a faiblesse extrême, on pourra administrer quelques gouttes *d'eau-de-vie camphrée* sur un morceau de sucre. — Contre l'indisposition consécutive, et surtout contre le mal de tête avec un commencement de congestion cervicale, donnez *bell.* — Si la douleur est fortement lancinante, *bry.* Pour des souffrances de l'estomac avec fièvre et autres, *carb. veg.*, ou *ars. alb.*, comme on va le voir dans ce qui suit.

Dans les souffrances chroniques de cet organe par suite de l'usage de l'eau glacée en été, accompagnées de grande faiblesse, de défaut d'appétit; si, en outre, la nourriture, quelle qu'elle soit, reste sur l'estomac comme un poids, ou si elle est rejetée avec un goût acide ; qu'il y ait douleur épigastrique aggravée par la pression ; que l'estomac et le ventre soient remplis de vents et que ces souffrances s'aggravent à l'air libre, donnez *carb. veg.*

(1) *Voy.* un bon mémoire de M. le docteur Guérard sur les *Accidents qui peuvent succéder à l'ingestion des boissons froides, lorsque le corps est échauffé*, dans les Annales *d'hygiène publique.* Paris, 1842, . XXVII, p. 43.

Quand l'estomac est douloureux et que les autres symptômes viennent à se manifester après avoir avalé des morceaux de glace, ce que font les enfants, *ars. alb.* conviendra, ou quelquefois *puls.*

Ars. alb. conviendra encore si l'estomac est le siége d'un sentiment de pression, surtout s'il y a sensation d'ardeur sur un point, et de brûlement dans tout l'estomac et dans le ventre, accompagnée d'angoisse, d'inquiétude et d'anxiété; quand il y a, en outre, sécheresse de la langue, grande soif, saveur salée de tout ce que l'on prend, nausée par le mouvement et après avoir bu, jusqu'au vomissement, qui est quelquefois bilieux.

Puls. sera mis en usage quand il y a pression en quelque sorte crampoïde au centre épigastrique et dans l'estomac, qu'elle est plus forte après le repas, et qu'elle va jusqu'à provoquer le vomissement des aliments; quand la figure est triste, que la langue est muqueuse, et conserve un goût fade de paille; que la soif est nulle, et qu'il y a nausée après avoir mangé ou bu, avec exacerbation après midi et le soir, suivie de renvois acides ou rapportant le goût des aliments ingérés.

Les mêmes moyens seront également utiles dans les dérangements de la digestion par suite de l'usage des **fruits froids,** ou autres choses froides, glacées, etc.

Le **lait** est toléré par presque tous les individus d'une bonne santé, et il faut que l'estomac ne soit pas dans son état normal pour qu'il ne puisse être supporté. Dans ce cas, on doit y remédier. S'il produit un goût aigre dans la bouche, donnez *nux vom.*; des coliques et la diarrhée, *bry.* ou *lycop.*; s'il y a renvois et vomissement glaireux, avec autres souffrances gastriques, et que ces remèdes soient restés sans effet, employez *sulph.*; si, après avoir pris du lait, on sent des nausées continuelles, donnez *calc. carb.*

Si l'usage de **la bière** fatigue, on fera bien de s'en abstenir, et surtout si c'est de la bière forte, de celle qu'on assaisonne ordinairement avec des substances vénéneuses, afin de la rendre plus amère et plus active. Mais si la bière est bonne et qu'on n'ait pas autre chose à boire, prenez le matin, si elle porte à la tête, *rhus toxic.*; s'il n'en résulte aucune amélioration, *bell.* une seule fois ; et si la bière provoque constamment des vomissements, *ferr. acet.*; des nausées, *ars. alb.*; des coliques du ventre, *coloc.* La bière réellement bonne doit être préparée avec de la drêche modérément desséchée et du houblon pur. Toutes les additions et mélanges artificiels sont plus ou moins nuisibles, plusieurs même éminemment dangereux. — Si, après avoir bu de la bière le soir, on éprouve le matin du mal de tête au réveil, ou lorsqu'on s'est levé, cela indique que cette boisson ne convient nullement.

Si l'usage de l'**eau-de-vie** produit des souffrances, celui qui les éprouve doit s'en féliciter ; car le meilleur moyen de les éviter et en même temps le plus rationnel, c'est de *n'en plus boire.*

CHAPITRE V.

DES SUITES DES BOISSONS SPIRITUEUSES,

DU TABAC, DES ÉPICES ET DES ACIDES.

IVROGNERIE.

Cet état honteux, qui devient tous les jours de plus en plus rare en France, mais qui est encore trop fréquent, réclame, pour le combattre utilement quelques moyens que nous allons faire connaître. — Chacun sait qu'à quelque degré que soit l'ivresse, le mieux est de la laisser se dissiper par le sommeil. Mais il ne faut rien négliger pour rendre promptement un homme ivre à ses sens, afin qu'on puisse plus facilement le déplacer.

Le remède principal est l'application de l'eau froide à l'extérieur. — Ainsi, si un ivrogne est couché sur la voie publique, arrosez-le avec de l'eau aussi froide qu'elle puisse être ; si cela ne suffit pas, faites la tomber sur lui, en douche, d'une certaine hauteur, afin qu'elle puisse le heurter violemment.

Si un individu est ivre, et qu'il ait des nausées et des vomissements, donnez-lui du café noir, très-chaud, autant qu'il pourra en boire.

Si l'état d'ivresse n'est pas arrivé à ce point, il suffit souvent, pour la dissiper, d'appliquer des linges trempés dans de l'eau fraîche sur le ventre et sur les parties voisines.

Si elle est produite par de la bière, administrez du thé vert au lait ; par le vin, donnez des amandes amères à manger (excepté aux enfants) ; par de l'eau-de-vie, employez l'eau salée, et si cela ne suffit pas, mettez dans la bouche de l'ail broyé.

Si un homme en état d'ivresse a le visage pourpre, les yeux fixes et hagards ; s'il ne peut recouvrer ses sens et que l'eau froide ne produise qu'un soulagement momentané ; s'il y a tremblement et contraction du visage et de la bouche, ou une crampe (trismus) telle qu'il lui soit impossible d'ouvrir la bouche, c'est le cas d'employer des affusions d'eau froide sur la tête et des serviettes mouillées ; on donnera en même temps tous les quarts d'heure *op.*, jusqu'à ce qu'il se trouve mieux ; si l'on aperçoit que *op.* a cessé d'agir favorablement, que l'on administre, selon les circonstances, *acon.* ou *bell.*

Quant aux enfants enivrés par des personnes imprudentes ou coupables, ou qui auraient bu de l'eau-de-vie par mégarde, qu'on leur lave la tête et les parties inférieures du tronc avec de l'eau froide, et qu'on leur donne tous les quarts d'heure une cuillerée à thé d'eau chaude, dans laquelle on aura fait infuser une amande amère.

S'ils ne tombent pas aussitôt dans un bon sommeil, donnez-leur *nux vom.* Sont-ils pris d'un sommeil comateux avec ronflement, le visage est-il rouge et la tête chaude, donnez-leur *op.*; sont-ils trop surexcités, trop gais, et ne peuvent s'endormir, donnez-leur *coff.*; ont-ils une forte fièvre, donnez-leur *acon.*, et si cela ne les soulage pas en deux heures, donnez *bell.* **S.**; s'ils ont des crampes, donnez d'abord *op.* **O.**; si cela ne les soulage pas, *nux vom.* **O.**; et si ce remède reste sans effet, *chamom.*

Beaucoup de femmes en couches, soit par ignorance ou par un sot usage, ou même conseillées par des sages-femmes ignares, boivent des spiritueux pour se donner le sommeil et en procurer à leur enfant. C'est une habitude horrible et abominable, qui les expose, ainsi que leur nourrisson, à un danger immédiat; et s'il n'en arrive rien, cela peut encore prédisposer l'enfant à devenir plus tard un ivrogne. Que l'on applique, dans ce cas, à la mère et à l'enfant, les moyens indiqués plus haut.

Outre les ivrognes d'habitude, il y a des hommes qui peuvent s'oublier une fois, mais qui en ressentent du moins de la honte; nous conseillons à ceux-là de jeter un globule de *nux vom.* dans un verre d'eau, de le laisser dissoudre complétement et de le boire avant de se coucher. Le lendemain on emploiera les moyens indiqués contre les **suites de l'ivresse.**

En descendant au fond de leur conscience, les ivrognes qui le sont devenus par dépit, par chagrin ou par inquiétude, doivent trouver combien est abominable et absurde le moyen qu'ils emploient pour s'étourdir. Nous leur conseillons de prendre aussitôt la résolution de ne plus toucher à aucune liqueur forte, sous aucun prétexte, et de prendre l'obligation avec eux-mêmes de boire tous les jours de l'eau froide, jusqu'à ce que leur estomac en soit complétement affaibli; en outre, de faire usage des remèdes indiqués contre les suites de l'excès des boissons, de même que de ceux qui détruisent les effets du chagrin et du dépit. Une fois redevenus hommes, puissent-ils se tourner avec ardeur vers celui qui nous enseigne à supporter tous les chagrins, qui assuré à chacun le repos de l'âme, pourvu qu'on le supplie avec persévérance et sincérité de le détourner d'une habitude si laide et si vicieuse.

Il y a des ivrognes enchaînés, pour ainsi dire, à ce vice, par quelque disposition fatale de l'organisme, par une maladie, ou par une âcreté particulière de l'estomac. Nous pouvons volontiers leur pardonner et les plaindre, mais ils ne doivent pas trouver d'excuse à leurs propres yeux; car, si l'un est poussé par sa maladie à la colère, un autre est porté à la paresse, comme un troisième à la dissolution, ce n'est une excuse ni pour les uns ni pour les autres; car, de cette manière, chacun pourrait s'imaginer quelque maladie particulière pour atténuer une faute par une autre. Quand un homme colère donne un libre cours à ses emportements, un voluptueux à ses désirs, un ivrogne à sa soif, leur maladie ira toujours en empirant. Non, ils doivent essayer de résister à leur penchant. L'homme emporté doit se maîtriser, et se laisser contrarier sans mot dire; le voluptueux doit chasser de son esprit toutes les pensées dissolues, il doit éviter même jusqu'aux occasions les plus innocentes; le paresseux doit se forcer au travail, jusqu'à l'épuisement de ses forces; et l'ivrogne doit fuir et ne pas respirer l'odeur de l'eau-de-vie, du vin et de la bière, dût-il se consumer dans la privation. Chacun doit dire en son âme : Dieu a permis qu'une si terrible maladie ait son siége dans mon corps, non pour que je cède au mal, mais pour que je puisse exercer mes forces, pour que j'apprenne à résister à la tentation; car celui qui saura la surmonter, aura certainement deux fois plus de forces pour marcher ensuite vers le bien; la bénédiction du ciel ne peut lui manquer. Il en fut ainsi de Job, qui sut résister.

Celui qui est animé par ces bonnes pensées trouvera

dans les moyens suivants une ressource pour s'aider à vaincre ce penchant pernicieux.

Il prendra *sulph.* S. tous les matins, pendant sept jours. Si le penchant faiblit, mais revient, il prendra, huit ou quatorze jours après la dernière dose de *sulph.*, *nux vom.* le soir ; si le désir s'éveille encore, après deux ou trois jours, *sulph.* ; et après une pause de sept jours, il renouvellera dans le même ordre les mêmes moyens. S'il n'est point guéri, il prendra *ars. alb.* ; et si cela même ne réussit pas et que le mal revienne, nous lui conseillons un jour *nux vom.*, et quatre jours plus tard *ars. alb.*

Ces moyens suffisent pour l'ordinaire ; il y a cependant des cas où ils ne produisent aucun résultat. Il faut alors étendre une goutte d'*acide sulph.* dans un verre d'eau, et après que la solution en est faite, il faut la boire le matin à jeun ; on peut y revenir tous les deux ou trois jours, jusqu'à ce que l'on commence à ressentir quelque douleur. Le meilleur antidote alors est de respirer le *camphre*. Si le malade ne se trouve pas mieux, qu'il s'adresse à un médecin homœopathe, et il saura le conseiller.

Si un homme est enclin à l'ivrognerie et qu'il ne veuille se soumettre à aucun traitement, nous conseillons à sa malheureuse femme, à ses enfants ou amis, d'employer à son insu le moyen suivant : ce sera de délayer quelques gouttes d'acide sulfurique dans de l'eau jusqu'à une agréable acidité, et de lui en servir dans tout ce qu'il mange et dans tout ce qu'il boit, notamment dans les substances préparées au vinaigre ou au citron, autant et aussi souvent que possible. Si cela affaiblit son estomac, donnez-lui une infusion d'écorce d'orange amère ou de racines amères, et toujours un peu d'eau acidulée, jusqu'à produire du mal dans la bouche ; cessez alors. S'il ne se déclare pas d'accident fâcheux, abstenez-vous de tout antidote ; mais si le remède occasionne un long dévoiement, des faiblesses d'estomac, des vomissements, des vertiges, donnez *puls.* ; s'il produit des ulcérations permanentes (aphthes) dans la bouche, donnez *merc. viv.* Les suites n'en sont pas dangereuses et peuvent facilement et efficacement être combattues.

On a encore proposé, pour guérir de l'*ivrognerie habituelle*, le moyen suivant : il consiste à faire prendre 3 gouttes de *laudanum* de Sydenham, ou toute autre teinture d'*opium* dans une tasse de café. Ce moyen convient surtout aux buveurs d'eau-de-vie.

SUITES DE L'IVROGNERIE.

Souvent, après un état d'ivresse contracté la veille, on se sent mal disposé ; quelquefois même, après quelques verres de vin, dès le matin, la tête est lourde, étourdie, les joues sont pâles et creuses, les yeux fuient la lumière, la bouche est sèche et âpre ; on ressent des nausées et des douleurs dans la région épigastrique, on est enroué ; les mains sont brûlantes, tous les membres comme brisés, disloqués, alanguis ; on est somnolent, froid, affaibli, irrité, violent ; en outre, on a quelquefois des saignements de nez, on souffre des crampes d'estomac, etc. : dans tous ces cas, employez *carb. veg.* ou *nux vom.*

Si le mal de tête est pulsatif, ou pressif au-dessus des yeux, et qu'il diminue au grand air, prenez *carb. veg.* ; s'il produit une sensation comme par un clou enfoncé dans le cerveau, sur un côté seulement, s'il s'aggrave en marchant et à chaque mouvement, ainsi qu'au grand air et par la contention d'esprit, ou en se courbant, prenez *nux vom.* ; avec des langueurs, *carb. veg.* ; avec envies de vomir, *nux vom.* ; les selles sont-elles claires et pâles, *carb. veg.* ; s'il y a dévoiement, ténesme, selles muqueuses, *nux vom.* ; *nux vom.* encore s'il y a vertige, yeux rouges, humeur ramassée dans leurs angles, grande sensibilité à la lumière, et tussiculation sèche.

S'il n'y a pas du mieux de suite après la prise de *carb.*

veget., faites respirer de temps en temps du *camphre* ; de même que si le mal de tête ne diminue pas quelques heures après l'emploi de *nux vom.*, prenez *coff.* Le mal ne cède-t-il pas à ces moyens, et l'estomac est-il fortement affaibli, prenez *antim. crud.*

Nux vom. produit généralement de bons résultats contre la ténacité de certains effets de l'ivrognerie, tels que céphalalgie chronique, plénitude et pesanteur dans la tête, ou crampes et faiblesse d'estomac, constipation, hémorrhoïdes et souffrances hémorrhoïdales, douleurs de reins, éruptions miliaires, démangeaison universelle. Il faut, dans ce cas, prendre ce remède le soir, et, tant que son action se soutient salutairement, il faut s'abstenir de café, de vin et de toute boisson spiritueuse. Plus tard, selon le besoin, prenez le matin, *carb. veg.* ou *lach.*, le premier quand le mal s'aggrave le matin à l'air ; le dernier quand il y a une plus forte aggravation après le sommeil, surtout dans l'après-midi et pendant les chaleurs.

Dans le mal de tête chronique, produit par l'abus des liqueurs, et continuellement empiré par la même cause, aussi bien que par une contention forcée d'esprit, par l'action de la parole, ou par une position courbée, surtout si le malade est affaibli par un excès de lecture et d'écriture, — s'il est gras et sanguin, faites-lui respirer *calc. carb.* ; s'il est maigre, *silic.* ; alors attendez et revenez-y de temps en temps, jusqu'à ce que le mal commence à augmenter. *Lach.* est également efficace dans ce cas.

Celui qui, à la suite de l'usage du vin, se sent irrité, nerveux, tremblant, s'il ressent une chaleur sèche et désagréable, et est continuellement d'une humeur difficile, doit prendre *coff*.

DÉLIRE TREMBLANT.

Il n'est pas toujours possible de donner le moindre secours dans le délire tremblant, cette triste maladie qui attaque souvent les ivrognes (*mania a potu, delirium tremens*), qui exalte leur imagination et leur fait voir des êtres bizarres, des monstres, des animaux, etc.; et cela avec des mouvements de fureur, des cris, des crampes et des convulsions. Cependant on pourra donner au malade, au lieu de ces remèdes désagréables et débilitants, en usage dans la pratique ordinaire, toutes les heures *op.*; et s'il ne se trouve pas mieux après vingt-quatre heures, *nux vom.*; si le paroxysme revient de nouveau, *op.* On peut en même temps employer de l'eau froide. Si ces remèdes ne produisent aucun résultat après deux ou trois jours, donnez *calc. carb.*; le matin et le soir il peut alléger la souffrance. Rien n'empêche de prescrire pour boisson l'eau froide, ou quelques verres de bière légère, surtout aux personnes qui sont accoutumées à cette boisson, et qui en expriment le désir. Il en est de même de l'usage du tabac.

Dans des cas moins graves, lorsque les malades ont l'imagination frappée de la peur des animaux ou du feu, et s'agitent ou veulent s'enfuir, on peut leur donner *bell.* trois fois en une heure, ou *bell.* et *acon.* alternativement, chaque heure une prise, et le lendemain matin *calc. carb.*

Lorsque *bell.* ne soulage pas, qu'elle provoque au contraire des ardeurs dans le gosier; si les paroxysmes reviennent plus souvent après midi ou après le sommeil, et que les malades parlent beaucoup, passent rapidement d'un sujet à l'autre, et ne peuvent pas supporter la chemise ou la cravate autour du cou et l'arrachent, *lach.* peut les soulager.

Lorsqu'on aperçoit chez un ivrogne les premiers symptômes d'apoplexie, *bell.* dans les basses dynamisations est très-efficace.

SUITES FUNESTES DU CAFÉ (1).

Quand on n'est pas accoutumé au café, ou quand on en prend trop, ou qu'il est trop fort, il en résulte des in-

(1) Voyez ce que dit Hahnemann sur les *Effets du café* dans les *Études de médecine homœopathique*. Paris, 1855. T. II, in-8.

dispositions auxquelles il est facile de remédier immédiatement.

Nux vom. suffit presque toujours pour détruire l'insomnie, les battements de cœur et la grande irritabilité des nerfs, avec crampe d'estomac.

Ign. ou *nux vom.* seront efficacement employés dans les grands maux de tête, comme s'ils étaient dus à la présence d'un clou dans le cerveau, ou en cas d'alourdissement et de douleurs déchirantes et tressaillantes. Si le mal s'améliore en se baissant, et que l'on sente de forts battements dans toute la tête, donnez *ign.*, surtout si le patient est d'un caractère inconstant et indécis. Si le mal s'aggrave en se courbant, en marchant, et s'accompagne de vertiges, si la tête est embarrassée ou remplie d'idées sombres, et que l'on soit d'un tempérament sec et bilieux, donnez *nux vom.* *Nux vom.* guérit ordinairement les violents maux de tête semi-latéraux ; s'ils sont accompagnés par des gémissements, des cris et de sensibilité, donnez *chamom.*

Nux vom. guérit presque toujours les maux de dents ressentis immédiatement après avoir bu du café, et en général les odontalgies des personnes coutumières de cette boisson. Si le malade est hors de lui par l'effet d'une rage de dents, donnez-lui *cuff.*, et plus tard *chamom.*

Dans les violentes crampes d'estomac, qui augmentent après l'usage du café : employez *nux vom.* ou *cocc.* ; si le malade se trouve mieux pour un moment, mais plus mal bientôt après, *chamom.*

Contre les violentes douleurs du ventre et la colique, donnez *chamom.* ou *nux vom.* ; souvent *coloc.* ou *bell.*

Le remède essentiel contre les suites chroniques de l'usage fréquent du café, qui persévèrent, soit qu'on le prenne avec modération ou qu'on s'en abstienne complétement, c'est *nux vom.* Quelquefois cependant ni ce remède ni *chamom.* ne produisent d'effet ; essayez alors :

Cocc., si le moindre exercice amène une sueur affaiblissante, des tremblements dans les membres, des frayeurs pendant le sommeil, une chaleur passagère, des maux de dents en mangeant, du vide dans la tête, de la tristesse et de l'inquiétude; surtout si tous ces symptômes augmentent au grand air par le mouvement, le manger, le boire, le sommeil, ou même le tabac fumé.

Ign., lorsqu'il y a une grande faiblesse, une sensation de vacuité dans l'estomac, des pincements et des crampes fréquentes dans le bas-ventre, ainsi qu'un état de somnolence ou des douleurs dans les membres, ordinairement semblables à celles qu'exercerait la pression de corps durs et pointus, et dont les souffrances forcent à un changement continuel de position, qui s'accompagne d'un soulagement momentané, lorsque l'esprit est changeant, et qu'il passe facilement de la gaieté à un état de tristesse qui va jusqu'aux larmes.

Nux vom. contre les douleurs qui se font sentir dans l'anneau inguinal, et qui donnent le semblant d'une hernie sur le point de se déclarer.

Dans le cas où ces moyens ne produiraient aucune amélioration, après avoir été pris en quelques jours une ou deux fois, donnez *merc. viv.*; et si ce remède même ne soulage pas, après sept jours, *sulph*.

SUITES DE L'ABUS DU THÉ.

Dans les souffrances produites par l'**usage du thé**, surtout du thé vert, donnez *ign.*; et si le malade ne se trouve pas mieux quelque temps après, *chin*. Dans les maux chroniques produits par l'usage immodéré du thé, employez *chin.* ou *ferr. acet.*

SUITES FUNESTES DE L'USAGE DU TABAC.

Puls. fait disparaître presque toujours les **mauvais effets du tabac** chez les personnes qui n'y sont pas encore habituées. Dans des maux de tête violents accompagnés de nausées, employez *acon.*; dans des vertiges qui vont presque jusqu'à l'évanouissement, et provoquent des vomissements de bile et le dévoiement, *chamom.*; et si ce remède ne soulage pas immédiatement, ou si le malade ressent un grand froid, *verat.*, et s'il ne se trouve pas mieux après cela, faites-lui respirer du *camphre*. Les convulsions violentes, accompagnées d'autres symptômes, cèdent à *cupr*. Pour les autres remèdes qui pourraient être indiqués, voir le chapitre des **empoisonnements.**

Si quelqu'un, accoutumé depuis longtemps au tabac, finit par en ressentir les mauvais effets, donnez-lui *cocc.* ou *ign.* Dans les maux de dents, employez *bry.*, et quelquefois *chin.*; dans les nausées, *ign.* ou *puls.*; dans le malaise avec inquiétude et nausées, *staph.* : ce même remède peut également servir dans les souffrances produites par le tabac chiqué; on se sert cependant de préférence de *nux. vom.*, de *chamom.*, de *puls.* ou de *cocc.*; et quelquefois de *cupr.*

On détruit difficilement les effets chroniques de l'usage excessif du tabac; en cas de grande sensibilité et de faiblesse d'estomac, on peut se servir avec avantage de *nux vom.* ou *cocc.*; dans les constipations opiniâtres, donnez *nux vom.*, *staph.*, *merc. viv.*

Les maladies des ouvriers employés à la fabrication du tabac sont encore plus difficiles à guérir; il sera presque impossible de leur rendre la santé, s'ils ne s'éloignent de l'odeur du tabac pour quelques mois au moins, et ne prennent toute autre occupation. Les meilleurs remèdes sont encore *ars. alb.*, *coloc.* et *cupr.* étendus dans de l'eau (1).

---

(1) Dans un livre aussi populaire que l'est celui-ci, et qui veut avoir sa part dans la propagation de l'homœopathie, c'est-à-dire dans la propagation de l'une des vérités les plus utiles à l'humanité, on ne peut passer sous silence, sans le blâmer et le flétrir, l'abus inouï qui se fait du tabac, et qui envahit incessamment les peuples civilisés d'une façon si déplorable. — On comprend à la rigueur des vices

Dans les maux produits par les **épices**, poivre, gingembre, etc., donnez *nux vom.*

SUITES DES ACIDES.

Voyez à cet égard, ce qui est dit au chap. IV de cette première partie.

Lorsqu'il résulte une indisposition par suite de l'usage des acides, on y remédie en général par *ars.* ou *sulph.* — Lorsque les acides aggravent des souffrances habituelles donnez *bell.* ou *lach.*, si des boissons et des aliments trop acidulés développent une faim maladive, employez *ars., arn., bell., chin.* ou *lach.* — Préférez *ars.* lorsqu'on éprouve du dégoût pour le manger; *sulph.* lorsqu'on éprouve de la répugnance pour les douceurs. Dans l'appétence pour les

qui ont une raison organique d'être, mais peut-on concevoir un usage, celui de fumer le tabac, qui n'est motivé par aucun besoin naturel à satisfaire? La gourmandise, l'ivrognerie, le libertinage, etc., sont des passions abjectes, mais, encore une fois, elles sont d'origine organique. — En est-il de même de l'usage du tabac? — Et quelles pourront en être les conséquences?... Transcrivons le passage suivant que nous avons trouvé dans nos lectures; et souhaitons qu'il frappe les esprits comme il a frappé le nôtre. « L'influence sociale du tabac aura été immense. Par une lente intoxication, par une action stupéfiante, exercée de génération en génération, il a pu largement contribuer à jeter l'Europe, où rien n'a pu, comme en Amérique, contre-balancer son influence, dans cet état d'affaissement où nous la voyons. Cette mollesse de la fibre musculaire, cette inertie cérébrale, ce désintéressement des grandes choses, cette résignation et ce désenchantement, ce lâche fatalisme, enfin, si commode à la paresse, et à l'égoïsme, l'usage immodéré du tabac est une de leurs principales causes. Étonnez-vous que des gens assoupis soient plus enclins aux rêves qu'à l'action, qu'ils voient trouble, vivant dans une atmosphère de fumée, et que mis, de père en fils, depuis près de trois cents ans, au régime du poison, ils n'aient point cette énergie vitale et cette force expansive des gens sains de corps et d'esprit! Qu'est devenue en France cette verve intarissable et ce généreux patriotisme, et ces ardentes aspirations qui embrassaient toute l'humanité pour le présent et dans l'avenir? »

boissons acides, prenez *bry.*; *natr. mur.*, lorsqu'on a un goût aigre qui persiste après les acides. — Pour le pyrosis ou *aigreurs* avec vomissement après des aliments acides, *ferr.* ; s'il y a vomissement d'un liquide aqueux après les acides, *phosph.* Lorsque l'estomac se dérange par l'usage des acides, *ars.* ; s'il ne suffit pas, *lach.* ; si l'état ne change pas, donnez alternativement ces deux remèdes. — Lorsqu'il en résulte de la diarrhée, le soir ou la nuit, *nux vom.*; si la diarrhée a lieu le jour, administrez *ant. crud.* ; accompagnée de tranchées, *staph.* et *bouillon chaud* ; *bell.*, si la tête et la poitrine sont prises, et s'il s'y joint une vive sensation de froid, *verat.* ; enfin, s'il s'ensuit de la fièvre avec chaleur, *lach.* L'éruption rouge scarlatiniforme et miliaire, avec maux de gorge produits par les oranges, les citrons et autres fruits acides, disparaît par l'emploi de *bell.* et de *rhus ;* — *calc. caust.*, *ferr.* ou *sep.* sont, selon les circonstances, avantageusement employés contre l'usage d'acides qui ont des effets d'une longue durée.

CHAPITRE VI.

DE L'ABUS DE CE QUE L'ON A APPELÉ
JUSQU'A CE JOUR REMÈDES.

Lorsque, par suite de l'usage qu'on a fait de ce qui a été appelé jusqu'à ce jour **remèdes**, il survient un effet promptement nuisible, il faut voir là un empoisonnement, pour lequel nous renvoyons plus bas à l'article des **poisons**. C'est qu'effectivement il n'existe pas de poison sur la terre qui n'ait été employé dans l'ancienne médecine comme salutaire et qui n'ait été essayé contre les malades. Et l'on voit encore des médecins qui vous déclarent avec assurance et hypocrisie qu'ils guérissent toutes les maladies avec les simples plantes, remèdes purement végétaux ; mais cela ne se conçoit pas, car ils n'ignorent pas que certains végétaux, soit l'acide prussique, sont beaucoup plus violents que les minéraux, le mercure, par exemple ; or il n'est pas de médecin raisonnable et de naturaliste qui ne sache parfaitement cela. Le venin ou le poison d'un animal, à son tour, est bien plus dangereux que celui qui vient d'un végétal ; citons, pour exemple, le venin du serpent ou du crapaud ; la prétendue innocuité des médicaments végétaux n'est donc, pour l'ordinaire, qu'une déception et un mensonge.

Il est reconnu cependant qu'il existe des simples qui n'ont aucune action dangereuse, et des médicaments dont l'effet pernicieux n'est point toujours sensible : dans ce cas même il convient de les administrer avec prudence, et d'avoir égard au temps et à la dose. Car il est prouvé que si l'on emploie un remède réellement salutaire, une petite quantité doit suffire, tandis qu'une substance inefficace peut devenir dangereuse en raison de la quantité employée. D'où il suit que tout remède peut à la longue agir comme poison, à plus forte raison, s'il a une action vive.

L'usage de la camomille a fait mourir beaucoup plus d'enfants que la fièvre scarlatine, et la **quinine** beaucoup plus de monde que la fièvre intermittente. Mais comme on ne savait pas connaître la cause réelle de la mort, on se payait de mots. Sur cent individus morts d'hydropisie, il y en a certainement quatre-vingts qui sont devenus hydropiques par suite d'une médicamentation irrationnelle. Que l'on demande à ces malades combien de sang ils ont perdu ou combien de drogues ils ont avalées, soit en purgatifs, mercure, quinine, soufre ou sel de nitre ; digitale, opium ou autres remèdes narcotiques, et vous connaîtrez alors la véritable cause de leur état d'hydropisie.

Celui qui par ignorance a fait usage de ces mauvaises drogues ou les a données à ses enfants, conseillé par son docteur, ou par son pharmacien qui n'en savait pas davantage, peut encore en conjurer les mauvais effets, s'il veut suivre le conseil que nous allons lui donner.

DE LA CAMOMILLE.

L'infusion de camomille donne souvent lieu à de vives douleurs, ou les aggrave, si elles existent : dans ce cas, administrez *coff.*, et plus tard, si c'est nécessaire, *nux vom.* Si elle provoque des spasmes d'estomac, donnez *nux vom.*; des nausées et dévoiements, *puls.* Si les coliques et les douleurs qui précèdent les règles sont aggravées par la camomille et deviennent insupportables, donnez *puls.* chaque demi-heure. — Les attaques et les convulsions chez les enfants, produites par l'infusion de camomille, cèdent à *ign.*; la fièvre, et la chaleur jointes à une grande sensibilité, à *coff.*; la fièvre, la chaleur, les douleurs déchirantes ou tiraillements diminués par le mouvement, à *acon.*

DE L'OPIUM.

Après l'usage de l'**opium** ou du **laudanum**, il arrive souvent, et d'une manière inattendue, des accidents dangereux, surtout lorsqu'un médecin ignorant ne craint pas d'employer l'opium en lavements, procédé par lequel son action se développe avec dix fois plus de force : pour porter remède à ces accidents, voyez plus bas, à l'article **empoisonnements**. — Il y a peu de chose à faire contre les suites chroniques de l'opium, qui tôt ou tard ne manquent pas de se produire chez ceux qui en font un usage abusif. Le meilleur moyen est de donner de temps à autre *coff.*, et quelquefois *merc. viv.*; laissant une semaine d'intervalle, on pourra également donner *nux vom.* ou *bell.*

DU QUINQUINA OU DE LA QUININE.

L'écorce de **quinquina** ou la **quinine** sont du nombre des médicaments qui, après l'opium et le mercure, minent le plus fréquemment la santé, et engendrent des affections souvent incurables. L'heureux malade qui échappe à la mort n'en est pas quitte pour cela ; il en ressent les funestes effets pendant de longues années, lesquels sont encore plus difficiles à détruire que ceux qui sont produits par le mercure. Il n'y a qu'une grossière ignorance qui puisse prétendre que les sels purgatifs aient la vertu de débarrasser le corps humain du quinquina. Il passe dans le sang et dans toutes les humeurs, et aucun purgatif au monde ne l'en pourra plus ôter ; le purgatif ne fera que soustraire quelques sucs des plus nécessaires à la santé. Il faut donc s'armer de beaucoup de patience, car ce n'est que lentement et à l'aide des remèdes suivants qu'on pourra délivrer le malade des suites de cette drogue pernicieuse.

Le moyen principal dans le plus grand nombre de ces cas est *ipec.*, une ou deux fois par jour, jusqu'à un état d'amélioration prononcée. En cas de douleurs comme de rhumatisme, avec pesanteur, atonie, douleur dans tous les membres comme s'ils étaient brisés, contusionnés, tiraillements dans les os, grande sensibilité dans tout le corps et redoublement de douleurs aggravées par le mouvement, la conversation, l'action de se moucher, les bruits perçants, donnez *arn.* ; si le corps est froid et se couvre de sueurs froides, avec obstruction ou dévoiement, employez *veratr. alb.* ; contre la toux phthisique et l'expectoration, donnez une infusion de *lichen d'Islande* ; contre la jaunisse, *merc. viv.*, et peut-être, plus tard, *bell.* ; contre la chaleur du visage, avec congestion fugace de la tête, céphalalgie intense et mal de dents, donnez *bell.* ; contre les maux d'oreilles, *puls.* ; l'enflure des pieds, *ferr. acet.* ; contre les ulcères aux jambes, contre l'hydropisie, avec une toux brève, l'asthme, *ars. alb.* En cas d'autres souffrances, voyez plus bas, et choisissez de préférence, outre les remèdes indiqués, *sulph., calc. carb., carb. veg., cin.*

Quand la fièvre intermittente, supprimée par le quinquina, a été convertie en toute autre maladie, mais bien plus dangereuse que la fièvre elle-même, comme c'est le cas ordinaire, ou qu'elle reste, et devient plus difficile à guérir qu'elle ne l'était au commencement, servez-vous des moyens suivants :

Si la fièvre est arrêtée et est remplacée par des douleurs dans les membres, les oreilles, les dents ou la tête, donnez *puls.*, et si le mal persiste, *calc. carb.*; contre les affections de l'estomac, employez *ipec.* ou *puls.*; contre les enflures, *arn.*, *ars. alb.* ou *ferr. acet.* En général, choisissez selon les circonstances dans les remèdes ci-dessus indiqués, ou même encore parmi *bell.*, *veratr. alb.*, *merc. viv.*, *puls.*, *arn.*, *sulph.*, *ars. alb.*, *ipec.*, *cin.*, *carb. veg.*

Si la fièvre intermittente persiste, cas assez fréquent, employez un des moyens indiqués contre cette maladie : ce sera d'abord *ipec.*, qui réussit presque toujours; en second lieu, et le plus souvent, *ars. alb.* ou *carb. veg.*; rarement *cin.*, *veratr. alb.*, *arn.*; plus rarement encore, *bell.*, *merc. viv.* ou *sulph.*, *calc. carb.*

Si les potions que le malade, deux fois malheureux, a été forcé d'avaler pendant tout le traitement de la fièvre, contenaient l'une des plantes suivantes : **ciguë d'eau** ou **grande ciguë, digitale, laurier-cerise** ou **acide hydrocyanique**, il est presque impossible de le sauver, à moins que la nature ne le sauve elle-même, aidée par une bonne nourriture, un air frais, et beaucoup d'eau employée comme boisson.

C'est encore bien mal fait que de forcer en quelque sorte les gens à prendre en grande quantité de l'**assa fœtida** ou de la **valériane**. Les suites de l'assa fœtida peuvent être quelquefois neutralisées par *chin.* ou *merc. viv.* L'indigestion et surtout les renvois cèdent immédiatement à *puls.* Les souffrances produites par la valériane cèdent en partie à *coff.*, *nux vom.*, *chamom.* ou *sulph.*

Contre le **colchique**, employez *puls.* ou *nux vom.* Là fatale diarrhée produite par les grandes doses de ce prétendu antigoutteux cédera immédiatement à quelques gouttes de la *teinture d'op.* non délayée, une toutes les deux heures, quatre à cinq fois. Contre le **polygala senega**, c'est *bell.*, *bry.* ou *arn.* ; contre la **salsepareille**, quelquefois *merc. viv.* ou *bell.*, bien souvent *sulph.*, mais surtout *sep.*

Si le malade ressent de grandes douleurs immédiatement après l'application vésicante de **daphné mezereum** (saint-bois), ou que cette application ait été faite souvent, et que ce ne soit que plus tard qu'on ait commencé à ressentir les suites, faites respirer d'abord le *camphre*, et donnez ensuite, si le siége du mal est dans la bouche ou dans les os, *merc. viv.* ; s'il est plutôt dans les articulations, *bry.* ou *rhus toxic.*

Dans les souffrances causées par l'emploi des **cantharides**, donnez à respirer souvent du *camphre* ; et si le mal ne cède point, administrez *acon.* ou *puls.*

Aux enfants malades par suite de l'usage du **lycopode**, comme cela arrive quelquefois, donnez d'abord à respirer du *camphre*, plus tard *puls.* ; s'ils éprouvent en même temps une trop longue constipation, *nux. vom.* ; des convulsions, *chamom.* ; de la fièvre et la chaleur, *acon.*

Quand les enfants souffrent par suite de l'abus de la **rhubarbe**, s'ils ont des vents, des dévoiements de matières muqueuses, donnez-leur *nux. vom.* ; en cas de vomissements acides pendant la nuit, ainsi que de dévoiement saburral, *puls.* ; pour des selles acides, vertes ou sanguinolentes, *merc. viv.* ; contre les douleurs de ventre et les déjections vertes, donnez *chamom.*, et si les douleurs ne se calment pas, *coloc.* **O.**

Contre les suites fâcheuses des **laxatifs** de toute sorte, à l'exception du mercure, et que les remèdes aient été sans effet, donnez *sep.*

DE LA MAGNÉSIE.

Si à la suite de l'usage de la **magnésie**, et surtout de la **magnésie calcinée**, il survient un dérangement, donnez à respirer de l'*esprit de nitre* (*spiritus nitri dulcis*); en cas d'insomnies, donnez *coff.*; de violentes douleurs de ventre (coliques), employez *chamom.*, et si la douleur devient insupportable avec ou sans évacuations, *coloc.*, et, s'il n'y a pas eu de selles, même après vingt-quatre heures, *nux vom.*; si les douleurs sont violentes et surtout brûlantes, accompagnées de fièvre, *ars. alb.* Quand la magnésie, si souvent employée contre telle ou telle maladie, produit des dévoiements acides et clairs avec des douleurs de ventre, donnez *rheum*; et si le malade ne se trouve pas mieux, *puls.* Les mêmes moyens peuvent être avantageusement employés contre les souffrances de la même nature occasionnées par les **sels purgatifs**, comme, par exemple, le **sel de Glauber** ou le **sulfate de magnésie**.

DU SOUFRE.

Le **soufre** est aussi nuisible que le **mercure**; il est souvent et également difficile de détruire ses fâcheux accidents. Celui qui peu de temps après en avoir fait usage se trouve indisposé doit respirer le *camphre*; et si le mal ne cède pas, ou si la douleur est trop violente, surtout dans la tête, en s'accompagnant de chaleur, il faut prendre *acon.* Plus tard, et pour en neutraliser les suites chroniques, il vaut mieux employer *merc. viv.* ou *puls.*, et selon les circonstances, très-souvent aussi *sep.*—Le meilleur moyen contre les maux produits par la vapeur du soufre, l'ignition des allumettes dont l'effet est de provoquer quelquefois chez les enfants de la toux, une respiration courte, des douleurs au gosier et dans la poitrine, ce moyen est *puls.*

Si les enfants, après avoir pris du soufre, ce que beaucoup de parents considèrent comme très-sain, par exemple, au commencement du printemps, sont pris de fièvre avec des douleurs de ventre, ou qu'il y ait rétrocession d'éruptions contre lesquelles on s'en était servi, ou encore contre des furoncles très-douloureux, on remédiera à ces diverses souffrances par *bell.* souvent répété ; il faudra ensuite les garantir contre les refroidissements, non point en les tenant renfermés dans une chambre chaude, mais en les empêchant de s'exposer aux courants d'air, de s'asseoir par terre, etc.

Contre le long usage de l'**iode** (*iodium, kali-hydriod., hydriod. potass.*) et ses mauvaises suites, donnez *hep. sulph.*

DU MERCURE.

Le principal moyen des médicastres dans le traitement de presque toutes les maladies est le **mercure** ; ils ne savent pas qu'ils empirent l'état de leur malade au lieu de le guérir. — Tenez-vous donc en garde contre les ordonnances où vous voyez figurer *calomel, merc., subl. corros., merc. precip., chloretum hg., bichl. hydrarg., argent. viv.*, et surtout contre l'usage extérieur de l'*unguentum neapolitanum* (*pommade mercurielle* ou *onguent gris*), qui produit tant de mal ; méfiez-vous également des *pilules laxatives mercurielles*. On trompe souvent les malades en leur faisant croire que, pour se débarrasser du mercure, ils n'ont qu'à prendre un purgatif. L'homme qui prétend être médecin et tient des propos semblables, prouve ou son ignorance des plus complètes, ou la plus insigne mauvaise foi : car, même en admettant qu'il fût aussi facile d'expulser du corps le mercure qu'il est aisé de l'y introduire, l'impression qu'il a exercée sur tout l'organisme ne peut s'effacer immédiatement ; elle y restera comme l'ouverture que laisse dans une jambe le clou qui vient d'en être retiré immédiatement. La blessure, il est vrai, pourra se cicatriser plus tard, mais il faut du temps, et, en outre, un traitement rationnel, car autrement il résulterait des conséquences des plus graves. Donner des laxatifs contre les suites du mercure, serait aussi peu raisonnable que de farfouiller un morceau de bois dans une blessure faite par un clou de fer, et de prétendre qu'il n'en faut pas davantage pour en obtenir la guérison.

On ne se débarrasse pas facilement ainsi du mercure, et encore moins par la voie des selles. — Il se répand subitement dans tout le corps, se mêle à toutes les humeurs, et gagne par là les glandes et les os. D'où il suit que ces lents empoisonnements par les remèdes mercuriels sont beaucoup plus difficiles à guérir que toute autre maladie naturelle : il faut presque toujours un temps infini, et, dans un grand nombre de cas, on ne peut qu'en alléger les souffrances.

En général, soit immédiatement après l'usage interne ou externe du mercure, soit longtemps après, on pourra employer avec avantage *hep. sulph.*, surtout contre les souffrances suivantes : maux de tête nocturnes, chute des cheveux, boutons douloureux sur la tête, inflammation des yeux avec douleurs dans le nez par la pression, éruption autour des lèvres, salivation abondante et ulcération des gencives avec accumulation de mucosités dans l'arrière-gorge; si, en outre, les amygdales sont gonflées, et les glandes du cou indurées ; si l'on éprouve des douleurs lancinantes, en respirant, en toussant, ou en tournant la tête. Il conviendra contre les tumeurs inflammatoires et suppurantes placées dans les aines, sous les aisselles ou sur la poitrine ; contre les selles diarrhéiques avec ténesme, quelquefois sanguinolentes, muqueuses, vertes; si l'urine est rouge, foncée, chaude et âcre ; contre la toux par suite du refroidissement des mains ou des pieds, ou contre la toux, après avoir bu, suivie quelquefois d'une exspuition de sang ;

contre le panaris ou le gonflement rouge et chaud qui se voit à la main et aux doigts, même sur le genou, simulant alors la goutte ; si la peau est maladive, que la cicatrisation s'y fasse difficilement, et s'ulcère à la moindre cause, suppure et se corrode ; si les téguments des mains et des pieds se crevassent ; si les ulcérations, qui saignent facilement, sont brûlantes la nuit, et deviennent le siége de douleurs pulsatives ou lancinantes ; si l'on est trop impressionnable au grand air, au froid, pendant la nuit, avec aggravation des douleurs des membres ; contre cette espèce de fièvre nocturne qui s'accompagne d'une sueur visqueuse et acide, et enfin contre la sur-impressionnabilité et la douleur qui va jusqu'à l'évanouissement.

On fera bien d'attendre quelques jours les effets de *hep. sulph.*, et, si l'on s'aperçoit d'une légère amélioration, on attendra au moins quatorze jours ; alors, si l'amélioration n'avance plus, on pourra répéter la dose ; si elle ne durait pas, et qu'il fallût absolument donner quelque remède, *bell.* alors sera le plus convenable ; et l'on pourra également le donner lorsque *hep. sulph.*, pris deux ou trois fois à la distance de quatorze jours, cesse de produire son effet.

Contre les souffrances de la bouche et du gosier, lorsque les moyens précédents cessent d'agir favorablement, donnez *staph.*, après avoir employé sans succès *hep.* — et *bell.* que l'on pourra de nouveau employer avantageusement contre le gonflement des amygdales et la surdité.

En cas de grande sensibilité à l'impression de l'air, des douleurs intenses qui se font sentir surtout la nuit, et qui augmentent par l'attouchement ; en cas de l'allanguissement des forces, suite inévitable des fréquentes purgations ou d'une longue salivation mercurielle, donnez *chin.* ; et si ce remède, administré deux ou trois fois tous les quatre ou cinq jours, cesse d'agir favorablement, surtout si l'état de l'atmosphère aggrave de nouveau la maladie, donnez *carb. veg.*

Si, après l'emploi de tous ces moyens, il y a persistance des souffrances, telles que tiraillements dans les os, gonflements arthritiques, donnez *dulc.*, et plus tard, *acid. sulph. phosph.*; contre les exostoses, employez *acid. phosph.*, et plus tard *staph.* Ce n'est que lorsque ces remèdes ne produisent plus d'effet que *calc. carb.* en olfaction convient.

Le mal résiste-t-il à ces moyens employés avec persévérance, donnez une fois *sulph.*, et quelque temps après revenez à un des médicaments mentionnés; ou, si *sulph.* produit des résultats satisfaisants, attendez quelques semaines pour donner *calc. carb.* **o.** ou en dilution, et plus tard un autre remède convenable, peut-être *lach.*

Au malade qui a consommé beaucoup de mercure et pris ensuite du soufre, vous ferez bien d'administrer *merc. viv.*, et ensuite *bell.* ou *puls.* Lorsqu'on a fait usage de fortes doses de mercure et qu'on n'a point employé le soufre après, et que *hep. sulph.* ne répond pas exactement aux symptômes sus-mentionnés, donnez *sulf.*

Dans les maladies chroniques occasionnées ou empirées par l'emploi du mercure, choisissez de préférence un des remèdes suivants : *hep. sulph., bell., chin., phosph. acid., carb. veg., dulc., staph., lach.* Souvent, là où une médicamentation rapide est désirable, on pourra avoir recours à *op., puls.*, ou à un des moyens indiqués dans l'article **empoisonnement;** dans les cas les plus rares, on aura recours à *ars. alb., ferr. acet., rhus tox.* ou *silic.*

DU PLOMB.

Les souffrances produites par l'usage du **plomb** ne sont si fréquentes que parce que cet ingrédient est combiné avec certains médicaments, tels qu'onguents blancs, emplâtres, eau de Goulard, dite *eau blanche*, composés, qu'on emploie selon les circonstances pour faire sécher ou faire disparaître une éruption ou un ulcère; et qu'on emploie aussi contre les contusions, blessures, brûlures, et que son application soit externe ou interne, constitue dans les deux cas un poison qui donne lieu ordinairement à la constipation, aux coliques, aux affections de poitrine; — dans ces divers cas, donnez *op.* à plusieurs reprises ou *nux vom.*, et plus tard *bell.*, et en cas de besoin, après *bell.*, *plat.* ou *nux vom.*

DE L'ARSENIC.

Contre les fâcheux effets de l'**arsenic** employé comme remède dans les fièvres intermittentes, qui ont résisté à la quinine — et contre le cancer, employé à l'intérieur et à l'extérieur, qui, comme c'est l'ordinaire, ne manque pas d'aggraver l'état du malade, donnez *ipec.*, en répétant les doses toutes les heures ou toutes les deux heures, suivant que le malade se trouve plus ou moins souffrant; et quand l'amélioration, si elle a eu lieu, s'arrête, donnez une fois *nux vom.* — En cas d'inefficacité de ces deux remèdes, ou si les circonstances l'exigent, donnez *veratr. alb.*, *ferr.* ou *chin.*

DU FER.

Le **fer** se donne le plus ordinairement aux malades sous forme de pilules, de goutte, etc., et ce qui devrait guérir le mal ne fait souvent que l'empirer. — Si les règles ne viennent pas à leur temps, et surtout si les malades sont pâles et faibles, MM. les médecins s'imaginent qu'ils peuvent les enluminer en appliquant en quelque sorte la couleur à l'intérieur; c'est ainsi qu'ils prétendent leur donner un meilleur teint; ils vont même jusqu'à croire que le fer s'introduit dans les os et augmente les forces. Mais le fer est nuisible comme tous les autres métaux; seulement il a une action toxique plus lente : on peut s'en convaincre en observant les sources ferrugineuses qui déposent lentement leur rouille; ni les hommes, ni les animaux qui en boivent n'en tirent pas un grand avantage, et même ceux qui s'y habituent doivent plus tôt ou plus tard s'en repentir, comme cela se voit dans les pays où les eaux sont chargées de principes ferrugineux. En ce cas, si l'on veut y remédier promptement, on emploiera *puls.* ou *chin.*; et si ces remèdes ne réussissent pas, *hep. sulph.*, et, quelque temps après, de nouveau les moyens précédents, *chin.* et *puls.*

Dans tous les cas d'empoisonnements pharmaceutiques, consultez directement les titres spéciaux, et donnez de préférence les remèdes que nous venons d'indiquer. — Celui qui, ayant abusé des médicaments, est tombé dans un état pire de maladie, fera bien de s'abstenir, plus que jamais, de toutes sortes de drogues, quel que soit le nom qu'elles puissent porter. Si quelque temps après son état ne s'est pas amélioré de lui-même, et que les moyens indiqués ne le soulagent pas suffisamment, qu'il s'adresse à un médecin homœopathe, mais qu'il ne s'attende pas à des miracles. C'est ordinairement une chose bien difficile que de détruire les suites funestes des remèdes dont on a fait abus ; souvent ce n'est qu'après un an que la guérison commence à être manifeste et durable, en admettant encore que le malade n'ait aucune lésion irrémédiable, irrémédiable soit par l'ancienne, soit par la nouvelle méthode.

CHAPITRE VII.

DES EMPOISONNEMENTS.

Il arrive rarement qu'un homme administre sciemment du poison à son semblable, il est plus rare encore qu'il en prenne dans l'intention de se donner la mort ; la plupart des empoisonnements sont le résultat de la négligence avec laquelle on manie les poisons, ou de l'ignorance où l'on est de ces dangereuses substances, ou enfin de la falsification coupable des aliments et des boissons. Il importera donc de posséder les connaissances nécessaires pour savoir éviter certains dangers ; et comme il est de la dernière utilité que chacun sache reconnaître les substances toxiques, nous commencerons par indiquer les moyens propres à constater les falsifications ; secondement, nous signalerons les circonstances les plus ordinaires des empoisonnements, et nous indiquerons ensuite les remèdes que l'on doit employer en cas d'accident.

Celui qui a à sa disposition des livres spéciaux propres à le diriger dans la vie usuelle (ce qui est aussi utile pour le ménage que peut l'être le *Dictionnaire de la conversation* pour les salons), y trouvera des conseils plus étendus que ceux que je peux donner ici (1).

§ 1. SOPHISTICATIONS DES BOISSONS ET DES ALIMENTS.

La sophistication des aliments et des boissons est plus fréquente que l'on ne croit, et surtout dans les grandes villes, où l'on a poussé au plus haut degré de perfectionnement cette industrie, qui s'y exerce sous la garantie des brevets ; les petites villes, à cet égard, ne sont pas restées en arrière.

Le **vin** est, sans contredit, l'article le plus sujet aux falsifications, tant en France qu'à l'étranger. — Notre intention est de donner ici quelques avis sur la manière de connaître les vins sophistiqués.

Les vins sont mélangés avec des substances ou innocentes ou nuisibles. Celui qui falsifie les vins avec des substances innocentes n'est déjà pas éloigné de le faire avec celles qui ne le sont pas ; car, sur la route des tromperies, on franchit facilement les limites, et la pratique de l'une conduit à l'autre ! C'est pour cela que nous indiquerons

---

(1) Voy. Garnier et Harel, *Des falsifications des substances alimentaires et des moyens chimiques de les reconnaître.* Paris, 1844, in-12.

comment on devra s'y prendre pour découvrir des mélanges non nuisibles. Un dégustateur qui a le palais expérimenté découvrira facilement le mélange de différents vins ; mais cette sorte de combinaison des vins nous ne la prenons pas pour une falsification, puisqu'on peut réellement améliorer des vins médiocres par le coupage, par l'addition de ceux de bonne qualité sans le moindre inconvénient pour la santé.

A. Il y a de *l'eau* dans le vin, lorsque, versé en petite quantité dans l'eau bouillante, il se fait un pétillement, lorsque quelques gouttes adhèrent à un morceau de roseau huilé, qu'on a placé dans le vin ; lorsque de la chaux non éteinte s'y dissout.

B. Le *sucre* se découvrira en faisant évaporer le vin dans une cuiller sur des charbons ardents ; dans ce cas, il y reste un sirop visqueux, doux, filant et d'un goût de sucre semblable à la mélasse. Du reste, cette addition n'est pas nuisible.

C. L'*eau-de-vie* se reconnaît, quand, en buvant le vin, on éprouve une sensation de chaleur brûlante dans la bouche, et si, frotté dans la paume des mains jusqu'à la siccité, il répand une odeur d'esprit-de-vin.

D. Les *principes colorants* se rencontrent souvent dans les vins, et constituent une mauvaise condition. Quand on rencontre des *principes colorants* dans le vin, c'est un indice certain qu'il était mauvais et propre par conséquent à la falsification. Pour s'en assurer, remplissez une petite fiole de ce vin, bouchez-la du bout du doigt, et plongez-la dans un verre d'eau avec le goulot en bas ; ensuite, retirez doucement le doigt et laissez-y la fiole sans la secouer. — S'il y a une substance colorante, elle se répandra peu à peu dans l'eau, ce que le vin naturel ne fera pas. — En outre, filtrez un peu de vin à travers du papier blanc de trace : le vin passera et la couleur restera sur le papier. — En troisième lieu, faites tomber quelques gouttes d'ammoniaque liquide dans un verre plein de vin : il deviendra bleu, s'il y a une fausse couleur.—Le vitriol vert (sulfate de fer), en solution dans l'eau, ajouté au vin, fait déposer, s'il est adultéré avec des écorces, un précipité noir abondant.

Toutes ces sophistications ne sont pas très-nuisibles, mais elles font voir que la source en est suspecte. Les mélanges que nous allons passer en revue constituent de véritables poisons, et peuvent occasionner de longues maladies, souvent réfractaires à tout traitement.

E. La *craie*, ou carbonate de chaux, est souvent employée pour ôter au vin piqué son acidité, ou pour donner au vin encore nouveau le goût d'un vin fait. Dans ces deux cas, elle est préjudiciable pour ceux qui en boivent. — Prenez quelques grains de sel d'oseille (acide oxalique) ou un peu de vinaigre (acide acétique) et dissolvez dans quelques cuillerées d'eau distillée ; versez ce mélange (qui est une mauvaise chose par soi-même) dans un verre de vin. Si un nuage blanc trouble le liquide, et si le lendemain il y a un sédiment blanchâtre, cela prouve qu'il contenait de la chaux. Ce vin ainsi frelaté, pris pendant longtemps, produit la pierre de la vessie, l'engorgement des glandes, des tumeurs, des ulcérations, l'ophthalmie, des maux de tête chroniques, de la diarrhée, etc.

F. Le vin contient souvent une petite quantité de *soufre*, et il y a des personnes qui prétendent qu'il ne peut en être différemment, à raison de l'emploi qu'on en fait pour sa conservation. Mais un excès de soufre ne peut agir que comme poison, surtout sur les individus d'une poitrine délicate, ou qui ont le foie et les organes du bas-ventre dans un état de souffrance ; il nuit même à ceux qui jouissent d'une bonne santé, après un certain usage. — On constate la présence du soufre dans le vin de la manière suivante : Mettez un œuf frais, dont la coque soit propre, dans un verre contenant du vin, et laissez-le tremper toute la nuit : si le vin contient du soufre, l'œuf sera recouvert le lendemain d'une couche noirâtre. — On peut encore obtenir le même résultat en mettant dans le verre une cuiller d'argent bien polie. — Un troisième moyen consiste à laisser tomber quelques gouttes de solution d'azotate d'argent (pierre infernale) qui ne tarde pas à produire un sédiment brunâtre.

G. L'*alun* se trouve quelquefois mélangé au vin pour fixer la couleur artificielle qu'on veut lui donner, et pour exciter en même temps la soif; ce vin est très-nuisible si l'on en boit souvent : un demi-verre suffit quelquefois pour indisposer. — On peut s'assurer de la présence de l'alun en ajoutant dans un peu de vin une solution de potasse; s'il vient à déposer alors une poudre grisâtre, il est probable qu'il contient de l'alun. Si l'on veut s'en convaincre complétement, que l'on soumette cette poudre à l'examen d'un chimiste; ou bien mettez-la dans de l'acide sulfurique étendu, et après y avoir ajouté du sulfate de soude (sel polychreste), laissez évaporer jusqu'à cristallisation; goûtez ces cristaux et vous y trouverez le goût acerbe de l'alun.

H. Le *plomb* et d'autres *substances métalliques* se trouvent dans les vins doux et même dans ceux d'une espèce différente. Ces mélanges sont beaucoup plus nuisibles que les autres ingrédients qui servent à la sophistication, et constituent un poison d'une action lente. Celui qui a un goût délicat découvrira sans peine ce poison métallique; il a quelque chose d'agaçant dans sa douceur. — Faites une solution aqueuse de sulfate de chaux, mettez-en quelques gouttes dans un verre de vin : s'il devient brun ou noir, il est certain qu'il contient un poison métallique. Ou bien suspendez une lame de zinc poli dans le vin : le plomb, s'il y en a, ira se déposer à la surface. — En troisième lieu, faites dissoudre jusqu'à saturation dans l'eau chaude du sel de Glauber (sulfate de soude); laissez refroidir cette solution, et ce qui en restera de clair, mélangé avec le vin, donnera lieu, après une nuit de repos, à un sédiment blanc de plomb. Enfin, si, après avoir ajouté dans un verre de vin quelques gouttes d'acide sulfurique étendu, il devient trouble, et s'il s'y forme un précipité blanc, c'est un signe qu'il contient de ce poison.

I. Si l'on met quelques gouttes d'ammoniaque liquide dans un peu d'eau, et si ce mélange est versé dans un verre de vin et produit un léger précipité, dites qu'il y a du *sublimé corrosif* dans le vin. Soumettez alors ce vin à l'épreuve suivante : Accouplez une lame de zinc avec une pièce d'or, assujettissez-les dans une fente faite à un morceau de bois, et plongez-les dans un vase contenant du vin : si sur la surface polie de l'or il se dépose une poussière grise, vous pouvez être convaincu qu'il y a du sublimé corrosif.

K. Si après avoir dissous jusqu'à saturation dans l'eau un morceau de chaux, et que le lendemain on déverse ce qu'il y a de clair à la surface dans un verre transparent et que l'on ajoute à cette eau de chaux un peu de vin, il vient à s'y former des nuages blancs, soupçonnez-y la présence de l'*arsenic*.

Si l'on veut mieux s'en assurer, dissolvez alors du sel de Saturne (acétate de plomb) dans de l'eau-forte (acide nitrique), versez-en la valeur d'une verrée dans une bouteille du vin suspect auquel on a ajouté préalablement du sel de corne de cerf; secouez ce mélange, laissez-le reposer, et le lendemain décantez avec soin ce qui est clair, et puis agitez le reste que vous ferez filtrer à travers du papier Joseph. Ce qui restera sur ce papier doit être séché et mis sur des charbons ardents : s'il se répand une odeur d'ail, elle est due à l'arsenic. Cette substance ne se trouve pas d'une manière intentionnelle dans le vin : mais ceux qui soignent les vins ne savent pas que le soufre le plus pur dont ils se servent contient un peu d'arsenic.

Le **vinaigre** qui se vend au débit est souvent falsifié (1).

(1) Voy. *Essais sur le vinaigre, ses falsifications, les moyens de les reconnaître, d'apprécier sa valeur*, par MM. Chevallier et Gobley (*Annales d'hygiène publique;* Paris, 1843, t. XXIX, p. 55).

C'est pour cela qu'il vaut mieux le préparer soi-même lorsqu'on le peut. Le vinaigre peut être adultéré par les substances toxiques que nous venons de signaler dans le vin d'où il provient ; on y ajoute souvent l'*acide sulfurique*, que l'on reconnaît facilement avec la solution de sel de Saturne qui lui fait déposer un sédiment blanc. On y mêle fréquemment des végétaux âcres pour ajouter à sa force. Le vinaigre, ainsi falsifié, laisse sur les lèvres une sensation d'ustion, ce qui n'arrive pas s'il est naturel. Le palais y trouve quelque chose d'ardent et de corrosif, qui n'est pas le propre du vinaigre ordinaire, auquel on reconnaît des qualités moins pénétrantes. On constate plus exactement cette falsification, en y ajoutant une solution de potasse jusqu'à une complète saturation, ou mieux, jusqu'à ce que le papier de tournesol ne soit plus rougi. Alors le vinaigre pur perd toute sa force et contracte un goût salin et un peu alcalin : tandis que le vinaigre altéré avec les substances âcres végétales conserve son goût âcre et ardent.

Les falsifications de la **bière** sont assez fréquentes, mais difficiles à découvrir, si ce n'est par leurs effets nuisibles. Le porter anglais contient souvent du fruit de la coque du Levant ou de la noix vomique. On reconnaît la présence de ces substances à un prompt enivrement, ou au mal de tête qui se déclare le lendemain, ou bien encore lorsqu'en parfaite santé on se trouve subitement indisposé, après en avoir avalé un verre à jeun.

Tout brasseur qui met dans sa bière autre chose que de la drêche et du houblon, celui-là brasse le poison. Qu'on y ajoute du sel ou du sucre ; passe encore. Telle autre substance y sera reconnue par tout buveur un peu connaisseur. C'est toujours une tromperie dommageable que de mettre des racines ou des plantes amères au lieu d'une quantité déterminée de drêche et de houblon. La coque du Levant est presque aussi nuisible que l'arsenic. On y ajoute quelquefois aussi de l'alun et du vitriol. On reconnaîtra leur présence par le procédé que nous allons indiquer à l'article **pain**.

Eau-de-vie. Quelquefois on découvre du poison dans l'eau-de-vie, et il s'y trouve avec ou sans intention ; ce qui a lieu selon que l'on active ou que l'on prolonge la fermentation. Le meilleur moyen de s'assurer de la présence de l'agent toxique consiste à faire évaporer une bouteille d'eau-de-vie au bain-marie jusqu'à complète évaporation de l'alcool. C'est dans le résidu que se trouvera la substance étrangère ; on la reconnaîtra au goût corrosif ou nauséeux qu'il laisse au palais, et que l'on peut soumettre aux essais indiqués à l'article **vin**. Le plus ordinairement c'est le plomb.

Huile. L'huile est souvent falsifiée avec le plomb ou le cuivre. Faites une solution aqueuse de sulfate de chaux, et mélangez par égale quantité avec l'huile ; secouez le mélange : si elle devient brune ou noire, elle est vénéneuse.

Lait. Il est souvent adultéré avec la potasse et la chaux : si l'on y ajoute un peu d'eau forte (acide nitrique), il fait effervescence. S'il est falsifié avec l'amidon, il épaissit par l'ébullition, ou, passé à travers un linge fin, il s'y dépose en petite quantité.

Beurre. Le beurre contient souvent de la craie, de la terre ou du mauvais suif. Faites-le fondre dans de l'eau chaude : alors les substances étrangères se précipitent ou se mêlent à l'eau.

A. Le **pain** est souvent falsifié. Une légère addition de *potasse* n'est nuisible qu'aux personnes faibles et irritables ; mais si elle s'y trouve en excès, elle produit même chez les individus les plus forts les suites les plus graves : elle occasionne la phthisie et des affections gastriques. — Versez de l'eau chaude sur un morceau de pain et assez pour le couvrir ; laissez refroidir. Alors plongez-y une bandelette de papier bleu de tournesol, préalablement rougie par le contact d'un vinaigre affaibli. Si ce papier reprend sa couleur bleue, le pain contient de la potasse, et en quantité d'autant plus grande, que cette revivification de couleur est plus prompte.

B. Le *carbonate de magnésie* s'y trouve quelquefois mélangé, pour donner un meilleur aspect au pain confectionné avec une farine de mauvaise qualité. — Ce pain-là est surtout nuisible aux enfants et aux personnes d'un estomac délicat. Il y a des individus qui y reconnaissent la magnésie à un goût légèrement amer. Brûlez une livre de ce pain jusqu'à ce qu'il soit réduit en cendres, et vous y trouverez la magnésie.

C. On emploie aussi l'*alun* au grand détriment des personnes qui le mangent. Les boulangers d'Angleterre s'en servent souvent; on le leur vend même mélangé avec la farine, ou bien encore c'est un mélange de sel et d'alun qu'ils mêlent à une mauvaise marchandise avec laquelle ils font du pain blanc : de cette manière ceux qui en font usage sont doublement trompés, puisque, outre la farine gâtée, par elle-même nuisible, ils consomment une certaine quantité d'alun. Il y a même des boulangers qui fabriquent ce pain sans soupçonner le mal qu'ils font à la santé des personnes qui se servent chez eux et qu'ils empoisonnent lentement. — Pétrissez un morceau de ce pain dans l'eau jusqu'à ce qu'il soit réduit en bouillie, laissez-le reposer pendant une nuit; le lendemain, filtrez pour séparer l'eau, et mettez-la en ébullition pour ensuite la laisser reposer : alors il se forme des cristaux d'alun que l'on reconnaît à son goût caractéristique.

D. Le *cuivre* est de tous les poisons le plus dangereux. On peut le soupçonner dans le pain lorsqu'il présente un joli aspect; il est blanc, mais pesant. — Si l'on brûle de ce pain, on voit que la flamme est par-ci par-là verdâtre. Si l'on veut acquérir plus de certitude, submergez plusieurs livres de pain dans de l'eau; laissez fermenter, et cela jusqu'à ce que l'eau se clarifie : si l'on trempe dans ce liquide une tige de fer poli suspendue à un fil, et que le fer devienne un peu rouge, alors il est certain que le pain contient du cuivre, et que les personnes qui en usent peuvent contracter des maladies incurables.

Nous allons traiter, en peu de mots, des poisons qu'il suffit de connaître pour s'en préserver.

L'**air** est celui dont nous allons d'abord parler. — Avec l'air on peut respirer des substances nuisibles.

Il ne faut jamais s'approcher sans précaution des citernes, des grottes, des caveaux et surtout des anciens lieux d'aisances, qu'on ne les ait préalablement enfumés avec la paille enflammée ou avec la poudre à canon. Il est imprudent de dormir dans une chambre fermée où l'on a laissé des charbons allumés ou du bois dégageant de la fumée : il peut en résulter la mort. On évitera également d'habiter des lieux où la moisissure végète et détruit les bois ou s'attache aux murs : elle produit des maladies dangereuses, comme c'était connu du temps de Moïse. Il est donc utile de reconstruire les habitations, ou de détruire ces productions malsaines par des moyens que nous indiquerons plus bas. — Les vêtements et le linge moisis sont nuisibles au corps, malgré le lavage et le nettoyage qu'on leur fait subir. Dans les maisons récemment construites et qui viennent d'être blanchies à la chaux, ou peintes à l'huile avec des couleurs vertes ou rouges, ou passées au vernis, dans ces maisons l'air se vicie et devient dangereux. Il faut se garder de dormir dans les lieux où l'on fait sécher le linge ou qui renferment des substances d'une odeur forte, telles que plantes, fleurs, foin frais, matières en fermentation, remèdes, mercure, etc. L'air qu'on y respire est nuisible, mais surtout aux enfants et aux femmes en couche ; cela, parce que, pendant le sommeil, on est exposé à subir plus facilement les effets des corps environnants ; et ce qui, dans l'état de veille, est presque sans action, peut devenir nuisible et même mortel dans l'état opposé. Voilà pourquoi le sommeil, pris sur une terre humide, dans un courant d'air, aux rayons du soleil ou de la lune, auprès d'un poêle allumé, ou dans un réduit obscur où l'air ne se renouvelle pas s'y pénètre des émanations ambiantes et amène une altération sensible dans la santé. Il y a plus, c'est que cet air ainsi vicié dispose plus particulièrement au sommeil. Et l'on a vu dans des chapelles peu spacieuses, que l'on n'avait pas eu l'attention d'aérer pendant la semaine, tout le peuple dévot s'assoupir malgré tout le talent oratoire du prédicateur. Les convalescents eux-mêmes, quelle que soit la ferveur qui les anime, retombent malades sous l'influence de l'air qu'ils y respirent.

L'eau n'est pas bonne dans tous les endroits, et l'usage qu'on en fait donne lieu à de fréquentes indispositions. Il arrive souvent qu'on boit de l'eau de source ou de puits qui dépose un sédiment rougeâtre ou foncé, et cette eau-là dont l'homme ne craint pas d'user, les animaux, cédant à l'instinct, l'évitent autant qu'ils peuvent. Quand on songe à tout le temps que des individus ou toute une famille perdent dans des souffrances longues et supportables, qui les rendent paresseux et indifférents au travail, on s'étonne qu'ils n'en emploient pas une partie à se donner de l'eau potable. — On doit s'abstenir de boire de l'eau provenant de petites rivières servant en amont à des usines qui laissent échapper des matières nuisibles.

Les eaux de puits et de source sont quelquefois crues et contiennent souvent de la chaux et du fer, dans une proportion telle que le savon s'y dissout difficilement. Des eaux semblables doivent être cuites, afin de les dépouiller des corps étrangers qu'elles contiennent. On ne boira ni souvent ni beaucoup de ces espèces d'eaux, et l'on donnera la préférence aux eaux pluviales, qui sont reçues dans des citernes ou dans des vases à moitié couverts. — On ne doit boire d'eaux sulfureuses ou salines que dans une grande extrémité. Il n'est aucun moyen de les rendre potables, même par la coction. Quant aux eaux putrides ou stagnantes, telles que celles des étangs, des fossés, etc., on n'en fera usage qu'après les avoir passées à l'action du charbon grossièrement pulvérisé et filtrées à travers un linge en double. On sait que les eaux qui contiennent des principes putrides imperceptibles, ainsi que le frai des animaux qui s'y procréent, engendrent des fièvres et des maladies interminables. Il est inutile de chercher à les corriger par l'addition du vinaigre, des sirops, de l'eau, etc.; l'action seule du charbon les purifiera assez pour les rendre potables. Tout puits doit être nettoyé, et s'il est mal situé, il conviendra de le protéger contre les feuilles et les débris végétaux qui peuvent y tomber, et qui, en pourrissant, en rendent l'eau malsaine. Les pompes ou conduits en plomb, en zinc ou en cuivre communiquent à l'eau des effets nuisibles; voilà pourquoi il convient toujours de laisser fuir préalablement l'eau qui s'y trouve retenue. Dans tous les cas, il faut leur préférer les aqueducs en verre.

Le **lait** est souvent nuisible et peut devenir poison s'il provient d'une vache malade. Il vaut sans doute mieux savoir supporter une légère perte, que d'exposer les consommateurs à des maladies réelles. Il peut arriver aussi que la vache soit bien portante et son lait mauvais : cela tient à ce que la nourriture qu'on lui donne fait, sans lui nuire, contracter au lait une qualité nuisible à l'homme. Cela a lieu plus particulièrement lorsque les vaches sont nourries avec les résidus de la distillation des eaux-de-vie que l'on tire des grains. On a fait à cet égard des recherches minutieuses, et il est hors de doute que ce lait produit des maladies qui, si elles ne se déclarent point subitement, ne sont pas pour cela moins graves et moins dangereuses. Ainsi, on sait, par exemple, que lorsqu'on nourrit longtemps les cochons avec de pareils résidus, ces animaux perdent leurs dents, maigrissent et finissent par mourir. — Ce genre de maladies ne disparaîtra que lorsque la source de l'ivrognerie sera détruite. — Ceci est pour les pays où la bière est la boisson ordinaire.

Rien n'est nuisible comme la **viande** des animaux atteints de maladie et que l'on abat avant qu'ils en meurent, surtout la viande provenant de ceux qui ont des affections de la peau ou des viscères. Si les suites fâcheuses qui accompagnent l'usage qu'on en fait ne se déclarent pas soudain ou en quelques jours, elles n'en sont pas moins inévitables. — Il y a plus : c'est que ces suites sont autrement fâcheuses, si la viande provient d'animaux malades, nourris avec des résidus d'eau-de-vie de grains. — Et de toutes, la viande de porc est la pire, si elle se trouve dans ces conditions.

Il est des viandes mal préparées qui recèlent une action toxique si violente, qu'elles tuent quelquefois promptement ou produisent des maladies longues et difficiles à guérir : telles sont les viandes mal fumées, qui n'ont pas été tenues constamment à l'action de la fumée, et qui n'avaient pas été préservées de celle du froid ; les saucisses et les boudins qui ont été trop attendus pour être passés à la fumée, ou s'ils sont trop vieux et trop gras ; les jambons qui n'ont pas été suffisamment salés et immergés dans la saumure, et qui ont été fumés d'une manière interrompue, comme au printemps, exposés qu'ils ont pu être aux variations du temps, tantôt chaud, tantôt froid, ou ont été entassés encore humides dans des caisses fermées, où ils contractent un goût rance et une odeur désagréable qui sont dus à l'acide sébacique. Cet acide se développe plus aisément lorsqu'au lieu de la fumée on emploie l'acide pyroligneux. Il faut bien se garder de toucher à ces viandes. — Le poison qui s'engendre dans la graisse, le vieux fromage et le jambon, se reconnaît facilement ; il suffit de le mettre en contact avec le papier bleu de Prusse ou le papier de tournesol. Si le papier devient rouge ou rougeâtre, qu'on ne touche ni à la graisse, ni aux saucissons : ils sont vénéneux.

Le lard, le beurre, la graisse et **l'huile rances** contiennent souvent le même poison, mais en moindre quantité. Il est prudent de n'en pas faire usage, et, dans une grande nécessité, il faut au moins les laver, ce que l'on fait d'abord à l'eau froide, puis on change l'eau pour la faire bouillir pendant dix minutes; enfin on relave à l'eau froide. Et, avant de s'en servir, soumettez-les à l'épreuve du papier bleu de tournesol, ainsi qu'il est dit plus haut.

Tout ce qui est gâté, soit viandes, sang, œufs, fromages, même les fruits, et surtout les cerises, est très-nuisible, et dans quelques cas vénéneux. Tous les correctifs n'y peuvent rien. La viande que l'on conserve l'été dans la glace, si elle perd l'odeur qui lui est naturelle et acquiert une certaine rougeur, ne peut faire qu'un plat malsain. Le poisson gâté, vieux et mollasse, constitue une nourriture nuisible, même préparée avec le plus grand art.

La **bile,** de quelque animal qu'elle provienne, constitue un venin.

Les **vieux fromages** et ceux qui sont trop mous et non suffisamment salés contiennent aussi un principe toxique.

Depuis que l'on a pu reconnaître qu'une substance vénéneuse se trouvait dans les fromages, la graisse et les saucissons, on a constaté qu'un grand nombre de personnes en sont devenues dangereusement malades, et que plusieurs ont succombé à une mort douloureuse et lamentable. Et combien de gens périssent sans que l'on puisse remonter à la cause réelle de leur mort! Et pourtant qu'il est facile de prévenir ce résultat! Que l'on évite donc de manger ce qui est vieux et sent mauvais.

La propreté et la sobriété sont surtout les moyens les plus efficaces contre les effets des aliments malsains. On a vu des familles entières tomber subitement malades, et réclamer à la hâte les soins d'un médecin, qui, en présence des vomissements et des dévoiements réitérés, aurait pu croire à l'existence ou du choléra ou d'un empoisonnement.

Ces accidents étaient le résultat de quelques parcelles de couleur dont était peinte la table sur laquelle on avait haché imprudemment des viandes et des légumes ; ce qui n'est pas étonnant, puisque la plupart des peintures à l'huile contiennent des poisons métalliques.

Ainsi, parmi plusieurs exemples à citer d'**empoisonnements par le venin des animaux,** nous rapporterons les suivants : Deux hommes, après avoir bu dans un cabaret, tombèrent morts presque immédiatement. L'hôtelier, pour se disculper, crut ne pouvoir mieux faire que de boire du même vin, et il mourut aussi. Après toutes recherches faites, on trouva dans la barrique une vipère qui y avait pénétré avant qu'on l'eût remplie. On parle aussi de divers empoisonnements par la présence d'insectes et de crapauds qui avaient communiqué leur venin à des substances alimentaires.

Une cuisinière rôtissait une oie ; la famille, avant de se mettre à table, mangea du pain détrempé dans la lèchefrite ; tous en moururent. La cuisinière, interrogée par le médecin et la justice, déclara qu'on n'avait touché qu'à la graisse. Pour s'assurer de la vérité de cette allégation, on en donna à un chien, qui en mourut promptement. Alors on ouvrit l'oie, et l'on trouva un crapaud dans son ventre.
— On appliqua un vésicatoire derrière les oreilles à un enfant pour une surdité. Pour le premier pansement, la mère prit une feuille de chou couverte de chenilles ; elle se contenta de la secouer, et l'appliqua sans la nettoyer. L'enfant éprouva bientôt après une douleur ardente ; mais la mère, l'attribuant à l'effet du pansement ou à un caprice d'enfant, ne s'y arrêta pas, et son fils mourut le troisième jour dans les souffrances affreuses d'une gangrène qui s'était étendue sur tout le dos. — Nous avons expérimenté le venin des serpents (1), des crapauds, des chenilles et des araignées,

---

(1) *Le venin des serpents dans ses effets pathogéniques et curatifs,* dans le *Journal de la médecine homœopathique,* Paris, 1847, 1848, 1849.

et nous nous sommes assuré qu'appliqués à l'extérieur ou à l'intérieur, ces venins produisent les suites les plus dangereuses.

Voilà pourquoi nous ne saurions trop recommander la propreté et la prudence, pour ne pas se voir exposé à ces dangers.

Les insectes déposent souvent leur venin sur les légumes, et surtout sur les choux. La nielle des blés, qui rend la farine noire, est aussi vénéneuse. Pareillement l'ergot, qui s'engendre sur le blé, est dangereux pour les hommes et les animaux. Il en est de même de la semence de l'ivraie et d'autres plantes qui se récoltent avec le blé. Dans les légumes secs se rencontrent des insectes et des vers qu'il faut prendre garde de manger.

Tout homme raisonnable doit éviter de se nourrir de légumes et de racines qu'il ne connaît pas exactement; et l'on doit habituer les enfants à ne manger que ce qui leur est bien connu.

Les **raisins**, les **figues** et les **prunes** font un dessert bon et sain, s'ils ne sont pas gâtés. Néanmoins on sait que quelques personnes leur attribuent un effet laxatif. Au lieu de discuter à ce sujet, il vaut mieux examiner la chose de plus près; et tel qui ne croit voir à la surface de ces fruits que le sucre dont ils se couvrent souvent, y rencontre quelquefois, par un examen attentif, de petites houppes de corail remplies d'animalcules aiguillonnés. Aussi, voilà pourquoi il est prudent, avant de les servir sur la table, de les laver soigneusement, d'abord à l'eau froide, et puis à l'eau chaude. Il n'est donc plus si étonnant que les enfants aient la diarrhée, s'ils viennent à sentir l'aiguillon de ces hôtes incommodes.

Les **noix** peuvent conserver leur douceur, et avoir néanmoins un principe âcre. Voilà pourquoi les meilleures deviennent nuisibles, car en vieillissant elles rancissent, et provoquent ainsi, chez les enfants surtout, des toux opiniâtres et des diarrhées qu'on est disposé à attribuer aux effets d'un refroidissement.

La moitié des **champignons** sont vénéneux. Il n'est pas exact que l'oignon noircisse au contact d'un champignon vénéneux ; sans exception aucune, on devra s'abstenir de manger d'un champignon, s'il laisse échapper un suc laiteux, s'il est vieux, trop mou et vermoulu. — D'après cela, attachez-vous à étudier et à distinguer le champignon comestible de celui qui ne l'est pas. — On doit les goûter crus : s'ils laissent au goût quelque chose d'âcre, de nauséeux, et en même temps s'ils ont une odeur repoussante, il faut les rejeter. — S'ils vous paraissent bons, lavez-les bien à l'eau froide, pelez-les, et enlevez tout ce qui a été entamé, et après les avoir échaudés à l'eau bouillante, remettez-les dans l'eau froide pour leur préparation définitive.

Les **fruits** qui sont mûrs d'un côté et gâtés de l'autre ne doivent être mangés qu'après en avoir ôté le gâté. La moitié des enfants n'auraient pas la diarrhée, et plus tard, en avançant en âge, ils n'auraient pas l'estomac affaibli, s'ils prenaient ou si on leur faisait prendre cette précaution.

Puisque la bonté du **sel** est d'une si grande importance pour la santé, chaque père de famille doit veiller à ce qu'il soit pur et sain. — Si le sel se liquéfie facilement à l'air, il est mauvais ; si 20 centigrammes de sel pulvérisé ne se dissolvent pas complétement dans 16 grammes d'eau de pluie froide, il contient du plâtre, il est par conséquent nuisible.

On devra aussi avoir égard aux **ustensiles de cuisine**. — Les pots de terre sont souvent vernis avec des poisons fort violents. On peut s'en assurer en y laissant toute la nuit du vinaigre et en y ajoutant le lendemain une solution de foie de soufre (sulfure de chaux). Si le vinaigre noircit, c'est une preuve que le vernis contient du poison : alors tenez-vous en garde, et n'y faites rien préparer ni conserver qui soit acide.

Il ne faut pas non plus trop se fier à la vaisselle en fer

recouverte d'un émail de porcelaine. L'ustensile de cuivre ne doit, en aucun cas, servir à la préparation des substances acides; il faut qu'il soit tenu constamment propre et luisant; et jamais l'on ne laissera les mets s'y refroidir, car c'est alors qu'ils se chargent le plus facilement du principe toxique. On aura la même précaution pour la vaisselle étamée. Il ne faut plus s'étonner si l'on rencontre tant de maladies lentes et rebelles, quand on songe à la facilité avec laquelle se détache l'étamage, par suite du frottement qui se fait au fond de cette vaisselle avec une cuiller ou tout autre instrument de cuisine, et qui est nécessaire à la préparation des mets. — Celui qui est assez ignorant pour préparer les cornichons et les haricots crus dans des vases de cuivre, et qui les mange ensuite parce qu'ils ont une belle apparence, ou bien encore, s'il tire de son baril le vinaigre par un robinet de cuivre, ce qui arrive tous les jours en Angleterre, qu'il ne vienne pas se plaindre de maux d'estomac, de coliques, de crampes, et d'autres maladies nerveuses, ni exiger alors d'un médecin qu'il le débarrasse du cuivre qu'il a bu, et qu'il a si facilement absorbé. — Le cuivre est moins dangereux à l'état de métal que lorsqu'il est bu dans du vinaigre : il devient alors un vrai poison. C'est ce qui explique pourquoi les fondeurs de cuivre ne sont pas tous malades, et que celui qui avale une pièce de cuivre la rend sans en être incommodé. De même une balle de plomb peut séjourner des années entières dans les chairs, et la même, dissoute dans un acide, tue en peu d'heures.

Ainsi donc les **peintures** ne sont si nuisibles que parce qu'elles sont faites avec des substances métalliques. La céruse, le blanc de plomb laminé, le blanc de crème ne sont autre chose que des préparations saturnines; les blancs d'étain et de bismuth sont aussi dangereux. Le minium n'est que du plomb, et le cinabre que du mercure. Le massicot, le jaune de Naples, le jaune de chrome, le jaune de

Cassel sont aussi des combinaisons de plomb; le réalgar, l'orpiment sont de l'arsenic. Les peintures bleues contiennent souvent du cuivre, comme l'ocre bleu; ou bien elles contiennent les poisons les plus subtils, tels que l'acide prussique qui entre dans le bleu de Prusse, le bleu de Paris, le bleu minéral et le cobalt, qui, s'il n'est pas aussi malfaisant que l'arsenic, l'est néanmoins assez pour engendrer des effets aussi nuisibles que le bleu d'émail, le bleu de roi, l'amidon bleu. Les peintures à couleur verte proviennent presque toutes du cuivre, comme le vert-de-gris, le vert de montagne, le vert minéral et les verts de Brunswick, de Vienne, etc. Le vert de chrome est moins nuisible; le vert de Scheele est de tous le plus nuisible, puisqu'il contient de l'arsenic et du cuivre; il l'est d'autant plus qu'il nuit par son évaporation. On reconnaîtra facilement que la peinture contient de l'arsenic en la mettant sur des charbons ardents : si elle répand une odeur d'ail, il y en a.

Le faux or ou le faux argent dont on se sert pour couvrir les bijoux contiennent du cuivre, du mercure, du zinc, de l'étain et du bismuth.

D'après cela, on concevra qu'on ne saurait être trop prudent dans l'usage que l'on peut faire de ces couleurs. Cachez-les soigneusement, et faites en sorte que leurs atomes pulvérulents ne se répandent pas dans l'air, et n'employez jamais dans votre maison des peintures préparées à l'arsenic, et que votre vaisselle en soit à l'abri. — Ne donnez pas aux enfants des boîtes de couleurs; c'est comme si vous mettiez le poison à leur disposition. Il en sera de même des jouets coloriés et des jouets en plomb, ainsi que des pains à cacheter coloriés. Les papiers à lettres frais dont on se sert aujourd'hui, surtout ceux qui sont d'un blanc de lait ou verts, contiennent des substances nuisibles, voire même de l'arsenic, que l'on découvre en les brûlant par l'odeur d'ail qui se répand.

Quoique les couleurs minérales soient les plus malfaisantes, celles d'une autre nature ne laissent pas de l'être aussi. La **gomme-gutte**, qu'on emploie pour le jaune, est une substance éminemment purgative ; l'**indigo** provoque des crampes violentes et des ballonnements ; la cochenille produit des maux de dents et des difficultés d'uriner. Nous pourrions en citer plusieurs autres. Cependant, si les couleurs sont nécessaires, que l'on emploie la craie, le curcuma, l'indigo, l'ocre, et autres couleurs martiales, le pastel des teinturiers, la garance, la cochenille, le carmin et le roucou.

Nous pourrions nous dispenser de parler du **fard**; l'usage s'en perd heureusement tous les jours; toutefois, il n'est personne qui ne sache que tous les cosmétiques de cette espèce, sans exception, contiennent des substances nuisibles. Le fard qui n'est pas composé avec des matières métalliques ne résiste pas longtemps à la réaction de la peau ; mais celui, au contraire, qui les comprend dans sa composition, y adhère fortement.—Il n'y a qu'un véritable fard, et il ne doit pas y en avoir d'autres : c'est un air frais, de l'eau fraîche et un régime convenable. Le moyen infaillible de déshabituer les femmes et les jeunes filles de se farder, c'est de leur recommander, après s'en être servies, de se laver la figure avec de l'eau sulfureuse. Ce moyen ne peut nuire et sera certainement utile ; car alors la femme apprendra à préférer ses couleurs naturelles à un teint noir, qui résulte de la décomposition qui s'opère dans le fard par son contact avec le principe sulfureux.

Certaines **matières métalliques** doivent être soigneusement soustraites à la curiosité des enfants et des ignorants. On n'en exceptera aucune substance, qu'elle soit sèche, saline ou liquide, et surtout si elle est *acide*. L'huile de vitriol (acide sulfurique), l'eau-forte (acide nitrique), l'acide muriatique, l'eau régale (acide nitro-muriatique), l'acide oxalique, que l'on emploie pour le nettoyage, sont des agents d'une action violente et dangereuse. L'acide sulfurique très-étendu n'a pas une action toxique ; l'acide nitrique, mélangé avec l'alcool pur, n'est pas très-dangereux ; mais les autres acides, fussent-ils même très-délayés, agissent infailliblement comme poisons. Le sel anglais odorant (acide acétique concentré), la potasse, la pierre caustique, l'acide tartarique, la soude, l'ammoniaque liquide, le sel de corne de cerf, la chaux éteinte et même celle qui ne l'est pas, constituent des agents très-nuisibles. — Il n'est pas sans exemple que l'ammoniaque liquide et l'esprit de corne de cerf aient occasionné la mort, lorsque par ignorance on les a fait flairer par fortes aspirations souvent répétées dans des cas de défaillance : on ne fera aspirer ces substances que fort légèrement et étendues dans beaucoup d'eau. L'alun, le vitriol, le sel de nitre, le sel d'ammoniaque et le foie de soufre sont très-nuisibles, si on les emploie en quantité exagérée.

Les préparations où entrent l'arsenic, le plomb, le mercure et le cuivre ne sont pas les seules nuisibles ; il en est d'autres qui ne le sont pas moins : ce sont celles qui contiennent de l'antimoine, comme tartre stibié, beurre d'antimoine, soufre doré d'antimoine, poudre d'Algaroth, kermès minéral et plusieurs autres ; celles qui renferment du zinc, du bismuth et de l'étain, la pierre infernale, en un mot tout ce qui sort des pharmacies, soit substances minérales ou chimiques, sont plus ou moins dangereuses, même les plus innocentes, si elles sont employées mal à propos.

Les poisons que fournissent le règne végétal et le règne minéral sont innombrables ; aussi arrive-t-il souvent qu'on joue sans s'en douter avec la santé de ses semblables. Je connais un mauvais plaisant qui, pour faire pièce à une jeune fille, lui fit prendre de la digitale pilée ; elle en souffrit les angoisses les plus affreuses ; peu s'en fallut qu'elle n'en mourût, et que le facétieux ne payât de la prison sa sotte imprudence.

On devra éviter de donner aux enfants des **vermifuges**, comme chose sans importance. Celui qui, sans connaissance, donne à ses enfants de ces sortes de remèdes aura, s'il m'en croit, la précaution d'en prendre avant une cuillerée tous les matins, afin de juger de leurs effets.

Il en est de même des agents destructeurs qu'on emploie contre les **poux** et toute espèce de **vermine** : ils contiennent tous des poisons. Voilà pourquoi il ne faut faire usage que de ceux qui ne nuisent pas à l'homme. Le meilleur moyen contre les *poux*, c'est la propreté et le peigne ; si cela ne suffit pas, frottez la tête avec de l'huile, et, au besoin, avec du tabac en poudre mouillé. — Contre les *puces*, la propreté est encore un bon moyen ; ayez recours toutefois au jus de citron ou au fort vinaigre, avec lequel on asperge le plancher et le bois du lit. On peut également se servir d'un vase rempli de poils de chien, que l'on met sous le lit. Le lendemain on l'échaude ; on le sèche ensuite pour le replacer sous le lit. La laine de brebis peut rendre le même service. — On emploiera contre les *punaises* le procédé suivant : il consiste à laver avec une forte lessive la chambre à coucher et les jointures du lit, que l'on oint ensuite avec un corps gras ou du savon noir. On peut en empêcher la reproduction en remplissant toutes les fentes du mur avec du plâtre ; comme aussi on peut les détruire en leur donnant un abri dans une claie que l'on place sous les couches. Le lendemain on secoue violemment la claie, et l'on écrase les insectes incommodes. De temps en temps on échaudera les claies. De cette façon, on se dispense d'employer contre les punaises des moyens toxiques, qui contiennent généralement du sublimé corrosif, ou quelque chose de pareil, dangereux déjà par leur facile évaporation. C'est ainsi que, par une soigneuse propreté, on parvient peu à peu à détruire cette vermine.

On emploie souvent, contre les *mites* qui s'attachent aux vêtements de laine ou à la pelleterie, le camphre et même le musc. Ces odeurs sont nuisibles dans une chambre à coucher. — Le camphre nuit aux couleurs, et le musc produit un genre d'altération après lequel l'odeur persiste, même après l'évaporation du musc. Il vaut mieux se servir du cuir de Russie, de l'essence de térébenthine, du serpolet sauvage et de la lavande. Les feuilles de tabac étalées entre les vêtements empêchent la production de ces mites.

Le *blé*, on le préservera mieux des insectes en l'entourant de plantes aromatiques et en le remuant souvent, qu'avec des matières dangereuses. La molène vulgaire, cueillie pendant la floraison, étendue sur le blé, suffira pour cela. — Il n'y a pas de meilleure garantie contre l'invasion des *rats* que de garnir les trous avec de la suie, ou de les boucher avec de la paille enduite de goudron, que l'on recouvre ensuite avec du plâtre ou d'un mortier composé de chaux et de verre pilé. Un autre moyen consistera à leur servir un gâteau composé de farine, de lard et de verre pilé ; ils ne supporteront pas longtemps ce régime. On peut également leur donner un mélange de farine, de plâtre et de sirop. Dans les maisons ou dans les caves où ces animaux pullulent, le moyen de les détruire est de placer un baquet peu profond qu'on remplira d'un mélange de cidre, de bière douce, de chaux et d'eau-de-vie. S'ils y goûtent, ils s'enivrent, et c'est le moment de les livrer aux chiens et aux chats. L'époque la plus opportune pour cette chasse, c'est le mois de juin, de juillet et d'août, époque où ils sont encore jeunes. Ces divers moyens sont beaucoup plus raisonnables que de leur jeter du poison ; car il n'est pas sans exemple qu'avec la meilleure volonté et malgré toutes les précautions, on ait empoisonné des hommes au lieu de rats. En outre, c'est que là où l'empoisonnement a réussi à souhait, il vous reste à souffrir encore d'une mauvaise odeur de rat mort.

Remèdes secrets. De toutes les substances vénéneuses,

il n'en est pas de pires que ces **remèdes** qui se débitent sous les noms les plus attrayants. Aucun médecin ne peut nier qu'on n'en obtienne des guérisons, mais il sait aussi que ces guérisons sont rares. Tout médicament est bon à sa place; mais, employé mal à propos, il doit encore nuire, quoique préparé selon les formules adoptées. Les annonces et les réclames dont on se sert pour les mettre en vogue prouvent suffisamment, pour tout le monde, qu'il s'agit bien plutôt de la vente d'une marchandise que de l'intérêt de l'humanité.

Le nombre considérable des remèdes secrets qui sont vantés comme spécifiques dans une maladie donnée sont, sans doute, une grande honte pour les citoyens d'une nation civilisée; ils dénotent de l'ignorance et de la crédulité de l'acheteur.

Celui qui achète et se sert de ces moyens peut être comparé à cette dupe qui met à la loterie où le vendeur est toujours le gagnant. Les guérisons sont aussi rares que les lots gagnants; ceux que le hasard favorise en font grand bruit, mais on n'entend plus parler de ceux qui ont perdu leur argent. Il n'est pas un homme raisonnable et réfléchi qui puisse mettre à la loterie; il faudrait pour cela qu'il eût trop d'argent, et que celui qu'il expose gratuitement lui fût à charge. Mais le malade qui met à la loterie des remèdes secrets ne perd pas seulement son argent, il perd encore sa santé, il aggrave son état, et rend sa maladie incurable s'il tombe sur un mauvais numéro. — S'il reçoit le médicament de la main d'un médecin, il sait au moins quel est ce médicament; et s'il nuit, il est facile d'en neutraliser les effets par un antidote; si les doses prises n'étaient pas trop fortes, et qu'il n'y eût pas beaucoup de temps de cela, il serait encore possible de réparer le mal. Mais on n'a pas cette ressource avec les médicaments secrets, puisqu'on ne sait pas ce à quoi on a affaire; et celui qui croit aux promesses qu'ils ne contiennent rien de nuisible n'est pas un homme sensé. Nous avons déjà mentionné plus haut que le règne végétal contient des poisons plus subtils que ceux du règne animal.

La plupart de ces remèdes sont composés de poisons métalliques. Les gouttes antifébriles renferment de l'arsenic ; les pilules impériales sont composées de mercure ; ainsi de suite. Le plus grand nombre est vendu à un prix très-élevé, tandis que les mêmes, préparées dans une pharmacie, ne coûteraient pas le dixième. Par exemple, l'huile de Harlem, qui n'est autre chose qu'une combinaison de soufre et d'huile, ne revient à ceux qui la préparent qu'à quelques décimes. Il en est de même pour tous les remèdes secrets.

Il n'est pas une seule de ces drogues qui ne puisse être promptement reconnue et dénoncée à l'opinion publique par un médecin d'une expérience éprouvée ; et s'il voulait, il pourrait encore en faire un emploi convenable. Quant au charlatan, il lui suffit de vendre ses drogues, il se soucie peu du résultat.

§ 2. — DE LA CONDUITE A TENIR EN CAS D'EMPOISONNEMENT.

La principale indication à remplir est d'éliminer le poison, d'empêcher son absorption et de neutraliser, par les moyens convenables, ce qu'on n'a pu évacuer. Le succès, dans cette circonstance, dépend presque toujours de la promptitude avec laquelle on porte secours. La promptitude a ses dangers, surtout pour les ignorants, car dans un cas pressé on procède trop souvent sans réflexion.

La première règle est de conserver le calme et la présence d'esprit. Celui qui sait se posséder doit seul se charger du traitement, et coordonner dans sa pensée les dispositions qu'il doit prendre à l'égard des choses dont il a besoin et du choix des personnes qui peuvent servir à son entour.

Si l'empoisonnement s'est fait par la voie de l'estomac, l'indication à remplir immédiatement est de provoquer le vomissement, lorsqu'il y a prédisposition, et de l'entretenir s'il y a lieu. Le meilleur moyen de le provoquer est de faire boire de l'eau tiède et de titiller le gosier avec la barbe d'une plume. Si l'on avait sous la main une plume de paon, on s'en servirait préférablement, parce que, outre sa souplesse, sa longueur permet d'atteindre jusqu'à l'estomac. On peut l'enduire d'huile ou de graisse; mais, si le temps presse, qu'on se dispense de cette précaution, il suffira de la nettoyer. On fera tenir la bouche ouverte, et, en pinçant le nez, on glisse la plume par-dessus la langue, jusqu'à l'arrière-gorge, et on la pousse dans l'œsophage. Si l'on se butte dans le fond du pharynx, on soulève légèrement la main, et, faisant pivoter la plume dans les doigts, on la pousse sans discontinuer jusqu'à ce que les vomissements se déclarent. Par ce moyen, on fait rarement du mal; voilà pourquoi il faut toujours commencer par là. Pendant ce temps, on se procure ce dont on peut avoir besoin : de l'eau tiède, des blancs d'œufs battus, une solution légère de savon blanc, du sucre, du vinaigre, du lait, du beurre; en même temps, on fait préparer du café fort et des boissons mucilagineuses, de gruau, de lin, d'avoine ou de toute autre farine.

Il en est de même des autres moyens que nous allons faire connaître et qui se trouvent généralement sous la main dans chaque ménage.

Pendant que l'on provoque le vomissement et qu'on dispose tout ce qui est nécessaire, il faut s'informer de la nature et de l'espèce du poison ingéré. Quelquefois, dans les maladies qui éclatent subitement, on suppose trop facilement l'existence d'un empoisonnement. Il est bien de délibérer sur ce que l'on croit le plus vraisemblable; mais s'il y a incertitude, qu'on ne se presse pas trop d'agir. Employez d'abord les moyens qui ne peuvent nuire en rien, et continuez-les jusqu'à ce que vous soyez certain que vous avez affaire à un empoisonnement.

On peut le présumer avec quelque probabilité, lorsque les accidents que nous décrirons plus bas se déclarent subitement et avec danger, et surtout immédiatement ou peu après avoir bu ou mangé. On sera d'autant plus fondé dans son idée que ce qui a été ingéré est plus étrange et hors des habitudes du patient.

Voilà pourquoi on recherchera avec soin, par des questions adressées au malade et aux assistants, les circonstances relatives aux personnes et aux endroits qu'il a fréquentés, etc. On recueillera avec attention tout ce qu'il a vomi, ainsi que ce qui reste de la nourriture et des boissons prises; ces substances, fussent-elles même dans un état de putréfaction, il faut les ramasser. Dans cet état, on y découvre encore le poison par des recherches minutieuses; cela n'est pas sans utilité et pour le malade et pour ceux qui l'entourent; on les conservera en les mettant dans un vase avec de l'eau-de-vie ou de l'alcool; elles pourront ainsi être soumises, selon les circonstances, à l'examen analytique d'un homme de l'art.

Quant au traitement, il n'y a pas un seul moment à perdre. On doit se hâter à l'instant de porter secours pendant que d'autres seront à la recherche de la cause véritable de ce grave accident.

Il ne faut pas perdre de vue que l'on peut occasionner la mort, si l'on emploie coup sur coup divers moyens, et si l'on procède brusquement. Qu'on les applique l'un après l'autre et avec tout le calme nécessaire pour ne pas nuire au malade.

Quand on est arrivé à connaître avec certitude le genre de poison, ou que toutes les vraisemblances sont en faveur de cette certitude, employez les moyens qui sont formellement indiqués, et gardez-vous bien de faire usage de ceux qui seraient nuisibles.

Si l'on n'a pas encore acquis cette certitude, il faudra se borner aux moyens généraux dont il va être question ; mais on procédera de manière à commencer par les plus faibles, et pour arriver progressivement aux plus forts, au cas que les premiers ne suffisent pas. — Dans un danger imminent, il faut employer le moyen le plus à portée.

Provoquez le vomissement quand il y a des nausées ou que l'accident a lieu après le repas. Mais donner un vomitif est souvent très-dangereux ; le mieux est d'employer l'eau tiède, mais sans huile, ni graisse, ni beurre. Laissez-en boire autant que le malade pourra en supporter ; il en prendra un demi-verre toutes les minutes et même davantage. — On engagera les enfants à s'y soumettre, d'abord avec bonté, par les promesses et des cadeaux, et si cela ne suffit pas, par des menaces et enfin par la violence. — On écartera avec force la mâchoire en portant le doigt jusque dans l'articulation maxillaire, et l'on saisira ce moment pour verser l'eau tiède dans la bouche ; ou bien encore, on obligera le petit malade à ouvrir la bouche en lui pressant le nez après l'inspiration ; on évitera de faire ainsi après l'expiration ou pendant que l'inspiration se fait.

En même temps, introduisez dans l'arrière-gorge le doigt ou une plume que vous ferez pénétrer en la tournoyant jusqu'à ce que le vomissement s'ensuive. Inclinez le malade en avant, appliquez la main sur le ventre, qu'on soutienne la tête, et tapotez-le avec l'autre main entre les épaules. Aussitôt après le vomissement, faites-lui rincer la bouche, qu'il se gargarise et accordez-lui ensuite quelques minutes de repos. Mais du moment que la douleur ou d'autres accidents reparaissent, tels que nouveaux efforts pour vomir, renvois, agitations, faites-le boire derechef jusqu'à ce que tout soit rejeté.

Si le vomissement n'a pas lieu, ou si le malade ne peut avaler de l'eau tiède, ou s'il n'en avale pas assez, ou s'il fait des efforts inutiles pour vomir, et qu'il rejette en moindre quantité que ce qu'il a bu, ou s'il s'obstine à ne pas boire, ou si ce qu'il avale revient par régurgitation, alors prenez un morceau de *mie de pain*, et après l'avoir humecté, pétrissez-le en y ajoutant une demi-cuillerée de *tabac* à priser, et mettez cette boulette sur la langue du malade jusqu'à ce qu'il vomisse, et puis faites-le boire. Ce procédé réussit rarement sur les personnes habituées au tabac ; donnez-leur, dans ce cas, une cuillerée à café de farine de moutarde avec autant de sel de cuisine, mêlés dans un verre d'eau qui sera bu en une seule fois. Plus tard, on reviendra à l'eau tiède. Ces moyens sont toujours suffisants ; et l'on doit bien se garder d'en employer d'autres. Quant aux patients auxquels on ne peut rien faire avaler, ou à ceux qui sont dans un état complet d'engourdissement, et dont les mâchoires sont fortement serrées, insufflez de la *fumée de tabac* dans le rectum. Pour cela, on charge une pipe de tabac, on l'allume, et puis on en introduit la queue enduite de graisse ou d'huile dans le fondement avec précaution et ménagement, jusqu'à la profondeur d'un pouce ; ensuite abouchez à la première pipe une seconde vide, et soufflez dans le tuyau de celle-ci pour chasser la fumée de l'autre dans l'intestin. Après avoir poussé trois ou quatre insufflations, arrêtez-vous pour recommencer ensuite.

Si ce moyen ne suffit pas, il en est un second très-important, c'est l'eau battue avec plusieurs *blancs d'œufs*. Cette eau albumineuse ne pourra jamais nuire ; on l'emploie avec succès dans les empoisonnements métalliques, surtout lorsqu'il y a des douleurs violentes de l'estomac et du ventre, suivies de grands efforts pour les selles avec diarrhée, principalement dans l'empoisonnement par le sublimé corrosif, le vert-de-gris, les préparations d'étain, de plomb, d'alun et de vitriol. Dans ces circonstances, donnez l'eau albumineuse en grande quantité et répétée souvent, surtout si les matières vomies sont d'une couleur rouge ou verte, et quand le malade éprouve à la bouche un goût salé et métallique. Si, après l'emploi répété du blanc d'œuf, le malade ressent du soulagement, sachez vous en tenir à ce moyen. Si la diarrhée a lieu avec des douleurs à l'anus, donnez des lavements avec la même substance.

Dans le cas où l'eau albumineuse ne produirait aucun soulagement, il est un autre moyen non moins important dans le plus grand nombre d'empoisonnements, c'est l'*eau de savon*. Pour cela il faudrait faire exclusivement usage du meilleur savon blanc, et, dans l'extrême nécessité, on pourra prendre du savon poisseux ordinaire. Les autres savons, tels que le noir, et surtout le rouge, nuiraient plutôt que de servir, puisqu'ils contiennent souvent un principe toxique. — On en fait une solution dans quatre parties d'eau chaude, dont on fait boire une bonne tasse toutes les trois à quatre minutes.

Le savon n'est nuisible que dans le cas où le poison est alcalin, c'est-à-dire s'il contient de l'eau de lessive, de la pierre caustique, de la potasse, de la soude, de l'ammoniaque liquide, du sel d'ammoniaque, du sel de corne de cerf, de la chaux éteinte, de la chaux vive, de la baryte (qui se vend souvent pour une poudre contre les rats avec l'assurance qu'elle ne peut nuire à l'homme, puisqu'elle ne contient pas de l'arsenic), du sel de tartre (qui peut quelquefois être confondu avec le tartre tartarisé). Si les matières vomies ne sont pas acides, mais bien plutôt alcalines et non effervescentes; quand le papier de tournesol que l'on rougit préalablement avec le vinaigre revient au bleu; quand elles font effervescence par l'addition des acides sulfurique, nitrique ou muriatique; dans ces divers cas, il ne faut pas employer l'eau savonneuse, mais bien *le vinaigre*.

L'eau de savon est le moyen principal dans les empoisonnements par l'arsenic, le plomb, l'huile de vitriol, l'eau-forte et tous les acides concentrés, ainsi que contre les solutions métalliques. On doit supposer l'existence de l'empoisonnement par les acides, lorsque la bouche est comme brûlée, et que les matières vomies rougissent promptement le papier de tournesol. L'eau de savon est pareillement utile lorsqu'on aura avalé de l'alun ; il en est de même pour les substances végétales âcres qui ont une saveur brûlante et qui contiennent un suc laiteux, caustique. Dans les accidents produits par l'huile de ricin, on emploie également avec avantage l'eau de savon.

Le vinaigre, ainsi que nous l'avons dit, est un excellent moyen contre les poisons alcalins. Aussitôt qu'on a acquis la certitude que l'empoisonnement est dû à l'ingestion d'une substance alcaline, empoisonnement qui se prouve par le caractère des souffrances éprouvées, il faut administrer immédiatement cet antidote en grande quantité par la bouche et en lavements ; dans l'intervalle, on donnera des boissons mucilagineuses et l'on provoquera le vomissement. Il ne saurait convenir aux empoisonnements dus aux substances végétales âcres, à certains sels, aux acides minéraux et à l'arsenic, surtout si l'estomac est douloureux au toucher. Par contre, il sera d'un grand avantage dans l'empoisonnement par le datura stramonium, l'aconit, l'opium, les champignons vénéneux, les vapeurs de charbon, ainsi que par le foie de soufre. Dans ces divers cas, alternez le vinaigre et les boissons mucilagineuses, et provoquez en même temps les vomissements ; et quand le malade a assez vomi, revenez au vinaigre pour apaiser les envies de rejeter. Il aura la même utilité contre les effets de coquillages et les poissons malsains, et surtout contre la graisse dégénérée et gâtée. Hâtez-vous de l'employer, lorsque, après l'usage du jambon et des saucissons vieux et gâtés, il se manifeste une sécheresse incommode au gosier et des envies de vomir, tout en ne perdant pas de vue les autres moyens que nous avons recommandés.

L'huile est employée généralement dans les empoisonnements, mais c'est à tort qu'on la regarde comme moyen principal. Il en est de même de la graisse, du beurre et du babeurre. Si l'on vient à en faire usage, il faut bien s'assurer de sa qualité. L'huile rance, l'huile de poisson et l'huile dite purifiée, doivent être rejetées. Il est alors préférable de se servir d'une eau mucilagineuse qui enveloppe mieux le poison, du sucre qui calme plus vite l'estomac, ou de tel autre moyen qui rende le poison moins actif. Quand on est certain que l'empoisonnement est alcalin et que le vinaigre a produit un bon résultat, on peut donner aussi dans les intervalles quelques prises d'huile ou de crème de lait, surtout lorsque le malade éprouve du brûlement dans la bouche, le gosier et l'estomac. On emploie avec un égal avantage l'huile lorsque des acides concentrés, tels que l'acide nitrique, sulfurique, etc., ont atteint l'œil, la bouche, l'arrière-gorge ou l'estomac. Elle sera utile dans les empoisonnements par les champignons vénéneux.—Elle sera contraire lorsqu'il faudra agir contre les effets de l'arsenic, et inutile dans la majorité des cas des intoxications métalliques ; très-nuisible lorsque l'œil ou l'estomac ont été mis en contact avec les cantharides. Il est vrai de dire alors que l'on verse l'huile sur le feu. Il en est de même à l'égard des insectes morts, ainsi qu'à l'égard des scarabées venimeux, des punaises, etc. Elle est au contraire très-bonne pour agir contre tous les animaux qui viennent à s'introduire dans les oreilles.

Le **lait** réussit moins bien que les boissons mucilagineuses ; mais, comme on l'a presque toujours sous la main, il vaut mieux l'employer que d'attendre que les autres moyens soient à votre disposition. La crème est bonne là où l'huile convient; elle est nuisible là où elle ne convient pas. Le lait aigri est bon là où le vinaigre est bon, et nuisible où il est nuisible. Si la bonne huile vous manque, remplacez-la par la crème même aigrie et dans le cas où le malade ne peut supporter l'huile. Le lait aigri est préférable au mauvais vinaigre et employé même après l'usage du vinaigre. Le lait est surtout utile plus tard, quand l'orage est passé et qu'il en reste quelques souffrances. Mais pour cela il faut que le malade en boive volontiers et qu'il en éprouve du soulagement. — Si l'on n'est pas arrivé à la connaissance de la nature du poison pour y remédier par l'antidote le plus convenable, et que dans le premier moment on ait fait boire du lait, qui a produit une amélioration, restez-en là, pourvu toutefois que le malade ait eu assez de vomissements pour vous faire croire à l'élimination du poison.

Le **sucre** et l'eau sucrée sont l'un et l'autre d'excellents moyens dans le plus grand nombre de cas. Cependant, dans les cas d'empoisonnement par les acides minéraux ou par les alcalis concentrés, on leur préférera les antidotes dont il a été question. Mais si l'on en usait sans nécessité, ils ne pourraient nuire dans aucune circonstance. — Si le malade en a un grand désir, donnez-lui-en autant qu'il en voudra. Dans les empoisonnements métalliques, provenant des couleurs minérales, du vert-de-gris, du cuivre, de l'étain, du vitriol, de l'alun, etc., le sucre aura ici la préférence, et tenez-vous-y si le patient s'en trouve bien; dans le cas contraire, alternez avec le blanc d'œuf ou l'eau de savon. — Il est employé comme principal moyen contre l'arsenic, ainsi que contre les empoisonnements par les substances végétales âcres et caustiques, qui provoquent des brûlements ou du gonflement dans la bouche et l'arrière-gorge. — On peut l'administrer à l'état sec ou aqueux.

Le **café** est un antidote indispensable dans plusieurs empoisonnements. Il faut préférer le café légèrement torréfié à celui qui l'est trop, lequel agit mal, indépendamment de ce qu'il a mauvais goût. On commencera par une forte infusion et progressivement on descendra à une plus faible. Durant son emploi, il ne faudra pas perdre de vue l'avantage du vomissement, si le patient en éprouve l'envie; on le favorisera, plus tard on le laissera agir seul. Quand le poison n'est pas connu, le café sera toujours le meilleur moyen dans le cas où le malade est dans un état de torpeur, de somnolence, ou qu'il est privé de connaissance, ou s'il chancelle comme dans un état d'ivresse; s'il a la figure rouge, bouffie ou pâle, froide et affaissée, ou s'il est dans un état de fureur et d'emportement; s'il se débat, veut s'enfuir, ou s'il fait des plaisanteries. Dans ces diverses circonstances, donnez beaucoup de café pur, excitez les vomissements, administrez même le café en lavement, jusqu'à ce qu'il se déclare une amélioration. Quand l'estomac s'est débarrassé de ce qu'il contenait, continuez toujours le café pur sucré.

Dans tout empoisonnement, donnez le café, si le malade en témoigne le désir.

Quand le poison est connu, et que ce poison contient de l'acide prussique, ce qu'on reconnaît à une odeur d'amandes amères, ou de noyaux d'abricot, donnez tout de suite, après les premiers vomissements, de l'eau tiède, titillez la luette pour en provoquer d'autres et administrez en grande abondance l'infusion de café. Agissez de la même manière contre l'empoisonnement par l'opium, la pomme épineuse, les champignons vénéneux, qui jettent les forces dans la torpeur; il convient aussi contre les effets toxiques des semences vénéneuses et autres; contre ceux de la belladone, de la coloquinte, de la valériane, de la ciguë et de la camomille. Le café est d'une importance égale dans les empoisonnements par les préparations d'antimoine, de phosphore et de l'acide phosphorique. Mais son action antidotaire la plus éminente éclate dans l'empoisonnement par la noix vomique.

Le **camphre** est le principal agent contre la plupart des empoisonnements par les plantes vénéneuses qui ont une action caustique et corrosive et donnent lieu à un état inflammatoire. Dans les cas où le malade éprouve des vomissements et du dévoiement immédiatement après avoir mangé, qu'il est pâle et d'un froid glacial, et qu'il perd presque connaissance, ne craignez pas d'employer le camphre dans cette circonstance, quand bien même la nature du poison ne vous serait pas connue. Il suffira de le faire flairer ou d'en frotter la peau ; ces frictions se font avec un liniment d'huile camphrée, ou avec un peu de camphre dissous dans de l'eau-de-vie chaude.

On trouve aussi dans cette substance un moyen capital contre les accidents occasionnés par les *insectes*, et notamment contre l'effet toxique des *cantharides*, soit qu'on en ait introduit dans l'estomac, dans les yeux ou sur la peau sous forme de vésicatoire; soit encore contre les accidents provenant de divers insectes ingérés, ainsi que contre les gonflements et empoisonnements que produisent les chenilles velues, le miel vénéneux, les aliments contenant accidentellement des vers et d'autres insectes venimeux, et aussi contre les piqûres de ces petits animaux.

Si, indépendamment des symptômes qui leur sont propres, il se déclare des souffrances du côté des voies urinaires, telles que strangurie, suppression complète des urines, ou hématurie, on peut avec certitude attribuer cet accident aux cantharides et à d'autres insectes. On se servira dans ce cas du camphre avec confiance ; c'est là un excellent moyen.

Le camphre convient également pour corriger les suites fâcheuses de certains médicaments; il conviendra, par exemple, aux enfants que l'on tourmente par des doses répétées de vermifuges; aux personnes qui ont fait des abus du tabac, ou qui ont mangé par habitude et avec excès des amandes amères, d'autres noyaux analogues, et même des noix.

Il sera employé avec un égal succès contre les suites de l'empoisonnement par le phosphore, par les métaux ou les acides, et surtout s'ils sont occasionnés par les divers sels. Ce n'est qu'après que l'estomac se sera complétement débarrassé par les effets du vomissement que l'on donnera le camphre; on le fera sentir de temps en temps. On se conduira de la même manière à l'égard des accidents produits par les champignons vénéneux et par la vapeur du charbon.

Il est d'autres moyens encore qui peuvent devenir nécessaires dans les empoisonnements : ce sont tout d'abord ceux qui se trouvent sous la main, dans tous les ménages, tels que charbon de bois, lessive, sel de cuisine, amidon, thé vert et tabac; et ensuite quelques autres substances qu'il serait toujours utile d'avoir en réserve, parce qu'elles peuvent convenir non-seulement contre les empoisonnements, mais aussi dans plusieurs cas de maladies : ce sont la magnésie, l'esprit de nitre et l'ammoniaque liquide. On ne doit en faire usage que lorsque le poison est bien connu; il en sera question en temps et lieu.

En résumé, il résulte de ce que nous venons de dire que les indications capitales à remplir dans les souffrances causées par les empoisonnements sont :

1° De provoquer le vomissement;
2° D'affaiblir l'action du poison.

On satisfera à ces deux indications alternativement d'abord, et puis on s'en tiendra à la dernière.

Comme les vomitifs ordinaires sont eux-mêmes des poisons, et par conséquent souvent nuisibles, on aura recours: 1° à la boisson d'eau tiède autant que le malade en pourra supporter; 2° à la titillation de la luette, si l'eau tiède ne suffit pas; 3° à l'application sur la langue de tabac à priser; 4° à l'emploi de la farine de moutarde et du sel délayés dans l'eau, chez les individus habitués au tabac; enfin, quand on n'obtient aucun résultat par la bouche, 5° aux lavements de fumée de tabac.

Les agents principaux pour affaiblir les effets du poison, quand on ne connaît pas sa nature, sont : l'eau albumineuse, s'il y a douleur; le café, s'il y a engourdissement et privation des sens.

Dès qu'on est parvenu à déterminer le genre de poison, qu'il soit acide, métallique ou alcalin, donnez : contre les acides et les métaux, l'eau de savon ; contre les alcalis, le vinaigre. — Les divers autres antidotes ne seront administrés que lorsqu'on sera fixé sur l'espèce du poison.

§ 3. — DE LA MANIÈRE D'AGIR QUAND LE POISON EST CONNU.

En général, on se conduira selon ce que nous venons d'établir ; seulement, et dès que le vomissement aura cessé, il conviendra de s'en tenir aux moyens qu'il nous reste à faire connaître.

A l'égard de chaque espèce d'empoisonnement, nous avons classé les antidotes d'après le degré de leur importance, de manière que ceux qui ont le plus d'efficacité précéderont toujours ceux qui en ont moins. — Si vous ne les avez pas à votre disposition, donnez ceux que vous pourrez vous procurer le plus promptement. Par exemple, si quelqu'un a avalé de l'acide sulfurique, il serait peu raisonnable d'attendre qu'on eût apporté de la pharmacie de la magnésie ou du savon blanc. S'il n'y en a pas dans la maison, prenez à l'instant même une poignée de cendres, que vous jetez dans l'eau, et faites boire de cette solution, bien qu'elle soit moins bonne que les moyens plus convenables. Agissez ainsi en toutes circonstances.

A. — De l'air méphitique.

Il s'élève des **fosses d'aisances murées**, des cloaques qui n'ont pas été nettoyés depuis longtemps, des voiries, et des lieux destinés à recevoir toute sorte d'immondices, et où l'air ne se renouvelle pas, il s'élève des gaz méphitiques d'une odeur d'œuf couvi qui noircissent les métaux polis, et surtout l'argent. En respirant cet air, on éprouve des nausées, de l'anxiété, de la difficulté à respirer, le pouls devient intermittent, les yeux deviennent ternes, les oreilles froides, le ventre se contracte; et si l'on reste longtemps exposé à son influence, il s'ensuit des convulsions et l'asphyxie. Si l'on ne porte un prompt secours, la mort apparente (l'asphyxie) se transforme en mort réelle. — Le meilleur moyen à employer, et qu'on trouve dans toute pharmacie, est le *chlorure de chaux* ou autres préparations chlorurées. Il est d'une grande prudence de se munir de ces substances, lorsque, par état ou autrement, on se trouve exposé à ces dangers. Il suffira d'un mélange aqueux de chlorure de chaux et d'acide sulfurique pour neutraliser promptement cet air empoisonné, et rendre par là non dangereux des travaux exécutés dans un milieu infect. — Les émanations qui s'en dégagent se corrigent aussi, mais lentement, par l'action de la chaux récemment calcinée, que l'on y jette par pellées quelques jours avant d'en entreprendre le curage. Celui qui a à sa disposition des cendrés de charbon de terre fera bien de les verser dans les fosses d'aisances; car, tout en détruisant les mauvaises odeurs, elles produisent un engrais excellent. Il est un charbon de terre sulfureux qui, jeté dans les latrines à l'état de brisure, fait un engrais remarquable, corrige en même temps la fétidité insalubre des gaz qui s'en dégagent et soustrait ainsi le travailleur à tout danger.

En cas d'**asphyxie,** portez l'asphyxié à l'air libre et pur; déshabillez-le, placez-le sur le dos, avec la poitrine relevée; aspergez avec de l'eau froide la figure et la poitrine. Si vous avez de l'eau chlorurée, tenez sous son nez, et par intervalles, une éponge imbibée de cette solution, qui sera pourtant assez faible pour ne pas fatiguer ceux qui entourent le malade, et provoquer chez eux une toux importune. Pour que cette solution soit telle qu'il le faut pour l'usage intérieur, mêlez une cuillerée à bouche de chlorure de sodium liquide à une verrée d'eau, que vous ferez avaler par demi-cuillerée à café toutes les cinq ou dix minutes, en ayant soin d'éloigner les doses à mesure que l'état du malade s'améliore.

On se procure plus facilement du vinaigre : délayez-le avec une égale quantité d'eau que vous jetterez sur la figure. Dans le même temps, tenez sous le nez et sur la bouche une éponge trempée dans le vinaigre.

Pendant ce temps, on fera des frictions avec une laine chaude. Si la figure a été aspergée avec de l'eau froide ou du vinaigre, essuyez-la après une pause; frictionnez et aspergez de nouveau. Les frictions seront portées principalement sur les bras, les jambes, la poitrine et le ventre. On pourra, au besoin, se servir d'une brosse un peu forte pour la plante des pieds et le dos.

On procédera sans violence et sans précipitation, mais avec douceur et persévérance ; car la vie ne revient quelquefois qu'au bout de trois ou quatre heures.

Si l'asphyxié ne respire pas, l'éponge placée sur la bouche n'est d'aucune utilité. Alors on doit s'assurer de temps en temps si la respiration renaît, en tenant sous le nez quelques brins de duvet. Insufflez de moment en moment de l'air dans la bouche. Si par suite de l'insufflation on remarque que la poitrine se soulève, laissez que l'acte d'expiration se fasse de lui-même. Si l'air ne sort pas naturellement des poumons, alors entourez la poitrine d'une nappe, et serrez-la doucement et progressivement, de manière à chasser l'air insufflé. Par ce procédé, qui entretient une sorte de respiration artificielle, et que l'on rendra plus efficace en mélangeant à l'air insufflé quelques émanations de vinaigre, on arrive souvent à rappeler à la vie des individus près de mourir. Aussitôt qu'un acte vital de respiration ou d'expiration s'est fait, cessez de porter l'air dans les poumons. C'est le moment d'agir par la ventilation, en ramenant avec ménagement l'air frais sur le patient ; et c'est alors, quand la respiration devient plus libre, qu'il faut tenir l'éponge vinaigrée ou chlorurée sur la bouche. Il convient toujours de procéder progressivement, et avec la plus grande circonspection, pour ne pas éteindre une vie rallumée à grand'peine. Quand le malade a repris ses sens, donnez-lui quelques gouttes d'eau chlorurée affaiblie ou du vinaigre. S'il se plaint de froid, de besoin d'aller à la selle, de nausées, et si cet état de choses ne se dissipe pas par le vinaigre ou qu'il lui soit contraire, donnez un peu de café pur. Se plaint-il de chaleur, de prostration, faites-lui prendre un peu de bon vin pur et vieux. L'olfaction du camphre est quelquefois utile. A cet égard, conformez-vous au désir du patient. Ce qui est le plus à son goût, et qui le soulage promptement, devra lui être donné.

Il existe d'autres espèces d'**airs méphitiques**, tels que ceux qui se dégagent des puits d'une grande profondeur, des caves et des fours à chaux; leur action n'est pas moins dangereuse. Ce n'est pas l'odeur de celui des fosses d'aisances : l'action est plutôt étourdissante; elle provoque la somnolence, l'ivresse, et enfin la défaillance.

On rappelle promptement à la vie les asphyxiés de cette espèce, et cela en les exposant à l'instant même à l'air libre, en les aspergeant avec de l'eau fraîche ou avec du vinaigre, et surtout en leur faisant avaler du café pur. — Il ne faut pas donner ses soins avec trop de précipitation ; une lenteur réfléchie est plus convenable. — Si la respiration ne revient pas, il sera nécessaire de recourir à l'insufflation de l'air.

La **vapeur du charbon** constitue un gaz très-dangereux, surtout pour les personnes endormies. On se gardera donc de coucher dans les appartements où l'air extérieur n'a pas d'accès, et dans lesquels le charbon de terre ou de bois est allumé. — Il est arrivé que de vieilles poutres sont restées en ignition sans flamme et sans fumée, et que les habitants, en s'apercevant de l'odeur du brûlé, ont failli être asphyxiés avant que la combustion fût découverte. Il est à remarquer que tous ceux qui ont été exposés aux effets de la vapeur de charbon tombent dans une sorte d'inertie qui leur ôte le désir et la possibilité d'aller à l'air libre, d'ouvrir la croisée ou la porte et d'appeler du secours. — La même chose a lieu pour les individus qui, pendant un froid rigoureux, veulent prendre quelque repos à l'air, et, tout en sachant bien ce qui les attend, ils perdent la volonté de résister à ce penchant.

Les signes qui indiquent l'invasion et la marche graduelle de l'asphyxie par le charbon avant qu'elles s'accomplissent définitivement sont : pesanteur, embarras de la tête, avec nausées, vomituritions et vomissements, quelquefois sanguinolents ; il semble qu'un poids énorme comprime la poitrine ; le visage devient rouge et violacé avec gonflement des veines de la face ; puis ont lieu les spasmes convulsifs des muscles involontaires, le délire, la chute du corps avec spasme et convulsions, et, enfin, perte complète de connaissance, asphyxie.

Dans cet état, il faut porter l'asphyxié à l'air frais, le frotter avec du vinaigre en lui en faisant respirer la vapeur. Si le visage est très-rouge et qu'il y ait de la divagation, du délire, couvrez-lui la tête d'eau froide ; il est bon de réchauffer les pieds au moment où l'on porte les réfrigérants sur la tête. Aussitôt que le patient peut avaler, donnez-lui du café pur ; s'il a repris ses sens, administrez *op.* ; et si *op.* ne donne qu'une amélioration passagère, vous devez le répéter. Si, quelques heures après, *op.* n'a produit aucun effet, donnez *bell.*, et laissez agir un peu plus de temps. — L'asphyxié est-il surexcité, parle-t-il avec vivacité, se plaint-il de douleurs vagues, a-t-il des vertiges étant couché, donnez-lui du café pur, et attendez le moment opportun pour l'emploi de *bell.* ou de *nux vom.*

Une action analogue, mais plus lente que la vapeur de charbon, exerce son influence sur les hommes qui habitent des maisons où végète la **mérule** (sorte de champignon). Pour remédier à cet inconvénient, le mieux serait, ou de quitter cette habitation, ou de la rebâtir; et là où cela ne peut se faire, on essaiera de détruire ce cryptogame par le charbon de terre. Dans ce but, jetez-en une grande quantité sur les endroits où se fait cette végétation et par-dessous, et versez sur place une forte solution de vitriol bleu (sulfate de cuivre). Et puis, afin de détruire les fâcheux effets de la mérule, prenez par gorgée, et de temps en temps, de l'eau acidulée par l'acide sulfurique (quelques gouttes dans environ un litre d'eau).

On agira avec efficacité contre les mauvais effets de la vapeur du **chlore**, en fumant du tabac, ou en tenant dans la bouche un morceau de sucre imbibé d'eau-de-vie ou de rhum.

Le meilleur moyen pour combattre les accidents provenant de la vapeur de l'**acide prussique ou des acides minéraux**, c'est l'esprit de corne de cerf ou l'ammoniaque liquide. Or, ce n'est pas en faisant respirer fortement ces substances qu'on parviendra à dissiper ces accidents, mais bien en tenant le flacon ouvert à une certaine distance des narines, de manière que l'odorat ne soit que légèrement affecté; on répétera ce moyen autant qu'il sera nécessaire. Il suffirait même de porter sous le nez un flacon qui ne contiendrait qu'une seule goutte de l'un de ces alcalis. — Si les vapeurs malfaisantes étaient alcalines, il serait inutile d'y avoir recours; il faudrait, dans ce cas, leur préférer le flair du vinaigre. On reconnaîtra la nature acide ou alcaline de ces vapeurs avec la teinture de tournesol. Les acides la rougissent, les alcalis la rendent à son bleu primitif. Dans les cas graves et par suite de l'inspiration des vapeurs acides, on peut aussi donner l'ammoniaque à l'intérieur, en en versant une goutte dans un verre d'eau, dont on fait prendre toutes les dix minutes une cuillerée à café; et contre les effets des vapeurs alcalines, une cuillerée à café de vinaigre administrée de temps en temps.

Air non renouvelé. — Rien n'est plus nuisible que de dormir dans des chambres restées longtemps fermées, et dans lesquelles on n'a pas renouvelé l'air; dans ces lieux, l'air lui-même contracte quelque chose de méphitique qui ressemble à l'eau stagnante des marais. Dans ces chambres, le sommeil est troublé par le cauchemar, par des rêves anxieux, par des visions fantastiques, par des frayeurs épouvantables. Une ventilation bien entendue est le moyen le plus efficace pour les assainir; elle se fera non-seulement en tenant les croisées et les portes ouvertes, mais aussi en battant l'air avec des serviettes en guise d'éventail, et en allumant du feu dans la cheminée. Il conviendra en même temps de placer çà et là quelques larges baquets remplis d'eau. Si l'assainissement a été négligé, et que les accidents prévus aient eu lieu, donnez *acon.*; dans l'état de grande épouvante, *op.*; si l'impression de la peur se prolonge, avec horripilation, *verat. alb.* Dans les maux de tête provoqués pendant le sommeil par l'émanation des fleurs odorantes ou par le foin frais, il sera avantageux de donner à sentir le camphre ou la noix vomique, en même temps qu'on respirera l'air libre, et qu'on se lavera le visage et le front avec de l'eau fraîche.

Lorsque des souffrances sont occasionnées par suite d'un sommeil pris dans les chambres récemment blanchies, dans les endroits où le linge est mis à sécher, ou dans ceux où l'on renferme les hardes fraîchement séchées, ou bien des herbes vertes, des fruits et des racines qui servent à l'usage journalier; dans ce cas, donnez *bry.*, ou quelquefois *bell.*, mais toujours en se conformant aux préceptes indiqués à l'article **mal de tête.**

Dans les indispositions déterminées par les couleurs à l'huile, dont on se sert pour peindre les chambres et les meubles, et que l'air frais et l'eau froide ne dissipent pas, on emploiera avec succès *acon.*, *bry.*, *sulph.*, et quelquefois *op.* — Il est également bon de tenir dans les chambres à coucher des baquets d'eau froide, que l'on enlève le matin, et qu'on remplace chaque soir ; cette précaution est utile pour absorber les miasmes répandus dans l'air ambiant. Il est bien entendu que nous ne parlons ici que des habitations de pauvres gens. — En finissant, nous devons recommander de ne faire l'application des peintures que dans un automne sec et frais : dans cette saison, les émanations sont moins pénétrantes ou fatigantes, les couleurs se dessèchent plus facilement, adhèrent plus fermement, et risquent moins d'être dégradées par la poussière et les insectes.

B. — Empoisonnements par divers acides minéraux et autres. — Leur antidote et traitement.

Dans les cas d'empoisonnement par l'*acide sulfurique* ou huile de vitriol, *acide muriatique* ou esprit de sel, *acide nitrique* ou eau-forte, *acide nitro-muriatique* ou eau régale, *acide oxalique*, *acide phosphorique*, *acide acétique* *acide pyroligneux*, *vinaigre ordinaire* concentré pris en grande quantité, ces divers empoisonnements se reconnaissent au goût aigrelet et ardent, à l'odeur, à la sensation de chaleur mordante et brûlante qu'ils laissent au gosier et dans l'estomac et les entrailles ; les boissons ordinaires augmentent ces douleurs; la respiration devient promptement fétide ; la matière des vomissements est aigre, écumeuse, et rougit le papier bleu de tournesol. L'intérieur de la bouche est souvent comme brûlé et couvert d'aphthes.

Moyens : 1° Eau de savon tiède en grande quantité, comme il a été dit plus haut ; 2° magnésie, une cuillerée dans une tasse d'eau, répétée après chaque vomissement, tant que dure et augmente la douleur ; 3° craie : elle sera broyée et dissoute dans l'eau ; 4° cendres de bois, une pleine cuillerée dans un verre d'eau chaude ; 5° potasse de soude, une prise sur la pointe d'un couteau, dissoute dans un grand verre d'eau chaude.

On peut alterner à plusieurs reprises l'eau de savon avec

la magnésie; les autres substances seront administrées en attendant qu'on se soit procuré les deux premières. Après des vomissements assez répétés, donnez des boissons fortement mucilagineuses, telles que l'eau d'orge, d'avoine, de gruau; d'une décoction de graine de lin ou de riz; en un mot, ce qui se trouvera sous la main, et restez quelques jours sans rien faire. Les premiers dangers passés, donnez sur l'acide sulfurique, *puls.*; sur l'acide muriatique, *bry.*; sur l'acide nitrique, *hep. sulph.*; sur l'acide phosphorique, *coff.*; sur les autres acides, *acon.* Avant de recourir à ces moyens, on peut recourir à l'olfaction du camphre.

Si les acides concentrés rejaillissent sur les yeux, le meilleur moyen de remédier au mal qui en résulte est l'huile d'amandes douces ou du beurre frais non salé; usez aussi de temps en temps de l'eau blanchie avec un peu de craie broyée; de l'eau pure ne convient pas : ce n'est que plus tard que vous pourrez vous en servir pour lotions. — Si l'on vient à se brûler la peau avec l'un de ces acides, employez l'eau de chaux ou un liniment fait avec de l'huile et de l'eau de chaux, ou bien encore quelques gouttes d'une solution de *caust.* de la sixième dilution, mélangées à un peu d'eau tiède, dont vous useriez en friction.

C. — Des poisons alcalins. — Leurs antidotes et leur traitement.

On reconnaît la *potasse*, les *cendres gravelées*, la *pierre caustique*, la *lessive*, le *sel de tartre*, la *soude*, l'*ammoniaque*, l'*ammoniaque liquide*, la *corne de cerf*, la *chaux calcinée* et *vive*, à leur saveur alcaline, urineuse, brûlante, âcre. La matière des vomissements n'est ni acide ni écumeuse; elle rougit le papier de tournesol et le rend à sa couleur primitive. L'ingestion de ces substances alcalines s'accompagne, du reste, des mêmes accidents que ceux qu'occasionnent les poisons acides.

Moyens : 1° Vinaigre, deux cuillerées à bouche mêlées à un verre d'eau, préférablement chaude; donnez-en une verrée toutes les cinq minutes; 2° jus de citron ou autres acides étendus, fruits aigrelets mélangés avec du sucre; 3° lait aigre; 4° boissons mucilagineuses et lavements. Tout vomissement provoqué autrement que par la titillation est très-nuisible. Servez-vous de la barbe d'une plume.

Dans les empoisonnements par la baryte, espèce de terre poudreuse blanche que l'on emploie comme mort-aux-rats, l'usage du vinaigre pur est nuisible. Donnez aussi des boissons mucilagineuses, de l'huile; provoquez les vomissements en attendant que vous vous soyez procuré du sulfate de soude, qu'il faudra dissoudre dans du vinaigre, et donnez-le étendu dans l'eau. Plus tard vous ferez flairer fréquemment le camphre; et si cela ne suffit pas, employez en olfaction *spir. nit.* dulcifié. Après la potasse, on peut aussi employer *coff.*, et plus tard *carb. veg.*; après l'ammoniaque, *hep. sulph.* **O.**

D. — De quelques autres substances nuisibles. — De leurs antidotes et leur traitement.

Foie de soufre.—Eau vinaigrée ou acidulée avec le jus de citron, boissons huileuses et mucilagineuses, et lavements. Si on ne peut parvenir à provoquer des vomissements à force de boissons abondantes et le chatouillement du gosier, donnez à cet effet une solution de tartre stibié. Quand ils ont cessé, donnez du vinaigre, s'il procure du soulagement; s'il reste sans effet, *bell.* une fois, et renoncez au vinaigre.

Iode. — Cette substance, qu'on emploie malheureusement trop souvent comme remède, produit quelquefois des accidents prompts et dangereux. — 1° Amidon délayé dans l'eau; 2° mucilage amidonné bouilli; 3° farine de froment. Plus tard, des boissons légèrement mucilagineuses. Contre les souffrances consécutives, *hep. sulph.*, quelquefois *bell.*

Phosphore. — L'huile et toutes sortes de graisses sont très-utiles dans ce cas, car elles dissolvent le phosphore et le répandent ainsi plus sûrement dans l'estomac.—Il suffira de solliciter au plus tôt le vomissement, et de faire usage de boissons mucilagineuses. Si le vomissement n'a pas lieu instantanément par l'emploi des moyens indiqués page 89, il faut l'obtenir forcément par le tabac et la moutarde ; plus tard, donnez le café pur. Après un certain temps, on donnera avec avantage une cuillerée de magnésie. Si ce dernier moyen ne réussit pas, non plus que l'olfaction du camphre, administrez alors *nux vom.*; plus tard, la magnésie sera mieux appropriée. Le malade a-t-il envie de vin ou d'eau-de-vie, donnez-lui-en quelques gouttes sur un morceau de sucre.

L'**alcool** (esprit-de-vin) et l'**éther** peuvent produire des accidents fâcheux, lorsqu'ils sont avalés par mégarde. Pour y remédier, il suffit le plus ordinairement de prendre des boissons mucilagineuses et du lait. Si ces moyens n'agissent pas promptement, donnez alors une goutte d'ammoniaque liquide dans un verre d'eau sucrée, par cuillerées à café. On fera concorder des fomentations froides sur la tête et des compresses mouillées sur l'épigastre. Si cela ne suffit pas, donnez *nux vom.*, et continuez les boissons mucilagineuses autant que l'estomac pourra les supporter; plus tard, le café pur.

Acide prussique.—Il se reconnaît à son odeur d'amande amère. Son action est si rapide, qu'il faut se hâter d'apporter des remèdes efficaces et d'une action prompte. Il reste à peine le temps de penser à solliciter le vomissement. Faites sentir l'alcali volatil immédiatement et à une certaine distance. Mettez-en aussi quelques gouttes dans un mouchoir et portez-le sous le nez, de manière qu'une faible odeur impressionne le malade ; ou bien encore, mettez-en une seule goutte dans un demi-verre d'eau, et qu'on en donne à boire toutes les trois à quatre minutes une cuillerée à café. Dès que vous aurez du café à votre disposition, faites-en boire en grande quantité, et même administrez-le en lavement. En cas d'urgence, empressez-vous de faire respirer le vinaigre ou le camphre, en attendant que vous puissiez employer les vapeurs de l'ammoniaque. Plus tard, donnez *coff.* ou *ipec.;* et s'ils ne suffisent pas, administrez *nux vom.*

Alun. — L'eau de savon ou l'eau sucrée, jusqu'à effet vomitif; puis *puls.* ou *verat.*

Vitriol bleu, blanc ou vert. — L'eau sucrée chaude, ou l'eau albumineuse froide, jusqu'à ce qu'on ait obtenu des vomissements fréquents. Plus tard, des boissons mucilagineuses.

Nitre et sel ammoniac. — L'eau tiède, l'eau beurrée, qu'on donne jusqu'à produire des vomissements abondants; puis beaucoup de boissons mucilagineuses.

E. — Des substances métalliques. — Leurs antidotes et leur traitement.

Arsenic. — Il entre dans la mort-aux-rats, dans le poison contre les mouches, dans le cobalt, dans les couleurs jaunes dites de roi, dans l'orpiment, dans les gouttes antifébriles, dans l'onguent et l'emplâtre contre le cancer, et dans plusieurs autres remèdes secrets que l'on vend, notamment contre les maladies des chevaux et du bétail. On combattra ses effets par : 1° eau de savon; 2° eau albumineuse; 3° eau sucrée; 4° lait. Après chaque vomissement, donnez de ces boissons. Le danger n'est pas grand quand le malade rejette par le vomissement la matière toxique. Le vinaigre n'est d'aucune utilité; l'huile est plutôt nuisible.

Le peroxyde de fer, récemment préparé, a produit d'excellents effets pris par cuillerées à café, mélangé à l'eau. Dans les cas urgents, on peut se servir du dépôt martial qui se trouve dans le baquet où les forgerons et les serruriers éteignent leur fer rougi.

On a proposé comme moyen préférable le sang frais.

Des expériences ont été faites avec le sang de veau ; mais cependant, dans un cas urgent, on peut prendre le sang des autres animaux : tel est celui des pigeons, des poulets, etc. On doit compter pour chaque grain d'arsenic deux cuillerées à bouche de sang. — Il faut le boire lentement et non d'un seul trait ; il se coagulerait dans l'estomac en y arrivant en masse. Vous laisserez passer un certain temps après l'ingestion du sang ; vous éviterez par là de le rendre par régurgitation ; cela fait, attendez.

Vous donnerez plus tard *ipec.* à plusieurs reprises. Si le malade est encore très-irritable, inquiet la nuit, s'il a de la fièvre, c'est *chin.* ; s'il y a aggravation le jour et après le sommeil, s'il y a constipation ou un dévoiement muqueux, *nux vom.* Si après *ipec.* il reste des nausées fréquentes ou des vomissements avec chaleur ou froid, accompagnés d'une grande faiblesse, administrez *verat.*

La substance colorante que l'on emploie pour teindre les chapeaux fins contient de l'arsenic. Lorsqu'on porte cette espèce de chapeaux, il peut se former souvent des boutons sur le front et du mal aux yeux. Dans ce cas, faites-le doubler soigneusement avec de la soie et du cuir ; contre les suites, servez-vous d'*hep. sulph.* — Jadis on préparait du papier où entrait l'arsenic, et peut-être cela se fait-il encore !

Sublimé corrosif. — Pour ce poison donnez 1° eau albumineuse ; 2° eau sucrée ; 3° lait ; 4° solution d'amidon ; 5° gluten.

Le moyen principal est l'eau albumineuse ; l'eau sucrée sera employée en l'alternant avec la première ; les souffrances consécutives seront traitées comme il a été dit dans les empoisonnements par le mercure.

Cuivre, vert-de-gris ou autres préparations de cuivre. — Pour ces substances donnez : 1° blanc d'œuf ; 2° sucre. L'un et l'autre peuvent s'employer sans être dissous dans l'eau ; 3° lait ; 4° toutes autres substances mucilagineuses.

Si l'on a à donner de prompts secours dans l'empoisonnement par le cuivre, on peut se servir du soufre qui se trouve sous la main. Il faudra faire rougir un plateau de fer et y laisser fondre le soufre, de manière à le recevoir à l'état de fusion dans un vase plein d'eau ; on agite cette eau ; et dès que le dépôt s'est fait, donnez à boire par petites tasses, coup sur coup. Ce moyen est également utile dans les empoisonnements par les autres métaux. Si l'on n'est pas en mesure d'employer immédiatement le soufre, se servir de blanc d'œuf.

Plomb. — Dans ce cas : administrez 1° sulfure de fer, comme il a été dit à l'article **cuivre** ; 2° sulfate de magnésie ou sel d'Epsom ; 3° sulfate de soude, ou sel de Glauber : le premier de ces moyens est le meilleur ; le second suppléerait le premier s'il manquait ; faites dissoudre trente grammes de ce sel dans une bouteille d'eau chaude, et donnez-en à boire souvent et beaucoup, en raison de la quantité du poison ; 4° blanc d'œuf ; 5° savon ; 6° lait. — Après le sel ou le savon, administrez des boissons et des lavements mucilagineux.

Pierre infernale (azotate d'argent). — Administrez dans ce cas : Sel de cuisine dissous, pris en grande quantité, aidé plus tard par des boissons mucilagineuses.

Antimoine, émétique (tartre stibié). — Ici convient : 1° décoction de noix de galle ; d'écorce de chêne ou de grenade ; 2° café pur en grande quantité ; 3° boissons mucilagineuses.

Contre les convulsions, *op.* **GG** ; contre les nausées et autres souffrances, *ipec.* **GGG**.

Étain. — Dans l'empoisonnement par l'étain, donnez : 1° blanc d'œuf ; 2° sucre ; 3° lait. Les empoisonnements par ce métal sont très-fréquents, parce qu'il arrive souvent de laisser séjourner dans les plats d'étain des substances acidifiables, dont on fait usage plus tard ; et l'on sait que le plomb entre souvent en combinaison avec l'étain. Tout ce qui est acide ou aigrelet ne doit donc jamais rester longtemps dans les ustensiles métalliques pour s'y refroidir. Il en est de même des cuillers d'argent, d'étain, et étamées qu'on laisserait séjourner avec les substances alimentaires. On ne doit se permettre de laisser les aliments acides que dans les vases de bois, de cristal ou de faïence.

Les souffrances chroniques consécutives aux effets de l'étain sont heureusement modifiées par *puls*.

F. — Des poisons végétaux. — Leurs antidotes, leur traitement.

Des champignons vénéneux. — Les effets de ces champignons se font sentir quelques heures après l'ingestion. Le ventre se ballonne, et l'on sent des coliques vers la région épigastrique. Presque en même temps ont lieu, avec la soif, des nausées, le hoquet, l'anxiété, les vomissements, et la diarrhée; en outre, froid dans les extrémités, pouls petit, étourdissement, vertiges, rêvasseries et convulsions. — Dans ce cas, provoquez le vomissement principalement avec l'eau froide et en grande quantité; dans les intervalles, donnez le charbon végétal pulvérisé et mélangé avec de l'huile jusqu'à consistance de cérat; si cela ne soulage pas, donnez avec prudence à sentir l'ammoniaque liquide. — Contre le reste des souffrances, le vin ou le café conviendront le plus souvent.

Du seigle ergoté. — Le seigle ergoté est nuisible aux hommes comme aux animaux. Le meilleur moyen d'agir contre ses mauvais effets consiste à faire respirer la vapeur d'une infusion de morelle noire. On pourra, à l'égard des animaux, l'employer en fomentations. On obtiendra le même résultat avec *tinct. solan. nigri* étendue dans l'eau.

Les **plantes** qui contiennent un **suc laiteux**, âcre, telles que les euphorbes et autres végétaux qui croissent dans les jardins, et dont l'action est corrosive au contact, réclament, en cas d'accident, des lotions avec l'eau de savon, et plus tard avec l'eau-de-vie. Si le suc touche l'œil, employez l'huile d'amandes douces, du beurre non salé ou du lait; s'il en pénètre dans l'estomac, l'eau de savon, le lait, etc., conviennent; mais abstenez-vous de tout acide et de médicaments vomitifs. La même règle s'applique à l'égard de toutes les plantes âcres, corrosives, caustiques, comme les euphorbes, la gomme-gutte et autres.

On emploiera contre les suites fâcheuses des **plantes narcotiques**, dont l'effet est d'enivrer, d'ôter l'usage des sens et de produire des accès de folie et de rage, le *café pur* en grande quantité et en lavement. Le vinaigre sera un moyen efficace contre la plupart d'entre elles, comme l'opium, le laudanum, la tête de pavot, le datura stramonium (pomme épineuse), la jusquiame, l'aconit, etc., etc.; et si le malade a la figure animée, injectée de sang, les yeux rouges, le regard fixe et hagard, les aspersions d'eau froide trouveront un emploi utile.

Dans le cas où l'empoisonnement proviendrait de substances contenant de l'acide prussique, qui se reconnaît à l'odeur de l'amande amère, et qu'on trouve dans les amandes amères proprement dites, dans les noyaux de pêche, de cerise, de prune, dans les feuilles de laurier-cerise, ainsi que dans les eaux distillées de ces substances, et dont l'action toxique se révèle par la pesanteur, l'ivresse, l'anxiété, surtout de la poitrine, par une accélération du pouls qui ne tarde pas à se ralentir, par un engourdissement paralytique, ou par une sensation comme si la paralysie allait survenir; dans ces diverses circonstances, le café noir est le moyen principal, de même que l'ammoniaque, lorsqu'il se présente un danger imminent : dans ce cas, on emploiera l'ammoniaque en olfaction avec ménagement; on pourra même en verser quelques gouttes dans un grand verre d'eau, dont on donnera de temps en temps une cuillerée à café.

Dans les empoisonnements par l'**opium**, qu'ils aient lieu par l'opium brut ou le laudanum, ou par des graines de pavot, ou par suite d'une décoction de têtes de pavot administrée imprudemment et sans réflexion aux enfants pour leur procurer un peu de sommeil, le café est encore ici le meilleur moyen. En attendant qu'on l'ait préparé, employez le vinaigre. Si le malade est tombé dans un complet engourdissement, on peut recourir à la flagellation sur le dos et sur les fesses jusqu'à ce qu'il revienne : l'émétique est inutile ; et si le café ne provoque pas le vomissement, il faut le déterminer par des boissons d'eau froide ou par la titillation de la luette, à l'aide de la barbe d'une plume. Une infusion d'avoine sera quelquefois utile ; et on la préparera en versant trois tasses d'eau bouillante sur une poignée d'avoine préalablement lavée. On en donnera de temps en temps une cuillerée à thé. Il sera bon de donner plus tard quelques prises d'*ipec.* et, s'il reste quelques souffrances, administrez quelques jours après *merc. subl.* — Contre les effets de datura stramonium, donnez pareillement le café ou le vinaigre en grande quantité, et, s'il ne survient pas de vomissement, employez le tabac ; contre les souffrances consécutives, *nux vom.*

Dans l'empoisonnement par le **sumac vénéneux** (*rhus toxicodendron*), qui détermine une affection semblable à l'érysipèle, il ne conviendrait pas de pratiquer de fortes frictions cutanées, et encore moins d'employer des moyens répercussifs, comme l'eau de Goulard et divers onguents. Mais faites des lotions soigneuses avec l'eau de savon, et, si elles ne suffisent pas, cherchez à apaiser les démangeaisons de la peau et ses brûlements avec de l'amidon ou la poudre à poudrer que vous emploierez en frictions avec un grand ménagement ; ne donnez rien d'échauffant et de fort à l'intérieur, et administrez *bry.*, que vous ne répéterez pas si les symptômes vont en diminuant, mais que vous donnerez de nouveau à chaque aggravation. Si cette affection atteint plutôt la figure, ou si elle s'accompagne de grandes chaleurs contre lesquelles *bry.* reste sans effet, administrez *bell.*

Dans les empoisonnements par la **spigélie** (*poudre aux vers*), que l'on donne contre les vers, faites sentir le camphre, donnez à l'intérieur le café pur, et si, après quelques jours, il reste encore quelques symptômes consécutifs, comme battements de cœur, vertiges, etc., administrez *merc. viv.*

Dans les empoisonnements par le **camphre**, donnez du café pur jusqu'à produire le vomissement. Contre ses suites *op.*, toutes les heures, jusqu'à ce qu'il y ait amélioration.

Contre les effets du **safran**, employez les mêmes moyens.

Contre les suites de l'**huile de térébenthine**, *op.*, *bell.* ou *bry.*

Contre les effets nuisibles de toute autre substance végétale, donnez le camphre à sentir; s'il ne suffit pas, café pur à boire; si ces effets sont étourdissants, employez le vinaigre mitigé; s'ils produisent de grandes douleurs, l'eau de savon et le lait.

G. — Des poisons du règne animal. — Leurs antidotes et leur traitement.

Les mouches **cantharides**, et les emplâtres cantharidés, renferment un poison violent, dont l'action devient très-dangereuse s'il s'en introduit dans l'estomac ou dans les yeux. Il en résulte un brûlement très-intense qui s'augmente par l'application de l'huile et des corps gras. — Le meilleur moyen de le combattre à l'intérieur et à l'extérieur, c'est le blanc d'œuf ou des boissons tièdes mucilagineuses. Pour l'application qui en sera faite aux yeux, on aura soin de ne l'employer que dans un état de consistance très-épaisse, et même, au besoin, on se servira de farine. On évitera de les laver et de les frotter avec force, mais on s'attachera à en extraire avec l'extrémité d'un petit morceau de linge roulé les parcelles de venin, ainsi que les substances qui auraient été employées comme moyen de soulagement.

Pour les suites fâcheuses des cantharides, des emplâtres-vésicatoires et d'autres insectes, le *camphre* est le moyen principal. Faites-le flairer à tout moment, et frictionnez les parties souffrantes avec l'alcool camphré; les tempes, quand il y a céphalalgie; les lombes, les aines et la région supérieure et interne des cuisses, quand il se déclare des douleurs violentes des reins ou de la vessie.

On emploiera encore le camphre en olfaction et en frictions contre les effets du **miel vénéneux**; à l'intérieur, on donnera du thé ou du café pur.

Le **poil des chenilles velues** produit quelquefois de violentes inflammations. Il ne faut pas se frotter les parties qui ont été touchées; on ne ferait qu'augmenter le mal; mais appliquez-y des compresses camphrées ou imbibées d'alcool camphré.

Les **coquillages venimeux** se trouvent quelquefois mêlés avec les bons, et produisent des accidents toxiques que l'on combat, soit en provoquant les vomissements s'il y a des nausées, soit en donnant à prendre d'un mélange de charbon de bois pulvérisé, de sucre et d'eau; ensuite en faisant sentir le camphre, et plus tard en donnant à boire du café pur. S'il survient des éruptions et un gonflement du visage, donnez *bell*.

Si des accidents toxiques surviennent après avoir mangé d'un **poisson venimeux**, donnez du charbon pilé et mélangé avec l'eau-de-vie; si cela ne soulage pas, administrez quelques heures après du café pur; si cela reste encore sans effet, donnez du sucre à manger en grande quantité, ou de l'eau sucrée à boire; et si ce dernier moyen reste impuissant, le vinaigre mitigé sera administré à l'intérieur et à l'extérieur.

Le **venin** ou l'**urine** des **crapauds**, des **lézards**, des **grenouilles**, vient-il à rejaillir dans les yeux, nettoyez-en le dedans avec la salive d'un homme sain, et donnez toutes les heures *acon.*, tant qu'il y a aggravation. Si ce venin s'est introduit dans la bouche, prenez d'abord une petite cuillerée à café de charbon pilé, que vous mêlerez avec du lait ou de l'huile; et, s'il produit subitement des accidents dangereux, donnez à sentir l'esprit de nitre. Plus tard administrez *ars*.

Il se développe un **principe toxique** dans la graisse rance, dans les fromages, dans les vieux saucissons, dans les viandes gâtées, dans les boudins, dans toute espèce de charcuterie, comme fromage de cochon, jambon, etc.; et cela lorsque ces diverses substances n'ont pas été assez bien préparées pour une longue conservation; alors elles acquièrent un goût huileux, aigrelet, désagréable, âcre et rance. Ce poison se produit quelquefois très-rapidement, et à ce point qu'il peut arriver que ce qui est bon aujourd'hui soit malfaisant le lendemain. Le signe principal de cette espèce d'empoisonnement consiste, en outre d'une véritable pyrosis (fer chaud) et de nausées aussitôt après avoir mangé, dans la sécheresse du gosier qui gagne quelquefois la bouche, les fosses nasales, les oreilles et même les yeux; puis les paupières, les narines; l'extrémité des doigts se dessèche et se gerce et souvent même s'atrophie complétement. La voix devient rauque aussitôt, le pouls lent et faible; la faim et la soif se prononcent d'une manière extrême, et à peine si le malade peut avaler. Ces symptômes s'accompagnent d'une grande faiblesse avec tendance à la paralysie ; les paupières sont comme paralysées, la pupille se dilate et la vue devient faible comme si elle se couvrait d'un voile; il peut même y avoir diplopie. Le ventre est tendu, il y a douleur et constipation: sur la fin, cet état se complique de la roideur des articulations du genou et du pied. Et si la mort ne survient pas au bout de quelques jours, il en résulte dans tous les cas une maladie longue et incurable.

Celui qui a mangé de ces mauvaises viandes ne tarde pas à éprouver quelques-uns des symptômes précédents; qu'il y prenne garde, il n'a pas de temps à perdre : ces accidents peuvent marcher rapidement. Si le mal éclate dans les quatre à cinq heures qui suivent le repas avec envie de vomir, donnez à boire de l'eau tiède et excitez le vomissement. On regarde souvent les symptômes d'ardeur et de sécheresse du gosier comme dépendant des aigreurs de l'estomac, et l'on s'empresse d'administrer la magnésie; elle n'est ici d'aucune utilité. Il arrive même qu'on les considère comme la suite d'un poison caustique, et l'on fait boire de l'huile et du lait ; ils restent aussi sans résultat. Les acides sont le seul moyen qui puisse soulager. Aussitôt que l'estomac est débarrassé par le vomissement, donnez à l'intérieur du vinaigre affaibli ; employez-le aussi en lotions et en gargarismes. On doit donner la préférence au suc de citron ; et si les acides finissaient par fatiguer l'estomac, on les remplace par le sucre. On peut pareillement permettre une tasse de café, et encore mieux une forte infusion de thé noir. Néanmoins, si la sécheresse résiste ou revient toujours, si après des lavements mucilagineux il n'y a point de selles, donnez *bry.* et attendez tranquillement six heures. Si quelques symptômes s'amendent, mais pour peu de temps, répétez *bry.* Toutes les fois qu'il y a aggravation, n'employez de lavements que ceux qui seront composés d'eau tiède mucilagineuse, acidulée avec le vinaigre ou jus de citron. Ce que *bry.* n'enlèvera pas cédera à *verat.* ou à *acid. phosph.*; s'il reste encore des symptômes de paralysie ou d'atrophie, alors *ars.* est quelque fois très-utile.

H. — Des poisons engendrés par la maladie dans les hommes et les animaux.

Il se développe chez les **hommes** et les **animaux malades**, quel que soit d'ailleurs le genre d'affection qu'ils aient, une **espèce de miasme** analogue à celui que nous avons vu se produire dans les substances animales en décomposition. Ce miasme varie comme les maladies qui l'engendrent. Quelquefois doué d'une influence peu marquée sur les organisations qui s'y trouvent exposées, d'autres fois il contracte une activité essentiellement délétère quand il pénètre dans l'estomac ou le torrent circulatoire.

Ce n'est donc pas sans raison qu'on doit se tenir éloigné des émanations des malades, et qu'on doit obéir au mouvement tout instinctif de répugnance qui nous avertit de leur nuisible influence. Dès lors il faut avoir la précaution de ne pas se servir des vêtements et du linge des personnes qui ont été longtemps et dangereusement malades. On n'a pas assez de cette prudence, et l'on n'en prend pas assez à l'égard des animaux malades; on doit redoubler de précautions. On sait combien cette émanation miasmatique est dangereuse dans la morve, maladie qui se transmet à l'homme sous les apparences d'une maladie différente. Les excréments des animaux malades sont encore plus nuisibles; leur salive et la matière ichoreuse qui découle de leurs abcès sont toujours toxiques. Les cochons couverts de pustules et d'exanthèmes, n'en sont pas moins tués pour servir d'aliments et même avec la certitude que leur chair est nuisible.

La maladie la plus dangereuse dans cet ordre est celle qui affecte **la rate des bêtes à cornes**. Leur sang peut, en tombant sur la main, avoir un effet contagieux. On a vu cet accident se produire en écorchant ces animaux, pratique à laquelle on ne se livre que par avidité et par ignorance. Il en est de même de la préparation et du tannage que l'on fait subir à leur peau. Et leur chair, fût-elle même salée et fumée, n'en reste pas moins un véritable poison; elle amène toujours la mort ou une maladie lente et incurable.

L'affection de la rate est la cause constante de cette **maladie charbonneuse;** elle se reconnaît chez les animaux à un état de tristesse subite, au chancellement, au tremblement qu'ils éprouvent surtout après l'abreuvage, à une chaleur sèche, à une respiration courte; c'est pendant la manifestation de ces souffrances que le charbon se forme. Si l'on ne peut sauver les animaux par de fréquentes et fortes aspersions d'eau froide ou par l'arsenic, la mort survient très-promptement. Dans ce cas, on s'attachera à préserver les autres animaux par l'usage externe de l'eau froide. L'animal mort doit être profondément enfoui dans la terre, et l'on se gardera bien de le toucher avec les mains. Tout ce qui s'est trouvé en contact même le plus léger, doit être brûlé, ou enterré, ou purifié par l'eau chlorurée (solution de chlorure de chaux).

L'individu auquel cette maladie a été communiquée, se sent abattu, faible, frileux; il lui survient çà et là quelques taches avec un point noir dans le milieu, qui se convertit bientôt en un bouton bleu, et puis en un charbon gangréneux. Il faut bien se défendre d'y appliquer des cataplasmes, ni rien de chaud et d'humide; pratiquer une saignée est très-nuisible. Le seul moyen convenable est le repos, la diète absolue, accompagnés de l'usage d'une grande quantité d'eau fraîche en boisson à l'intérieur, et en aspersion à l'extérieur, en ayant soin de sécher tout aussitôt. Par la bouche on donnera *ars.* que l'on répétera à chaque aggravation.

Les objets qui ont servi à un cheval charbonneux doivent être soumis aux lotions d'eau chlorurée; néanmoins ils peuvent encore nuire beaucoup, s'ils ne sont exposés longtemps au soleil. Si une personne a touché un cheval atteint de charbon, et qu'elle en ait été infectée, elle doit exposer la partie contaminée à l'action d'une forte chaleur, comme cela est conseillé pour la morsure des serpents. Si les symptômes d'infection se sont déjà déclarés, donnez *lach.* toutes les six, huit ou dix heures; si cela ne soulage pas, *acid. phosph.*, et, ce dernier restant sans effet, *ars. alb.* Plus tard, si c'est nécessaire, on peut donner *sulph.*; et si après quelques semaines encore les suites de l'infection n'ont pas disparu totalement, *calc. carb.* Ces divers moyens seront administrés tous les cinq ou dix jours, et ne seront pas répétés tant que l'amélioration se continuera. Les chevaux peuvent souvent être guéris par *acon., rhus* et *ars.*

I. — **Des empoisonnements par lésions externes, piqûres ou morsures des animaux, leurs antidotes et leur traitement.**

Les **piqûres** des *araignées,* des mille-pieds, des scolopendres armés d'un dard à la bouche, des scorpions qui portent leur dard à l'extrémité de leur queue, des abeilles, des guêpes, des frelons, de quelques espèces de mouches, des punaises avec leur suçoir, sont rarement dangereuses; mais elles deviennent souvent fort incommodes, et peuvent avoir des suites fâcheuses, par la multitude des petites plaies qu'elles laissent si elles atteignent les parties délicates du corps, comme cela se voit chez les enfants et les personnes impressionnables et dont la peau est fine.

Le principal moyen dans cette circonstance, c'est l'*olfaction du camphre* et le lavage à l'eau froide. Si l'on peut se procurer l'insecte qui a fait la piqûre, on l'écrase et on l'applique sur la partie souffrante. Si l'on peut supporter l'ardeur du feu, on approchera du mal, soit un charbon enflammé, soit une tige de fer rouge, soit un cigare ou une pipe allumés, aussi près que faire se pourra, et jusqu'à ce que la douleur ait disparu.

Lorsqu'on est poursuivi par les **abeilles,** il faut bien se garder de les chasser en se débattant avec les mains, ce qui est tout au moins inutile et ne fait que les exaspérer. Si, après qu'on est parvenu à se débarrasser d'une première attaque survenue dans la proximité d'un bouquet de broussailles, on est surpris par un nouvel essaim, et qu'il s'en soit posé grand nombre sur la tête, et qu'il n'y ait pas dans le voisinage de l'eau où l'on puisse se plonger, alors il ne reste plus qu'à se coucher à terre, la figure contre le sol, en se garantissant les tempes avec les mains; on reste dans cette position jusqu'à ce que les insectes s'en soient allés. Les piqûres sont touchées avec la salive, et puis on les grattera avec les ongles de manière à en faire sortir le dard et le venin. Ensuite on prend après avoir creusé aussi profondément que possible, de la terre noire et fraîche qu'on applique sur les plaies, et l'on renouvelle cette pratique aussi souvent que la douleur l'exige; ou bien encore on racle de la craie sur la piqûre, ce qui soulage instantanément. On peut encore frotter de miel les parties vulnérées, si l'on n'a pas employé un des moyens précités. Si une abeille a piqué l'œil ou la bouche, il convient mieux de se servir de miel; on fera son possible pour sortir le dard de la bouche en grattant, et de l'œil, au moyen d'une petite pince. C'est alors qu'on fait respirer le camphre, ou qu'on donne *bell.*, *arn.* ou *puls.*

Ce que nous venons de dire au sujet des piqûres des abeilles s'applique aux **piqûres des guêpes;** seulement, dans les piqûres des guêpes et de tous les autres insectes, le dard ne reste pas dans la plaie. On aura soin de recommander aux enfants de ne point mordre, ou de le faire avec précaution, dans les pommes ou poires piquées, car il s'y trouve souvent des guêpes, et une piqûre ainsi faite dans la bouche ne laisse pas que d'être dangereuse.

Dans le cas où les piqûres ont porté sur les parties délicates, à la suite desquelles il y a rougeur, engorgement et fièvre, faites aspirer le camphre jusqu'à ce qu'il en résulte un soulagement. Si l'inflammation augmente, qu'on donne *acon.*; si ce moyen est insuffisant, *arn.* Si la langue est enflée et qu'*acon.*, après une demi-heure, n'ait produit aucun effet, ni *arn.* après une ou deux heures, qu'on donne alors chaque demi-heure, ou toutes les heures, *bell.* diluée, une cuillerée, jusqu'à amélioration décidée. Si ces divers moyens ne suffisent nullement, qu'on donne de la même manière *merc. viv.* — Si l'œil est très-enflé, un moyen efficace est *acon.* et *arn.* alternés. Du reste, il est mieux dans ce cas de n'appliquer que de l'eau fraîche. Contre les douleurs consécutives qui ne disparaîtraient pas après quelques jours, *merc. viv.* convient le plus souvent.

On parvient à chasser les **cousins** qui ont envahi une chambre, en faisant brûler du sucre brut sur une pelle rougie ; quelques instants après on ouvre les croisées pour laisser sortir la fumée, et l'on se hâte de la refermer. Quant aux piqûres qu'ils font, il suffit, pour en détruire l'effet, de se frotter les parties piquées avec du suc de citron.

On se gardera de faire disparaître trop promptement les piqûres des insectes, si elles sont trop nombreuses ; il y aurait là l'inconvénient qui suit la répercussion des éruptions ; il convient de donner préalablement *acon.*, et quelques heures après, *arn.*, et si le lendemain il n'y a pas d'amélioration, *hep. sulph.*

On ne peut recommander rien de mieux contre les morsures ou piqûres des insectes vénéneux que ce qu'on vient d'indiquer ; on doit y persévérer tant que dureront les souffrances.

Relativement à la **piqûre des serpents**, il importe de s'assurer tout de suite si le reptile est ou non venimeux. Ceux qui le sont portent à la mâchoire supérieure deux glandes à venin, correspondant à deux dents très-grandes et très-longues ; et ceux dont les mâchoires sont armées de deux rangées de dents n'ont pas de poison. — A la suite d'une morsure d'un serpent venimeux, on ressent ordinairement une douleur violente, lancinante et quelquefois brûlante.

Si le serpent n'a pas de venin, il suffira de mettre dans la plaie un peu de sel ou de la poudre à canon. — Dans le cas contraire, si la morsure est venimeuse on placera au-dessus de la plaie une ligature au moyen d'une bande large de deux travers de doigt, ou bien un mouchoir, ou ce qu'on a, même une courroie ou une corde qu'on serre fortement et de manière à intercepter la circulation et à empêcher momentanément le sang de se porter au cœur. On laissera en place cet appareil tout le temps qu'il pourra être supporté, ou jusqu'à ce que tout danger soit passé. Mais le meilleur remède consiste à exposer la partie mordue à une forte chaleur. Ce qu'on peut se procurer au plus tôt est bon, soit un fer rouge ou un charbon ardent, et au besoin un cigare allumé, qu'on approchera autant que possible de la partie blessée, mais point trop près pour ne pas brûler la peau ou provoquer une douleur trop violente. Il faut donc prendre garde de brûler la plaie, parce que les vaisseaux sanguins en seraient détruits.— Dès que l'instrument rougi par la chaleur se refroidit, il faut le remplacer immédiatement par un autre. En conséquence, on aura à cet effet un petit foyer ardent en permanence. Cette chaleur devra porter uniquement sur la plaie, et dans un petit rayon. On ne soufflera pas sur l'instrument qui affronte la plaie, parce que la peau en subirait un refroidissement. On se servira d'huile ou de graisse pour oindre le pourtour de la plaie dans l'étendue de deux travers de doigt, et l'on renouvellera ces onctions à mesure qu'elles sécheront. Si l'on n'a ni huile, ni graisse, qu'on emploie le savon ou même la salive. Qu'on ait l'attention d'essuyer avec précaution tout ce qui sort de la plaie. On continuera d'appliquer la chaleur jusqu'à ce que le malade commence à éprouver des frissons et des tiraillements. Si les frissons et les tiraillements arrivaient trop tôt, on n'en persévérera pas moins pendant une heure à appliquer la chaleur, pourvu que le malade puisse la supporter, ou jusqu'à ce que les effets immédiats du venin aient cessé. Si les souffrances se reproduisent, il faut recommencer le procédé ci-dessus indiqué.

On emploie en même temps, et sans perdre une minute, des remèdes à l'intérieur, soit un peu d'eau salée ou une pincée de sel, ou de la poudre à canon, ou même un peu d'ail. Si, malgré cela, les souffrances persistent, il faut administrer du vin ou de l'eau-de-vie par goutte, ou même par une demi-cuillerée à café à la fois, et l'on fait ainsi toutes les deux ou trois secondes, jusqu'à ce que la douleur ait cédé. On recommence de la sorte toutes les fois que le mal semble renaître. Si les douleurs lancinantes deviennent plus vives et se portent de la plaie au cœur, et que la plaie devienne bleue, tachetée et enflée ; s'il y a des vomissements, des vertiges et des évanouissements, qu'on donne à l'instant *ars*. Si, malgré cela, les accès augmentent, on répète la même dose quelques heures après. Si rien n'y fait, qu'on y revienne une demi-heure après. S'il y a amélioration, qu'on attende jusqu'à ce que le mal reparaisse. Si l'on a employé à deux ou trois reprises ces divers moyens sans succès, qu'on donne *bell.* ; *seneg.* est quelquefois bon en infusion. Contre les douleurs consécutives et persistantes on fait souvent usage, et avec avantage, de *phosph. ac.*, ou quelquefois de *merc. viv.*

On a recours quelquefois à la succion de la plaie, ce qui, dans tous les cas, ne nuit pas sensiblement à la personne qui s'en charge, si du moins elle est exempte d'égratignures ou d'aphthes sur les lèvres ou la bouche. Cependant il est bon de passer préalablement un peu de sel ou d'ail dans la bouche. Il faut sucer fortement et de continue, et cela, après avoir élargi et aplàti la plaie en la tiraillant avec les doigts ; et pendant la succion, il convient de frictionner autour de la plaie avec force, et de porter surtout les frictions vers la région du cœur. Immédiatement après on frotte la plaie avec un peu de sel pulvérisé, tant qu'elle peut en recevoir, ou avec de la poudre à canon, de la cendre de tabac, du tabac à chiquer, de la cendre du foyer, ou, en un mot, ce qu'on a à portée ; cependant les premiers moyens sont les plus efficaces. Pendant l'application qui en est faite, le malade se tiendra calme et tranquille autant que possible, car chaque mouvement, chaque émotion de crainte rendrait sa position pire.

Les morsures des **chiens** ou d'autres **animaux enragés**, ou même de tout **animal en colère**, seront traitées dès le principe comme celles des serpents.

L'application de la chaleur sera faite et durera jusqu'à ce

qu'il se déclare des frissons, et on la répétera trois ou quatre fois une heure durant, jusqu'à ce que la plaie soit fermée et que la cicatrice soit complète. — L'ustion de la plaie, sa déchiqueture, la provocation à la faire suppurer, et tous autres procédés cruels, sont tout au moins inutiles ; car, plus on tourmente la plaie, plus est prompte la diffusion du venin dans l'organisme. Certains médecins ne font ainsi que pour se donner des airs capables, que pour servir leur manie d'opérer ; d'ailleurs, on sait bien que ces sortes de manœuvres n'ont jamais produit le moindre résultat avantageux. Après avoir employé les moyens précités, il suffira d'abandonner tout simplement la plaie à elle-même ; la nature saura bien en opérer la cicatrisation ; mais, par précaution, on ne négligera pas de se conformer à ce qui est plus bas indiqué, ou tels autres moyens qui commandent la confiance, et cela jusqu'à ce que la cicatrice ait pris le ton naturel de la peau. — Si la plaie menace de se rouvrir et que la cicatrice redevienne dure, il ne faut pas hésiter à recommencer le traitement. Quelquefois après sept jours, ou même plus tard, et si le malade a de légers accès de fièvre, il se forme au-dessous de la langue une vésicule qu'il faut enlever avec les ciseaux ou par tout autre instrument, et l'on se rincera la bouche avec de l'eau salée. — Un autre moyen, qu'on a employé avec succès, c'est le bain de vapeur. Si on le peut, on doit y avoir recours plusieurs fois, après avoir été mordu ; on fait en cela une chose fort utile. Qu'on l'emploie donc et à la moindre apparence de signes suspects, comme s'il se déclarait, par exemple, une soif subite immodérée, des frissons, de la répugnance pour les boissons et de l'horreur pour tout scintillement, avec grande sensibilité à l'air froid, à l'encontre du vent, avec tristesse et abattement. Le bain de vapeur peut même être employé lorsque les crampes ont commencé. Cet appareil de bain sera établi de façon à envelopper hermétiquement le malade, et à ce qu'il ne se perde pas de vapeur ; la moindre fuite nuirait aux effets qu'on attend de ce bain. Si les crampes se sont déclarées, on enveloppera le malade dans un drap, de manière qu'il ait les pieds et les mains maintenus ; le cou et la tête doivent être libres. Comme on ne fait usage de ce bain que pour aller au-devant des accidents, il sera de deux heures ; mais si la maladie s'est manifestée, il devra durer tout le temps que les crampes persisteront. Comme moyen préservatif, on peut se servir, matin et soir, d'*hydroph.*, qu'on répétera tous les sept jours, et cela jusqu'à ce que la fièvre, la diarrhée, une perte de sang et tels autres symptômes aient lieu ; après quoi on donnera *canth.* 3, tous les jours, jusqu'à réaction maladive. S'il se manifeste des éruptions à la peau, il n'y a pas à les combattre par des remèdes externes ; elles disparaîtront d'elles-mêmes. Si, après avoir employé ces divers moyens, il vient à se déclarer une véritable horreur de l'eau, tant mieux ; le mal n'en deviendra que plus facile à attaquer. Si les symptômes d'hydrophobie se déclarent tout à fait, on donnera *bell.* **T.**, au début des crampes. Si l'accès augmente d'intensité, donnez-en encore une fois, et continuez tant que s'accroîtront les accidents ; et s'ils se maintiennent au même degré de souffrance, donnez *hyosc.* **T.**, délayé dans l'eau. Si cela ne produit rien, *canth.* **T.** — Quant à tous les remèdes que l'on préconise contre l'hydrophobie, et à tous ceux qu'on invente toujours et partout, il ne faut en faire aucun cas, car pas un n'a jamais guéri un chien enragé. On ne leur donne un grand crédit que dans l'idée qu'ils peuvent prévenir le mal. Or, règle générale, comme sur vingt personnes mordues, il n'y en a qu'une qui devienne enragée, n'importe qu'on ait ou non employé l'un de ces moyens, on ne prouvera jamais qu'ils ont prévenu la maladie sur les autres, car sur beaucoup de gens elle n'est qu'imaginaire, et alors tous les moyens sont bons. Voilà pourquoi il ne faut pas compter sur les vertus tant vantées de ces remèdes. Il devient dès lors absurde d'exposer tout individu mordu aux diverses tortures, telles que le feu, les saignées abondantes, etc. Chez la plupart, tout cela n'est point nécessaire, et chez d'autres, où le venin s'est réellement introduit, cela ne peut servir à rien.

Parmi les moyens vulgaires, on doit signaler les vers luisants; mais ceci demande à être examiné.

Si à la suite de la morsure d'un animal furieux, ou même de l'homme, il se déclare de fâcheux accidents ou des abcès, employez *hydroph.*

Dans le cas où du suc animal en putréfaction viendrait à toucher une plaie, que ce soit du pus ou une matière en *détritus* provenant de l'homme ou d'un animal, donnez *ars. alb.*

S'il tombe sur une plaie du sang ou de la salive provenant des animaux malades de la rate, on emploiera les remèdes recommandés à la page 121, où il est question de la morve des chevaux.

Le principal remède à employer dans ces diverses circonstances, et qu'il faut appliquer tout de suite, est l'eau chlorurée que l'on trouve dans toutes les pharmacies.

Dans toute morsure d'animal furieux, où il est à présumer qu'il y a eu imprégnation de sucs maladifs, putrides et de sang corrompu, lorsqu'il y a eu nécessité de toucher à des animaux ou à un homme atteints d'affection contagieuse ou dangereuse, le meilleur moyen préventif sera de présenter les mains à une chaleur très-élevée, et cela tant qu'on pourra la supporter, de cinq à dix minutes, après quoi on se lavera soigneusement avec de l'eau chaude et du savon.

CHAPITRE VIII.

DES BLESSURES OU LÉSIONS MÉCANIQUES.

§ 1. — DES COMMOTIONS.

Les **commotions** du corps à la suite d'une chute, d'un coup, d'un choc ou de tout autre accident de même nature, peuvent produire des douleurs et des souffrances de divers genres. Quelquefois les parties internes en éprouvent une sorte d'extension ou de déchirement; il survient alors des douleurs qui augmentent le lendemain : comme mal de tête violent, vertiges, souffrances de la poitrine, respiration courte, tussiculation, crachement de sang, mal de reins, douleurs tiraillantes et autres. Le remède principal dans ces divers cas est *arn*. Le malade devra se tenir tranquille autant que possible ; il boira de l'eau froide en abondance ; il lavera souvent les parties lésées avec l'eau froide ; il s'abstiendra de boire et de manger chaud ; il se privera de vin, d'eau-de-vie, de café ou de thé ; les aliments seront sans épices ; peu de sel et point d'acides. Si au moment de recevoir la commotion le malade avait éprouvé un sentiment de terreur ou de violente frayeur, on lui donnera *op.*, et, quelques heures après, *arn*. S'il se trouve mal et qu'il ait perdu connaissance au moment de l'accident, il suffira de lui mouiller la tête, la figure et les bras avec de l'eau froide, et d'administrer *acon*. **o.**; et dès qu'il aura repris ses sens, ou quelques heures après, *arn*. La saignée, dans ce cas, est tout à fait inutile ; car on peut toujours modérer l'inflammation par *acon.*, et accélérer la guérison par *arn*.

Si à la suite d'une chute, d'un faux pas ou de tout autre accident analogue, une *femme enceinte* éprouve des douleurs abdominales violentes, on lui donnera *arn.*, et on lui recommandera de garder un repos complet ; elle se tiendra étendue pendant quelques heures, et évitera pendant plusieurs jours toute espèce d'efforts ou de fatigues : elle évitera ainsi de se blesser. Si, après avoir pris *arn.*, les douleurs conservent encore leur violence, leur gravité, quelques heures après l'accident, qu'on donne *chamom.*, ou tel autre remède qui est indiqué dans l'avortement.

Si après une commotion il reste des maux de tête, et qu'*arn.* n'ait produit aucun effet, donnez *bell.* ou *acid. phosph.*, suivant les symptômes qui sont indiqués à l'article **mal de tête**.

Contre les contusions violentes de la poitrine, *arn.* est très-utile ; rarement on a besoin de recourir à *acon.* ou *rhus*. (*Voyez* plus loin, dans la seconde partie, l'article relatif aux souffrances de la **poitrine**.)

TOUR DE REINS.

Quand on éprouve une violente douleur interne après avoir soulevé un énorme poids, ou qu'on l'a soulevé trop vite, ou quand on a porté un fardeau trop lourd, donnez *rhus toxic.* Si l'on a mal de tête après cet accident, et que *rhus* n'ait pas agi favorablement, donnez à flairer une fois *calc. carb.* Si les douleurs sont violentes et lancinantes, et qu'à chaque mouvement du corps elles augmentent, surtout dans les reins, donnez *bry.*; si après cela il n'y a pas d'amélioration sensible, donnez *sulph.*

Quand le corps s'est roidi dans une forte tension ou que l'on a reçu un coup ; si l'on a excédé ses forces, soit en grimpant par-dessus un mur ou en luttant en plein air, et que quelque temps après on se trouve mal subitement avec envie de vomir, douleur violente dans une partie limitée du ventre, et qu'on y éprouve la sensation comme si tout voulait en sortir, ce qui donne au malade une vive inquiétude et beaucoup d'anxiété, et le provoque à des mouvements involontaires désordonnés ; s'il porte sur la figure l'expression d'une terreur mortelle, alors on donnera une ou deux fois *verat.* On préférera la sixième ou la douzième dilution.

A la suite des légers tours de reins qu'on se donne facilement lorsqu'on y est prédisposé, prenez chaque fois *sep.*

FAUX PAS.

Ils produisent quelquefois des douleurs semblables à celles du tour de reins; dans ce cas, administrez *bry.*; plus rarement *rhus toxic.* Si l'on éprouve des souffrances d'estomac, ce sera *bry.* ou *puls.* Quand il arrive de faire de faux pas, par suite de débilité ou d'une faiblesse naturelle, on prendra chaque fois *phosph.*

MEURTRISSURE.

On ne peut guérir plus vite ce genre de lésions qu'en donnant *arn.* à l'intérieur, et en couvrant les parties meurtries avec des compresses froides. Mais si les douleurs s'aggravent, et que la fièvre survienne, on donnera *acon.*, et, six ou huit heures après, *arn.* Il est rare que l'on puisse avoir besoin plus tard d'une nouvelle dose d'*arn.* Quand un membre a été entièrement écrasé dans l'une de ses parties, il faut tâcher de le rétablir, ce qu'on fera au moyen d'un appareil contentif en carton, et puis on le maintiendra dans sa position naturelle; on le comprimera de temps en temps avec ménagement pour le ramener à son état normal. Toute espèce d'emplâtre ou de frictions sont absolument inutiles; ils sont la plupart du temps nuisibles. En adoptant les moyens ci-dessus, aidés de l'emploi de l'eau froide et d'un régime convenable, on guérit beaucoup plus vite que par l'emploi de tout autre procédé. Chez les individus d'une mauvaise santé, et chez lesquels la suppuration devient abondante, on donnera quelques jours après *hep. sulph.* à flairer ou un globule à l'intérieur. Si l'on a négligé ces moyens, et que l'inflammation se tourne en gangrène, on administrera *chin.* On ne se pressera jamais de recourir à l'amputation. Que de malheureux ont conservé leurs membres pour avoir su résister aux sollicitations du chirurgien!

Si par suite d'une plaie par écrasement un os a été lésé, le tibia, par exemple, ou que la lésion soit consécutive à un choc, à une chute ou à un coup, alors il faudra se servir de compresses trempées dans de l'eau froide, où l'on aura laissé tomber quelques gouttes de teinture de *symph.*

Ce moyen est surtout efficace quand la lésion est très-violente, et que la douleur semble partir du centre de l'os; si les souffrances se font sentir à l'extérieur, et qu'elles s'aggravent par l'attouchement, ou quand la partie est rouge, et que cette rougeur s'étend et prend les apparences d'un érysipèle, employez *rut.* ou bien le suc de la plante, tant à l'intérieur qu'à l'extérieur, comme il vient d'être dit pour *symph. Ruta* convient également dans les chutes légères qui n'entraînent pas d'accidents graves.

BOSSES OU COUPS A LA TÊTE.

Les **bosses** que se font les enfants sur la tête ne doivent jamais être comprimées par un corps plat, si elles sont le résultat d'une chute violente. Appliquez des compresses d'eau froide et donnez *arn.* Si, malgré ces soins, le mal s'aggrave, que l'enfant, au moindre mouvement de tête, éprouve des vertiges ou des douleurs, ou des éblouissements; s'il ne dort pas ou mal; si, étant couché, il agite la tête sur la nuque; si la fièvre et des convulsions se déclarent, alors il est à craindre qu'il ne se forme un épanchement : que l'on donne *bell.* ou *hyosc.*, ou bien encore *hell. nig.* Si cela ne suffit pas, et que l'enfant ait toujours le doigt dans le nez, donnez *chin.* S'il devient plus malade, si les pupilles se dilatent, soit dans l'obscurité ou en pleine lumière, revenez à *bell.*, s'il n'en résulte aucun bon effet à la seconde dose, donnez après quatre ou cinq jours, *hep. sulf.*, qu'on laissera agir douze à quinze jours. Si la marche des symptômes ne s'arrête pas et que la tête prenne un grand développement, s'il se forme une grosseur sous la peau, au sommet de la tête, qui se rend manifeste par un battement visible à l'œil, dans ce cas donnez *calc. c.* Dans un pareil cas, il vaut encore mieux consulter un médecin homœopathe.

YEUX POCHÉS.

Les **meurtrissures des yeux** par suite d'un coup de poing, de bâton, de pierre ou de tout autre accident, seront traitées comme dans les cas précédents ; mais ayez soin de renouveler fréquemment les compresses à mesure qu'elles s'échauffent et qu'elles fatiguent le malade ; que l'on bande convenablement les deux yeux, de manière à empêcher l'air et la lumière de porter sur la vue. On donnera alternativement *acon.* et *arn.*, et chaque fois que les douleurs deviennent plus vives.

ENTORSE.

L'**entorse** consiste dans une violente douleur éprouvée sur les attaches des membres par suite d'une chute ou d'une autre cause mécanique. Quand on ne peut remuer sans douleur le membre contusionné, qu'il s'enfle et devient rouge, *arn.* convient, et, plus tard, on pourra avoir recours à *bry.* On fera toujours l'application des compresses froides ; il sera utile en même temps de faire subir parfois au membre de légers mouvements et toujours sans le fatiguer.

LUXATION.

La **luxation** consiste dans la sortie de l'os de son articulation. Dans ce cas, les douleurs sont excessives, le mouvement est presque impossible, et s'accompagne de grandes souffrances. En explorant le mal, on peut s'assurer facilement si la tête de l'os est déplacée, soit en palpant avec soin la partie, soit en la comparant avec l'autre membre.

Il peut se faire aussi que le membre soit ou plus court, ou plus long, ou qu'il prenne une mauvaise position. Très-souvent cet accident est accompagné d'engorgement, de douleurs violentes, de tension dans le membre, et de fièvre. Le meilleur remède pour l'instant est *arn.*, ou, si l'inflammation se déclare, *acon.*, secondé par des compresses d'eau froide. A défaut de médecin ou de chirurgien, on trouvera difficilement quelqu'un qui veuille se hasarder à rétablir le membre dans sa position naturelle; il ne saura s'il faut tirer dessus ou bien pousser en haut. On comprendra, du reste, combien il serait imprudent de faire des tentatives tout au moins inutiles; en conséquence, qu'on envoie chercher sur-le-champ un bon chirurgien, et le plus tôt ne sera que le mieux. Ainsi, dans beaucoup de cas, il est préférable de transporter le blessé sur un brancard chez le médecin, quoiqu'il y ait nécessité de le rapporter ensuite chez lui. Les compresses d'eau froide et *arn.* donnent toujours un grand soulagement; et une fois le membre arrangé, il est inutile de faire autre chose; on s'en tiendra donc là, car tout autre procédé, soit saignées, soit frictions, etc., est nuisible. On se contentera de faire un pansement convenable; mais dès que l'inflammation commence à disparaître, ce qui arrive après l'emploi d'*arn.* et dans quelques cas après *acon.*, on aura soin de faire mouvoir le membre avec précaution; on évitera ainsi qu'il contracte de la roideur.

FRACTURES.

Elles se reconnaissent quand, à la suite d'une lésion traumatique ou à la suite d'un mouvement subit et violent, on sent à l'instant même dans une certaine portion de l'os une douleur piquante, et si en y portant la main on trouve cet endroit plus gros et inégal, ou qu'on y sente un vide très-sensible, ou si le membre est plus court et fléchit, et si la fracture n'étant pas complète et les parties non divisées, le membre se courbe. Dans cet état, il ne peut accomplir aucun mouvement, et l'on sent dans le point fracturé comme une nouvelle articulation ; et si on lui imprime le moindre mouvement, on entend distinctement, en approchant l'oreille, le craquement des points fracturés.

Qu'on s'adresse dans ce cas à un chirurgien expérimenté ; car ici une fausse manœuvre est difficile à réparer. Aussi vaut-il mieux attendre une journée entière pour se donner le temps de le trouver, que de prendre le premier venu dans un moment de presse, car la guérison des os fracturés ne s'opère pas promptement. Cependant, pour les enfants, il ne faut pas trop différer. Dans les cas les plus ordinaires, il n'y a pas grand inconvénient à retarder de deux fois vingt-quatre heures la réduction de la fracture.

Toutefois il ne faut pas perdre de vue l'engorgement qui se forme et qu'on doit prévenir, si l'on peut. On recommandera de laisser le membre en repos autant que possible. Qu'on applique des compresses froides sur les parties lésées ; qu'on donne à l'intérieur, si le malade est faible à perdre connaissance, *acon.*, et quelques heures après *arn.* S'il survient des douleurs très-violentes, insupportables, accompagnées de mouvements convulsifs, donnez *cham.* et plus tard *arn.* Dans les cas les plus rares, où la douleur est intolérable au dernier point et où les accidents les plus graves se déclarent, on peut procurer quelque soulagement en faisant subir au membre une légère extension. On devra pour cela l'entourer de deux serviettes placées au-dessus et au-dessous de la fracture. On attachera à ces deux liens des cordons que l'on fixera solidement aux deux extrémités du lit, et, dans cette situation, de légères et fréquentes extensions seront exercées sur le membre.

Après avoir mis en rapport les fragments de l'os fracturé, on donnera *symph.* En procédant ainsi, il arrive souvent que la guérison s'opère plus vite qu'à l'ordinaire; cependant, si cette guérison se fait trop attendre, et que les extrémités de l'os ne se prennent pas, comme cela s'observe principalement chez les vieillards, faites tomber quelques gouttes d'*acide phosphorique* affaibli dans de l'eau de chaux; il se forme un précipité qu'on laissera sécher, et donnez-en à l'intérieur une très-petite pincée tous les trois ou quatre jours.

BLESSURES.

Il faut savoir distinguer quelles sont les blessures qui guérissent d'elles-mêmes de celles qui ont besoin d'un traitement médical; il faut connaître aussi la manière d'en favoriser la guérison et ce qu'il convient de faire dans les cas les plus graves, jusqu'à l'arrivée du médecin.

Toute blessure qui n'est pas mortelle guérit spontanément sans aucune espèce d'onguent, de drogues, de frictions, etc. Les remèdes extérieurs sont presque toujours nuisibles; aussi, depuis quelque temps, sont-ils abandonnés par les gens sensés. On doit se borner à un pansement convenable dont la base est l'eau froide; selon les circonstances, on donnera à l'intérieur un médicament que l'on aidera du régime.

Le point le plus important du traitement pour la prompte guérison d'une blessure, c'est d'en rapprocher les bords; on soustrait ainsi la plaie à l'air. Les petites blessures superficielles se guérissent par le rapprochement des tissus divisés, que l'on maintient en rapport, soit par un pansement, soit avec des bandelettes agglutinatives ou la toile-Dieu. Celles des doigts rendent souvent pour longtemps les fonctions de la main difficiles, mais elles se cicatrisent promptement chez les personnes bien portantes, si l'on a soin de faire tout de suite un point de suture, opération bien simple quand on a un peu d'habitude, et qui, du reste, est peu douloureuse. — Commencez par rapprocher les bords de la plaie avec les doigts pour arrêter l'hémorrhagie, et laissez une partie de la blessure en dehors des doigts, afin de laisser de la place pour le point de suture, lequel sera fait avec une aiguille très-fine, chargée d'un fil de lin ou de soie. Si la blessure n'est pas trop étendue, il suffira, pour la réunion des lèvres de la plaie, d'un seul point de suture. On aura le soin de ne pas faire de nœud à l'extrémité du fil. — Si la blessure est triangulaire et profonde, on pointera chaque côté de la plaie avec l'aiguille, et l'on nouera les fils au-dessus; on les coupera, et l'on continuera ainsi le point de suture commencé. Dans ce cas, on se servira préférablement d'un fil court; on évitera par ce moyen beaucoup de souffrance et peut-être une déchirure inutile. On aura donc le soin de s'armer de plusieurs aiguilles, afin de rendre l'opération plus courte.

Si la blessure est large et pénètre au milieu des chairs, on renoncera aux moyens précités comme insuffisants ; on aura recours alors au sparadrap fortement agglutinatif (toile-Dieu) ; on coupera des bandes qui seront plus étroites sur leur milieu que dans les extrémités ; et, après les avoir légèrement ramollies par la chaleur, on les appliquera méthodiquement, c'est-à-dire que la partie étroite de la bande tombera sur la plaie. Ce pansement sera fait de manière à ce que le rapprochement des lèvres de la plaie soit aussi exact à sa surface que dans son fond, et pour cela il convient que les bandes soient assez longues pour leur donner un point d'appui plus étendu. Entre chaque bande on laissera un petit jour, et notamment sur la surface de la plaie, pour que, si la suppuration vient à s'établir, le pus puisse s'écouler facilement.

On mettra le membre blessé dans la position la plus favorable au rapprochement naturel des lèvres de la plaie, et l'on engagera le malade à garder cette position.

Quant aux plaies avec déchirure de la face, du cou, des sourcils, etc., on est quelquefois obligé de faire une suture très-large, ce qui ne peut être fait convenablement que par un homme de l'art.

Dans les plaies pénétrantes produites par les armes aiguës et autres blessures étroites qui ont une grande profondeur, on devra procéder différemment : en faisant le pansement comme il est dit plus haut, on s'exposerait à n'obtenir qu'une cicatrice superficielle, tandis qu'à l'intérieur il s'établirait un foyer de suppuration ; cependant, s'il était possible de faire la compression dans toute l'étendue, dans toute la profondeur de la lésion, tout en la cousant à l'ouverture, qu'on le fasse provisoirement, jusqu'à ce que le médecin vienne, car il faudra toujours le consulter dans ce cas.

Toute blessure, qu'on lui ait appliqué un point de suture ou un emplâtre adhésif, sera pansée dans le but spécial de favoriser la réunion par première intention, comme disent les chirurgiens, afin d'éviter que l'air ne la pénètre ; on aura soin que le membre ne soit pas serré outre mesure par l'appareil de pansement.

Si l'on peut fermer la solution de continuité (blessure) avec un emplâtre adhésif plus simple, qu'on le préfère ; il sera toujours meilleur que le sparadrap dit anglais, lequel est, pour la plupart du temps, fort incommode, attendu que les ingrédients qui entrent dans sa composition provoquent souvent l'inflammation. En conséquence, on préparera soi-même l'emplâtre comme suit. On brisera de la colle de poisson qu'on fera ramollir dans l'eau ; on y ajoutera de l'eau bouillante et un peu d'esprit-de-vin, et l'on fera bouillir le tout jusqu'à ce que la colle soit complétement fondue ; et puis un morceau de toile ou de soie étant fixé sur une table, on y étendra cette colle. Quand la toile ou la soie sera sèche, on en coupera pour l'usage. — On peut aussi faire entrer dans la confection de cet emplâtre, l'*arnica, calendula, hypericum, ruta*, ou d'autres plantes cicatrisantes. On s'en servira avec grand avantage dans beaucoup de cas.

Quand on s'écorche la peau qui recouvre immédiatement les parties osseuses, comme les articulations, les doigts, le genou, etc., il en résulte des plaies qui peuvent devenir très-mauvaises : cet accident est, surtout chez les enfants, une souffrance qui a son importance. — Dans ce cas, voici ce qu'il y a faire : on détache avec soin la pellicule qui tapisse la coque d'un œuf frais et on l'applique sur la plaie par le côté qui regarde le blanc d'œuf, et cela dans la plus grande étendue possible.

De l'hémorrhagie consécutive aux blessures. — Quelque soigneux qu'on ait été dans le pansement d'une blessure, il n'est pas dit pour cela qu'il ne se déclare pas une hémorrhagie consécutive; dans ce cas, il faut s'empresser de couvrir la plaie de compresses à plusieurs doubles, que l'on fixera à l'aide d'un bandage méthodiquement compressif. En même temps, on arrosera le pansement avec des ablutions fréquentes d'eau fraîche. — Mais cela ne suffit pas toujours.

Si l'hémorrhagie s'échappe d'une blessure faite au cou, à la cuisse ou au bras, et que le petit appareil précédent ne suffise pas, il faut s'empresser d'exercer une forte pression sur tout le membre ou sur une partie du cou; puis, on se hâtera d'appeler un médecin.

Si le sang qui sort de la plaie est rouge, rutilant, clair, qu'il jaillisse par saccades, l'hémorrhagie présente encore un plus grand danger; qu'on ne perde pas un instant pour l'entourer des soins d'un médecin; en attendant son arrivée, que l'on comprime le membre au-dessus de la plaie, car chaque minute perdue aggrave le mal. Cette compression sera faite entre la plaie et le cœur, au moyen d'une serviette soigneusement et fortement appliquée. Puis, qu'on recherche la pulsation du pouls au-dessus de cet appareil, jusqu'à ce qu'on l'ait sentie. Dès qu'on l'aura trouvée, qu'on y applique un bouchon en long, et qu'on presse dessus en le couvrant d'une épaisseur de linge qui sera fortement fixée à l'aide de plusieurs tours de bande, de manière à arrêter le cours du sang. Quelquefois, après une compression ainsi faite, le sang sort encore avec plus de force, mais ce n'est que momentané. — Pendant ce temps, qu'on ne néglige pas d'appliquer de l'eau froide ou de la glace sur la blessure.

On accepte souvent avec légèreté, dans l'espoir d'arrêter plus promptement une hémorrhagie, des pratiques tout à fait inutiles et même nuisibles. Dans un moment de préoccupation, on charge la plaie de plusieurs épaisseurs de linge pour s'opposer ainsi à l'effusion du sang, et l'on ne fait que la masquer. En outre, l'eau froide ne peut pénétrer à travers ce tas de linges. — Dans les cas les plus graves, on devra faire l'application d'un appareil de compression au-dessus et quelquefois au-dessous, et l'on réunira ces deux pansements sous une bande commune, de manière à ne former qu'un appareil ; on le mouillera ensuite avec de l'eau froide, et l'on suivra les autres prescriptions.

On emploie fréquemment, pour arrêter les hémorrhagies, des moyens empiriques qui sont tous plus ou moins nuisibles, parce qu'ils rendent la circulation plus difficile en salissant la surface de la plaie et en y déposant des corps étrangers dont le travail suppuratif aura à la débarrasser : tels sont le vinaigre, toute sorte de baume, toile d'araignée, eau-de-vie, amadou, eau de Saturne, colophane, blanc d'œuf, suif, et autres qu'on trouve dans la pratique des commères, aussi bien que dans les pharmacies.

S'il arrive que la compression, l'eau froide, la glace, le repos ne puissent rien pour arrêter l'hémorrhagie, qu'on appelle le médecin, et qu'en attendant on procède ainsi qu'il suit :

On mettra sur la langue du malade une pincée de sel ; si cela ne fait rien, qu'on lui donne du vinaigre étendu d'eau ; qu'on ne l'oblige pas à trop boire, et surtout rien de chaud ; qu'on place la partie blessée dans une position élevée, mais avec l'attention de ne produire aucune gêne dans une partie quelconque du corps. Si le blessé se trouve mal, on ne le fatiguera pas par le flair d'essences pénétrantes. Cette défaillance est salutaire, car pendant cet accident le sang devient plus calme et se caille plus facilement dans la plaie par suite de l'application de l'eau froide. Seulement, quand le malade devient tout à coup pâle et bleu, et qu'il est pris de mouvements convulsifs de la face ou des membres, ceci commence à devenir très-sérieux ; alors, qu'on lui donne à flairer *chin.* une fois sur le bouchon du flacon ; plus tard, s'il y a aggravation, un peu de vin vieux pur, et ensuite, s'il est nécessaire, répétez *chin.*, un globule.

On emploiera les mêmes moyens dans les fortes hémorrhagies ; mais dès que le sang se sera arrêté, qu'on fasse boire au malade de l'eau fraîche à petites doses, et aussi souvent qu'il le demandera.

Quand le premier pansement et que l'emploi de l'eau froide ne suffisent pas pour arrêter le sang, donnez *arn.* ; s'il reste sans effet, *ipéc.* Dans un cas d'urgence, on peut se servir de la matière résineuse empyreumatique qui suinte dans les parois de la cheminée, sous forme de gouttelettes luisantes et résineuses. Prenez-en de la grosseur d'un pois ; faites dissoudre dans une cuillerée d'eau-de-vie jusqu'à ce qu'elle devienne ferme ; ajoutez un demi-verre d'eau, et faites-en couler dans la plaie goutte par goutte, et cela dans le cas où l'on n'aurait pas pu se procurer de la créosote.

Les *piqûres de sangsues* coulent quelquefois beaucoup trop longtemps, et l'on a vu des enfants mourir dans la nuit par suite d'hémorrhagie. Le mieux est de ne pas s'en servir. — On arrêtera le sang, dans ce cas, en tenant le doigt sur la plaie ou en la comprimant comme il faut, et en y appliquant un petit tampon de cire grasse ; on veillera au pansement toute la nuit. — Les mêmes précautions seront prises à l'égard d'une saignée par la lancette. — Le malade, moyennant ces soins, s'endormira sans préoccupation ; mais il se tiendra toujours quelqu'un auprès de lui pour s'assurer que le sang ne coule pas.

Pour obtenir promptement la guérison d'une blessure, il faut avoir le soin de la *nettoyer* avant tout pansement. Si la plaie se trouve contenir quelque malpropreté, du sable, de petits éclats de bois, des morceaux de verre, des arêtes de poisson, du petit plomb ou de la bourre, ou des morceaux d'habit ou de linge; si le fer qui a fait la blessure se trouvait rouillé; toutes ces diverses causes aggravent la position et rendent la guérison plus difficile. Qu'on ait donc l'attention de nettoyer la plaie à grande eau, et qu'on s'attache, à l'aide de petites injections, à en faire sortir les corps étrangers. Si l'on ne peut parvenir à les enlever à la première fois, qu'on se contente de faire un simple pansement; il suffira, pour le moment, d'empêcher l'action de l'air, et de renouveler souvent ce pansement. Dans tous les cas, ce genre de plaie toujours compliquée, a besoin de la présence d'un médecin.

S'il s'agit d'un clou ou d'une arête, ou d'un éclat de bois, ou d'un morceau de verre rentré dans la plante du pied, on ne peut pas toujours les faire sortir en entier. Il arrive alors que le chirurgien est obligé de faire une incision cruciale (en croix), et cela souvent sans succès. Dans ce cas, il faut introduire dans la plaie une goutte d'un baume vulnéraire, et le meilleur, ici, est celui du Pérou. On appliquera par-dessus un carré de linge qu'on fixera au pied. S'il s'agit d'une blessure profonde, on la remplira peu à peu avec des boulettes de baume; on renouvellera ce genre de pansement tous les jours, jusqu'à ce que la plaie soit guérie dans son fond. Il est essentiel de faire au malade l'obligation de marcher, malgré ses souffrances; on sait qu'en marchant, une plaie du pied se nettoie incessamment. Si l'inflammation devenait trop forte, qu'on ait recours, pour l'extérieur aux applications d'eau froide; et, quant à l'intérieur, qu'on se serve des moyens ci-dessus indiqués.

Quand une blessure du pied est tout à fait cicatrisée, mais qu'en marchant on y éprouve des douleurs violentes, il est à croire qu'il y a encore quelque chose en dedans; dans cette supposition, on fixera au pied une semelle de liége, de carton ou de bois uni, à laquelle on fera un trou à la partie correspondante à la douleur, puis on prescrira au malade de marcher vivement, et on lui donnera matin et soir un globule *silic.*; s'il reste sans effet, sept jours après, *hep. sulph.*, et encore sept jours après, *silic.* — A la suite de ce traitement, on verra sortir de la plaie le corps qu'on supposait y être séquestré. Si la douleur est superficielle, et que la peau soit unie, mince et souple en cet endroit, qu'on y fasse une incision pour donner passage à la matière qui entretient le mal.

RÉGIME ET TRAITEMENT COMPLÉMENTAIRE.

Indépendamment des moyens qu'on emploie pour arrêter l'hémorrhagie, et du pansement de la plaie, il est nécessaire, pour en compléter la guérison, d'accompagner ces moyens d'un *traitement et d'un régime convenables*. Dans le cas d'une vaste blessure, il faut que le malade se tienne dans une grande tranquillité d'esprit et de corps, qu'il boive beaucoup d'eau fraîche; qu'il évite tout ce qui est chaud, salé, épicé, fumé, etc.

Si l'on s'aperçoit que le premier pansement est trop serré, on le lâchera un peu dès qu'il deviendra incommode, ce qu'on pourra faire le lendemain. Si ce pansement a été convenablement fait, on le laissera tel quel pendant deux ou trois jours, pourvu que la plaie ne soit pas entrée en suppuration; c'est le moment de donner un peu de liberté.

Quand on enlève le sparadrap, il faut s'y prendre de manière à le détacher à la fois, en le saisissant par les deux bouts, et en le relevant sur le centre. On le remplacera immédiatement par un autre, de telle façon que la plaie ne reste pas entre bâillée. Si elle est en un bon état, on n'y touchera pas ; qu'on laisse la plaie se fermer d'elle-même. En été, il conviendra de renouveler souvent le pansement, et surtout à l'égard des plaies qui suppurent beaucoup. Quant aux fils des sutures, ils finissent par tomber d'eux-mêmes.

L'eau froide ne sert pas seulement à calmer le mouvement du sang et à nettoyer la plaie, elle contribuera aussi plus tard à la guérison. En conséquence, qu'on arrose comme il faut et fréquemment les compresses, surtout s'il y a de l'engorgement, de la douleur et de la rougeur. On aura soin de remettre ensuite par-dessus une enveloppe de papier huilé ou de toile cirée, afin de garantir les autres parties de l'humidité. Au début de la maladie, on renouvellera ces ablutions trois fois par jour ; plus tard, deux fois ; quand l'inflammation commence à tomber et la plaie à guérir, on les éloignera, et on les cessera tout à fait quand l'inflammation aura disparu en totalité.

Quand une plaie aura suppuré longtemps et beaucoup, il n'en faudra pas moins continuer le traitement, en mettant en usage celui qui convient aux ulcères, comme il sera dit plus tard, et, au lieu d'eau froide, on emploiera l'eau chaude.

Mais toute plaie déchirée, contuse, et dont on ne peut rapprocher les bords, sera ramassée sur elle-même autant que possible, et sera traitée à l'eau fraîche, sauf, plus tard, à lui appliquer l'eau chaude, si elle dégénère en ulcère.

Toute plaie qui porte sur les os, soit sur les os de la tête, sur le sternum, sur ceux du cou, des articulations, des doigts, des yeux, sur le tibia, etc., ne sera jamais traitée qu'à l'eau froide, à l'exclusion de tout pansement par compression, de tout emplâtre, ou d'applications balsamiques, etc. Seulement, au début, s'il s'agit d'arrêter le sang, on appliquera un appareil suffisant de compression, et, bientôt après, une simple bande roulée pour faire obstacle à l'action de l'air. Mais qu'on soit bien convaincu que toute autre chose, quel que soit son nom, est très-nuisible; qu'on sache qu'il en résulte quelquefois des ulcères qui peuvent s'étendre jusqu'à la substance osseuse. On se contentera d'employer ici à l'extérieur, des remèdes que nous avons indiqués au sujet des fractures, en ayant soin de les étendre dans une solution aqueuse.

On doit favoriser la guérison des blessures par des **médicaments appropriés**, et on les mettra en usage dès que le malade sera revenu d'une première émotion, qu'il sera plus tranquille.

Si la fièvre se déclare, que la peau soit sèche, et le malade inquiet, donnez *acon.*; si son inquiétude est accompagnée d'une grande surexcitation, donnez *coff.*; s'il a perdu beaucoup de sang, *chin.*, toutes les six, sept ou huit heures, ou même plus souvent. Si l'amélioration n'a pas lieu, donnez un des médicaments appropriés aux divers cas de blessure.

Arn. convient mieux dans les blessures par écrasement que par incision, ainsi que lorsque la partie lésée est devenue brune ou bleue (ecchymosée), quand on a pu fermer facilement la plaie, qu'elle est simple et superficielle.

Calend. convient quand la blessure est faite par dilacération, qu'elle est grande, ouverte et profonde, qu'elle est difficile à fermer; quand, après chaque pansement, le moindre mouvement donne lieu à une douleur vive; quand il y a des fragments de peau détachés, et que la plaie est irrégulière et en zigzag.

Staph. convient quand c'est une blessure faite par un instrument tranchant, et qu'elle pénètre profondément dans les chairs, par suite d'un coup de couteau ou d'un éclat de verre, ou par suite d'une opération chirurgicale.

Hyperic. est bon quand la blessure provient d'un coup de pointe, d'une déchirure, d'un écrasement ou coupure; quand les douleurs sont très-violentes, et surtout si elles durent longtemps et ressemblent à une douleur de dent ; quand elles sont rayonnantes et se propagent le long du membre. Ce médicament convient aussi aux enfants, quand, à la suite d'une légère blessure, ils ont des crampes ou convulsions.

Si la lésion a porté sur l'os, on n'oubliera pas les moyens que nous venons d'indiquer.

Ces remèdes seront administrés à l'intérieur à l'état de globules, et, à l'extérieur, à l'état de teinture étendue dans l'eau où l'on trempera les compresses.

Chez les personnes d'une santé délicate et dont la *peau* est *mauvaise*, ces plaies suppurent beaucoup et sont lentes à guérir : alors on donne *chamom.*; si cela ne suffit pas, *hep. sulph.* ; quand il se forme des abcès, *silic.*

Si les accidents se présentent de manière à donner lieu à des **serrements** ou **contractions spasmodiques** de la mâchoire (*trismus, tétanos*), il ne faut pas hésiter un instant à appeler un médecin ; mais, le cas échéant, gardez-vous d'avoir recours à un médecin ordinaire, parce qu'il ne pourrait y remédier ; et si dans cette grave circonstance il n'y a pas moyen d'avoir un médecin homœopathe, que l'on tâche d'y suppléer tant bien que mal. Si le blessé se plaint d'une douleur dans la nuque, et d'une roideur extraordinaire, qui se fasse sentir dans toute l'épine dorsale ; s'il éprouve un resserrement léger de mâchoire ; s'il s'étonne pour rien, et devient très-irritable à la moindre occasion ; s'il ne peut ouvrir la bouche et qu'il ait la respiration difficile, que l'on donne dans ce cas *ign.*, trois ou six globules toutes les deux heures, jusqu'à ce qu'il se déclare une amélioration. Si cette position s'aggrave, et que les mâchoires deviennent le siége d'un véritable trismus avec roideur et tension des muscles du dos, donnez alors *merc.* ; si cela ne réussit pas, surtout si le blessé a la figure rouge, donnez *bell.* ; si le visage est alternativement pâle et rouge, *acon.* Dans les cas où le malade devient froid, on y remédie par *bry.* ou *verat.* Si la chaleur donne de l'aggravation, donnez *sec.* Toutefois on conçoit qu'une personne étrangère à la médecine doive éprouver de l'embarras à saisir ces diverses indications. Si au moindre contact ou impression le patient éprouve une crise, le principal remède est *ign.* ; s'il y a lésion du nerf, *hyperic.* ; s'il se déclare une rougeur autour de la plaie, *rut.* ; si l'on a déjà pris beaucoup de mercure, *angust.* On trouvera ainsi dans *rhus toxic.*, *hyosc.*, *stram.*, *camph.*, etc., des moyens fort utiles, mais il faudra savoir les choisir au moment opportun.

Dans le cas de **tétanos,** on a recommandé dernièrement comme remède efficace, *bruc.*

Les blessures par suite d'**arrachement de dents** saignent d'ordinaire très-longtemps. Le vinaigre est toujours nuisible ; que l'on tâche d'arrêter le sang avec de l'eau fraîche ; si cela ne suffit pas, que l'on porte sur la mâchoire un petit tampon de linge ou un morceau de bouchon, et qu'on le tienne ferme jusqu'à ce que le sang ait cessé de couler. Si cela ne fait rien encore, que l'on se serve de l'eau de *suie*, comme il a été dit plus haut, que l'on y trempe un linge qui sera placé sur la plaie alvéolaire ; s'il s'y développe beaucoup d'engorgement et de douleur, que l'on donne *arn.* ; avec fièvre, *acon.* Quelquefois il sera utile d'alterner ces deux remèdes. Quand le patient ressent du refroidissement, et que ces moyens sont restés insuffisants, *rhus tox.* et *bry.* pourront servir avantageusement. En présence d'une douleur pulsative et insupportable de l'os qui peut s'accompagner de fièvre, que l'on donne *hyosc.* ; si la gencive reste engorgée et suppure longtemps, *silic.*, tous les sept jours, jusqu'à complète guérison.

Quand un enfant éprouve, par **suite d'une chute,** une forte commotion à la tête, qu'il vomit, qu'il crie peu ou pousse des cris étouffés, s'il dort d'un sommeil long et pénible, qu'on lui donne toujours *arn.* et qu'on ne le tienne pas trop chaudement, mais qu'il n'ait pas froid ; qu'on ne lui donne à boire ou à manger rien de chaud ; qu'on ne le laisse pas dormir trop longtemps ; et s'il survient des convulsions et de la fièvre, donnez *bell.*, si cela ne suffit pas, *hyosc.*; s'il porte fréquemment le doigt dans le nez, *cin.*; s'il éprouve du malaise, s'il agite sa tête sur l'oreiller, et s'il a de fréquents éblouissements et des frayeurs, non-seulement dans la nuit, après le réveil et dans l'obscurité (ce qui est naturel), mais aussi pendant le jour, donnez *bell.* Si cela est insuffisant, même après une seconde dose, donnez, quatre à cinq heures plus tard, *hep. sulph.*, qu'on laissera agir pendant quelques semaines ; si, malgré cela, il reste quelques symptômes de cet état, si la tête grossit peu à peu, et qu'entre les sutures la peau se gonfle, et qu'en y touchant elle laisse sentir une légère pulsation, donnez *calc..carb.* Dans ces divers cas, il est encore mieux d'envoyer chercher un médecin homœopathe.

Les blessures de la tête, qui se compliquent de fracture des os, comme celles du visage, du cou, de la poitrine, du bas-ventre, ainsi que celles où il y a luxation ou écrasement, doivent être traitées par un médecin.

Si un membre a été **partiellement écrasé,** on peut quelquefois le conserver en faisant des applications de compresses à l'eau froide ou à la glace, et en donnant à l'intérieur *arn.*, et quelquefois *acon.*, alternativement ; même dans le cas où il se déclare un commencement de gangrène, il est encore possible de le sauver en donnant *chin.*, et plus tard, quand la peau devient d'un noir bleuâtre, *lach.* Cependant il n'appartient qu'à un médecin de juger de l'opportunité de ce qu'il y a à faire, et nous ne faisons ici que proposer les moyens qui conviennent lorsque le malade se refuse à l'amputation, et qu'il n'y a pas de chirurgien assez expérimenté pour pratiquer cette grave opération, ou que le moment favorable d'amputer est passé.

Quant aux vastes **blessures de l'abdomen**, si elles consistent dans une large ouverture par où sortent les intestins, qu'on ne laisse pas le blessé sans secours ; et bien que ce grave accident paraisse présenter le plus grand danger, on peut encore avec un peu d'attention y remédier facilement. Que l'on s'attache tout de suite à mettre les intestins en place, mais non sans les avoir nettoyés, dans le cas où ils se seraient salis ; que l'on fasse ce lavage avec de l'eau tiède, sans frottement, et avec le soin de ne pas laisser s'introduire de l'eau dans le bas-ventre ; que l'on ne touche pas le paquet intestinal avec les mains nues, mais à travers un linge de toile ; qu'on ne donne rien de fort à flairer ou à prendre par la bouche ; seulement, quand le blessé paraît tout à fait indifférent et étourdi, donnez *op.* ; s'il est hors de lui, *coff.* ; s'il commence à avoir des crampes, des convulsions, *ign.* ; s'il devient plus pâle, avec nez effilé, et extrémités froides, *chin.* ; mais, dès que la première émotion est passée, *arn.* ou *calend.* S'il n'y a pas de médecin, que l'on couse la blessure avec un fil ciré, mais avec le soin de laisser dans la partie la plus déclive une petite ouverture, que l'on pansera soigneusement avec l'attention d'empêcher l'air de pénétrer, et qu'on la traite comme il a été dit plus haut, sans faire autre chose. Si plus tard, comme cela arrive quelquefois à la suite de cette opération, il se déclare de violentes coliques, donnez *coloc.*, et, plus tard encore, s'il y a aggravation, *staph.* On peut continuer à administrer ces deux médicaments alternativement, jusqu'à ce que l'état du malade soit rassurant. Dans les cas les plus graves, *lach.* et *phosph.* ont produit de bons effets après quelques jours.

§ II. — DES BRULURES OU ÉCHAUBOULURES.

Quand on s'est brûlé ou échaudé, le meilleur moyen pour y remédier est d'exposer la partie au feu, et le pire de tous est l'immersion dans l'eau froide ou l'application de substances froides, telles que pommes de terre, betteraves, etc. Tout le monde sait qu'à la suite d'une brûlure, il se forme des vessies ou phlyctènes et des plaies. La chaleur ôte en peu de temps l'inflammation et ses effets consécutifs. — Il n'est peut-être pas inutile qu'on sache que, lorsqu'on se brûle le bout des doigts, il est bon de les appliquer au lobule de l'oreille. — L'emploi de la chaleur sèche est souvent inapplicable dans les brûlures à grande surface, parce qu'il est impossible que son rayonnement porte uniformément. Ce procédé, douloureux pour les enfants, doit être employé avec ménagement ou pas du tout. Il est également contre-indiqué dans le cas où la peau est détruite, et que la lésion porte sur le visage. C'est pour cela qu'on a pensé à d'autres moyens qui sont d'une application plus facile, et dont les effets se rapprochent de ceux d'une chaleur modérée.

Dans les **brûlures partielles,** on emploiera quelquefois avec avantage l'*huile de térébenthine ;* mais elle s'accompagne souvent de souffrance, et si elle est appliquée à trop forte dose, elle peut devenir nuisible.

Le meilleur moyen est l'*esprit-de-vin,* l'*eau-de-vie forte,* ou le *rhum,* etc., surtout quand on les applique chauds. A cet effet, on mouille la partie brûlée jusqu'à ce que la douleur s'affaiblisse, sans s'inquiéter de son exacerbation momentanée. Ce procédé s'emploie également dans les brûlures étendues, à l'aide de compresses trempées dans un peu d'alcool. Cependant si la brûlure occupait une trop grande surface, comme la moitié du corps, et que les parties fussent trop profondément atteintes, on s'en abstiendra ; il en sera de même si la brûlure a atteint un organe délicat, comme l'œil, ou tout autre également susceptible. Il restera sans effet, si, dans les premiers moments d'angoisse et de trouble, on a eu recours à des applications d'eau froide.

Dans ce cas, on peut utiliser le *marc* provenant de la distillation des eaux-de-vie de grains, dans les localités où cette industrie s'exerce. On l'emploiera en bain d'une température un peu élevée. On le renouvelle quand les douleurs recommencent. Du reste, ce moyen n'est pas sans inconvénient et sans difficulté.

Un moyen qu'on recommande depuis quelques années dans les brûlures assez étendues, est le *coton cardé*. On l'applique par couches superposées sur la partie souffrante. On commence par percer les phlyctènes, et puis on lave avec de l'eau chaude. Si la plaie vient à suppuration, on changera les couches supérieures en laissant en place la première. On procédera à ce pansement avec soin. Plus cette application est promptement faite, mieux on s'en trouve. Si déjà on a employé des applications froides, ce dernier moyen (le *coton cardé*) devient presque inutile.

Dans beaucoup de cas, il est un autre bon moyen à employer : c'est le *savon*. Il conviendra surtout dans les brûlures graves et profondes, et dans les cas où l'on aura eu recours à des moyens sans efficacité, et dont on a compromis la guérison. On râpe du savon ordinaire dans de l'eau tiède ; on lui donne la consistance d'un liniment, et on l'étend sur des compresses qui seront appliquées directement sur les parties brûlées, compresses qui seront assez grandes pour les couvrir complétement, parce que là où elles ne porteraient pas, la guérison ne s'opérerait pas. Si les phlyctènes se sont déjà formées, qu'on les crève et qu'on enlève l'épiderme détaché de la peau. C'est alors qu'il faut faire le pansement, qu'on laissera en place pendant dix-huit ou vingt-quatre heures ; au bout de ce temps, on lèvera l'appareil avec une précaution extrême, sans essuyer ni laver, et on le remplacera par un autre. Ce pansement provoque d'abord une sensation de brûlure, qui ne dure pas. Si les douleurs qui se sont apaisées recommencent encore une fois, il faut panser de nouveau. — D'après cela, on conçoit qu'il convient de faire une certaine provision de ce liniment, qui alors sera plus homogène que celui qu'on aura fait à la hâte. — On procédera ainsi jusqu'à ce que les plaies soient cicatrisées, ce qui aura lieu beaucoup plus vite dans les cas simples que dans les cas compliqués, et dans ceux-ci beaucoup plus vite que si on les avait traités avec l'eau froide, l'eau de Goulard, etc., etc. Dans les brûlures simples, la guérison a lieu au bout de deux jours ; dans les brûlures compliquées, il faut en général huit jours. — Ce procédé est également bon lorsque la brûlure a détruit la peau jusqu'à l'os. D'ordinaire, la guérison s'opère sans suppuration, et il n'en reste pas la moindre trace, si le pansement a été fait avec tout le soin nécessaire.

L'*eau de chaux*, qu'on peut fabriquer soi-même en faisant éteindre de la chaux vive dans de l'eau de pluie, ou qu'on pourra prendre dans une pharmacie, afin qu'elle soit plus claire et limpide, cette eau, mêlée avec de l'huile, forme un liniment très-bon et très-convenable, qui s'étend facilement sur la toile et adhère parfaitement à la peau. En employant ce moyen, on aura soin de garantir la plaie de l'impression de l'air : aussi ne faites pas ce pansement trop souvent, ne laissez pas la plaie à découvert plus longtemps qu'il ne faut ; couvrez exactement et avec précaution toutes les parties lésées ; veillez à ce que des plis ne se forment pas sous la compresse, et qu'en l'enlevant aucun débris de la plaie ne la suive, ni que rien du liniment n'y reste appliqué. On coupera donc avec soin toutes les phlyctènes qui se forment, on étendra la peau si elle tendait à faire des plis, et le pansement sera fait d'une manière solide, mais cependant sans avoir trop d'épaisseur et sans être fatigant.

Il est un moyen qui agit sur la peau à la manière d'un caustique, et qui, par cette raison, est très-bon dans les brûlures. Ce moyen, c'est la *créosote*. Il convient dans le cas où le liniment oléo-calcaire donne une mauvaise odeur que ne détruit pas le renouvellement du pansement ; il ne convient pas quand l'emploi de ce liniment commence à devenir incommode, soit parce que le bandage, ne tenant pas en place, glisse ; soit parce que le malade ne peut garder la tranquillité convenable. La créosote est efficace dans les brûlures légères comme dans les cas les plus graves ; on peut l'employer ou immédiatement après l'accident, ou plus tard, et même après l'emploi de tout autre moyen, à l'exception toutefois du liniment oléo-calcaire. — On trempe dans une solution aqueuse de créosote un pinceau avec lequel on bassine la plaie, et que l'on couvre ensuite de compresses trempées dans la solution. Le pansement sera simple et hermétique, de manière à empêcher l'action de l'air. Si la plaie devenait plus vive, on répéterait ce pansement jusqu'à trois fois par jour.

Lorsqu'on n'a pas sous la main des moyens plus efficaces pour calmer les douleurs violentes des brûlures, on emploiera avec avantage la poudre à poudrer ou la fleur de farine, dont on couvrira la plaie par couches épaisses ; cela constituera un pansement sec, qu'on renouvellera aussi souvent que les douleurs reviendront ; on n'enlèvera jamais la dernière couche : il faut que la poudre finisse par former une croûte d'une certaine épaisseur.

Un autre moyen, qui ne manque pas d'efficacité, est la *teinture d'ortie* qu'on obtient facilement en exprimant le suc des sommités fraîches de cette plante dans de l'esprit-de-vin par égale quantité ; on en prendra une cuillerée à thé qu'on mélangera à une cuillerée d'eau, on trempera dans ce mélange des compresses qui seront appliquées sur la brûlure, et l'on ne tarde pas à obtenir un prompt soulagement. On peut également, dans les cas les plus graves, en prendre à l'intérieur à la dose de deux ou trois gouttes pures sur un morceau de sucre.

Mais, de tous les moyens le plus efficace, et qui donne une amélioration presque instantanée et favorise le mieux la guérison, est *caust.* qu'on emploie dans tous les cas de brûlure, et ainsi qu'il suit : à l'intérieur, on se sert de la neuvième ou trentième dilution, une goutte dans un demi-verre d'eau fraîche, et l'on prend une cuillerée à bouche de cette solution toutes les quatre heures ; à l'extérieur on se sert de la troisième, sixième dilution, trois gouttes étendues dans un peu d'eau ; on imbibe des compresses qu'on applique sur la brûlure.

Dans le cas où ce moyen ne soulagerait que momentanément, et si son action se faisait trop attendre, donnez à l'extérieur *ars.* 3 en solution, et à l'intérieur 1 globule.

Dans les **brûlures produites sur les parties internes,** comme la bouche, la gorge ou l'estomac, ou encore dans le rectum, par suite de lavement trop chaud, il faudra faire dissoudre quelques globules de *caust.* dans une tasse d'eau : on prendra une gorgée de cette solution si la bouche est le siége de la brûlure ; ou bien on en avalera une cuillerée à café de temps en temps, si c'est l'estomac ; et on le donnera en lavement, si c'est l'intestin. Si *caust.* ne suffit pas, qu'on essaye alors *ars.*

Dans d'autres cas, on a obtenu de bons effets du *savon*, de *rhus* et de *carb. veg.* L'important est de savoir quelles sont les parties qui ont été brûlées, comment et dans quelle étendue ; si c'est par le feu, par le charbon, la vapeur, le fer rougi, l'eau bouillante, ou autres liquides en ébullition. Mais malheureusement on ne sait presque rien sur ces points essentiels ; l'expérience ne s'est pas encore prononcée à ce sujet, sur lequel elle ne saurait trop s'exercer.

Quand la brûlure est le résultat de l'action de l'*acide sulfurique* ou de tout autre acide, employez l'eau de chaux ou de la craie dissoute dans l'eau. Si elle dépend de l'action de substances alcalines, employez alors le vinaigre ou des pommes râpées.

Contre les brûlures par le *phosphore*, il n'est pas de moyen préférable à l'huile, surtout l'huile d'olive, dont les onctions se renouvelleront souvent, et toutes les fois que les douleurs augmenteront.

Si, par suite de brûlures violentes, il se déclare de la

fièvre, donnez *acon.*, l'*arn.* ne sera jamais employé dans ce genre d'ustion. Si l'on vient à éprouver des spasmes et des convulsions, donnez *chamom.* Il arrive d'autres fois qu'on a de la diarrhée ou de la constipation : on n'a dans cette double circonstance rien à faire. Seulement, dans le dernier cas, si la constipation se prolongeait quatre à cinq jours, on donnera un lavement d'eau tiède. Mais si, par suite de la diarrhée, on ressent des coliques, donnez d'abord *puls.*, et plus tard *sulph.* — Toutefois, comme la diarrhée est un accident favorable au malade, il ne faut pas la combattre. Si elle durait après la guérison complète, il faut l'arrêter; donnez alors *ipec.*, et deux jours après *bry.*; s'il y a débilité, *ars.* Dans les cas les plus ordinaires, cette diarrhée disparaît d'elle-même quand le malade a eu le soin de prendre souvent de l'eau froide et de se promener au grand air : ces deux choses sont indispensables à la guérison des brûlures à grandes surfaces.

Les emplâtres de plomb et l'eau de Goulard sont des moyens dont on n'a jamais eu à se louer. Les suppurations abondantes, les ulcères, les cicatrices difformes qui en résultent n'auraient pas amené un état pire si l'on eût abandonné les brûlures à elles-mêmes. — Qu'on reste donc bien convaincu que tout individu qui a le malheur de se brûler, et le malheur plus grand d'employer des préparations de plomb, subit un véritable empoisonnement, ainsi que le prouvent les expériences de tous les jours. Cet accident est encore plus prompt, plus funeste chez les enfants, puisqu'ils ne peuvent manquer de succomber, et non pas, comme on dit, par suite de brûlures, mais bien par suite du poison, ce dont il est facile de se convaincre par le relevé des symptômes. — On recommandera donc d'une manière expresse de ne faire jamais usage de ce remède dangereux.

(Plus loin, dans la seconde partie de cet ouvrage, on traitera des effets partiels du froid sur le corps à l'article **Engelures,** comme aussi on parlera de ce qui convient dans les cas de congélation générale, dans l'asphyxie par immersion et par strangulation, comme pouvant donner lieu à la mort réelle ou apparente.)

CHAPITRE IX.

DES CORPS ÉTRANGERS INTRODUITS

DANS L'ORGANISME.

Dans les yeux. Le simple lavage n'est utile que pour faire sortir la poussière; mais, si la substance introduite est soluble dans l'eau, les lotions ne peuvent qu'aggraver les souffrances. Le frottement est encore plus dangereux; mieux vaut le lavage, surtout quand on a soin de mettre l'œil dans un verre plein d'eau. L'huile est un calmant contre les acides ou les sels caustiques, mais elle offre de très-graves inconvénients contre la poussière de cantharides ou autres insectes morts. Le blanc d'œuf est très-bon, quand il est tombé dans l'œil des parcelles acérées de substances minérales, des couleurs, ou tels autres corps aigus. Si c'est de la chaux, de la cendre, quelque éclat de couleur non fondue, ou du tabac en poudre, il faudra dans ce cas se servir de lait caillé acide, ou de la crème tournée.

S'il est entré dans l'œil un petit corps qui occasionne une pression vive, qu'on écarte les paupières, et qu'on tâche de le faire tomber au moyen d'une petite allumette de papier fortement roulée; son extrémité ne portera point sur l'œil, et l'on s'en servira comme d'un pinceau. Puis, on laissera l'œil se mouvoir dans toutes les directions pendant l'écartement des paupières, et l'on examinera si dans l'intérieur il n'y a pas d'autres corps étrangers. Le papier sans colle sera préféré, parce que ces petits objets s'y attachent plus facilement. S'il était utile de porter profondément cette petite allumette, on la mouillera préalablement avec la salive.

Les forgerons, par exemple, sont exposés à être atteints dans l'œil par de petits éclats de fer chaud, qui adhèrent fortement ; on peut s'en débarrasser et les extraire au moyen d'un crin doublé que l'on promène çà et là sous la paupière, ou bien encore à l'aide d'un cure-oreilles bien nettoyé. L'aimant a souvent servi à enlever ces parcelles de fer : qui veut l'essayer, le fasse : il n'y a pas d'inconvénient.

Comme tout frottement est toujours nuisible, il sera préférable, surtout chez les enfants, d'appliquer un petit appareil de compresses trempées dans l'eau froide. Souvent les souffrances s'apaisent par le sommeil. Quand il y a rougeur et inflammation de l'œil, donnez *acon.*, qui est encore utile quand bien même le petit corps ne serait pas sorti, et qu'il y aurait quelques difficultés à l'extraire. Ce remède calme beaucoup les douleurs, ce qui est d'un grand avantage, puisqu'il peut faire attendre avec patience l'arrivée du médecin, ou bien donner au malade une nuit supportable, jusqu'au retour du jour, où l'inspection de l'œil est plus facile. Si, après avoir continué *acon.*, l'œil reste sensible et rouge, donnez *sulph.* ; si cela ne suffit pas, donnez *calc. carb.* après le septième jour.

Dans les oreilles. S'il y est entré des insectes, qu'on se tienne couché sur l'oreille opposée, afin de recevoir dans l'autre de l'huile goutte à goutte, jusqu'à ce que l'insecte se fasse voir ; on l'ôtera alors avec une allumette de papier roulé. S'il s'est introduit dans l'oreille d'un enfant quelque chose qui soit susceptible de se gonfler par l'humidité, tel qu'une graine, qu'on se hâte, parce que chaque heure de retard rend le cas plus grave. Prenez une épingle à cheveux, pliez-la sur le milieu, et faites-lui subir en ce point un angle obtus, ce qu'on peut faire facilement à l'aide d'une clef ; elle doit former ainsi une espèce de curette, dont les extrémités libres seront fixées dans un bouchon.

Qu'on se place de manière à être derrière l'oreille, qu'on la tire avec une main en haut et derrière la nuque, de façon que l'œil de l'opérateur y voie aussi profondément que possible. Qu'on trempe l'instrument dans l'huile, et qu'on le fasse glisser assez résolûment dans l'intérieur de l'oreille, de façon à saisir le corps étranger par derrière; et une fois qu'il est embrassé, on le soulève légèrement et on le ramène à soi.

Si, antérieurement à tout essai pour l'extraction du corps étranger, il y a inflammation et douleur dans l'oreille, qu'on donne *arn.*; quelques heures après, *puls.;* si l'inflammation est assez intense pour que l'oreille en soit enflée au point d'empêcher l'extraction, donnez alors *puls.*; s'il arrive, par exemple, que l'enfant éprouve de fortes douleurs, de la fièvre, du délire, s'il se débat avec rage, *puls.* ne suffit plus, donnez *bell.*; et plus tard, s'il reste encore de la douleur, on peut s'en défaire par *sulph.*

Après que les accidents inflammatoires ont disparu, procédez à l'extraction du corps étranger.

Dans le nez. Dans le cas où l'on aurait à extraire un corps étranger logé dans les narines, qu'on attende que le malade fasse une forte inspiration; on lui ferme ensuite la bouche afin que l'air s'échappe avec force par le nez, ou bien encore on en chatouille l'intérieur avec une barbe de plume ou avec un peu de tabac à priser, afin de l'obliger à éternuer. On peut aussi se servir du petit instrument décrit plus haut, pour l'extraction des corps introduits dans l'oreille. Selon les circonstances, on donnera à cet instrument des proportions telles, qu'on puisse le porter jusque dans l'arrière-bouche. Cependant qu'on ne se laisse pas trop aller à des tentatives de cette nature; il vaut toujours mieux s'adresser à un médecin qui ait des instruments adaptés à de pareils accidents. — L'inflammation qui en résulte et forme obstacle à l'opération, de même que celle qui se déclare consécutivement, se guérissent l'une et l'autre par *acon.* ou *arn.* Lorsque cela ne suffit pas, donnez *bell.* ou *rhus toxic.* Contre les douleurs persistantes et la suppuration consécutive, donnez *sulph*.

Dans le gosier. Si pareil cas se présente dans le gosier, qu'on provoque à cracher avec force et promptitude en frappant entre les épaules ; qu'on fasse ouvrir la bouche, et après avoir fixé la langue en bas avec une cuiller, qu'on regarde dans le gosier pour s'assurer s'il y a quelque chose qui puisse se prendre avec le doigt et être enlevé.

Si c'est une grosse bouchée qui s'arrête au fond du gosier, il est urgent, à cause de son volume et de sa dureté, de provoquer la régurgitation, surtout quand, en pressant la gorge, on sent que la bouchée se porte en haut. Afin de faciliter la régurgitation, il suffira de chatouiller le gosier, et, selon le cas, de mettre une prise de tabac sur la langue, ou même encore de faire des injections d'une infusion légère de tabac. — Si l'on peut s'assurer par une exploration extérieure de la présence du bol alimentaire, il suffit quelquefois d'une simple pression dirigée de bas en haut pour le faire rendre. Si l'on a affaire à un enfant, il faut commencer par le contraindre à cracher ce qu'il a avalé, mais que ce ne soit pas avec trop de violence. Si la bouchée est déjà descendue assez en avant pour qu'on ne puisse la voir en regardant au fond du gosier, et au contraire si elle est parvenue jusque dans la région inférieure de l'arrière-bouche, il faut en favoriser tout de suite la chute dans l'estomac, si c'est une substance d'une digestion facile. Si le patient sent que le bol commence à cheminer, qu'il laisse faire, il tombera de lui-même ; seulement, pour aider, il boira de temps en temps une gorgée d'eau, pourvu toutefois que le corps engagé ne soit pas de nature à se gonfler par l'humidité : car, dans ce cas, il faudrait donner du beurre fondu ; si enfin la déglutition est par trop difficile, qu'on tâche de la favoriser avec une baguette de bois souple, ou mieux, avec une baleine très-lisse, dont l'une des extrémités sera raboteuse et dentelée tout à la fois, afin d'y fixer plus fortement une éponge avec un lien de fil ou de soie. Ainsi disposé, cet instrument improvisé sera trempé dans l'huile et sera introduit avec précaution dans l'arrière-bouche, où il doit forcer l'obstacle.

S'il se déclare une contraction spasmodique qui empêche le morceau de descendre, s'il y a douleur, difficulté de respirer et autres symptômes semblables, donnez *ign.* Si cela ne suffit pas, *chamom.* **o.**; alors, donnez à avaler un peu d'huile ou de beurre, et recommencez les tentatives mécaniques de la déglutition.

Il reste souvent dans la gorge, à l'endroit où était l'empêchement, une sensation comme s'il y avait encore quelque chose d'arrêté. Mais cela n'est rien, cette sensation s'efface d'elle-même, ou après avoir pris un remède. On se convainc que ce n'est qu'une fausse sensation, car, les douleurs, qui précédemment étaient fortes, n'augmentent pas, restent les mêmes, et qu'il ne survient pas d'autres souffrances. Aussi peut-on alors avaler sans difficulté aucune, soit un peu de boisson, soit une bouchée molle. Toutefois, en avalant, on éprouve encore, au passage qui a souffert, une douleur qui disparaît. Dans ce cas, on peut donner *arn.*, et s'il ne suffit pas, *merc. viv.* Si cependant il restait quelques débris dans la gorge et que la douleur persistât, donnez *silic.*

Si c'est un os qui se soit arrêté dans la gorge, et qu'il soit d'une dimension telle qu'il ne puisse descendre, il faut l'ôter de la manière indiquée ci-dessous, ou en faire faire l'extraction par un médecin.

Si l'on a affaire à des **corps aigus, pointus**, à des **morceaux de verre**, à des **arêtes**, à de **petits os**, à des **épingles**, à des **aiguilles**, etc., qu'on se garde bien de faire des tentatives violentes. Dans ce cas, on se contentera d'avaler de temps en temps une bouchée de pain un peu forte, sans être trop mâchée toutefois; une figue peut remplir le même office ; ou, si ce sont de petits corps acérés qui se soient attachés à la gorge, qu'on prenne des boulettes de cire de la grosseur d'une balle de plomb, enduites préalablement de miel ou de sirop.

S'il survient des symptômes dangereux, tels que douleurs violentes, pression qui va jusqu'à l'étouffement, grande anxiété, mouvements convulsifs, etc., qu'on se hâte de faire l'extraction du corps engagé dans la gorge. Pour cela, on se servira d'un fil de fer qui sera doublé de manière à faire une anse dans le milieu; on le plongera dans la bouche et on le poussera jusqu'au-dessous du point douloureux ; là on lui fera subir un mouvement de va-et-vient, quelquefois un mouvement de rotation, et on le sortira tout doucement. Dans certaines circonstances, il est préférable de se servir d'un morceau de baleine, monté comme il a été dit plus haut. On enfoncera cette baleine jusqu'au-dessous du corps étranger ; en même temps on donnera à avaler une gorgée d'eau pour gonfler l'éponge ; alors on tournera tout doucement la baleine et on l'attirera à soi. On peut également se servir d'une large barbe de plume attachée à un fil de fer. Plongée dans l'arrière-gorge, ainsi qu'il vient d'être dit de la baleine, on la fera pivoter légèrement, et l'on ramène quelquefois l'objet engagé. — D'autres fois, quand ce sont des aiguilles ou des arêtes qui se sont introduites, on peut faire usage, avec quelque succès, d'un morceau de viande ou de lard qui sera attaché solidement à un fil ; le malade devra l'avaler, et quand il sera arrivé à la partie douloureuse, on le retirera vivement. S'il s'agit, dans un cas d'urgence, d'un fragment de verre, qu'on se serve du bout supérieur d'une chandelle de suif, qu'on attachera par sa mèche à un fil ; on le donnera à avaler, et on le sortira après qu'il aura eu franchi le point douloureux : on répétera cette opération plusieurs fois. Il est bien entendu que, dans de pareilles circonstances, on se servira des moyens qui sont le plus à portée, et que l'on prendra toujours en considération la nature du corps engagé. C'est ainsi qu'un enfant qui courait les plus grands dangers pour avoir avalé un hameçon en fut débarrassé à l'aide d'une balle de plomb, qui, ayant été percée et puis enfilée par un bout de fil, arriva sur l'obstacle, pesa dessus, détacha l'hameçon et le ramena heureusement.

Dans les cas où l'opération précédente est indiquée, on fera appuyer la tête du malade sur la poitrine d'un assistant; on baissera et l'on tiendra baissée la langue avec le doigt indicateur, puis on introduira l'instrument, préalablement préparé, huilé, avec une grande précaution dans l'arrière-gorge, et aussi profondément que cela sera nécessaire. On sera averti que l'instrument est arrivé sur le corps étranger à la résistance instinctive du malade, ou à la douleur ou aux mouvements brusques et presque convulsifs qu'il manifeste. Pour retirer l'instrument, on ne saurait apporter trop d'attention afin d'éviter d'obstruer la trachée-artère et de ne pas abandonner le corps étranger qu'on ramène. Qu'on porte plutôt l'instrument un peu de côté, et qu'on se hâte de faire pencher la tête du malade en avant dès qu'on en aperçoit l'extrémité.

Dans les cas les plus graves et les plus difficiles, cette opération, pratiquée même par un médecin habile, peut échouer; alors il ne reste plus qu'à ouvrir la gorge : on peut encore espérer de sauver par ce moyen extrême un malade sur le point d'étouffer.

Dans le larynx et la trachée-artère. Lorsque, pendant la déglutition, on parle ou que l'on rit, ou lorsqu'on fait une forte inspiration en tenant quelque chose dans la bouche, ou quand un enfant en jouant saisit un objet quelconque avec la bouche, il arrive souvent que le corps étranger s'engage dans le larynx ou la trachée-artère. Dans ce cas, on a recours à la pratique vulgaire qui consiste soit à frapper entre les épaules pendant que le patient porte la tête inclinée en avant, soit à provoquer l'éternument ou le vomissement en chatouillant le gosier, moyens utiles seulement dans les accidents les plus simples, mais qui peuvent aggraver aussi la position du malade ; ainsi, qu'on n'en abuse pas. On peut pareillement, en jetant avec force la tête en arrière, faciliter une toux violente qui dégage le corps et l'oblige à sortir. Cependant, qu'on ne compte pas sur ces divers petits moyens, si le corps est engagé trop avant dans le larynx. — On s'assurera de sa présence, en saisissant doucement avec les doigts le larynx à l'extérieur, et en lui faisant subir un petit mouvement de haut et de bas ; il devient alors assez facile de le sentir et de le faire claqueter contre les parois, s'il n'est pas trop adhérent. Quelquefois on parvient à rassurer le malade à l'aide de quelques médicaments, et s'il s'endort la tête peu élevée, il arrive que le corps sort de lui-même. Si le danger augmente malgré les remèdes, il faut procéder à l'opération. Qu'on se hâte alors d'appeler un médecin capable d'entreprendre cette opération, qui est l'unique moyen de salut, et cela lorsque le malade paraît être dans un état désespéré. La trachéotomie, si elle est bien pratiquée, n'est nullement dangereuse, comme elle paraît l'être à beaucoup de gens ; elle n'est même pas très-difficile. La plaie qui en résulte guérit assez promptement d'elle-même, comme tout le monde le sait ; on voit, en effet, souvent des gens qui se sont coupés accidentellement ou autrement la gorge, se rétablir en peu de jours. Ce serait donc un tort que de reculer devant cette opération, quand il se trouve un chirurgien assez expérimenté pour la pratiquer.

Comme les accidents sont ici à peu près semblables à ceux que nous avons fait connaître au sujet des corps engagés dans l'arrière-bouche, les mêmes moyens s'y appliqueront après un examen préalable et selon les mêmes précautions. Nous renvoyons donc à cet article. On reconnaîtra qu'un corps étranger est engagé dans la trachée-artère aux signes suivants : La douleur se fait sentir plus en avant, le malade l'indique avec le doigt; si c'est dans la gorge, la douleur est plus en arrière. Les symptômes que nous connaissons se déclarent ici comme dans le cas relatif à la gorge, seulement la respiration est courte et surtout plus gênée; la figure est également plus bouffie, plus bleuâtre; les yeux plus saillants, la voix plus changée, rauque, et quelquefois elle s'éteint. Ces souffrances sont d'abord presque insignifiantes, mais elles ne tardent pas à s'aggraver peu à peu; d'autres fois elles cessent tout à coup, mais elles reprennent subitement et ont plus d'intensité.

Si le corps étranger n'est pas assez gros pour empêcher complétement la respiration, et qu'il ne soit pas engagé dans l'épiglotte, mais plus bas, alors il arrive que le malade paraît être assez bien pendant quelque temps; car il ne tousse pas et ne souffre d'aucune incommodité, et cet état peut même durer plusieurs semaines. Il n'est pas guéri pour cela ; on voit plus tard se déclarer une toux suffocante qu'on peut prendre pour une espèce d'esquinancie. Dans ce cas, si *tart. emet.* ne soulage pas promptement, ou *silic.*, le malade est sans ressource. L'incision elle-même ne pourrait rien, si la respiration, entre les accès de toux, est difficile et pénible. La langue alors se gonfle et le malade meurt asphyxié, qu'on fasse ou qu'on ne fasse pas l'opération.

Dès qu'on a reconnu que le corps étranger est dans la trachée-artère, qu'on donne aussitôt *ipec*. S'il apporte du soulagement, il faut le répéter après chaque aggravation, et l'on ne donnera au malade rien autre chose que de l'eau sucrée ou du sucre. En attendant que le médecin soit arrivé, si *ipec.* n'a pas suffi, on donnera *bell.* étendu dans l'eau, ce qui doit produire souvent un grand résultat. Le malade s'endort-il, qu'on le laisse tranquille ; et si les accidents se représentent, qu'on ne se hâte pas de lui donner trop vite une nouvelle dose, mais seulement dans le cas où il y aurait une aggravation réelle. Souvent le corps étranger sort de lui-même durant le sommeil. Si *bell.* ne suffit pas, ou si les souffrances persistent après que le danger est dissipé, on peut faire l'essai de *hep. sulph.* délayé. Si, malgré tous ces moyens, il survenait une suffocation, qu'on donne *tart. emet.*; ou si la face du malade devient bleuâtre, administrez d'abord *op.*, un globule, et même trois qui seront délayés dans une cuillerée d'eau, et qu'on donnera goutte à goutte sur la langue.

Bell. sera le remède approprié dans le cas où il serait entré dans la bouche, et par suite dans la trachée-artère, de la poussière, des cheveux ou de la barbe de plume, qui agissent ici en provoquant la toux, plus tard, *hep. sulph.* qu'on donnera peu à peu. L'amélioration se fait, toutefois, lentement. Il est bon de tenir de temps en temps du sucre ou de la gomme arabique dans la bouche.

Lorsqu'un objet s'est engagé dans le haut du larynx d'un enfant, ou à côté, il se déclare des accès d'une toux suffocante, que pour l'ordinaire on soulage avec *tart. emet.* 3 dilué. Si les accès se renouvellent fréquemment, et qu'en toussant il se dégage une mauvaise odeur de la bouche, donnez *silic.*, quelques globules le soir et le lendemain. Il en résulte presque toujours un bon effet. Le corps étranger est chassé au dehors par la toux, ou il est avalé. Dans les cas les plus opiniâtres, donnez *hep. sulph.* 3 alterné avec *silic.*

Dans l'estomac et les intestins. Il suffira souvent d'avaler des substances molles, gluantes et liées, d'éviter tout ce qui est échauffant, acide et irritant, et d'attendre patiemment que le corps étranger, réfractaire aux forces digestives, soit rendu par les selles. Des frictions sèches, des pressions modérées sur le bas-ventre, puis se coucher dessus, faire un peu d'exercice sans fatigue, tout cela favorise, aide les intestins dans les efforts expulsifs. — On voit, en effet, une pièce de monnaie, une balle, une bague, etc., même les corps qui ont un diamètre plus grand que celui des conduits par où ils doivent passer, sortir, quelque temps après, sans souffrance, et cela par le seul effet d'un régime convenable. — Celui qui est sujet à la constipation s'abstiendra de tout purgatif qui affaiblit la force intestinale; qu'il prenne, au contraire, une nourriture légère et du beurre en quantité; puis, qu'il ait le soin de s'administrer tous les jours un lavement d'eau tiède ou de lait.

Il faudra prendre la précaution de rendre ses évacuations dans un vase plein d'eau, afin de s'assurer que le corps étranger est sorti. On tamisera les matières rendues, et s'il s'agit de petits corps effilés et aigus, on jettera le tout sur un gros linge, et l'on constatera s'ils ont été amenés avec les selles.— Les aiguilles se frayent généralement une tout autre voie, et le plus souvent sont rendues sans aucune souffrance et sans danger pour le malade. Si elles devaient séjourner longtemps, qu'on donne toutes les semaines *silic.*, et plus tard, une seule fois dans l'intervalle, *hep. sulph.*

Si, quelque temps après avoir avalé des aiguilles ou une pièce de monnaie, il survient des symptômes graves, des douleurs violentes dans le bas-ventre avec une sensation de serrement et de pincement, qu'on donne tout de suite *ipec.*; s'il est suivi de soulagement, il faut y revenir toutes les fois que le mal reprend; s'il ne suffit pas, donnez *nux vom.* Si, malgré ces premiers moyens, les accidents s'aggravent, suivis de coliques violentes et de constipation, *op.* y remédie souvent; s'il survient des accidents plus graves accompagnés de douleurs lancinantes sur un point, et que là on ressente comme si un abcès voulait s'y former, qu'on donne *lach.*

Quelquefois les objets avalés suivent sans difficulté tout le trajet des voies digestives, et ne s'arrêtent qu'à l'anus. Qu'on donne dans ce cas des lavements mucilagineux, d'huile ou de lait; qu'on coupe ensuite de longues bandes de lard d'une certaine épaisseur, qu'on les introduise à cet effet dans la moitié de leur longueur. Si, après avoir donné le lavement, on peut faire cette introduction de manière à garantir l'intestin des blessures qu'il pourrait recevoir du corps étranger qui s'y trouve, il deviendra facile, dès qu'il se présentera, de l'extraire, avec une baguette arrondie ou le manche d'une cuiller d'argent. — Si l'on ne peut en venir à bout, il faut appeler un médecin pour qu'il fasse le nécessaire. Mais qu'on se garde toujours d'administrer des purgatifs, ce qui serait très-dangereux. Si l'anus se ferme avec spasmes, donnez *ign.*

Quand des sangsues s'introduisent dans l'estomac, il se déclare des symptômes alarmants, tels que douleurs brûlantes, hoquets avec suffocation, vomissements mêlés de sang, et fièvre lente qui mine le corps : qu'on se hâte alors de donner de l'eau salée en grande quantité, et, dans l'intervalle, du beurre fondu ; chez les enfants, quelquefois un peu de sucre, et jusqu'à ce que les souffrances aient un peu cessé. On donnera ensuite *arn.*, et quelques jours après, contre les souffrances consécutives, *ars. alb.*

Si d'autres petits animaux, comme des insectes, pénètrent dans l'estomac, il suffira de donner du beurre fondu salé ou de l'huile ; si la douleur ne cesse pas tout de suite, qu'on donne une pilule de camphre de la grosseur d'un pois, écrasée dans l'huile. S'il s'agit de vers, de petits reptiles, de grenouilles, qu'on donne à boire de l'eau sucrée, et du sucre à manger, jusqu'à effet évacuant. Si cela ne suffit pas, qu'on donne des pilules de mie de pain mêlées avec un peu de tabac. Contre les souffrances qui en résultent, faites flairer du camphre, et répétez quelquefois *ipec.* ou *nux vom.*

Dans la peau. Quand des corps étrangers s'introduisent sous la peau, on peut employer les moyens indiqués plus haut à l'article **Blessures.** Cependant il est bon de noter ici ce qu'il convient de faire lorsque ce sont de petits corps aigus, tels que épines, barbes de chardon, etc., qui pénètrent dans la peau. S'il s'agit des piquants de diverses plantes, qu'on frotte alors la partie avec de l'huile, et qu'on l'approche du feu aussi près que cela se pourra ; puis, qu'on prenne un couteau ordinaire pour racler doucement la peau, de manière à faire sortir ces sortes de corps. Lorsque les épines sont entrées obliquement, faites courir votre couteau dans le sens opposé, de façon que la pression porte d'abord sur l'extrémité engagée. Cette opération sera répétée aussi souvent que ce sera nécessaire, ainsi que les onctions d'huile et l'exposition au feu.

Le même procédé sera employé dans le cas où de petits éclats de verre auraient pénétré sous la peau ; mais ici la douleur est forte, et il devient préférable de les abandonner au travail de la suppuration, qu'on traitera comme une blessure ordinaire. Si cela ne suffit pas pour en favoriser la sortie, donnez *hep. sulph.* ; et si c'est encore insuffisant, *silic.* Dans les cas où la suppuration s'est établie profondément, et où *silic.* et *hep. sulph.* n'ont pas suffi, donnez une couple de fois *lach.*, et plus tard *merc. viv.*

SECONDE PARTIE.

DES MALADIES LES PLUS COMMUNES.

REMARQUES ET INDICATIONS CONCERNANT L'APPROPRIATION DES MÉDICAMENTS AUX DIVERSES CONDITIONS TIRÉES DES TEMPÉRAMENTS, DES AGES, DES SEXES, ETC.

« REMARQUES. — Nous naissons tous, tant que nous sommes, grands ou petits, riches ou pauvres, hommes ou femmes, enfants, jeunes ou vieux, nous naissons tous enclins à la douleur, c'est-à-dire porteurs d'un germe virulent qui est le principe de presque toutes nos maladies ; et ce germe abrége la durée normale de la vie, en nous tenant sur la pente permanente du mal. — Les organisations les plus complètes, les plus harmoniques n'en sont pas exemptes.

« Les tempéraments (première inégalité introduite dans l'organisme par un concours de causes indéterminées), les idiosyncrasies (véritables tempéraments dégénérés, abâtardis, viciés), les prédispositions morbides acquises ou héréditaires, rendent, selon les circonstances d'âge, de sexe, de climats, de saisons, de régime, etc., rendent cette pente plus glissante et plus périlleuse.

« Quand l'idée homœopathique, qui est un pas de plus dans cette grande voie de perfectibilité humaine qu'on appelle la civilisation, régnera sans partage sur les esprits, l'application qui en sera faite adoucira, avec le progrès du temps, cet entraînement, cette pente irrésistible à la douleur physique et morale, à laquelle l'humanité est livrée depuis qu'elle a perdu les instincts vrais et purs de la vie. Alors commencera cette grande restauration physiologique, tant promise, dans laquelle disparaîtra, dans la mesure du possible, par la prophylaxie, le germe de la mort anticipée que nous subissons. Ainsi, en garantissant à l'homme les fruits acquis de l'expérience et de la science, l'homœopathie le réintégrera encore dans sa longévité, en écartant de lui les excès qui y portent atteinte.

« Or, tout tempérament constitue un premier désaccord dans l'harmonie vitale ; d'où il suit que chaque tempérament, fortement accusé, est déjà une forme de maladie, qui ne compromet pas encore, il est vrai, l'exercice des fonctions et la jouissance de la vie, mais qui fait, selon son espèce, pencher l'organisme vers un ordre spécial de souffrances. — Personne ne doute, en effet, que le tempérament sanguin ne prédispose, par exemple, à des maladies différentes de celles du tempérament nerveux, et que l'état de *pléthore* ne soit l'expression la plus complète de la prépondérance du sang sur le reste du corps vivant.

« L'étude des effets purs des médicaments (étude faite sur l'homme à l'état sain) a démontré que les remèdes ont chacun, en propre, la faculté de développer une augmentation d'activité vitale, plus ou moins restreinte, dans une portion de l'organisme, et que c'est toujours au détriment de la pondération des fonctions que cette augmentation se fait. — Tout le monde sait aujourd'hui que l'*aconit napel* a la vertu de solliciter spécialement un excès d'action dans le système sanguin et de donner à l'économie animale les attributs passagers, sans doute, du tempérament sanguin. Ce qu'on dit ici de l'aconit, on peut en dire autant de tout autre médicament à l'égard des constitutions lymphatiques, nerveuses, bilieuses, et des constitutions-mixtes, les moins imparfaites de toutes.

« Quant à l'influence réciproque des âges, des sexes et des tempéraments, il y aurait des considérations majeures à présenter en ce lieu. — Nous devons nous borner pour le moment à dire que certains médicaments ont une action qui se fait sentir plus particulièrement aux divers âges, et d'autres qui affectent plutôt les femmes que les hommes ; qu'il y a une analogie fondée entre les tempéraments, les âges et les sexes, et que c'est à raison de cela qu'on répète de tout temps que la constitution lymphatique répond à l'enfance comme la constitution nerveuse à celle de la femme, etc.

« Cela posé, on comprend l'importance de prendre en considération les conditions dont il vient d'être parlé dans le choix du médicament. Ce n'est pas absolument tout que de l'approprier à la maladie à guérir, il faut encore qu'il s'adapte, s'il y a lieu, à l'individualité physiologique. Si cette concordance peut s'établir, la guérison n'en sera que plus prompte, plus douce et plus sûre. Prenons un exemple : un homme et une femme sont atteints l'un et l'autre d'une maladie semblable, contractée sous l'influence de causes identiques; le même remède doit convenir ici de prime abord ; cependant il y a une nuance dans l'expression des symptômes qui fait hésiter dans le choix du remède. L'hésitation cesse, si l'on vient à considérer que ces deux malades diffèrent de sexe, et surtout si la femme est lymphatique et l'homme sanguin, cette circonstance indique alors deux remèdes au choix ; et qu'on donnera à la condition, toutefois, que chaque remède couvrira les symptômes principaux du mal, dans les deux cas.

« Il ne nous reste plus qu'à dresser le tableau des principaux médicaments que l'expérience assigne aux diverses conditions de tempérament, d'âge, de sexe, de caractère, ect., etc.

« **Tempérament lymphatique.** Il se caractérise par l'abondance des humeurs avec expansion du tissu cellulaire ; le corps prend une réplétion très-prononcée, et se fait remarquer par des formes arrondies, la mollesse des chairs, la couleur blonde des cheveux, la blancheur et la pâleur de la peau, et aussi par l'inexpression de la figure et des yeux. Dans ce tempérament, la circulation est lente, l'esprit sans vivacité, les passions sans énergie.

« Les médicaments qui lui conviennent sont : *merc.*,

sulph., calc. carb., puls., chin., ars., nit. acid., bell., phosph., sep., lycp., carb. veg., arn., silic., natr. mur.

« **Tempérament sanguin.** Il se manifeste par la prédominance du sang, dont la circulation est plus active ; par la coloration et l'animation de la figure, avec yeux brillants, d'une couleur plutôt bleue que foncée ; cheveux châtains ou noirs ; les formes corporelles sont accentuées autrement que dans le lymphatique ; l'esprit, l'âme et le corps sont pleins d'activité. Il entre dans les attributs de la jeunesse.

« Les médicaments qui lui sont appropriés sont : *aco., arn., bell., calc. carb., ferr., hep. sulph., nux vom., bryo., lach., seneg., phosph., croc., puls., sulph.,* etc.

« **Tempérament bilieux.** Il se reconnaît au teint et à la coloration des yeux, du visage et de la peau en général, qui sont plus ou moins foncés, d'un brun jaunâtre ; les cheveux sont noirs et huileux ; les chairs sont fermes et sèches. Chez les individus doués de ce tempérament, l'esprit est opiniâtre, énergique, et dans les traits de la figure s'expriment une grande force de caractère et de passions violentes.

« Les médicaments qui lui sont favorables sont : *aco., bryo., nux vom., chamom., cocc., ars., arn., sulph., plat., lach., merc.,* etc.

« **Tempérament mélancolique.** C'est une combinaison des tempéraments bilieux et lymphatique. Dans cette espèce, il y a une moindre activité du système nerveux et musculaire ; l'esprit est disposé à la méditation et à la tristesse ; les organes de la digestion fonctionnent mal ; l'estomac et les intestins sont paresseux.

« Les médicaments qui lui sont propres sont : *nux vom., lach., sulph., aur., merc., verat., stann., ars., bryo., sep., puls., graph.,* etc.

« **Tempérament nerveux.** Il se reconnaît à la finesse des traits, à la forme grêle des membres, à la délicatesse de la peau, à la pâleur de la face, à l'impressionnabilité excessive et infiniment variable des sensations, à la promptitude et à la diversité des volontés et désirs ; c'est la prédominance absolue du système nerveux.

« Ses médicaments sont : *aco., bell., baryt. carb., bryo., ignat., chamom., nux vom., lach., puls., phosph., cocc., valer., stann., cup., zinc., plat., cupr.*, etc.

« **Constitution affaiblie, épuisée.** *Ars., sulph., calc. c., chin., merc., acid. nit., nat. mur., nux vom., kal. carb.*, etc.

« **Constitution sèche et maigre.** *Nux vom., bryo., sil., ac. nit., amb., lach.*, etc.

« **Constitution pléthorique, replète.** *Aco., arn., ferr., hyos., puls., bell., bryo., calc. c., lycop., nat. mur., phosph., caps., sulph.*, etc.

« **Caractère irritable.** *Bryo., nux vom., chamom., cocc., acon., sulph., chin.*, etc.

« **Caractère doux** (calme et facile). *Puls., ign., amb., cic., stann., sulph., lycop.*, etc.

« **Caractère sensible.** *Ign., puls., caps., phosph.*

« **Personnes blondes.** *Bell., calc. c., chamom., merc., sil., sulf., lach., rhus tox.*, etc.

« **Personnes brunes.** *Aco., nux vom., ars., bryo., plat., arn., sulph.*, etc.

« **Personnes à taille élancée.** *Sep., amb., phosph., nux vom.*, etc.

« **Personnes d'une vie sédentaire.** *Aco., nux vom., sulph., calc. c., lycop.*

« **Enfants.** *Bell., calc. c., caps., chamom., hyosc., ignat., merc., sil., sulph.*

« **Enfants qu'on allaite.** *Calc. c., puls., sep.*

« **Femmes.** *Bell., calc. c., caps., chamom., cocc., croc., plat., puls., sabin., sep., valer.*, etc.

« **Femmes enceintes.** *Bell., chamom., cocc., croc., puls., sabin., sep.*, etc.

« **Femmes en couche.** *Bell., chamom., puls., rhus toxic., sabin., sec. corn., sep.*, etc.

« **Jeunes gens.** *Aco., bell., bryo., lach.*, etc.

« **Jeunes gens faibles par croissance trop rapide.** *Phos. acc.*

« **Vieillards.** *Aur., baryt., con., ars., op., chin.*, etc. »

CHAPITRE PREMIER.

MALADIES DE LA TÊTE.

VERTIGES.

Le **vertige** tient quelquefois à des causes qu'il est facile de combattre : telles sont les souffrances et la plénitude de l'estomac, les pertes ou évacuations débilitantes, les boissons spiritueuses, les remèdes narcotiques, les chutes ou les coups sur la tête. Il se lie d'autres fois à des maladies dont on parlera plus bas.

Celui qui est sujet aux vertiges doit se modérer dans le boire et le manger, se lever de bonne heure, se promener beaucoup au grand air, et il devra, le soir, se frictionner avec une brosse.

Le vertige à la suite d'un dîner copieux, est grave. Souvent un peu d'abstinence et *arn.* le matin suffisent pour le dissiper; il en est de même de *nux vom., chamom., puls., rhus toxic.* et *cocc.*, qu'on administrera suivant le tempérament et les prédispositions. Le vertige par suite de la suppression d'un ulcère est un mauvais symptôme : *calc. carb.*, ou *sulph.*, suffisent pour le guérir.

Le vertige qui s'accompagne de nausées, de vomissements et de renvois, trouve du soulagement dans *acon.* Plus tard, si l'estomac reste souffrant, donnez *puls* ou *ant. crud.*

Si le vertige vient le soir et s'accompagne de trouble de la vue, *merc. viv.*; s'il est suivi au contraire d'éblouissement, surtout par le mouvement, et qu'il s'aggrave en se baissant, donnez *bell.*, au saut du lit, *cocc.*

S'il a lieu avec un mal de tête pressif, donnez *phosph.*

Le vertige, par suite d'une fatigue intellectuelle, demande *nux vom.* S'il a lieu en regardant en l'air, *puls.*; en se remuant, et puis s'il s'amende en se couchant, *chin.*; au lit, *nux vom.*; mais en restant couché, *rhus tox.*; en se levant, *chamom.*; en se baissant, *acon.*; et plus tard *bell.* et même *calc. carb.*; en voiture, *hep. sulph.*; et plus tard *silic.*; étant assis, *puls.*

Le vertige avec une sorte d'insensibilité morale ou avec agitation, *bell.* S'il était porté jusqu'à la défaillance, ou accompagné de la crainte de mourir, *rhus tox.*; de bourdonnements d'oreilles, maux de tête, chaleur et pâleur de la face, trouble de la vue, *puls.*; de faiblesse de la tête, *chin.*; de saignement de nez, *sulph.*; avec évanouissement *chamom.*, qui sera suivi plus tard de *hep. sulph.*

FAIBLESSE DE MÉMOIRE.

Si elle est due à des saignées fréquentes, à des purgations répétées et à d'autres causes d'affaiblissement, donnez *chin.* ou *lach.* Si elle tient à un coup sur la tête, *arn.*; à des boissons spiritueuses, *nux vom.*; à la frayeur, à un accès de colère ou à une vexation, prenez particulièrement, parmi les remèdes appropriés à ces causes, (Voir ch. I, Ire part.) *acon.* et *staph.*|; à l'humidité de l'air, *verat. alb.*, ou *rhus tox.*, ou *carb. veg.* Si elle est liée à des congestions passagères du sang vers la tête, donnez principalement *acon.* et *bell.*, et, parmi les remèdes indiqués dans cette circonstance, *chin., rhus tox., merc. viv., sulph.* En outre, qu'on ne néglige pas de se laver tous les soirs la tête avec de l'eau froide, qu'on la laisse entourée d'un mouchoir, et que chaque matin on se lave les yeux et le front avec de l'eau très-froide. Si cela ne suffit pas, qu'on mette les pieds dans un bain d'eau froide, jusqu'aux chevilles, aussi froide qu'on puisse la supporter, puis on les frottera avec force, et l'on se couchera.

CONGESTION OU AFFLUENCE DE SANG A LA TÊTE.

Cet état de souffrance est fort importun, et il peut devenir dangereux, s'il dure longtemps. On ressent dans la tête des battements et des pulsations comme dans le pouls; les veines du cou et de la tête se gonflent; la tête semble pleine, des vertiges ont lieu bien souvent, surtout en se baissant ou en se promenant au soleil, et on éprouve la sensation comme si la tête allait éclater au-dessus des yeux ; ici encore, et s'il y a aggravation en se baissant, ou en toussant, donnez *acon*. S'il produit du soulagement, répétez-le ; dans ce cas, les bains de pieds froids sont souvent très-utiles.

Qu'on s'abstienne, pendant le temps que dure ce mouvement congestionnel, de café, de vin, de boissons spiritueuses, et en général qu'on ne prenne rien de chaud; mais, par contre, qu'on boive beaucoup d'eau froide, et qu'on se lave souvent le cou et la tête à l'eau froide.

Si cela ne suffit pas, et que le malade s'irrite pour peu de chose, se laisse aller facilement à la colère, s'il a fait abus de boissons spiritueuses, et qu'il ait mené une vie plus sédentaire qu'à l'ordinaire, donnez *nux vom*.

S'il éprouve des douleurs aiguës, brûlantes ou lancinantes dans un côté de la tête, ou une forte pression dans le front à chaque pas ou à chaque mouvement qu'il fait, et que ces symptômes empirent en se baissant, ou par le bruit qui se fait autour de lui, ou par une trop vive clarté, donnez *bell*.

Quand on éprouve des éblouissements et qu'on voit des étincelles, que la vue se trouble et voit double, qu'on a des bourdonnements, des évanouissements fréquents, un sommeil lourd ; si ces symptômes se déclarent chez les enfants à l'époque des dents, chez les filles quand elles deviennent nubiles ou qu'elles se sont refroidies pendant les menstrues, surtout par l'humidité des pieds, donnez d'abord *acon.*, et puis six ou huit heures après, *bell.*

Si la congestion est provoquée par un excès de joie, et suivie d'une grande excitation, donnez *coff.*; par la peur, *op.*; par une vive contrariété, *chamom.*; par un ressentiment concentré, *ign.*; par la colère, *nux vom.*, ainsi qu'il a été dit à l'article des causes. Si elle a été occasionnée par une chute ou un coup, *arn.*, qu'on répétera toutes les vingt-quatre heures, si le cas l'exige. Dans les hémorrhagies nasales provenant de cette disposition du sang à se porter à la tête, il n'y a rien à faire, la nature y suffit.

Si l'affluence du sang vient d'une *grande faiblesse*, donnez *chin.*; si elle reparaît toutes les fois qu'on se refroidit, *dulc.*; si elle est la suite d'un effort pour lever un fardeau, *rhus toxic.*; si le malade sue facilement et beaucoup, *merc. viv.*; s'il éprouve en même temps du froid, *camphre* o. — Si, malgré l'emploi de ces divers remèdes, le mal persiste, donnez *sulph.* en solution tous les matins, une pleine cuiller, pourvu qu'on n'en ait pas déjà fait usage; car, dans ce cas, il faudra lui donner *hep. sulph.* o.; et si cela ne suffit pas, *silic.*, après une quinzaine, mais tout au plus deux ou trois fois.

Si ces différents moyens n'agissent pas promptement, et que le cas paraisse grave, faites un cataplasme de farine d'avoine, que vous appliquerez chaud aux pieds; ou bien encore, prenez un bain de pieds très-chaud, que vous ferez durer jusqu'à amélioration ou jusqu'à ce que vous éprouviez une sorte de frisson; s'il y a constipation, donnez un lavement chaud d'eau miellée.

MAL DE TÊTE.

C'est une des maladies les plus communes, mais qui a de nombreuses nuances; c'est pourquoi on doit se conduire selon la cause et selon les symptômes coïncidents. Il est donc utile de distinguer avec soin les diverses espèces de mal de tête, car souvent ce qui convient dans un cas est nuisible dans un autre.

MAL DE TÊTE PAR SUITE D'UNE HABITUDE CONGESTIONNELLE.

Lorsque le mal de tête provient d'une *habitude congestionnelle* du cerveau ou d'une inflammation, il s'accompagne des symptômes suivants : il y a rougeur et chaleur, battement visible des artères du cou ; la douleur augmente et provoque le vomissement ; elle s'aggrave par le moindre mouvement du corps, de la tête, et soit que l'on se couche ou que l'on se baisse, comme aussi elle s'améliore en restant tranquille. — Parmi les moyens domestiques à employer dans ce cas, le meilleur est le vinaigre, dans lequel on fait tremper une croûte de pain qu'on s'applique sur les tempes ; prenez en même temps un lavement chaud : si cela ne suffit pas, mettez les mains dans un bain chaud, auquel vous aurez ajouté un filet de vinaigre, après quoi séchez vos pieds et frottez-les avec de la flanelle. On doit conseiller aux personnes qui sont sujettes à cette espèce de mal de tête, de boire beaucoup d'eau froide, de se frotter la tête tous les matins avec une serviette trempée dans l'eau froide, particulièrement le front et le nez, et que chaque soir il soit fait usage d'un bain de pieds froid.

Lorsque la douleur est très-intense et s'accompagne d'une grande chaleur universelle de la tête, surtout du front ; si la face devient rouge et bouffie, les yeux injectés de sang ; s'il y a du délire ou des emportements presque furieux, il faut, dans ce cas, renoncer au vinaigre, et donner *acon.*; s'il fait du bien, laissez-le agir longtemps ; si le mal empire, répétez *acon.*; s'il n'en résulte aucun soulagement, donnez *bell.*; ou, selon le cas, administrez *acon.* et *bell.* alternativement.

Si le mal de tête est profondément situé, que la douleur

soit sourde et pesante, la face pâle et avalée, avec perte de connaissance, délire, murmure, somnolence, donnez tout de suite *bell.* et attendez plusieurs heures.

Si la douleur est pesante, et pressive sur un côté de la tête, fatigante et affaiblissante; si, occupant le front au-dessus de la racine du nez, elle se porte sur le derrière de la tête; si elle s'améliore par la pression des mains ou par l'effet d'un bandeau fortement attaché ; si elle s'aggrave étant assis ou si elle diminue en marchant ; si la tête est lourde, le visage pâle, qu'il y ait des vertiges, de l'anxiété, et envie de pleurer, donnez *puls.*

Administrez *rhus toxic.* ⊙. dans le cas où la douleur est brûlante et battante, avec sensation de plénitude et pesanteur de la tête, avec sensation de ballottement d'eau à l'intérieur, comme si elle allait s'échapper, surtout si ces divers symptômes se déclarent après avoir mangé.

2° MAL DE TÊTE PAR L'EFFET DE LA PLÉTHORE.

Lorsque le mal de tête tient à cette cause et qu'il se produit dès le matin ou après le repas, accompagné d'une grande faiblesse, et s'il y a somnolence, roideur et douleur dans la nuque, que la parole devient embarrassée, ou si la face se dévie et la bouche oblique, si les membres s'engourdissent, donnez *bell.* ou *nux vom.* S'il n'y a pas de prompte amélioration, mettez les pieds dans un bain chaud, envoyez promptement chercher le médecin, et soignez le malade comme étant dans un état d'apoplexie.

3° MAL DE TÊTE PAR SUITE DE CATARRHE.

Le mal de tête qui dépend d'un *état catarrhal* se caractérise par des douleurs frontales, compressives et brûlantes ; le matin, elles sont moins violentes, mais le soir l'état est pire ; il y a larmoiement, éternument, chaleur sèche dans le nez, frissons fréquents, et quelquefois accompagnés d'une petite toux : dans ce cas, il est bon de renifler de l'*eau chaude*, et de boire de l'eau froide avant de se coucher. Si l'on se trouve mieux au grand air, et qu'il y ait aggravation en parlant, donnez *acon*. S'il y a augmentation au grand air, si en pensant ou lisant on éprouve la sensation d'un poids et d'un tiraillement, donnez *cin*.; mais si le nez coule et donne une matière âcre et brûlante, s'il y a enrouement, manque de sommeil, bourdonnement d'oreilles, battements dans le front, nausées, et que le malade se trouve mieux à l'air ou dans un appartement chaud, donnez *ars*. **o**. Pour les autres remèdes, voyez CATARRHE.

4° MAL DE TÊTE RHUMATISMAL.

Les *douleurs rhumatismales* de tête sont déchirantes et tiraillantes; elles changent souvent de place, se portent à la nuque, aux oreilles, aux tempes; la tête est sensible à l'extérieur par l'attouchement et le mouvement; ces douleurs s'aggravent au lit vers minuit, et s'accompagnent souvent d'une forte transpiration; on a souvent çà et là de petits gonflements, et s'il se déclare des vomissements, on est soulagé. C'est dans ces circonstances qu'un bain de pieds plusieurs fois répété, produit une grande amélioration, qui s'obtient aussi par l'inhalation d'une vapeur aqueuse émolliente : ces simples moyens sont favorablement aidés en se peignant chaque soir. — Toutefois le meilleur remède est *chamom*.; si cela n'agit pas après quelques heures, donnez *nux vom*. le soir, ou *puls*. le matin. — Les douleurs *de goutte* produisent des effets presque semblables; seulement elles sont plus perforantes et déchirantes; la chaleur les calme ordinairement, et cesse tout à fait quand il survient un vomissement. Donnez *ipec*.; s'il ne suffit pas, *ign*. Quand la douleur se fait plus particulièrement sentir à la racine du nez ou qu'elle a gagné la profondeur du cerveau, et qu'elle y est perforante, lancinante et déchirante; si elle est amendée en se baissant ou en se couchant, donnez *ign*. Lorsque les douleurs sont saccadées et battantes dans un côté de la tête, et que l'air frais les aggrave, ainsi que le mouvement se baissant, donnez *nux vom.* Dans le cas le plus intense, *coloc.*; mais si rien n'y fait, prenez un peu de *café noir* avec du lait.

Dans le *mal de tête goutteux* où les douleurs sont battantes et déchirantes dans tout le cerveau, comme si le crâne allait éclater; quand elles sont accompagnées d'agitation et d'insomnie, que l'on a des nausées avec des renvois à vide, donnez alors *ipec.*, ou plutôt *nux vom.* ou *bry.*; si cela ne suffit pas, le moyen qui vient après ceux-là est *sep.* **o.** ou délayé dans l'eau.

5° MAL DE TÊTE PAR SUITE DU DÉRANGEMENT DE L'ESTOMAC ET DES INTESTINS.

La plupart des maux de tête proviennent de l'*estomac* ou du *bas-ventre*. S'ils tiennent à une indigestion, le café pur est fort utile ; s'ils viennent d'un dérangement de l'estomac, employez les remèdes indiqués au chapitre relatif aux souffrances de cet organe. S'il y a constipation, donnez des lavements d'eau chaude. Cet état se reconnaît à l'état de la langue, qui est chargée ; s'il y a amertume de la bouche, manque d'appétit, nausées et vomissements, et si ces derniers symptômes augmentent avec le mal de tête; si, au contraire, le mal de tête provient des *nerfs*, les nausées et les vomissements ne se déclarent qu'après que les douleurs de tête sont arrivées au plus haut degré. Si le mal de tête est la cause directe du dérangement de l'estomac, employez les remèdes indiqués contre la céphalalgie; si, au contraire, c'est le mal d'estomac qui produit la céphalalgie, employez les remèdes appropriés aux souffrances de l'estomac.

6° MAL DE TÊTE PROVENANT DE LA CONSTIPATION.

La *constipation qui donne lieu à la congestion du cerveau et au mal de tête* se guérit généralement par *bry., nux vom.*

et *op*. Si la céphalalgie augmente par la marche ou en remuant la tête, en comprimant les tempes ; s'il n'y a pas de soulagement étant assis ou couché ; si les yeux sont troubles et se ferment sans besoin de dormir ; si la tête est lourde, surtout en remuant les yeux ; si, par le travail d'esprit, elle semble vouloir éclater ; s'il y a aggravation en se promenant en plein air, le matin, ou après avoir mangé, et surtout après une prise de café, ou qu'il donne du dégoût pour les aliments, donnez *nux vom*. Si les douleurs occupent un seul côté de la tête, si le sang se porte modérément au cerveau, et que l'on éprouve des frissons, sans soif, que l'on soit porté à la tristesse, aux larmes, donnez aux personnes douces et tranquilles *puls*. Si l'on sent sa tête comprimée des deux côtés, ou si, en se baissant, on a la sensation que tout va sortir par le front ; s'il survient une hémorrhagie nasale, sans être suivie d'amélioration ; si les yeux sont brûlants et larmoyants, donnez *bry.*, que l'on pourra répéter après six heures et jusqu'après douze. Si les douleurs sont violentes, déchirantes dans la région du front, battantes vers les tempes, avec une grande affluence de sang, regard inquiet, soif intense, bouche sèche, rapports acides, envie de vomir, et vomissements putrides et repoussants, donnez *op.*; s'il soulage, répétez-le toutes les deux ou trois heures, et même plus souvent, tant qu'il sera nécessaire, ou donnez un autre remède s'il est plus convenable. Il est bon d'administrer plus tard *merc. viv.*, si la tête est pleine et qu'il semble qu'elle va éclater, ou qu'elle soit entourée et serrée comme par un bandeau ; lorsque les douleurs sont pires la nuit, et qu'elles sont déchirantes, brûlantes, perforantes et lancinantes.

Si les nausées coïncident avec la **céphalalgie**, si de toutes parts la tête est comme meurtrie et la langue comme paralysée, et qu'il survienne des vomissements ou des efforts de vomissements, donnez *ipec.*, et, plus tard, d'autres remèdes. Si une constipation habituelle occasionne les congestions du sang à la tête, et s'accompagne d'une douleur semi-latérale avec des battements par accès; en outre, si le cerveau était meurtri et serré comme par une corde ; si on éprouvait à la gorge une sensation de strangulation suivie de maux d'estomac, roideur et douleur de la nuque, avec urines claires et fréquentes, nausées et vomissements, donnez *verat. alb.*; on peut essayer *lycop.* et *sep.*

7º MIGRAINE.

Le meilleur remède dans la plupart des cas de **migraine**, accompagnée de nausées ou de vomissement, est *sanguin*. Ce remède convient surtout lorsque les douleurs se présentent par accès, ou qu'elles commencent le matin et ne finissent que le soir; quand la tête paraît être pleine et semble près d'éclater, ou qu'on dirait que les yeux vont sortir de leur orbite; ou bien encore, quand les douleurs sont fouillantes, et qu'elles traversent subitement la tête, qu'elles sont picotantes et pulsatives, au front surtout et au vertex, mais plus fortes au côté droit; quand on éprouve des frissons, des nausées, des vomissements, et la nécessité de se coucher, parce que chaque mouvement augmente les douleurs.

Le remède le plus approprié quand les douleurs prévalent dans le *côté droit*, est *bell.*

Bell. est également bon quand la tête est très-sensible à l'extérieur, quand les veines de la tête et des mains sont gonflées, quand on éprouve dans le cerveau une sorte de bouillonnement, qu'il y a des bourdonnements d'oreilles; quand les yeux s'obscurcissent, que les douleurs sont arrivées au plus haut degré d'intensité, qu'elles occupent une moitié de la tête et descendent sur les yeux et le nez, avec sensation de pression et d'éclatement, de bouillonnement et de fluctuation; quand chaque mouvement les aggrave, ou lorsque les yeux se meuvent; surtout quand le malade ne peut supporter la moindre lumière, ni le plus petit bruit, ni les pas de personnes à l'entour, ni la moindre commotion ; quand, à chaque pas que fait le malade et lorsqu'il monte l'escalier, il ressent dans la tête et dans le front un mouvement de saccade et de fluctuation, surtout si les douleurs ont lieu après midi et durent jusqu'à minuit ; quand elles deviennent plus fortes au lit ou même en se couchant ; quand, enfin elles s'aggravent en faisant effort. *Bell.* convient encore quand les douleurs se réveillent en respirant fortement ; qu'elles traversent avec des élancements la moitié de la tête, et qu'elles sont fugitivement poignantes, avec une telle force et si profondément, que l'on en perd connaissance. Souvent aussi il convient de donner *acon.* ; quelques heures après, *bell.* si *acon.* n'a pas agi. On attend ensuite de six à douze heures : si les symptômes qui précèdent persistent avec une tension compressive comme si le cerveau était plein d'eau jusque dans le front ; s'ils ne disparaissent pas graduellement, administrez *plat.*, surtout s'il y a sensation de froid aux oreilles, aux yeux, ou sur un des côtés du visage, ou autour de la bouche. S'il y a tremblement, scintillement et trouble de la vue, et que tous les objets paraissent plus petits qu'ils ne sont en réalité, on donnera *merc. viv.* après que *bell.* aura épuisé son action, ou lorsque la douleur se porte jusque dans les dents et la nuque, qu'elle gagne avec violence les oreilles, seulement celle du côté gauche, ou qu'elle devient plus intense la nuit, accompagnée d'une sueur qui ne soulage pas. Après *merc. viv.* ou *bell.*, *hep. sulph.* est quelquefois utilement employé, quand la douleur fait l'effet d'un clou implanté dans la tête, avec une sensation perforante, et des souffrances nocturnes ; comme aussi si le front allait éclater, et qu'il se forme des tumeurs douloureuses sur la tête.

Dans les cas opiniâtres, lorsque la douleur, fixée sur l'*œil droit*, est violente, lancinante et perforante, au point d'arracher des cris au malade, avec nausées et vomissements, et si elle augmente à chaque mouvement ou secousse de la tête, et même en marchant, donnez *sep*. Si la même douleur occupe le *côté gauche*, *acon*. d'abord, et quelques heures après *sulph*., la guérissent, ou *silic.* dont on verra les effets quelques pages plus loin.

Dans les migraines les plus intenses, du *côté gauche*, avec un battement insupportable dans les tempes, douleur de la moitié de la tête qui va se propageant quelquefois sur la face et les dents, qui s'aggrave toute la matinée jusqu'à midi, et qui augmente aussi en se baissant, à chaque mouvement, à l'air extérieur, à la moindre importunité de bruit, donnez *spigel*.; il est d'un très-bon effet, surtout lorsque le malade a une odeur putride de la bouche.

Outre les symptômes que nous venons de faire connaître, on peut encore remédier spécialement à certains maux de tête qui se trouvent dans l'une des conditions suivantes.

Si le malade est très-sensible à l'action de la lumière, donnez *bell*.; au bruit, *spigel*.; aux pas des personnes qui marchent autour de lui, *sanguin*.; aux odeurs, *sulph*. ou *acon*. S'il craint d'être touché, s'il se trouve mal d'être couché, s'il est impressionnable aux temps d'orage, à l'air froid, aux contrariétés, etc., donnez *sep*.

8° MAL DE TÊTE NERVEUX.

Dans la **céphalalgie** qui reconnaît pour cause une souffrance nerveuse, la tête est ordinairement fraîche, et la face pâle; dès l'invasion, les urines sont claires; le vomissement est suivi de soulagement; les douleurs se reproduisent fréquemment et toujours de la même manière; elles n'occupent souvent que la moitié de la tête, ou bien elles se fixent sur un point comme par un clou, et elles s'aggravent par l'attouchement. On les calme par le silence et l'obscurité; on les prévient quelquefois en se lavant la figure à l'eau froide, en se frictionnant avec des brosses sèches, et en prenant un des remèdes suivants, et point d'autre médicament. Le café est très-nuisible dans cette sorte de mal de tête, quand même il devrait soulager momentanément ; aussi faut-il y renoncer complétement.

Coff. est un remède efficace contre les douleurs semi-latérales qui sont violentes, tiraillantes et pressives, comme si l'on avait un clou planté dans la tête, comme si le cerveau était broyé, écrasé et déchiré ; elles reparaissent à la moindre occasion, à la suite d'une contention d'esprit, d'une contrariété, d'un refroidissement, d'un repas copieux, avec aversion pour le café ordinaire, avec excessive sensibilité au bruit et à la musique ; ces douleurs sont intolérables et portent aux larmes ; le malade est tout à fait hors de lui, il gémit et crie, il s'agite, éprouve une grande anxiété, craint le froid et ressent des frissons. *Coff.* sera répété souvent, si c'est nécessaire ; et plus tard on pourra donner *nux vom.*, quelquefois aussi *ign.* ou *puls.*

Acon. remédie souvent aux douleurs les plus violentes, à celles qui obligent le malade à rester couché : il semble être sans connaissance ; par intervalles il éprouve des envies de vomir : il se plaint et craint la mort ; le moindre bruit ou mouvement lui est insupportable ; le pouls est faible et petit, et s'arrête quelquefois, surtout quand la douleur est pulsative et battante, ou fixée au-dessus du nez, et s'aggrave par la parole. *Acon.* convient aussi dans le mal de tête par refroidissement, accompagné de coryza, bourdonnement d'oreilles et de coliques, ainsi que suivi d'une sensation pénible, et semblable à l'effet d'une balle traversant la tête, et y produisant comme un courant d'air.

Ign. est approprié aux douleurs, avec compression au-dessus du nez, qui s'améliorent en s'inclinant ; qui sont pressives du dedans en dehors, tressaillantes et pulsatives ; déchirantes au front, comme si un clou y était implanté, et piquantes et perforantes dans l'intérieur du cerveau ; avec nausées, éblouissement de la vue, aversion de la lumière, face pâle, urines abondantes, claires : ces douleurs cessent quelquefois pour un moment, quand on change de position, mais elles reparaissent fréquemment avec le repos, le soir après le coucher, et le matin après le lever; le malade est très-nerveux, versatile, taciturne et abattu.

Verat. alb. convient lorsque les urines sortent avec une douleur brûlante, qu'il y a en même temps diarrhée, et que les douleurs deviennent tellement violentes, que c'est à en perdre la raison, ou qu'on tombe dans une grande faiblesse; lorsqu'on s'évanouit, que les douleurs augmentent en se levant ou en se couchant, qu'on est pris de sueurs froides, de frissons et de soif. (*Voy.*, pour le reste des symptômes, ce qui est dit précédemment à l'article **mal de tête,** par suite de *constipation.*)

Puls. apaise les douleurs déchirantes qui s'aggravent le soir, ou qui sont pulsatives et lancinantes le matin après s'être levé, et le soir après s'être couché; battantes, lancinantes et déchirantes dans les tempes, et surtout si elles sont unilatérales; quand on éprouve envie de vomir, pesanteur de tête, obscurcissement de la vue et photophobie, bourdonnement dans les oreilles, ou si l'on y ressent des élancements, des tressaillements et des déchirements; la figure est pâle et les larmes sont faciles; appétit nul, soif nulle; frissons, anxiété, quelquefois hémorrhagie du nez, battement du cœur. Ces divers symptômes s'aggravent en se tenant tranquille ou étant assis, et s'amendent à l'air frais; la céphalalgie diminue en comprimant la tête. Ce remède convient surtout aux tempéraments lymphatiques et aux caractères doux.

Bry. remédie aux douleurs brûlantes et pressives de la tête, ou quand on éprouve en s'inclinant une sensation comme si tout voulait sortir par le front, et que le mal s'aggrave en marchant; ou lorsqu'on ressent à l'extérieur un déchirement qui s'étend à la face et jusqu'aux tempes, ou un déchirement partiel compressif et fouillant, notamment chez les personnes sujettes au rhumatisme ou d'un caractère irascible et pétulant. Souvent, après *bry.*, convient *rhus tox.*

Nux vom. convient, comme il a été dit plus haut, dans le mal de tête par suite de constipation, de l'usage du café; il convient aussi lorsque la douleur ressemble à un clou implanté dans la tête, ou avec une sensation de mouvement saccadé, lancinant, suivi de nausées et de vomissements acides; si l'on éprouve sur un côté des élancements avec pression; si cette douleur commence le matin et s'aggrave incessamment jusqu'à perdre connaissance, ou à vous rendre moitié fou; le cerveau est douloureux comme s'il était déchiré; la figure est pâle et abattue, la tête lourde avec bruissement, vertige et tremblement en marchant; la douleur s'aggrave par le moindre mouvement, même par celui des yeux, à l'air frais du matin, ou après le repas ou en se baissant; et aussi lorsque la tête est douloureuse à l'extérieur, et que cette douleur augmente par un temps froid.

Chamom. remédie aux douleurs de tête qui sont occasionnées par un refroidissement ou par l'usage du café; lorsqu'elles sont déchirantes et tiraillantes d'un seul côté jusqu'au menton; aiguës dans les tempes, avec pesanteur au-dessus du nez ou avec battements très-sensibles, surtout si une joue est rouge et l'autre pâle, ou que la face est bouffie, que les yeux font mal; lorsqu'on ressent une sorte de froid au cœur ou à la poitrine, que le goût est amer et putride. Ce remède convient souvent aux enfants et aux personnes qui supportent difficilement la douleur et sont intraitables.

Chin. est approprié aux personnes sensuelles, lorsque la douleur est pressive et empêche de dormir, ou lorsqu'elle est lancinante et pulsative dans les tempes; qu'elle est térébrante et pressive au sommet de la tête, comme si le cerveau était meurtri; lorsqu'elle est tressaillante, déchirante et éclatante; qu'elle s'aggrave à chaque pas que l'on fait, à chaque mouvement, en ouvrant les yeux ; quand il y a amélioration en se couchant et étant couché ; lorsque la peau est sensible au moindre attouchement ; chez les personnes chagrines ; chez les enfants rétifs, désobéissants et gourmands, qui ont le visage pâle, et seulement quelquefois rouge et chaud ; et ils deviennent alors très-babillards ou sont agités toute la nuit. Souvent, après, il convient de donner *coff*.

On donne quelquefois *ant. crud.*, par suite des désordres de l'estomac, ou par suite d'un refroidissement ou d'une éruption rentrée, qui donnent lieu à des douleurs sensibles principalement dans les os, ou dans les tempes et le front, avec sensation perforante, éclatante et déchirante ; lorsqu'il y a amélioration à l'air frais ou aggravation en montant les escaliers. Précédé de *puls.*, *ant. crud.* est d'un meilleur effet, si l'estomac est dérangé et que, consécutivement à la céphalalgie, il s'est fait une perte abondante de cheveux.

Coloc. est efficace dans le mal de tête le plus intense, le plus cruel, où la douleur est déchirante, unilatérale, tiraillante, pressive et serrante ; avec pression sur le front, qui s'aggrave en se baissant ou en se couchant sur le dos ; lorsque les accès reviennent toutes les après-midi ou vers le soir, dans le côté gauche, avec grande inquiétude et anxiété ; particulièrement s'il y a sueurs d'une odeur urineuse, ou que les urines sont rares et puantes, tandis que, pendant la durée des douleurs, l'émission en est abondante et très-claire.

Caps. est employé quelquefois contre le **mal de tête,** extensif, éclatant, battant avec une sensation d'effort excentrique ; s'il s'aggrave par la marche ou le mouvement, ou que les douleurs soient déchirantes et lancinantes pendant le repos ; lorsque par le mouvement de la tête ou des yeux, ou en se baissant, elles empirent, comme aussi si l'on s'expose à l'air et au froid ; chez les personnes flegmatiques, nonchalantes et susceptibles ; ou chez les enfants très-obstinés et difficiles à conduire, surtout lorsqu'ils craignent de sortir et redoutent le mouvement, s'ils sont frileux, et que leur mal s'aggrave principalement après avoir bu.

Lorsque les remèdes dont il vient d'être question n'agissent pas promptement et d'une manière favorable, on peut essayer les suivants, qu'on aura soin d'administrer à l'état de solution dans un verre d'eau à la dose d'un ou deux globules, et que l'on fera prendre par cuillerées à café toutes les deux ou trois heures.

Sulf. sera employé contre les douleurs pulsatives déchirantes et gloussantes, avec sensation de chaleur au cerveau, principalement le matin ou le soir ; avec nausée; aggravation à l'air frais et amélioration dedans ; avec déchirement assourdissant et pression qui revient incessamment; avec chute de cheveux à la suite d'éruptions et d'ulcères supprimés ou de sueur rentrée.

Ars. réussit dans le même cas, pourvu qu'il y ait aggravation en restant dedans et amélioration à l'air frais.

Silic. convient lorsque les douleurs sont pulsatives et battantes, accompagnées de chaleur et de congestion à la tête ; lorsqu'elles sont provoquées par des efforts intellectuels, en lisant à haute voix, ou en se baissant, avec douleurs nocturnes et déchirantes qui se portent de la nuque au vertex, et surtout avant midi ; lorsque la douleur se porte sur le front et sur les yeux ; s'aggrave par la pression du chapeau ; lorsque la tête se couvre d'élévations tubéreuses, se dépouille de cheveux, que la peau devient extrêmement sensible ; que la douleur gagne le nez et le visage, et que la tête entre facilement en transpiration.

Sep. est surtout bon contre la céphalalgie lancinante ou perforante, comme aussi si elle est pulsative, ressentie principalement aux tempes, ou si elle est frontale et semilatérale, si elle s'aggrave par le moindre attouchement et force le malade à crier si l'on y touche ; s'il y a nausées et vomissement aggravés par le mouvement, et si elle se calme au contraire par le repos absolu, dans l'obscurité, les yeux fermés, et invite au sommeil, qui ne tarde pas à venir, et après lequel les souffrances disparaissent.

Un violent mal de tête, suivi de grande faiblesse, d'indifférence et de découragement, est l'indice de quelque maladie prochaine grave, qu'on peut prévenir par *verat. alb.* et *ars. alb.*, pourvu que ces remèdes soient adaptés aux souffrances dont il s'agit ; sinon, on donnera *acid. phosp.*

9° MAL DE TÊTE CAUSÉ PAR LE DÉPLACEMENT D'AFFECTIONS RHUMATISMALES, GOUTTEUSES, ÉRUPTIVES, ETC.

Lorsque, par suite de déplacement d'*affections rhumatismales, goutteuses* ou *cutanées*, on éprouve un mal de tête intense, il ne faut pas le négliger. Donnez, dans ce cas, les remèdes appropriés à ces maladies, et voyez dans les pages précédentes ce qui s'y rapporte.

Il n'y a pas de temps à perdre quand, à la suite de *la rétrocession* de la fièvre scarlatine, de la rougeole, de la fièvre miliaire, du pourpre, il se déclare une céphalalgie qui est suivie bientôt après de délire, ou après une fièvre catarrhale supprimée brusquement, ou pendant le travail douloureux de la dentition : dans ce cas, employez *cupr. acet.* On donnera la préférence à la *première trituration*; on en prendra une très-petite pincée qu'on délaiera dans un verre d'eau, et qu'on administrera par cuillerée à café, tous les quarts d'heure ou toutes les demies ; s'il survient une amélioration, on éloignera les doses. Aux adultes, la dose sera d'une cuiller à dessert. Quand on a un médecin homœopathe, on doit l'envoyer chercher.

Quand le mal de tête se fixe dans les yeux, au fond des orbites, avec des élancements à travers le cerveau, accompagné de la faiblesse des yeux, il faut voir là un présage de cécité. Si *bell.* ni *sulph.* dilué n'améliorent promptement, qu'on s'adresse à un médecin homœopathe.

Lorsque la douleur reparaît toujours sur le même côté, qu'elle atteint profondément le cerveau, et que l'autre côté du corps est presque paralysé, avec fourmillement, spasmes et autres souffrances analogues, la guérison est fort difficile ; cependant ne négligez pas de réclamer les secours de l'art.

Lorsque chez les vieillards le mal de tête est continuel, qu'ils ont peu d'urines, qu'elles sont épaisses, troubles et puantes, c'est un signe de mauvais augure. Qu'ils boivent beaucoup d'eau, qu'ils se fassent frictionner la peau, et qu'ils appellent le médecin.

Voyez plus loin le chapitre concernant les **maladies de la peau,** pour la teigne et les exanthèmes de la face.

CHUTE DES CHEVEUX.

Lorsqu'il pousse autant de cheveux qu'on en perd, il faut se contenter de se laver, de se brosser et de se peigner la tête souvent ; il n'y a pas d'autre médecine à faire. Mais si les cheveux deviennent toujours plus clairs, qu'on les fasse couper tous les mois au nouveau de la lune. Lorsqu'ils se produisent avec une force végétative appauvrie, on peut y remédier en lavant souvent la tête à l'eau froide, surtout le soir, et en enveloppant la tête d'un mouchoir ; si cela ne réussit pas, qu'on essaie les lotions avec *la bière.* Lorsque les cheveux sont trop secs, il est nuisible de se servir d'huiles, de graisses, de pommades ordinaires ; vous préférerez, une fois par semaine, les lotions d'*une décoction de son.* Dans le cas où les cheveux sont friables et cassants, ou s'ils sont couverts de crasses et de pellicules, il faut les laver tous les deux ou trois mois avec une *lessive* légère faite avec de la *cendre de hêtre,* ce qu'on fait en trempant le peigne dans cette lessive ; après quoi, on se lave la tête avec l'eau ordinaire. Si les cheveux se fendent, on se servira de la *graisse d'ours* avec le soin d'en couper l'extrémité tous les deux jours, au nouveau de la lune. S'il se fait des places chauves, il est utile de les raser souvent dans un rayon qui intéresse les cheveux environnants ; si cela ne donne pas de résultat après quatorze ou quinze jours, qu'on frotte la tonsure chaque semaine une fois, le soir, avec un oignon coupé en deux ou bien avec de la pommade de *moelle de bœuf*, faite comme il est dit quelques lignes plus bas. Si à la suite d'une longue et violente maladie on devient chauve, on se lavera la tête avec de l'eau-de-vie, tous les soirs et tous les matins. Si la **calvitie** est héréditaire, tous les moyens sont inutiles. Si elle vient avant l'âge, employez la pommade suivante : Faites fondre au bain-marie de la moelle de bœuf; mettez dans une soucoupe une seule goutte de teinture de cantharides ; ajoutez-y peu à peu de la moelle fondue, en remuant et en battant toujours, jusqu'à ce que la soucoupe soit pleine. Prenez de cette pommade une cuiller à café, et frottez-vous la tête tous les trois ou quatre jours, le soir en vous couchant (1).

Si la chute des cheveux a lieu à la suite de causes ou pertes très-affaiblissantes, donnez *chin.*, et, plus tard, *ferr. acet.* — Dans les transpirations grasses de la tête, *chin.* peut être utile. Si les cheveux tombent à la suite de fortes sueurs, *merc. viv.* est indiqué utilement ; par suite de l'abus de quinquina, *bell.*; après l'usage du mercure, *hep. sulph.* ou *carb. veg.* ; à la suite de chagrins et de soucis, *staph.* et *acid. phosph.* — A la suite de maladies inflammatoires, de fièvres nerveuses, *hep. sulph.*, *calc.*, *silic.* et *lycop.*; après des maux de tête, à la suite d'affections hystériques ou goutteuses, accompagnées d'une grande sensibilité qui oblige à se tenir la tête couverte, *hep. sulph.* et *acid. nit.* Après les maux de tête produits par des désordres chroni-

(1) *Voy.* l'important ouvrage, sous le rapport pratique, Traité des maladies du cuir chevelu, par le docteur Cazenave, médecin de l'hôpital Saint-Louis. Paris, 1850, 1 vol. in-8, avec planches coloriées.

ques des voies digestives, *lycop.* ; il convient également si l'on éprouve des démangeaisons au cuir chevelu et si, en même temps, il est couvert de pellicules furfuracées.

Si ces divers moyens ne peuvent empêcher la chute des cheveux, servez-vous de l'huile de laurier ou d'amandes amères. Prenez-en une goutte que vous mêlerez avec de la moelle de bœuf fondue, ou avec la meilleure huile d'amandes douces, et frottez-en les cheveux avec une petite quantité. — La chute des cheveux est occasionnée aussi chez les femmes par l'usage qu'elles ont de les nouer trop serré ou pas assez (1). Le remède ici est tout simple ; il ne s'indique pas.

CHAPITRE II.

MALADIES DES YEUX.

REMARQUES GÉNÉRALES.

Toute espèce de collyres, de baumes et de liniments nuisent essentiellement aux yeux, parce que presque tous contiennent des substances toxiques ; et si par hasard, ce qui arrive très-rarement, ils donnent quelque soulagement, dans le plus grand nombre de cas, ils provoquent tôt ou tard une maladie plus grave et pire que la première. Celui qui tient à la conservation de ses yeux doit s'abstenir de l'emploi de remèdes venimeux, dangereux ou pour le moins tout à fait inutiles, par la raison qu'il y a des moyens internes très-simples qui peuvent toujours faire beaucoup plus de bien, surtout quand on n'a pas tourmenté l'organisme par de méchants remèdes.

L'eau pure et fraîche est le seul collyre qui convienne

---

(1) *Voy.* Jahr, *Du traitement homœopathique des maladies de la peau et des lésions extérieures en général.* Paris, 1850, p. 222 et suiv.

comme *moyen externe;* la plupart du temps, elle suffit dans les cas où les yeux sont douloureux, rouges et brûlants, et qu'il s'y joint la complication d'un état catarrhal et de la toux ; elle convient pareillement dans les souffrances chroniques des yeux, avec sensibilité douloureuse à la lumière, qui ne fait que les accroître, aggravation plus grande par un temps froid et humide. On peut, dans cette circonstance, appliquer dessus une tranche de pain blanc mouillé.

Toutes les fois que le malade ne peut supporter l'eau froide, ou qu'il n'en éprouve aucun soulagement; ou s'il ressent non-seulement une sensation de brûlement et comme s'il avait du sable dans les yeux, avec aversion pour la lumière, mais si, outre des douleurs violentes, il se joint des larmes abondantes ou âcres, alors préférez l'*eau tiède*, dont on fera usage par l'intermédiaire de compresses ou de tranches de pain blanc, et répétez cette pratique tant que les douleurs subsistent et s'aggravent.

Si les yeux sont très-secs, et que les paupières se ferment par l'effet d'une contraction spasmodique, employez l'*huile fraîche d'olive.*

Lorsque les yeux sont affectés d'une inflammation érysipélateuse, qui s'étend à toute leur circonférence, n'appliquez rien d'humide ; contentez-vous d'user de petits sachets remplis de *son chaud.* Si les yeux étaient souffrants par suite de contact avec le sumac vénéneux, ne faites aucune application externe, et bornez-vous à l'emploi des moyens internes qui ont été indiqués plus haut, à l'article **empoisonnement.**

Mais celui qui veut absolument faire usage d'un moyen externe, devra prendre un *blanc d'œuf frais*, il y ajoutera une cuillerée à café de *sucre* raffiné et un peu de *camphre;* le tout sera bien battu jusqu'à l'état d'écume; on applique alors cette écume sur les yeux.

La guérison la plus prompte s'obtient toutefois au moyen

des remèdes suivants, pendant l'usage desquels il faut renoncer tout à fait à la préparation précédente.

INFLAMMATION ET GONFLEMENT DES PAUPIÈRES.

Les **paupières peuvent être enflammées, rouges et enflées**, sans que le globe de l'œil soit affecté. — Dans le gonflement rouge, avec brûlement et sécheresse, donnez *acon.*; s'il soulage, mais momentanément, répétez-le. Si les paupières sont pâles, d'un rouge jaunâtre et enflées, d'un luisant presque transparent, qu'on y ressente une sensation de brûlement avec tension; quand il s'amasse beaucoup de mucosités non-seulement dans les yeux, mais aussi dans le nez, si en même temps il y a fièvre, donnez encore *acon.*, comme remède principal et le meilleur; et s'il n'y a pas de soulagement prompt et durable, donnez quelques jours après *hep. sulph.*, surtout s'il y a une douleur pressive avec une sensation d'écrasement et de meurtrissure des paupières. Lorsque l'engorgement est très-mauvais, et qu'*acon.* n'a produit qu'une faible amélioration, ou que les paupières sont très-enflammées et rouges, avec sécrétion abondante de mucosités ou de pus brûlants, ici *sulph.* sera préférable à *hep. sulph.*, surtout si le malade ouvre difficilement les yeux le matin, que les paupières soient agglutinées et que la lumière ne puisse être supportée. S'il ne se déclare pas une amélioration immédiate, répétez *acon.*, qui agit alors avec plus de succès. Si *hep. sulph.* n'a produit aucun effet, alors et surtout que les paupières sont brûlantes et prurigineuses, avec gonflement et rougeur des bords libres, qui se collent et saignent en les ouvrant, et qu'ils tendent à se renverser ou se relèvent difficilement et semblent être paralysés, donnez *bell.*

Si les paupières sont enflammées à l'intérieur, si elles sont injectées de sang, douloureuses et très-brûlantes, et qu'on puisse à peine ouvrir les yeux, donnez *ars. alb.*; mais s'il semble qu'on ne les ferme qu'avec peine, si elles sont enflées et s'ouvrent difficilement; si la douleur est plus aiguë, s'il y a des ulcérations sur les bords, avec épaississement de tissus et adhérence croûteuse des cils, administrez *merc. viv.*; et si ce remède ne réussit pas à votre satisfaction, donnez, quelques jours après, *hep. sulph.*

Lorsque la face interne des paupières est enflammée, comme cela se voit souvent chez les nouveaux nés et chez les enfants plus avancés en âge, et s'ils éprouvent de la difficulté à ouvrir les yeux, spasmodiquement contractés, quand il y a tuméfaction rouge avec écoulement abondant de matière muqueuse, donnez *rhus toxic.* en dilution.

Employez *euphr.* dans les maladies chroniques et longues des paupières si, le jour, elles sont le siége d'une démangeaison incommode, si elles se collent la nuit, si elles sont rouges et un peu enflées, avec ulcération, suintement et légère suppuration des bords, lorsqu'il y a clignotement fréquent des yeux, aversion de la lumière, coryza continuel, maux de tête intenses, avec chaleur à la tête. — Si les bords sont brûlants et démangent en y touchant, s'ils sont plus douloureux et comme meurtris, surtout le matin; quand, le matin, ils se collent par l'effet de la suppuration, donnez *nux vom.*, qui convient souvent lorsque *euphr.* ne suffit pas; dans le cas où l'un et l'autre ne réussiraient pas, servez-vous de *puls.* — Dans l'inflammation, avec renversement des paupières, avec élancement brûlant et démangeaison, ou même sans douleur, donnez *merc. viv.*; plus tard, s'il y a nécessité, *hep. sulph.*; quelquefois, il y a lieu à donner *bell.*

Si ces remèdes ne réussissent pas, et que les bords des paupières soient tout à fait rouges, avec sécrétion d'un mucus épais dans l'angle des yeux, toujours sensibles à la lumière et avec élancements douloureux, donnez *ant. crud.* Si la douleur est brûlante et incisive, par la lecture surtout, après avoir donné *sulph.*, qui a dû amener un peu de soulagement, administrez *calc. carb.*, qui agira avec le plus grand succès. Lorsqu'on ressent un grand picotement dans l'intérieur des paupières, qui s'aggrave le soir, avec écoulement de larmes, donnez *chin*. Dans les démangeaisons cuisantes, avec roideur des paupières comme si elles étaient paralysées, donnez *rhus toxic*. S'il y a contraction spasmodique et occlusion, *hyosc.*; s'il y a pesanteur et lourdeur de la paupière supérieure, donnez *chamom.*; s'il y a une grande sécheresse, malgré le larmoiement; s'il y a difficulté dans le mouvement des yeux et chaleur en même temps, donnez *verat. alb.*

ORGELET. — KYSTE.

L'**orgelet** se guérit avec facilité par *puls.*; quelquefois on peut le dissiper en le touchant avec une clef froide. L'eau froide est nuisible; il vaut mieux faire un cataplasme de pain et de lait qu'on appliquera chaud pour le laisser toute la nuit. Si les orgelets se reproduisent souvent et qu'ils laissent sur la paupière des indurations, ou qu'ils n'aboutissent pas, mais se durcissent, surtout lorsque les yeux n'ont pas perdu la faculté de se fermer et suppurent, s'ils sont cuisants et brûlants dans les angles, où se ramasse toujours un pus concret, donnez *staph.*; s'il reste sur la paupière des indurations, donnez, après une quinzaine de jours ou même trois semaines, *calc. carb.* une fois, ou *sep.*

Thuya guérira les **kystes** qui durent depuis longtemps, qui reviennent avec opiniâtreté, surtout si l'on sent de la chaleur et de la sécheresse dans les angles, avec larmoiement des yeux à l'air extérieur.

INFLAMMATION DES YEUX.

Lorsque, dans l'**inflammation des yeux** (ophthalmie), les paupières et l'œil sont malades en même temps, ou que le globe de l'œil l'est seul, le meilleur remède, sans contredit, est *acon.*, surtout si le mal s'est déclaré subitement et qu'il ait fait des progrès rapides; si le globe est rouge ou couvert de veines injectées de sang, qu'il y ait larmoiement et vive douleur.

Acon. dans tous les cas affaiblit la douleur, et fait disparaître principalement les symptômes inflammatoires les plus intenses; il produit un bien meilleur effet que celui qui aurait pu résulter des sangsues. — Mais, si le malade se plaint de démangeaisons, de pression, de brûlement, de sensation d'excoriation dans les yeux et les paupières; si les yeux cuisent beaucoup, surtout en les fermant, s'ils larmoient beaucoup; s'ils sont enflés, comme après avoir beaucoup pleuré, avec sensation de sécheresse; quand les paupières s'agglutinent la nuit, et que, pendant le jour, on y éprouve des picotements et des mouvements spasmodiques fréquents; dans ce cas, le meilleur remède est *cocc.*

Quand les yeux sont malades par *suite d'un refroidissement*, et qu'il y a coryza, mal de tête, toux, enrouement, etc., les remèdes qui suivent doivent être employés :

Nux vom. convient lorsque les angles des paupières sont plus rouges que le globe de l'œil, ou que celui-ci est taché de sang et qu'on y ressent une cuisson, comme par du sel; lorsqu'on y éprouve une sensation de brûlement et de pression, comme s'il y avait du sable; quand il y a larmoiement abondant, horreur de la lumière, surtout le matin, avec fièvre, et aggravation le matin et le soir.

Chamom. convient surtout aux enfants lorsqu'ils éprouvent dans les yeux du picotement, pression, brûlement, comme si la chaleur en rayonnait; s'il y a le matin gonflement et agglutination des yeux, ou s'ils sont secs, et que le malade ne supporte ses douleurs qu'avec impatience.

Bell. convient lorsque le blanc de l'œil est tout à fait rouge, ou qu'il s'y est fait un engorgement considérable des vaisseaux sanguins, avec chaleur intense, avec larmes corrosives et brûlantes, ou que les yeux sont tout à fait secs, très-douloureux à l'impression de la lumière; que les douleurs sont presque spasmodiques et se portent profondément en arrière; que le coryza est assez intense pour que le nez en soit excorié, et que le tour de la bouche et du nez se couvre de boutons; que la toux est courte, sèche, pénible et spasmodique, et se manifeste par des accès qui durent assez de temps.

Euphr. convient lorsqu'on ressent dans les yeux une forte pression, avec perte de mucus et de larmes corrosives ; lorsque les paupières se contractent ; que tout l'œil est rouge, avec grand mal de tête et coryza, et aggravation le soir.

Ign. convient lorsque la douleur est assez intense, et que la rougeur l'est moins ; qu'il y a forte pression, écoulement abondant de larmes, grande aversion pour toute clarté, catarrhe nasal intense. On répète ce remède, s'il y a lieu, toutes les douze et vingt-quatre heures.

Puls., dont on parlera en détail plus bas, s'emploie aussi quelquefois dans cette espèce de maladie des yeux. Si l'on n'a pas donné déjà *nux vom.*, on l'administrera après les autres remèdes pour détruire la grande sensibilité qui reste ordinairement sur les yeux.

Bell. convient pareillement lorsque la vue a souffert, ou qu'on voit des étincelles, qu'on éprouve des éblouissements, ou même la perte momentanée de la vue.

OPHTHALMIE RHUMATISMALE.

Lorsque les yeux sont malades par suite de **rhumatisme**, et que l'intérieur est tout à fait rouge, qu'ils ne peuvent supporter la clarté; quand il en sort des larmes abondantes corrosives ; quand les douleurs sont lancinantes et déchirantes, non-seulement à l'intérieur, mais aussi à l'extérieur, et qu'il y a aggravation par la chaleur, voici les remèdes qui conviennent :

Lorsque l'inflammation a été amendée par l'action d'*acon.*, donnez *puls.* s'il reste encore des douleurs lancinantes, perforantes et tranchantes, si l'on ne peut encore supporter la lumière, qu'il y ait aggravation de tous ces symptômes matin et soir ; s'il y a eu plusieurs récidives qui ont chagriné le malade, et l'ont laissé disposé aux larmes, et qu'après avoir pleuré, il ait éprouvé de l'aggravation.

Quand les douleurs ont été améliorées par *puls.*, donnez *bry.* s'il reste encore de la rougeur aux yeux ; s'il y a une cuisson brûlante dans l'intérieur, ou sensation de sable entre les paupières ; qu'il y ait aggravation le soir et la nuit ; si les bords des paupières sont engorgés, et si en les ouvrant on se sent mal de tête.

Quand, après *bry.*, qui a réussi à demi, il reste une sensation de cuisson, de pression et des élancements ; quand on larmoie beaucoup, que les paupières se collent la nuit ou sont enflées ; que tout autour ou dans le voisinage il y a une sorte d'inflammation érysipélateuse, donnez *rhus toxic.*

Donnez *verat. alb.* quand les douleurs sont déchirantes et empêchent le sommeil de la nuit, s'accompagnent d'une céphalalgie intolérable et d'une chaleur ardente des yeux, avec sensation d'une sécheresse excessive.

Dans les *inflammations rhumatismales*, *nux. vom.*, *ign.*, *chamom.* conviennent quelquefois, ainsi qu'on le verra plus bas ; mais on aura aussi à se servir plus souvent de *merc. viv.*, *sulph.*, comme il sera dit plus loin. *Euphr.* trouve quelquefois son emploi, et principalement quand il se forme dans les yeux des vésicules remplies d'eau ; quand, l'action de la lumière devenue moins fatigante, les douleurs sont plus fortes, et la rougeur des yeux assez considérable pour occasionner l'injection des vaisseaux.

GOUTTE AFFECTANT LES YEUX.

Si quelqu'un, sujet à la *goutte*, en ressent une attaque qui se porte sur les yeux, donnez d'abord *acon.*; plus tard, *ant. crud.* ou *sulph.*, comme il a été indiqué au traitement des affections des paupières, ou également *cocc.*, dont on parlera plus loin. *Bell.* est souvent d'un bon effet, administré selon les symptômes énoncés à l'article *bell.*, surtout si la douleur est fortement pressive autour des yeux, au-dessus ou à côté ; s'il y a des élancements violents au-dessus, avec sensation d'arrachement, ou comme si l'œil était refoulé ; si les douleurs paraissent et disparaissent ; si l'on a dans le champ de la vue des éclairs ou des étincelles, ou un cercle lumineux tacheté de noir, ou que tout semble être dans un brouillard, ou comme vu à travers une gaze, si en même temps il y a vertige et mal de tête assez intense pour qu'on puisse perdre connaissance. Dans d'autres espèces de maladies d'yeux, donnez *coloc.* si les douleurs sont violentes, brûlantes et tranchantes, si elles pénètrent dans la tête, surtout dans le front, ou dans un côté du cerveau, avec une sensation de pression, de tiraillement et de déchirement, ou si elles se portent au nez, ou s'étendent à tout le corps avec une grande agitation et insomnie.

YEUX AFFECTÉS DE SCROFULES.

La plupart des *maladies chroniques des yeux proviennent des scrofules :* on les reconnaîtra à la description des symptômes signalés dans les détails fournis par chaque médicament, soit chez les enfants qui en sont atteints, soit sur les adultes qui en étaient porteurs dans leur enfance. Si les yeux sont tombés dans une sorte de faiblesse par suite de scrofules, ils n'en seront que plus sujets à des récidives à l'occasion du froid ou de toute autre cause, et contracteront plus facilement des obscurcissements de la vue ou des ulcérations de la cornée. Qu'on emploie dans ce cas les remèdes ci-dessous indiqués ; mais si les souffrances se reproduisent trop souvent, le mieux est de traiter le malade comme atteint de scrofules, et pour cela il faut s'adresser à un médecin homœopathe. Cependant on peut essayer avec succès les moyens suivants :

Puls. convient souvent au début quand les bords des paupières commencent à devenir rouges, brûlent, s'agglutinent et jettent beaucoup ; lorsque les larmes sont corrosives et brûlent les joues ; qu'il se forme comme un gonflement œdémateux ; que les yeux ne supportent pas la lumière, ou selon que l'indiquent les symptômes détaillés plus haut, à l'article *puls*. Si ce remède a agi favorablement, mais non complétement, donnez huit jours après *ferr. acet.*

Bell. lorsqu'il y a pression intense ; qu'elle s'aggrave en ouvrant les yeux ; que les vaisseaux sont injectés ; qu'il se forme des pustules et de petites ulcérations sur les yeux ; s'il y a une coïncidence de catarrhe nasal et des symptômes rapportés au paragraphe *bell.* ; si, indépendamment, ces souffrances se trouvent la suite d'un refroidissement, de l'humidité ou de l'influence des vents froids et humides.

Merc. viv. convient aux enfants qui n'ont pas encore fait de ce remède un usage allopathique ; quand les douleurs sont tranchantes, surtout si les yeux sont fatigués ; qu'il y a aggravation la nuit et à la chaleur du lit ; si les yeux brûlent et pleurent à l'air frais ; qu'ils ne peuvent supporter la lumière ; qu'ils se troublent, s'obscurcissent ; s'il se forme de petites pustules sur la conjonctive, et, quand, à la suite d'un refroidissement, ces souffrances reparaissent. *Merc. viv.* est surtout convenable après que *bell.* a agi de huit à quinze jours.

Hep. sulph. convient après *bell.* ou *merc. viv.*; lorsque les enfants ont déjà pris du calomel ; quand les bords des paupières et les yeux sont rouges et douloureux ; lorsqu'en les touchant on y ressent une sensation d'excoriation ; qu'ils se ferment avec spasmes ; qu'ils se meuvent avec douleur et difficulté, et ne peuvent, le soir, supporter les effets de la lumière aux bougies, et qu'ils sont alternativement obscurcis ou clairs, ou qu'on y ressent une pression comme si l'œil était poussé en dehors ; quand il y a sur la cornée des ulcérations ou des taies, et autour de l'œil de petites pustules. On en donnera une dose tous les jours, c'est-à-dire un globule d'une basse dynamisation, et cela pendant plusieurs jours de suite.

Administrez *sulph.*, au lieu d'*hep. sulph.*, lorsque *bell.*, et *merc. viv.* ont été donnés avant, mais non après *hep. sulph.*, et ce sera dans les cas suivants : lorsque les paupières sont contractées dès le matin ; que le malade peut à peine supporter la clarté du jour ; qu'il y voit à peine, mais seulement dans un demi-jour ; lorsqu'il lui apparaît comme un brouillard devant la vue ; que la prunelle est trouble et comme couverte de poussière, ou lorsque les paupières sont particulièrement affectées, comme il a été dit plus haut. Il conviendra également quand le blanc de l'œil (cornée opaque) est rouge et comme teint de sang ; s'il est semé de petites vésicules, qu'il y ait des larmes abondantes, et aversion de la lumière avec une sensation de pression sur le globule, qui augmente au soleil. Il sera administré dans ce cas deux globules de la troisième dynamisation une fois par jour ou tous les deux jours, selon les circonstances.

Dulc. est très-efficace quand l'affection des yeux est la suite d'un refroidissement ; quand en lisant il y a une sensation de pression, et quand tout paraît trouble et couvert d'un voile ; quelquefois il semble que des étincelles et des flammes sortent des yeux, avec une douleur sus-orbitaire. Si le malade se sent mieux dans le repos et pire par le mouvement, et qu'il aime à rester assis, au lieu de *dulc.*, donnez *bell.* Mais si son état s'aggrave dans le repos, et qu'il préfère le mouvement, donnez *dulc.*, et attendez que son action se développe.

Calc. carb. est quelquefois convenable après *dulc.*, ou lorsqu'il se forme sur les yeux des ulcérations et des taies, avec sensation d'une forte pression, avec démangeaison et élancements ; ou lorsqu'on ressent du brûlement et une douleur incisive, le soir, en lisant ; lorsqu'il y a obscurcissement, et comme si des plumes voltigeaient devant les yeux, surtout après avoir mangé, ou en lisant, cousant, etc., et aussi lorsqu'on éprouve du froid en dedans de la partie affectée.

Chin. convient lorsque les douleurs augmentent le soir, comme s'il y avait du sable dans les paupières, ou si l'on y introduisait quelque chose avec force ; lorsque la cornée transparente a perdu son brillant, ou que, lorsqu'on y regarde attentivement, on y aperçoit comme une sorte de fumée ou de brouillard.

Ars. s'emploie quelquefois lorsque les douleurs ressemblent à celles que produirait un charbon ardent, et lorsqu'il s'est formé des taches sur l'œil. Dans le dernier cas que nous indiquons on donne quelquefois aussi, parmi les remèdes indiqués plus haut, *ign.* et *nux vom.* ; et quand il y a des taches, avant tout, *euphr.*

Quelquefois les maladies des yeux reconnaissent pour cause de *petits insectes* qui s'y sont introduits. Dans ce cas, on fera usage d'un peu de *camphre râpé* sur un morceau de linge que l'on appliquera, ou bien on emploiera le baume camphré dont il a déjà été question. — L'origine de beaucoup d'ophthalmies dépend de la suppression de maladies de la peau, d'ulcères, ou de certaines autres souffrances : dans ce cas, appelez un médecin homœopathe. Si elles sont la suite de la petite vérole, de la rougeole, de la scarlatine, etc., voyez les articles consacrés à ces maladies.

Les *taches* ou *taies* des yeux ne doivent jamais être traitées par des remèdes violents et corrosifs : des milliers de personnes leur doivent la perte de la vue. Ne faites plutôt rien ; et si vous ne pouvez consulter un médecin, employez les moyens dont il vient d'être parlé, et laissez passer une ou deux semaines pour qu'ils aient le temps de développer leur action. Seront efficaces dans ce cas, principalement, *euphr.* ou *puls.* ; *bell.*, et plus tard, *hep. sulph.* ou *sulph.*, et après, *calc. carb.* et *silic.* Si le malade n'a pas assez de patience pour attendre, il fera usage d'huile de noix, fraîche de l'année ; on l'exprimera à une température douce ; on en introduira une ou deux gouttes chaque soir dans les deux yeux. Dans les cas où les taies sont très-épaisses, gonflées et blanches, employez sur l'œil, à l'aide d'un petit pinceau, un atome de *sel porphyrisé*. S'il se forme de ces taies qui envahissent tout l'œil, en commençant par les angles, mettez-y chaque jour une pincée de sucre blanc pulvérisé, et donnez *spigel*. Lorsque la cornée transparente ressemble à un morceau de verre dépoli, prenez de la graisse de serpent, faites-la fondre à une douce chaleur, et appliquez-en un peu tous les matins. Le fiel de poisson est également bon, mais seulement alors que la taie est très-épaisse, occupe toute la surface de l'œil, et prive tout à fait le malade de la vision.

FAIBLESSE DE LA VUE AVEC DES REMARQUES SUR L'USAGE DES LUNETTES.

Faiblesse de la vue. Ce nom est donné improprement à toutes les affections de la vue. Il est plus exact d'attribuer ce nom à cet état des yeux qui résulte de la moindre fatigue, dans lequel les organes ou se refusent à leurs fonctions, ou souffrent sans qu'on puisse y reconnaître de cause. La *vue courte* n'est pas une faiblesse, car elle existe avec les yeux les mieux organisés, comme cela se voit chez les jeunes personnes dont les occupations exigent que les objets soient portés très-près du foyer visuel; c'est une impuissance qui ne permet pas de distinguer clairement les objets éloignés; plus ils sont loin, plus ils nous paraissent confus, et ce n'est qu'en les fixant longtemps qu'ils nous paraissent tels qu'ils sont; à proximité, tout est beaucoup plus clair et les moindres détails paraissent. La *vue longue* n'est pas non plus une faiblesse; elle se rencontre avec les yeux les mieux organisés, principalement chez les vieillards, et surtout chez les individus qui, par état, sont obligés de porter leur vue à de longues distances. Plus un objet est près, moins ils le distinguent.

Lorsque les *yeux sont réellement faibles*, c'est une mauvaise habitude que de se servir de *lunettes*. Il n'y a que les vues courtes et les longues qui peuvent en user utilement. Comme l'abus des lunettes a déjà fait beaucoup de mal, il n'est pas inutile que les personnes qui tiennent à leur vue soient averties des erreurs grossières où elles pourraient tomber.

Que l'on ne se laisse jamais persuader qu'il est bon de se servir constamment de lunettes, ou seulement quelquefois, lorsqu'on n'a pas la vue courte ou longue. Si l'on a réellement l'une ou l'autre de ces imperfections organiques, et que l'on ait en outre les yeux faibles, il ne faut recourir aux lunettes que fort rarement; car les yeux ne peuvent que perdre de leur faculté par l'usage que l'on en ferait, de quelque espèce qu'elles soient, si même on ne s'expose pas à perdre complétement la vue.

Les lunettes vertes, presque sans exception, sont extrêmement nuisibles, et c'est une faute impardonnable de la part des médecins que d'en recommander indistinctement l'usage. Chacun peut se convaincre par soi-même de leurs fâcheux effets : si, après avoir regardé quelque temps, à travers un morceau de verre vert, un carré de papier blanc exposé au soleil, on le soustrait subitement, on verra alors une tache rouge sur le papier. Cela prouve que l'œil est forcé de produire une image rouge en opposition du vert; il en résulte évidemment une excitation anormale de l'œil qui lui enlève de sa puissance visuelle. Il existe mille exemples des mauvais effets de l'usage des lunettes vertes. Elles sont pour les yeux ce que l'eau-de-vie est pour les nerfs. Elles ne conviennent que dans un très-petit nombre de circonstances, et seulement lorsqu'il est utile de provoquer une légère excitation de la vue, ou bien dans le cas de cécité où il est nécessaire de garantir les yeux du trop grand éclat de la lumière du soleil; et même dans ces deux cas, elles ne sont pas sans de graves inconvénients, si l'usage en est fait sans discernement.

Les personnes **myopes** se serviront de lunettes à verres concaves, qui font que les objets paraissent plus éloignés, plus petits et plus distincts. Celles qui ont la vue longue (les **presbytes**) doivent se servir de verres convexes, qui font que les objets sont plus près, plus grands et plus clairs. Comme chaque paire de verres est calculée pour voir à une distance déterminée, on ne peut s'en servir que pour cette distance ; conséquemment, il ne faut donc pas employer indistinctement toutes sortes de verres. On choisira donc les lunettes appropriées à la distance dans laquelle la vue s'exerce habituellement. — Les myopes prendront des lunettes dont les verres amoindriront les objets dans une certaine mesure, et le moins ne sera que le mieux ; car, s'ils amoindrissent trop, ils peuvent nuire.— Les presbytes choisiront des lunettes appropriées à leur vue et dans les conditions de la distance voulue pour lire, mais toujours avec le soin de ne pas prendre des verres d'un trop fort grossissement; car moins ils grossiront, meilleurs ils seront, et ceux qui augmentent trop le grossissement sont également nuisibles. Il arrive quelquefois que l'on a besoin d'un verre différent pour chaque œil ; celui qui est bon pour l'œil gauche peut nuire à l'œil droit: généralement, l'œil droit est plus fort ; aussi, pour le choix des verres, qu'on les essaye alternativement avec chaque œil. — On ne doit pas faire son choix de suite après avoir dîné, et encore moins après avoir bu ; on ne doit pas non plus essayer beaucoup de verres à la fois, car la vue varie, et l'on peut se tromper facilement; mais qu'on essaie chaque jour un nouveau numéro, jusqu'à ce qu'on ait rencontré les verres les plus convenables.

Les verres ne doivent pas fatiguer les yeux; si cela était, ce serait un signe qu'ils sont trop forts, et qu'ils sont mauvais ; ou, dans quelques cas, que les yeux ont trop de faiblesse pour supporter les lunettes. Il est rare que les lunettes trop faibles nuisent aux yeux. On doit en changer les verres jusqu'à ce qu'on ait trouvé le numéro convenable, ou, si on ne le trouve pas, renoncer tout à fait aux lunettes. On devra les abandonner lorsque l'usage qu'on en fait cause un malaise, une pression sur les yeux et dans la tête ; lorsqu'il en résulte une propension au sommeil, de la rougeur et de la chaleur aux yeux, lorsqu'on sent le besoin de reposer ses yeux, ou lorsque, après avoir quitté les lunettes, on éprouve pendant quelques minutes une sorte d'éblouissement. Dans le cas où les objets viendraient à paraître ou plus gros ou plus petits qu'ils n'étaient avant de se servir des lunettes, il est temps de changer de verre, si l'on ne veut pas nuire aux yeux. C'est ainsi que, par un changement étudié et convenable de numéros, on peut souvent améliorer sa vue.

La monture des lunettes doit être aussi légère que possible, et cependant faite de manière à ce qu'elle occupe invariablement la racine du nez. Plus les verres seront grands, meilleurs ils seront. — Ils seront tenus avec une extrême propreté ; ils seront clairs et limpides, sans la moindre nuance de rouge ou de vert, sans défaut, sans raie, sans fente, sans nœuds ; enfin parfaitement unis et polis. Les verres divisés en deux sections sont très-nuisibles, on se gardera donc d'en faire usage, et l'on est à concevoir comment on a pu avoir la pensée de ce genre de verres. Les opticiens prendront un soin tout minutieux pour conserver les verres propres et clairs. Jamais on ne les essuiera qu'avec une peau fine, et jamais avec autre chose ; on n'oubliera pas de les poser sur le travers de la monture, lorsque l'on quitte les lunettes.

FAIBLESSE ET AUTRES DÉFECTUOSITÉS DE LA VUE.

On peut espérer remédier à la faiblesse des yeux et autres défauts de la vue en se lavant la tête à l'eau froide tous les jours ; on peut également se baigner les yeux avec de l'eau fraîche animée avec quelques gouttes de vieille eau-de-vie de Cognac ; ce moyen est souvent utile, quoiqu'il ne le soit pas toujours.

Contre la *faiblesse de la vue*, dans laquelle tout paraît

trouble *et enveloppé d'un nuage* qui empêche de distinguer clairement au loin, et qui est la suite de longues lectures, d'un long travail à l'aiguille et d'autres occupations analogues, quelquefois avec coïncidence d'un mouvement spasmodique des paupières, donnez *rut.*; contre la faiblesse de la vue, avec trouble et apparence devant les yeux de taches brunes, et dans laquelle on ressent des frémissements dans la paupière et des mouvements spasmodiques dans les yeux, *agaric.*

VUE COURTE.

La **vue courte** qui est récente se guérit principalement par *puls.*, si elle provient d'une inflammation des yeux ; par *carb. veg.*, si elle est la suite de l'abus du mercure ; par *phosph. acid.*, si elle a son origine dans des causes débilitantes et une fièvre nerveuse.

VUE LONGUE.

La **vue longue** qui provient de l'abus des boissons spiritueuses se guérit par *nux. vom.*; si en lisant la vue se perd, si les lettres se confondent et qu'au grand jour les yeux éprouvent des éblouissements, donnez *dros.*; si cela ne suffit pas, donnez *sulph.*, et plus tard, si c'est nécessaire, *silic.* aux personnes maigres ; *calc. carb.* aux personnes corpulentes. Cependant, dans ces circonstances, il vaut encore mieux consulter un médecin.

ATTAQUES DE CÉCITÉ.

Dans les cas de **cécité momentanée et subite**, donnez *acon.*, si elle revient souvent, *merc. viv.*; si c'est à la suite du calomel, *silic.* Lorsque la vue se perd la nuit (nyctalopie), à la chute du jour, donnez *bell.*, et particulièrement lorsqu'il y a des apparences de couleurs rouges et flamboyantes, ou qu'il y a une auréole autour de la chandelle ; si ces apparences sont plutôt des taches noires et des étincelles, donnez *verat. alb.*; s'il ne réussit pas, *hyosc.* Dans la cécité du *jour*, c'est-à-dire lorsque le malade ne peut voir que la nuit, donnez *sulph.*, et plus tard *silic.*, si cela est nécessaire.

AVERSION DE LA LUMIÈRE.

A la **photophobie** (aversion de la lumière), il se joint ordinairement d'autres souffrances ; il faut, dans ce cas, choisir les remèdes appropriés. Dans la photophobie simple, donnez deux matins de suite *acon.*, le soir *nux vom.* Si cela ne suffit pas, donnez trois jours après *bell.*, huit jours après *merc. viv.*, et encore après huit jours *hep. sulph.*; quelquefois aussi *calc. carb.* (troisième dynamisation) s'est montré très-efficace.— Dans le cas où les yeux recherchent avec avidité la lumière, et la lumière plus éclatante, donnez d'abord *acon.*, ensuite *bell.*, et plus tard *sulph.*

Dans la photophobie avec mal de tête, où la lumière de la chandelle semble sombre et vacillante, donnez *euphr.* Lorsqu'on la voit entourée d'un cercle de feu, ou que la vue est trouble et que l'on a besoin de s'essuyer à tout moment, quand tous les objets paraissent doubles, ou que tout paraît totalement obscur, donnez *puls.*; lorsque autour de la chandelle on voit une auréole colorée, avec taches rouges, quand les objets paraissent doubles et renversés, avec un commencement de cécité, *bell.*; contre les visions de taches noires, avec étincelles et vue double, *verat. alb.* S'il arrive que la vue soit trouble et qu'il apparaisse des reflets noirs comme des étincelles pendant le jour, et la nuit des météores ignés ou un cercle autour de la lumière, donnez, dans ce cas, *staph.*

YEUX LOUCHES (STRABISME).

Le **strabisme**, chez les enfants qui ont la tête très-chaude, est souvent guéri par *bell.* Si cela dépend des vers, donnez *hyosc.*; si cette affection provient de ce qu'on a placé la lu-

mière toujours du même côté du lit de l'enfant, il suffira quelquefois de changer la lumière de place, afin d'accoutumer l'enfant à voir du côté opposé; et puis, lorsque l'équilibre des yeux sera rétabli, qu'on n'oublie pas de coucher l'enfant d'une manière convenable, soit en mettant la lumière vis-à-vis, ou en plaçant un abat-jour sur la chandelle. Pour les enfants un peu âgés, cela est souvent utile.
— Ensuite il conviendra de soustraire l'œil sain à la lumière, et cela au moyen d'un bandeau, qu'on laissera d'abord en place quelques heures, et plus tard toute la journée ; c'est ainsi que l'on parviendra à habituer l'œil qui louche à voir régulièrement.

Si le strabisme existe dans les deux yeux et en dehors, qu'on fixe sur le nez un morceau de taffetas noir ; s'il est en dedans, qu'on applique des deux côtés des tempes un petit appareil de taffetas luisant, qui se porte en avant. Si ces moyens ne réussissent pas, cela doit dépendre d'un état spasmodique des yeux ; consultez alors un médecin.

CHAPITRE III.

MALADIES DES OREILLES.

Pour ce qui est relatif aux éruptions situées derrière ou dans les oreilles, voyez l'article *Eruptions*, au chapitre **Maladies de la peau.**

OREILLONS.

C'est l'engorgement de grosses glandes salivaires, qui sont situées en avant et un peu inférieurement aux oreilles. Fréquente chez les enfants, cette affection ne présente rien de grave si elle n'est pas répercutée. Quelquefois l'engorgement s'étend à toute la gorge; alors le malade ne peut ni mâcher, ni avaler, et les symptômes augmentent de trois à quatre jours, mais il n'y a jamais de danger à craindre. Le mal disparaît du cinquième au septième jour; il peut encore se porter sympathiquement sur le sein ou sur les testicules, ce qui arrive quelquefois : alors ces glandes sont rouges et douloureuses ; il se déclare, dans ce cas, des douleurs d'entrailles et d'autres symptômes. C'est la période la plus critique de la maladie. Qu'on tienne donc le malade chaudement, mais avec modération; on devra veiller à ce qu'il ne prenne ni échauffement, ni refroidissement; on le privera de toute nourriture ou boissons excitantes. On ne fera pas de remède extérieur; la seule précaution à prendre, c'est d'entourer le cou d'un mouchoir de coton ou de fil, et jamais de laine ou de soie.

Le principal remède est *merc. viv.*, qui a rarement besoin d'être répété. Lorsque la maladie prend un caractère inflammatoire, ou que l'engorgement est devenu rouge et tourne à l'érysipèle, ou s'il disparaît pour gagner le cerveau, ce qui se reconnaît à l'affaissement subit de la joue, à la perte progressive de connaissance ou au délire, donnez alors *bell*. Si le cas devient plus intense, on dissoudra ce remède dans l'eau pour l'administrer toutes les heures par cuiller à dessert, jusqu'à ce qu'il y ait diminution. Lorsque le malade est pris d'une fièvre lente, que l'engorgement est dur et se circonscrit; s'il disparaît et se porte sur l'estomac, donnez *carb. veg.* ; si *carb. veg.* ne suffit pas à dissiper la fièvre lente, donnez *cocc*. ⦿.; si *bell*. ne réussit pas à faire cesser la fièvre inflammatoire dans l'espace de trente-six heures, donnez *hyosc*. ⦿.; si *merc. viv.*, administré au début du mal, n'a pas apporté d'amélioration, et que le malade ait pris antérieurement du calomel, donnez immédiatement *carb. veg.*

Si la parotite est accompagnée de mal de gorge, consultez le chapitre qui est consacré aux affections de la *gorge*. S'il y a un grand enrouement, *carb. veg.* est un moyen presque toujours efficace.

Quand elle se complique d'autres affections, soit des oreilles ou des dents, de la teigne, d'une inflammation érysipélateuse, ou si la complication provient de l'abus du mercure, de la fièvre scarlatine, de la petite vérole, de la rougeole, ou d'autres fièvres graves, voyez à cet égard le chapitre relatif à ces affections.

INFLAMMATION DES OREILLES.

Dans l'**inflammation des oreilles**, il y a rougeur, chaleur, engorgement et douleur ; le conduit auditif s'oblitère tout à fait, et la douleur devient tellement violente, qu'on peut à peine toucher l'oreille ; elle s'annonce quelquefois par des sensations extrêmement douloureuses, telles que celles de déchirement, de tiraillement, de perforation, de battement, de lancination et de brûlement ; si ces symptômes arrivent au point de jeter le malade dans le délire, donnez *puls*. Dans le cas où l'inflammation, se portant sur le cerveau, est suivie d'une grande anxiété, de vomissement, de froid des extrémités et d'autres symptômes dangereux, *bell.* sera très-utile.

MAL D'OREILLES (OTALGIE).

Lorsque l'**otalgie** et toute autre souffrance des oreilles reconnaissent pour cause le refroidissement, la suppression de transpiration ; et si l'on vient à ressentir des douleurs isolées et aiguës, semblables à des coups de canif ; lorsque l'oreille interne est sèche et sans cérumen, que des douleurs déchirantes s'étendent jusqu'au lobule, qu'elles rendent le malade irritable et impatient, et qu'enfin elles deviennent intolérables, donnez *chamom*. S'il se déclare de la transpiration sans être suivie d'amélioration, si l'on éprouve des tiraillements qui se portent jusqu'à la joue, et si la douleur interne est tiraillante, brûlante, lancinante et pressive, ou si le brûlement se fait sentir à l'extérieur, ou le froid à l'intérieur, avec violents élancements et tiraillements, particulièrement lorsque l'oreille sonne, administrez *merc. viv.*

Quand l'otalgie provient d'une attaque de rhumatisme, et se signale par des douleurs lancinantes et pulsatives comme dans un effort d'élimination ; que l'oreille externe est rouge, chaude et engorgée, que la douleur traverse tout le visage, particulièrement chez les personnes sensibles au froid et portées aux larmes, donnez *puls.* ; chez les personnes passionnées, colères, dont les douleurs sont lancinantes et déchirantes, donnez *nux vom.* Quand sur des sujets très-sensibles, ces souffrances se renouvellent souvent, avec pression et élancement dans et derrière l'oreille, et aussi avec déchirement et une sensibilité excessive au moindre bruit, donnez *arn.* ; mais si la douleur est excessive avec tiraillement et rougeur, élancement intérieur et tintement, donnez *chin.* Dans d'autres cas pareils, avec picotements dans et derrière l'oreille, et douleur perforante et resserrante, avec des tiraillements et élancements jusque dans la gorge, accompagnés de tintement, de bruissement, de bourdonnement; si la tête et les yeux sont affectés en même temps, que les douleurs s'aggravent pendant les accès par l'effet du moindre attouchement et du mouvement, donnez *bell.* Quand il ne suffit pas, et qu'on éprouve en se mouchant une plus vive douleur avec tintement et bruissement, *hep. sulph.* ⦿.

Lorsque les douleurs sont arrivées au dernier paroxysme, qu'elles se portent sur un seul côté avec un fort battement, lequel provoque des souffrances internes si vives, que le malade tombe dans un véritable désespoir, alors donnez *calc. carb.*, que vous répéterez aussi souvent que le mal l'exigera, ou *sulph.* — Si la douleur est du côté gauche, qu'elle ait lieu le soir ou la nuit avec aggravation, donnez *sulph.*; si elle est du côté droit, avec aggravation vers minuit ou sur le matin, *calc. carb.* Si ces souffrances sont violentes comme par la pression d'un étau, avec secousses, roulement et bourdonnement dans les oreilles, sensation de torpeur, de froid et de fourmillement qui gagne la figure, donnez *plat.* **o.** Dans des cas analogues, et qu'ils soient dus à un refroidissement; quand les douleurs augmentent pendant le repos et non par le mouvement, surtout pendant la nuit, et s'accompagnent de nausées, donnez *dulc.* — On peut encore employer d'autres remèdes tout aussi favorables, comme *acid. phosph., ant. crud.*, etc.; vous les adopterez selon les indications.

N'employez aucun remède externe ; l'huile même peut avoir ses dangers ; les vapeurs chaudes peuvent brûler l'oreille : et dans ce cas, le moindre accident se répare difficilement. Un seul petit morceau d'éponge trempé dans l'eau chaude ou tiède est la seule chose qu'on puisse se permettre pour diminuer les douleurs; cela même n'est pas encore tout à fait innocent.

Si, à l'aide des remèdes dont on fait usage, on obtient quelque résultat, il devient inutile de mettre du coton dans l'oreille. En général, on ne s'en servira que dans les cas d'une nécessité réelle, comme il va être dit à l'article *Écoulement des oreilles*. Si les remèdes prescrits n'agissent pas chez les enfants assez vite, attachez autour de l'oreille une mèche trempée dans le soufre : ce moyen suffit souvent pour provoquer un écoulement et pour adoucir les souffrances.

ÉCOULEMENT DES OREILLES.

L'écoulement des oreilles est une affection qu'il faut savoir supporter avec la plus grande patience, parce que sa suppression, quelque insignifiante qu'elle soit, peut avoir les suites les plus graves. Quand il est devenu chronique, il est très-difficile à guérir. Que sous aucun prétexte on ne permette aucune injection; l'huile même est dangereuse, parce qu'il en reste toujours dans l'oreille, un peu, qui passe au *rance*. Les choses qui sèchent sont encore plus dangereuses. L'eau tiède seule, et en tant qu'elle sert à entretenir la propreté de l'oreille, ne nuit pas. Il peut être utile de tenir dans l'oreille un peu de laine fine, en hiver pour faire obstacle au froid, et en été aux insectes qui s'introduisent quelquefois dans l'oreille, et y déposent des œufs qui deviennent l'origine de grandes souffrances. Lorsque le malade sent un fourmillement dû à de petits vers, il est nécessaire de faire tomber dans l'oreille de l'huile douce, goutte par goutte, jusqu'à ce qu'elle soit remplie, et puis l'on procédera comme il a été dit à la page 159.

Cependant il est important de tenir quelque chose dans les oreilles, surtout lorsque la matière de l'écoulement sent mauvais; il faut prendre en été et pendant le sommeil des précautions plus grandes; on emploiera un tampon d'une grosseur convenable, car s'il est trop gros, l'organe en souffre; s'il est trop petit, il peut s'enfoncer, et alors il est très-difficile de l'extraire. En conséquence, il sera prudent d'entourer le petit tampon d'un morceau de linge fin, qui empêchera d'une part qu'il ne pénètre trop avant, et d'autre part pour rendre facile son extraction. — Dans tout cela, il sera préférable de choisir un morceau d'éponge très-fine, qu'on taillera convenablement; sa nature se prête facilement au but qu'on se propose, car elle remplit hermétiquement l'oreille sans la blesser. On peut changer fréquemment ce tampon ou le faire servir toujours, pourvu qu'on le lave avec soin, d'abord à l'eau tiède, ensuite à l'eau froide.

Lorsque l'écoulement des oreilles est la suite d'une inflammation, ou s'accompagne d'une douleur avec le caractère d'une pression qui chasse en dehors; ou quand l'oreille est chaude et rouge, ou se couvre de croûtes prurigineuses, ou lorsque cet écoulement provient des suites de la rougeole, donnez *puls.* ; si l'on en a déjà fait usage sans succès, *sulph.* ; s'il vient après la fièvre scarlatine, *bell.*, et quelques jours après, *merc. viv.*, si c'est nécessaire, et puis encore *bell.* Si ces moyens ne suffisent pas, *hep. sulph.* Si l'écoulement arrive après la petite vérole, et s'il se complique de douleurs lancinantes et d'hémorrhagie auriculaire, s'il survient des ulcérations à l'extérieur, et que la matière de l'écoulement sente mauvais, donnez *merc. viv.* Mais si le malade se trouve avoir abusé du calomel, *sulph.* aura la préférence ; s'il a abusé du soufre, *puls.*, et plus tard *merc. viv.* Si cependant l'affection passait à l'état chronique, prenez une pincée de *potasse* que vous ferez dissoudre dans une bouteille d'eau de pluie, et versez dans l'oreille, tous les jours, une cuillerée à thé de cette solution, jusqu'à ce qu'il y ait un commencement d'amélioration.

Si l'écoulement est purulent et chronique, donnez *merc. viv.*, et huit jours après *sulph.*, et répétez ce dernier trois fois à la distance d'une semaine. Si, malgré cela, il ne se déclare pas d'amélioration, donnez *calc. carb.* **o.** Si, en même temps, il y a un grand mal de tête, et que *merc. viv.* ou *sulph.* ne réussissent pas, donnez *bell.*, et plus tard *lach.* Si cela ne suffit pas encore, donnez deux matins de suite *silic.*, et, s'il le faut, répétez *silic.* tous les huit ou quinze jours. — *Caust.* est quelquefois très-utile dans les écoulements chroniques, surtout lorsque le malade a souffert longtemps de rhumatisme. Si ces divers moyens ne suffisent pas, essayez du *borax* en solution, comme il vient d'être dit plus haut au sujet de la potasse.

Si l'écoulement a été supprimé brusquement, n'importe qu'il ait eu une longue ou une courte durée, cela constitue un état grave. — Qu'on examine avec soin l'oreille avec une épingle à cheveux, afin de s'assurer que ce ne sont pas des croûtes ou toute autre chose qui ont bouché l'oreille ; qu'on introduise dans le conduit auditif de la vapeur tiède, d'une température convenable et propre à ramollir le corps qui pourrait s'y trouver ; mais si l'oreille n'est pas obstruée et que son intérieur soit tout à fait sec, alors appliquez directement sur le pavillon un morceau de pain sortant du four, mais pas trop chaud, afin qu'il puisse être supporté.— Répétez de temps en temps ce procédé, qu'on renouvelle à mesure que la mie se refroidit et jusqu'à ce qu'il y ait amélioration. — Si, par suite de la suppression de l'écoulement, les glandes du cou s'engorgent et durcissent, donnez *puls.*, plus tard *merc. viv.* et *bell.* — S'il survient un grand mal de tête avec fièvre, donnez *bell.*; si elle ne suffit pas, donnez *bry.* Si cette suppression est la suite d'un refroidissement ou de la mouillure des pieds, avec amélioration par le repos, *bell.* ; par le mouvement, donnez *dulc.*; s'il y a aggravation par la chaleur du lit, *merc. viv.* Si, à la suite de la suppression de l'écoulement, il survient un engorgement des oreillons, donnez les remèdes appropriés à cette circonstance. Mais si les parties génitales s'engorgent, donnez le soir *nux vom.*, et s'il n'y a pas d'amélioration, le matin *puls.* — Quelquefois il se déclare un violent mal de tête qui devient lourd plus tard, avec sensation de tension, comme si le crâne était trop étroit ; les yeux deviennent rouges et sont douloureux en les mouvant ; cet état s'accompagne de fièvre ; quelquefois il y a des mouvements spasmodiques de la face, avec enflure de la tête, perte de mémoire, etc.; et à la suite de ces divers symptômes il se déclare des bourdonnements et des bruissements d'oreilles ; puis surdité et écoulement subit de matière purulente sortant comme d'un abcès. On se gardera de rien tenter contre cet écoulement ; on se bornera aux seuls moyens de propreté, et l'on fera coucher le malade sur l'oreille souffrante, en garnissant le coussin avec plusieurs épaisseurs de compresses. — Si l'on reconnaît le mal avant que l'écoulement ait lieu, donnez en olfaction *hep. sulph.*, et attendez-en les résultats. S'il n'y a pas d'amélioration au bout de quelques jours, donnez *merc. viv.*

une fois, et attendez encore vingt heures son effet. S'il ne produit pas un résultat décisif, administrez *lach.*, et un ou deux jours après *hep. sulph.* Il faut attendre, après l'administration de chaque remède, cinq à six heures. On reprendra le même traitement si l'écoulement se supprime. Si la suppuration se déclare, le malade est sauvé, et il faut s'abstenir alors de tout autre remède. Si elle n'a pas lieu, le malade meurt, et le médecin le plus habile n'y peut rien.

BOURDONNEMENTS D'OREILLES.

En général, cette affection se complique d'écoulement, de dureté de l'ouïe et autres souffrances des oreilles ; quelquefois aussi, de maux de tête avec congestion de sang. Si le bourdonnement d'oreilles existe seul, qu'il soit récent et la suite d'un refroidissement, donnez *nux vom.* s'il y a aggravation le matin, et *puls.* si l'aggravation a lieu le soir ; *dulc.*, si c'est la nuit, *merc. viv.*, chez les personnes qui transpirent facilement, ou *chamom.*, chez celles qui ne peuvent pas transpirer ; *chin.*, dans le cas où le malade a abusé du mercure, qu'il est d'une sensibilité excessive, qu'il a eu des fièvres ou une maladie du foie, ou quand le bourdonnement a un caractère plus prononcé de sifflement, de tintement et de chant ; *carb. veg.*, s'il est plus fort et donne comme un bruit de grondement, et que *chin.* n'a pas eu un bon résultat. Chez les vieillards, quand cette infirmité n'existe que d'un côté, que le sang se porte à la tête, et que, par conséquent, le bourdonnement paraît en dépendre, donnez *arn.* 3 ou 6, et répétez-le à chaque aggravation.
— S'il dure déjà depuis longtemps, appelez un médecin. Lorsque les oreilles sont sensibles au moindre bruit, donnez *sulph.* une fois, et plus tard *acon.* plusieurs fois. Si cela ne réussit pas, *carb. veg.* une fois, et plus tard *coff.* plusieurs fois. — Si cette maladie coexiste avec une grande sensibilité, sollicitée par l'influence des vents froids, ou qu'à chaque pas que fait le malade, qu'à chaque mot qu'il dit, il

entende un retentissement ou une espèce d'écho, où s'il a fréquemment souffert de tiraillements dans les membres, donnez *caust.* deux matins de suite, et attendez quelques jours ses effets.

DURETÉ DE L'OUIE.

Cette affection provient souvent de l'obturation des oreilles par le cérumen qui s'est endurci. Qu'on ait donc le soin d'examiner ces organes, comme il a été dit à la page où il est question de l'introduction de corps étrangers dans l'organisme ; et, dans ce but, il ne faudra pas négliger de placer le malade de manière à éclairer le fond de l'oreille par les rayons du soleil ; puis, on se servira avec précaution de l'instrument explorateur, qu'on portera dans son intérieur et jusqu'au point où il se déterminera un commencement de douleur. Si l'on découvre qu'il s'est formé une sorte de tampon solide, qu'on en extraie ce que l'on pourra ; et pour faciliter ce résultat, on fera de petites injections d'eau tiède, matin et soir, ou bien on laissera tomber dans l'oreille un peu d'eau qui y restera quelques minutes. La graisse de volaille, fondue au bain-marie, peut, dans beaucoup de circonstances, être très-utile en en mettant quelques gouttes dans l'oreille ; ce qui n'empêchera pas d'employer les injections. — Si cette infirmité provient de la trop grande sécheresse de l'organe et du manque de sécrétion du cérumen indispensable à la fonction, donnez *carb. veg.*, qui réussit souvent. Si elle est accompagnée de bruissement, de tintement, d'une sorte de chant, on la guérit quelquefois très-promptement par *verat.* S'il y a de la suppuration, donnez les remèdes qui sont appropriés à cette complication, surtout *puls., merc. viv., sulph., calc. carb.* et *caust.* Si elle est survenue après la rougeole, *puls.* ou *carb. veg.* ; après la fièvre scarlatine, *bell.* ou *hep. sulph.* ; après la petite vérole, *merc. viv.*, ou *sulph.* S'il y a coïncidence avec coryza et mal de gorge, et amélioration en avalant, il est utile de se gargariser avec de l'eau chaude; si cela ne suffit pas, donnez *chamom.* ou *ars. alb.*, ou *lach.* **O**. Si elle provient d'une affection rhumatismale, qui cesse sous l'influence du froid, pour se porter sur l'oreille, donnez les remèdes qui conviennent aux souffrances rhumatismales, et plus tard *dulc.* et *sulph.* Si elle est la suite de la suppression d'éruptions cutanées ou d'un ulcère ou suppuration artificielle, comme un cautère, administrez les remèdes qui sont appropriés à la circonstance, et principalement *sulph.* et *ant. crud.* Si le malade est sujet aux hémorrhoïdes, on peut quelquefois donner avec succès *nux vom.*; si c'est la suite d'une fièvre nerveuse, *arn.* ou *phosph. acid.* Si les amygdales sont enflées et occasionnent la dureté de l'ouïe, *merc. viv.* ou *staph.* Si cette infirmité est de nature chronique, tenez-vous à un régime convenable et buvez beaucoup d'eau. Si cela ne suffit pas, appelez un médecin homœopathe.

Si la dureté d'oreille vient compliquer d'autres souffrances, qu'on choisisse parmi les remèdes qui couvrent le mieux ces nouvelles souffrances; nous indiquons *verat. alb.*, *staph.*, *ars. alb.*, *hyosc.*, et, dans les cas les plus graves, *silic.*, *calc. carb.* Mais, avant tout, qu'on se garde bien d'avoir recours à des moyens externes. C'est une erreur grande que de croire que les oreilles sont plus endurantes que les yeux. Les oreilles sont au contraire beaucoup plus sensibles; seulement le mal ne vient pas si vite, et il guérit plus lentement et difficilement; quelquefois il ne guérit même pas du tout; tandis que les affections des yeux se guérissent plus facilement et se supportent avec plus de patience.

Ainsi, je le répète, qu'on se tienne en garde contre la pratique d'appliquer des agents externes, durs ou liquides; dans quelques cas seulement, on peut se servir d'eau tiède à l'intérieur, et d'eau froide à l'extérieur.

CHAPITRE IV.

MALADIES DU NEZ.

Pour les souffrances de la face, du nez et des joues, voyez le chapitre des *Maladies des dents*; pour les éruptions et les boutons du tour du nez, voyez le chapitre *Maladies de la peau*.

GONFLEMENT DU NEZ.

S'il est le résultat d'un coup ou d'une cause indéterminée et s'accompagne de fourmillement et d'une douleur dans les os, semblable à l'effet d'un coup, donnez *arn.* S'il coïncide avec un catarrhe nasal, surtout si l'entrée des narines est enflée et excoriée, avec rougeur, chaleur et douleur, symptômes qui se portent quelquefois à l'intérieur, avec sensation de brûlement, de lancination, de sécheresse, d'autres fois en exaltant ou en affaiblissant l'odorat, donnez *bell.*; si cela ne suffit pas, *hep. sulph.* Si le coryza est fluent, aqueux, et qu'il y ait de l'irritation ; de plus, si le nez est rouge, gonflé et luisant, avec prurit; s'il y a une douleur qu'aggrave la pression exercée par le moucher, il est mieux de commencer par *merc. viv.*, et plus tard *hep. sulph.*, ou peut-être aussi *bell.* Chez les personnes qui ont fait abus du mercure, donnez d'abord *hep. sulph.*, et ensuite *merc. viv.* — Contre le gonflement chronique et douloureux, *bry.* convient quelquefois ; si le nez porte de petites taches noires, *sulph.*; des taches rouges, *phosph. acid.*; des verrues, *caust.*; si le bout du nez est rouge, *rhus toxic.*; s'il est cuivré, après abus de boissons alcooliques, *ars. alb.*; si le gonflement est rouge, luisant et tendu, donnez *caust.*, de la troisième à la sixième dilution.

ÉPISTAXIS.

De l'hémorrhagie nasale. A la fin d'une maladie, il survient souvent un saignement du nez qui amène un soulagement immédiat. Aussi, est-il conforme à ce bénéfice de nature de ne pas l'interrompre, pourvu toutefois qu'il ne soit ni trop long ni trop abondant. Il convient donc de rejeter comme très-inconsidérés tous ces moyens vulgaires mis en usage pour le réprimer, tels qu'eau froide, glace, vinaigre, eau de mer, eau-de-vie, éponge, amadou, ou tout autre tampon. — Il est inutile de boucher le nez, il vaut mieux le comprimer un peu, et puis de s'assurer de temps en temps si le sang continue à couler et à se faire jour à travers l'arrière-bouche, ou s'il s'est arrêté. — Si le sang coule d'une seule narine, il suffira quelquefois de lever le bras du même côté et de le porter sur la tête; mais il arrive souvent qu'après l'avoir retiré, l'hémorrhagie recommence.

Si cette hémorrhagie est occasionnée par un coup, ou qu'elle soit précédée d'un fourmillement dans le nez ou dans le front, si le nez est chaud, que le sang soit rouge et liquide, particulièrement chez les hommes, donnez *arn.*; chez les femmes, surtout d'un caractère doux et tranquille, ou chez celles qui ont des menstrues très-faibles, donnez *puls.* Si le saignement du nez est la suite d'un grand échauffement, ou que le malade soit actuellement très-échauffé, donnez *acon.*; et si cela ne suffit pas, *bry.* S'il y a aggravation en se baissant, ou que l'hémorrhagie soit la suite de grands efforts, ou qu'on ait voulu soulever un poids très-lourd, etc., donnez *rhus toxic.*

Si l'**épistaxis** est la suite d'une tendance du sang à se porter à la tête, et si elle est précédée des symptômes indiqués plus haut à l'article **Congestion de sang** à la tête, ou si cette congestion existe actuellement, le meilleur moyen, dans le plus grand nombre de cas, est *acon.*, ou les autres remèdes recommandés dans l'article précité, tels que *nux vom.*, *bell.*, *chamom.*, *chin.*, *rhus toxic.* Le reniflement de l'eau froide, dans ce cas, ne convient pas. Il vaut mieux, lorsque le sang ne peut pas être arrêté tout de suite par les remèdes, ou qu'on en manque, tremper un linge dans l'eau froide et l'appliquer sur le bas-ventre, comme il est dit au chapitre V. Si l'épistaxis est la suite d'un échauffement ou d'un excès de vin ou de boissons alcooliques, et si elle ne s'arrête pas immédiatement après l'usage des remèdes indiqués dans cette circonstance, comme *acon.*, *bell.*, *bry.* et *nux vom.*, faites alors mettre les mains du malade dans l'eau chaude, et qu'il se tienne tranquille. Si le sang se coagule en sortant, et qu'il forme des caillots coniques, donnez *merc. viv.* Lorsque cette hémorrhagie coïncide avec le catarrhe nasal, tantôt fluent, tantôt sec, donnez *puls.* Si elle a lieu chez les enfants par suite de vers, ou plutôt après une démangeaison qui les oblige à tourmenter le nez, *cin.* Chez les individus faibles et énervés, où l'épistaxis revient souvent et dure longtemps, donnez *chin.* Si elle se déclare chaque après-midi, le soir ou avant minuit, ou à des époques périodiques, *puls.* Si elle a lieu pendant le sommeil, donnez *rhus toxic.*, ou *bry.*, ou *bell.*; si elle revient tous les matins, *nux vom.*, *bry.* ou *bell.*; à la suite de longues hémorrhagies, *chin.*, pour combattre la faiblesse. *Chin.* convient également dans le cas où la perte de sang a été assez abondante pour déterminer de la pâleur, le froid des extrémités et des mouvements convulsifs. Aux personnes sujettes à ces hémorrhagies, donnez *sulph.*; à celles qui sont débilitées, affaiblies, *sec. cor.* à petites doses rapprochées. Dans les cas où l'hémorrhagie nasale est abondante sans être accompagnée d'aucun autre symptôme, donnez *carb. veg.* et même *sep.*

CORYZA. — RHUME DE CERVEAU.

Catarrhe nasal, rhume du cerveau ou coryza, c'est tout un. Le principal remède dans le cas de catarrhe épidémique ordinaire, principalement lorsqu'il affecte beaucoup de monde à la fois, est *merc. viv.*; et chez les personnes qui sont sous l'influence de l'action mercurielle, *hep. sulph.* Si le catarrhe est accompagné d'un éternument fréquent et d'un écoulement aqueux abondant, si le nez est un peu enflé, s'il est douloureux, si le mucus qui sort sent mauvais, si l'on éprouve des douleurs dans la tête et jusque sur les joues, donnez toujours, et avant tout, *merc. viv.* un globule, ou *lycop. Merc. viv.* convient aussi quand, après avoir sué la nuit, le catarrhe revient le matin, quand le malade a la fièvre, quand il n'aime pas à rester seul, qu'il a grand'soif, qu'il craint le chaud et qu'il ne peut supporter le froid. Si après douze heures les symptômes se sont amendés, ne faites plus rien; mais si, après une amélioration, le mal revient, donnez *hep. sulph.* Adoptez le même remède lorsque le moindre courant d'air renouvelle le catarrhe ou le mal de tête, ou qu'une seule narine est affectée, ou que le mal de tête empire à chaque mouvement. Si après douze heures *hep. sulph.* n'a pas apporté d'amélioration, donnez *bell.* — Dans le catarrhe de la pire espèce, où il se fait un écoulement abondant de matières séreuses et dans lequel toutes les parties sont douloureuses et enflées, donnez *lach.* **O.** — On n'a pas affaire au même cas, s'il existe moins de rougeur, de chaleur et de soif; si le malade se trouve mieux dans un lieu chaud, s'il boit souvent et peu, s'il est très-affaibli, inquiet, agité; s'il se plaint d'être brûlant comme par l'effet de charbons ardents, sans cependant que l'on puisse remarquer en lui de la chaleur ou de la rougeur; ou si le mucus nasal, sans avoir précisément de l'odeur, est plutôt âcre ou corrosif; lorsque l'affection du nez est considérable et fatigante; lorsque l'exercice et le chaud l'améliorent, et que le moindre refroidissement l'aggrave, donnez dans ces cas *ars. alb.*, *dulc.*, *nux vom.*, et quelquefois aussi *ipec.* — *Ars.* est bon lorsque le nez, quoique obstrué, laisse cependant s'échapper un peu de mucus tellement âcre qu'il occasionne un brûlement extérieur et intérieur; quand les nuits sont sans sommeil, et qu'on ne peut attribuer cette privation à une cause quelconque; qu'il survient une hémorrhagie nasale; quand le malade ne peut rester couché et en repos. — S'il n'y a pas d'amendement après douze heures; si le coryza coule le jour et s'arrête le soir; si la bouche est sèche et qu'il y ait peu de soif; si la poitrine est sèche et les selles dures, donnez *nux vom*. — Si le catarrhe participe de l'une et l'autre espèce, et que le malade éprouve de l'amélioration par le mouvement et de l'aggravation par le repos; lorsque le moindre courant d'air occasionne l'enchifrènement, donnez *dulc*.; ou lorsque *ars*. et *nux vom*. paraissent convenir, mais ne soulagent pas, donnez *ipec*. Si le malade éprouve de l'amélioration, répétez-le; ce qu'on ne peut pas faire des autres remèdes.

Si le catarrhe n'est pas exclusivement nasal, et qu'il supprime immédiatement l'appétit et l'odorat, et provoque une expectoration épaisse, jaune, verte et même fétide, donnez *puls*. Si les crachats sont très-abondants et blanchâtres, et que les yeux larmoient, donnez *euphr*.

Chamom. convient assez ordinairement dans le cas où le catarrhe existe avec une légère excoriation du nez et les lèvres fendillées; s'il y a une joue rouge et l'autre pâle; frissons et soif. *Merc. viv*., principalement chez les enfants, si la maladie provient d'une transpiration supprimée, et est accompagnée de fièvre et de douleurs dans différentes parties des membres. *Nux vom*.; lorsque la fièvre et les frissons alternent, surtout le soir, avec chaleur à la tête, au visage, ou par tout le corps.

Silic. est approprié au coryza chronique qui revient très-souvent, et qui est tantôt fluent et tantôt sec, avec obturation. Administrez-le deux matins de suite.

Lorsque le **catarrhe a été supprimé**, et qu'il en résulte du mal de tête, donnez *acon*.; et si le catarrhe ne reparaît pas, donnez *puls*. ou *chin*. Lorsque la poitrine est affectée et que la respiration soit difficile, donnez *ipec*. deux ou trois fois; et si cela ne suffit pas, *bry*. Laissez alors le malade boire de l'eau chaude sucrée coupée avec du lait, et aspirer par le nez des vapeurs aqueuses. Si tout cela ne suffit pas, donnez *sulph.* en dilution.

Si le catarrhe se complique d'autres symptômes, et principalement de ceux dont il va être question dans le chapitre suivant, et qu'il tombe, comme on dit, sur la poitrine, ou les poumons, avec enrouement et toux, alors consultez ce qui sera dit dans ce même chapitre.

CHAPITRE V.

MALADIES DE LA POITRINE.

ENROUEMENT.

Parmi les remèdes domestiques qu'on emploie ordinairement, il s'en trouve qui présentent plus d'un inconvénient; et s'ils sont suivis de quelque soulagement, ils n'en laissent pas moins des germes de récidive. On peut, sans contredit, faire usage d'un lait de poule ou de boules de gomme ou sucre candi, rouge ou blanc, ou la nuit entourer son cou d'un bas de laine chaud ; tout cela ne nuit certainement pas, mais il vaut encore mieux employer les moyens suivants :

Dans l'enrouement avec coryza, accompagné d'expectoration gluante, de sécheresse, de brûlement et de soif, avec chatouillement qui provoque la toux, avec fièvre le soir, avec humeur inquiète et taciturne, lorsqu'on est d'un naturel tranquille, donnez notamment chez les enfants, *chamom*. — Avec toux rauque, sèche et profonde, qui indique une ardeur de la gorge, avec tension et douleur opiniâtre de cette partie; si on devient indifférent pour toutes choses; si la fièvre alterne avec la chaleur; si l'on

devient morose, acariâtre et obstiné, donnez *nux vom.* —
Avec picotements et ulcérations de la gorge, du palais, avec douleur en avalant, catarrhe et expectoration jaune, verte et fétide, avec toux ébranlante accompagnée de douleurs de poitrine, frissons sans soif, et goût capricieux, donnez *puls.*; et ce remède convient d'autant mieux, que le malade sera resté plusieurs jours sans pouvoir prononcer une parole; si dans les vingt-quatre heures cela ne suffit pas, donnez *sulph.* dilué. — Mais l'un des principaux remèdes est *merc. viv.* lorsque la voix est rauque et enrouée, avec brûlement et chatouillement dans le larynx, avec disposition à la sueur, sans que le malade en éprouve du soulagement, et que le moindre courant d'air empire les souffrances. — Donnez *caps.* s'il y a fourmillement et chatouillement dans le nez, avec obturation, suivi d'une toux qui provoque des douleurs erratiques.—Mais si avec l'enrouement on éprouve dans la gorge une certaine rudesse, suivie d'éternument fréquent et d'un écoulement de mucus, sans qu'il y ait coryza proprement dit, ou que la respiration soit courte, donnez *rhus. toxic.* — Dans le cas d'une respiration entrecoupée, de toux profonde et creuse, sans expectoration catarrhale, et accompagnée de bâillements, d'inquiétude et de soif, donnez *samb. nig.* — Dans l'enrouement chronique, qui est pire le matin ou le soir, qui s'aggrave après avoir beaucoup parlé, ou s'il est la suite de la rougeole, donnez *carb. veg.* — Dans les cas les plus obstinés, sans complication d'autres symptômes, ou lorsqu'il y a coïncidence de toux et d'affection catarrhale, et que presque toute la poitrine et la gorge sont prises d'une sensation de rudesse et d'excoriation, donnez *caust.* — Si l'enrouement coïncide avec un catarrhe chronique, *silic.* convient souvent; si la voix est creuse et très-profonde, *droser.*

TOUX.

La toux est à la poitrine ce que le coryza est aux fosses

nasales ; elle existe avec ou sans état catarrhal : dans ces deux cas, choisissez les remèdes appropriés. Elle peut aussi dépendre d'autres souffrances, qui donnent lieu à des symptômes différents, dont il faudra tenir compte. Par exemple, si la toux est sèche et courte, avec douleur violente dans la poitrine, surtout en respirant ; si le malade, après avoir eu des frissons, éprouve de la chaleur, avec un pouls précipité ou dur ; on a alors affaire à une inflammation de poitrine contre laquelle il faudra employer les remèdes qui sont recommandés à l'article **point de côté**. — La toux chronique se guérit très-rarement avec les remèdes dont on va parler ; il faudra, dans ce cas, avoir recours à des médicaments dont l'action est plus longue, et dont il sera question plus tard. Il se rencontre quelquefois des toux si opiniâtres, qu'elles ne peuvent être traitées avec succès que par un médecin homœopathe ; le plus souvent ce n'est là que le symptôme d'une maladie antérieure qui était déjà incurable quand la toux s'est déclarée.

Nux vom. est indiquée dans la **toux sèche** qui est provoquée par une sensation de rudesse, de grattement et de sécheresse, et par un chatouillement du palais ; lorsqu'elle est persistante et fatigante, avec douleur comme si la tête allait éclater, ou avec sensation de meurtrissure sur l'épigastre, avec douleur au-dessous des côtes, particulièrement lorsque la toux éveille le malade de bonne heure, ou qu'elle est pire le matin, ou bien que l'expectoration est difficile, et que les crachats sont rares et gluants. — Le même remède convient lorsque la toux est petite, dure toute la journée et s'accompagne d'une douleur à l'entrée du gosier, s'aggrave le soir et s'améliore la nuit ; dans cet état, la respiration est très-oppressée, et donne la sensation d'un poids sur la poitrine ; le malade éprouve en outre beaucoup de chaleur et une grande sécheresse de la bouche. — Il est indiqué aussi chez les personnes brunes, vives et *pléthoriques* qui font usage du café et de liqueurs alcooliques, et dont la toux s'aggrave par la lecture, la contention d'esprit ou le mouvement.

Chamom. Elle est pareillement appropriée à la toux sèche qui augmente la nuit pendant le sommeil, et qui a lieu par l'effet de la titillation de l'entrée du gosier, avec la sensation d'un corps qui monte ou qui coupe la respiration, particulièrement chez les enfants, et en hiver à la suite d'un refroidissement. Elle convient aussi dans la toux chatouillante, spécialement sollicitée par la parole, le matin et le soir, mais qui se calme par la chaleur du lit, et lorsqu'on rend le matin, par voie d'expectoration, des mucosités gluantes et amères.

Hyosc. Ce remède répond à la toux sèche qui augmente la nuit et empêche le sommeil, s'aggrave dans la position couchée, et s'améliore en étant sur son séant, avec chatouillement dans la trachée-artère; ou lorsqu'elle est spasmodique et s'accompagne de douleurs piquantes des yeux et d'une douleur de meurtrissure dans les muscles du ventre; avec un bruit de râle muqueux qui se fait dans la trachée-artère.

Ipec. est principalement indiqué chez les *enfants*, même chez les plus petits, lorsqu'ils semblent menacés de suffocation par l'effet de mucosités accumulées; quand la toux est spasmodique ou assez intense pour les empêcher de respirer, que leur face devient rouge et bleuâtre, et qu'ils se roidissent; lorsque à une sensation de chatouillement à l'entrée de la trachée-artère, il se joint comme un rétrécissement; que la toux est tout à fait sèche, et que l'expectoration est rare ou qu'elle est d'un très-mauvais goût, qu'elle provoque des nausées et des vomissements, et qu'on vomit des mucosités. Outre ces symptômes, il convient encore, s'il y a ou douleur dans l'abdomen, surtout autour du nombril, ou pression sur la vessie qui gêne le cours des urines, ou battement dans la tête, ou au creux de l'estomac, ou sensation d'excoriation dans la poitrine; et après la quinte de toux, la respiration reste courte et le front ruisselle de sueur ; elle s'aggrave en marchant à l'air frais. Ce remède agit plus promptement et mieux étendu dans l'eau. On en donnera toutes les heures, et plus souvent selon les circonstances.

Bell. convient dans la **toux spasmodique** qui empêche le malade de prendre haleine, lorsqu'elle est ébranlante et provoquée par un chatouillement continuel et insupportable du larynx, avec absence complète d'expectoration ; ou qu'on éprouve la sensation d'une poussière vaporeuse ou d'une barbe de plume engagée dans la gorge, ou une expansion pressive et éclatante du cerveau, avec sensation dans la nuque comme si elle allait se briser, ou si, avec la toux, il y a expectoration striée de sang, avec des points douloureux dans la poitrine, sous le côté gauche des côtes ; avec douleurs déchirantes dans la poitrine, respiration courte, précipitée et anxieuse ; avec gerçures des lèvres, rougeur de la face et mal de tête ; ou lorsque les quintes se terminent par des éternuments accompagnés de coryza, comme il est dit à cet article, à l'occasion d'*hep. sulph.*, ou de douleurs lancinantes dans les hanches et dans le bas-ventre, où elles sont plus profondes et d'où quelque chose semble se détacher.

Merc. viv. convient dans la toux sèche, fatigante, ébranlante, particulièrement la nuit ; ou dans la toux chatouillante qui empêche le sommeil ; quelquefois avec expectoration de sang, douleurs lancinantes dans la poitrine ; chez les enfants, si elle s'accompagne d'une hémorrhagie nasale, de nausées et de douleurs comme si la poitrine et la tête allaient éclater ; s'il y a en même temps enrouement, coryza fluent et diarrhée.

Carb. veg. s'adresse à la toux spasmodique dont les accès se répètent le jour ou le soir, avec efforts de vomir ou vomissements, avec chaleur et sueurs promptes ; s'il y a douleurs brûlantes dans la poitrine ; si l'expectoration est blanchâtre, verdâtre ou jaunâtre, avec expuition de sang, douleurs d'excoriation dans la trachée-artère, et avec élancements dans la tête.

Caps. s'emploie avec succès dans la toux sèche qui s'aggrave le soir et la nuit, et donne quelquefois des envies de vomir, avec douleurs qui se portent alternativement d'un membre sur l'autre, et surtout à la tête, avec sensation d'éclatement ; quelquefois elle s'accompagne d'une douleur pressive dans l'oreille et la gorge, d'autres fois avec tiraillement qui va de la poitrine à la gorge, avec picotements dans la poitrine et dans le dos, pression sur la vessie et douleurs lancinantes qui se dirigent vers l'intérieur, où picotements et déchirements qui se portent des hanches aux genoux ou aux pieds.

Rhus toxic. convient quelquefois lorsque la toux est sèche, courte et nocturne, avec fourmillement dans la poitrine ; qu'elle cause de l'agitation et provoque l'asthme, particulièrement le soir et avant minuit, et ébranle fortement la tête et la poitrine ; où avec tension et élancements dans la poitrine, douleurs dans l'estomac, quelquefois élancements dans les lombes, et surtout lorsque l'air frais empire la toux, et que la chaleur et le mouvement la calment, ainsi que lorsqu'il y a un goût de sang dans la bouche.

Cin. s'administre dans la toux sèche s'accompagnant quelquefois d'une expectoration muqueuse ; chez les enfants, s'ils éprouvent des tressaillements et des peurs jusqu'à en perdre connaissance, et qu'ensuite ils recherchent l'air avec avidité ; s'il y a gémissement et pâleur du visage, ou si la toux est petite et enrouée chaque soir ; particulièrement chez les enfants qui ont des vers ; ou qu'à la toux se joint un coryza fluent, avec sensation de brûlement dans le nez, avec éternument violent qui les fait crier.

Ign. s'emploie contre la toux sèche diurne et nocturne, avec une sensation de duvet arrêté dans la fossette sternale ; lorsqu'elle est plus forte le soir, et que la toux provoque la toux ; ou quand on éprouve dans la fossette du cou une constriction spasmodique avec coryza fluent, et notamment chez les personnes qui s'affligent facilement ; ou que la toux est plus forte durant le jour après avoir mangé, le soir après s'être couché, et le matin après le lever. Quelquefois il convient de répéter *ign.* après six heures.

Euphr. convient dans la **toux catarrhale d'un mauvais caractère** qui affecte les yeux ; quand l'expectoration est difficile pendant le jour, et gêne quelquefois la respiration ; qui cesse la nuit, pour revenir le matin avec aggravation, et avec une abondante expectoration de mucosités.

Puls. s'emploie lorsque la toux a commencé par être sèche une partie de la journée, et s'accompagne d'efforts de vomir ; si elle est suivie d'une expectoration facile, et mêlée quelquefois d'un peu de sang ; si le matin elle est d'un jaune vif, salée, amère et nauséeuse ; s'il y a sensation fréquente d'étouffement, en même temps que sentiment de rudesse dans la trachée-artère ; si le bas-ventre et les côtes font mal, avec sensation de meurtrissure, ou si la douleur se porte et se déplace d'un membre à l'autre, d'une articulation à l'autre, soit aux bras, soit aux épaules ou au dos ; ou enfin si les urines s'échappent involontairement pendant la toux.

Bry. convient pour la **toux sèche et humide :** pour la toux sèche, lorsqu'elle est provoquée par un chatouillement dans la gorge, ou qu'elle vient après avoir mangé et qu'elle va jusqu'à faire vomir, ou qu'elle a lieu en entrant dans une chambre chaude, ou qu'elle s'accompagne d'un violent point de côté, et que plus tard l'expectoration amène un peu de sang ; — pour la toux humide, quand l'expectoration est jaunâtre, et que chaque effort de toux porte à la tête, ou qu'il y a douleurs lancinantes dans la tête, la gorge et la poitrine.

Chin. s'emploie lorsqu'il semble que la toux est provoquée par l'effet d'une vapeur sulfureuse, sans expectoration de matière muqueuse, mais cependant avec la sensation de quelque chose à expectorer ; quand pendant la respiration il y a sifflement et gémissement ; que plus tard l'expectoration est striée de sang, avec douleur pressive et lancinante dans la poitrine et la trachée-artère, ou qu'elle a lieu avec mucus clair et gluant, qui se divise difficilement, et avec douleurs dans les épaules, accompagnées quelquefois de vomissement bilieux. Il convient aussi dans l'hémorrhagie du poumon, même dans le cas de la rupture d'un vaisseau, quand surtout, à cette occasion, on a eu l'imprudence d'en ouvrir un pour fermer l'autre, c'est-à-dire de faire une saignée.

Arn. est employé dans la **toux avec expectoration de mucus et de sang coagulé,** ou de sang clair et écumeux, avec accès d'asthme; ainsi que lorsque toutes les côtes et le bas-ventre sont comme meurtris et déchirés; qu'il y a élancement dans la tête, dans la poitrine, le ventre et les reins : il convient aussi dans la toux sèche et humide des enfants, s'accompagnant le matin ou pendant le sommeil de pleurs et de cris.

Verat. alb. contre la **toux profonde et creuse,** qui part de l'abdomen avec tranchées, salivation abondante, visage bleu, urines involontaires, douleurs violentes dans les côtés, respiration difficile accompagnée d'une grande faiblesse; quelquefois avec des élancements qui se font sentir dans le bas-ventre comme si une hernie allait se former.

Ars. alb. contre la **toux humide,** sans qu'il y ait cependant beaucoup d'expectoration, et qui reste comme collée sur la poitrine et rend asthmatique; si elle est provoquée après avoir bu; si elle est nocturne, avec crachement de sang, brûlement de tout le corps, manque de respiration, fatigue et faiblesse extrême ; ou contre la toux sèche qui revient tous les jours, qui affaiblit beaucoup et oppresse, avec serrement de poitrine en montant les escaliers, et dans l'air froid, avec battement de cœur et anxiété nocturne.— Il convient surtout aux vieillards.

Stann. est indiqué dans un cas pareil, surtout si l'on a de la difficulté à expectorer.

Dulc. convient dans la toux humide, particulièrement après un *refroidissement,* avec enrouement, accompagné quelquefois de crachement nocturne de sang vermeil; ou dans une toux forte et aboyante comme dans la coqueluche, excitée par une respiration profonde ; contre celle qui, étant la suite d'un refroidissement, s'aggrave en se tenant tranquille dans la chambre, et s'améliore par le mouvement.

Dros. contre la toux humide ou seulement sèche, accompagnée d'enrouement, de douleur de poitrine et de dessous les côtes, qui s'améliorent en y portant les mains ; quelquefois avec vomituritions et tranchées ressenties dans les hypochondres, quand l'expectoration est pénible et tardive ; avec vomissements d'aliments, de glaires et d'eau ; avec déjection de matière amère et comme purulente ; ou avec une oppression telle, que la respiration semble suspendue pendant l'accès de toux, au point d'empêcher la toux et la parole.

Staph. contre la toux avec expectoration de **mucus jaunâtre et puriforme,** la nuit surtout, avec douleur d'excoriation et d'ulcération dans la poitrine, avec affluence d'eau dans la bouche, quelquefois avec expuition de sang après un grattement dans la poitrine; comme aussi avec urines involontaires.

Phos. acid. contre la toux avec expectoration, grand enrouement, provoquée par un chatouillement du creux de l'estomac et de la gorge; sèche le soir, et le matin avec expectoration blanche ou jaunâtre; contre la toux avec oppression crampoïde de la poitrine, s'accompagnant d'une expectoration purulente; pendant la toux, mal de tête déchirant, nausées, brûlement dans la gorge et dans la poitrine.

Silic. convient dans la **toux chronique avec expectora-**

tion abondante de glaires, de grumeaux transparents ou de pus jaunâtre accompagnée de pression dans la poitrine ; ou que la toux est si fort convulsive que tout fait mal dans la gorge et le bas-ventre ; ou dans la toux creuse et profonde avec expectoration sanguine, ou dans la toux sèche avec douleur de meurtrissure ou brisement de la poitrine ; ou dans la toux suffoquante pendant la nuit, accompagnée d'asthme et d'émaciation.

Sulph. contre la *toux sèche chronique*, avec chatouillement dans la trachée-artère, qui rétrécit la poitrine et provoque des efforts pour le vomissement ; dans la toux nocturne qui ôte le sommeil ; ou dans la toux sèche nocturne accompagnée le jour d'une expectoration jaunâtre, verdâtre et puante, ou d'un mucus épais, et de pus mêlé de sang ; ou s'il se déclare pendant la toux des douleurs aiguës isolées dans la poitrine ou sous les côtes du côté droit ; ou si, en éternuant ou en toussant, la poitrine semble éclater ; si la poitrine semble étroite et pleine ; si la respiration est difficile, avec ronflement et sifflement, palpitation du cœur, état qui oblige le malade de s'asseoir la nuit sur son séant ; ou que pendant la toux il éprouve une douleur de tête comme si elle allait se fendre ; obscurcissement des yeux, chaleur de la tête et du visage, mais les mains froides.

Calc. carb. contre la *toux chronique* provoquée par un chatouillement, ou comme par une sensation de duvet qui se serait attaché à la gorge ; qui s'aggrave le soir et la nuit avec battement des vaisseaux sanguins ; ou dans la nuit pendant le sommil ; si elle est sèche avec douleur dans la poitrine, ou ronflement, surtout chez les *enfants replets*, où *ipec.* a réussi sans suffire complétement ; ou avec expectoration abondante diurne avec expuition de grumeaux purulents et d'une couleur jaune, verte, brune et d'un si mauvais goût qu'elle occasionne quelquefois le vomissement ; si, pendant la toux, on ressent des douleurs aiguës dans le côté et dans la poitrine ; brûlement dans la poitrine, déchirement et élancements dans la tête : en outre, élancements douloureux dans le côté lorsqu'on respire profondément, en se baissant et en se promenant ; le soir, chaleur, ensuite frissons et soif, sueur nocturne, surtout de la poitrine, grande faiblesse, et grande anxiété sur son état.

Lach. s'emploie dans la toux excitée par la moindre pression de la gorge ; si le malade ne peut rien supporter au cou et qu'il tousse la nuit pendant le sommeil ; ou s'il y a chatouillement dans la fossette du cou, que toute la poitrine est endolorie jusque dans les épaules, comme par meurtrissure, avec point de côté et expectoration de sang ; ou dans la toux lorsqu'il semble qu'un liquide tombe dans la trachée-artère ; dans la toux violente, qui provient d'ulcération à la gorge, avec efforts de vomissements, expuition de phlegmes et grande salivation ; avec expectoration difficile, et plus encore après avoir mangé ou dormi, comme après s'être levé, le tout avec accompagnement de douleurs dans la gorge, les oreilles, la tête et les yeux.

Caust. dans la **toux opiniâtre et ancienne**, sèche et courte, ou creuse avec douleur d'excoriation ou de brûlement dans la poitrine et la trachée-artère, avec grattement dans la gorge et râlement dans la poitrine, douleur dans les hanches, comme si tout allait se briser, ou d'autres douleurs rhumatismales ; pendant la toux, les urines s'échappent involontairement.

Pour combattre les *toux chroniques*, nous avons indiqué particulièrement *caust., lach., calc., carb., sulph., silic., phosph. acid.* Choisissez d'abord parmi ces remèdes ; mais si on ne réussit pas ou que la guérison ne dure pas, quoiqu'ils aient paru convenir, il reste à s'adresser à ceux dont nous avons aussi parlé : tels sont *staph., dulc., ars., carb. veg.* Quant aux autres remèdes, ils peuvent être employés utilement si la toux est de celles qui ont une courte durée. Lorsqu'une toux se déclare tout à coup et s'accompagne immédiatement d'une sensation d'angoisse dans la poitrine, d'une respiration difficile, d'une irritation, d'un chatouillement à la gorge et à la trachée-artère, avec sensation de brûlement pendant la nuit, et si la voix devient rauque et enrouée, avec fièvre ardente et pouls précipité et dur, donnez avant tout *acon.*, et cinq à six heures après ou le lendemain, les autres remèdes appropriés. Lorsque la toux est très-fatigante ou suffoquante, avec abondance de glaires dans la poitrine, commencez par *ipec.*, et, deux ou trois heures après, donnez le remède le plus homœopathique ; si est elle rauque, creuse et aboyante, ou sifflante et gémissante, surtout chez les enfants, voyez ce qui est relatif à la coqueluche, au croup et à la suffocation, et comparez et choisissez les remèdes qui sont indiqués.

Quant à une toux récente prise à la suite d'un froid à la tête, le mieux est de se tenir chaudement et se garantir pendant deux ou trois jours des refroidissements ; cependant on ne poussera pas cette précaution trop loin, car celui qui s'habitue à rester enfermé n'en devient que plus sensible à l'impression du froid. Aussi il convient, aux enfants surtout, de sortir tous les jours quand il fait beau ; on les lavera habituellement à l'eau froide ; comme aussi, s'ils sont exposés à se mouiller les pieds, on ne leur donnera pas de bas, on se contentera de mettre dans leur chaussure une semelle de papier buvard, qu'on renouvelle tous les jours. Qu'on ne laisse pas non plus les malades qui toussent dans une chambre humide qui donne au nord ou nord-ouest, mais bien qu'on les tienne dans un appartement exposé au sud ou à l'est, afin qu'ils soient plus chaudement.

Ceux qui sont sujets à s'enrhumer ou à prendre des maux de gorge, feront utilement pour leur santé de contracter l'habitude de se laver et de se frictionner le corps, comme aussi de porter une cravate en soie blanche ou noire, ou un tricot de soie que l'on mettra sans intermédiaire au cou nu ; on se couvrira également le corps d'étoffe de coton, à l'exclusion de la laine, qui ne convient qu'aux matelots ou gens de mer, et à tous ceux qui sont exposés à se mouiller. Les tissus de laine sont souvent plus nuisibles qu'utiles.

Pendant la toux, il conviendra de donner, surtout aux enfants, des choses douces, comme le suc de réglisse, le sucre d'orge, etc. ; il est bon aussi de tenir dans la bouche un peu de gomme arabique. — Quant aux douceurs qui se vendent chez les pharmaciens à titre de remèdes expectorants et à chers deniers, elles ne valent rien ; il faut s'en abstenir. Ce genre de drogues contient toujours des substances à peu près inutiles, sinon nuisibles, et dont la confection n'est pas toujours parfaite. — Le miel est dans quelques circonstances fort convenable ; cependant il ne faut pas le permettre pendant l'emploi des remèdes homœopathiques. — Quand on a le nez bouché et la poitrine entreprise, on peut essayer de faire des onctions avec de la graisse d'oie ou de volaille ; mais si c'est sans succès, on n'y persistera pas. — Lorsqu'on est atteint d'un violent coryza, il est dangereux de renifler de l'eau froide ; on peut en user seulement quand il est chronique. On ne doit permettre les bains de pieds que dans le cas où la toux est anxieuse et suffoquante, et le pouls petit et dur ; mais alors les bains de mains valent mieux.

On ne doit jamais refuser de l'eau froide au malade, quoique la toux s'exaspère chaque fois qu'il en prend ; qu'on ne l'oblige pas à boire chaud : c'est un préjugé détestable, qui prolonge les maladies, quand il ne fait pas mourir les malades.

L'expérience de tous les jours prouve que l'eau froide, quand elle entre dans les désirs d'un malade, est favorable dans ces diverses circonstances ; les boissons chaudes, au contraire, le sont très-rarement, et leurs effets ne sont avantageux que momentanément, et laissent après eux un affaiblissement long et réel ; seulement, pour favoriser la transpiration, on pourra boire avant de se coucher un peu de lait chaud sucré coupé avec de l'eau. — Quant aux boissons ou pâtes mucilagineuses, elles ne sont bonnes que pour surcharger l'estomac.

Il est un préjugé très-vulgaire, auquel certains médecins sont restés fidèles : c'est de purger les malades à la suite d'un rhume ; il faut convenir toutefois qu'il a perdu dans l'esprit du plus grand nombre des praticiens. C'est un moyen tout à fait sans portée, qui ne peut produire le moindre soulagement, et qui est toujours pour le malade un véritable ennui et n'est pas souvent sans danger. — La pratique inconsidérée de faire vomir à l'occasion d'un rhume, dans la crainte d'une aggravation sérieuse qui n'est qu'imaginaire, est plutôt excusable. Les suites cependant n'en sont pas innocentes ; souvent l'estomac en est resté plus ou moins affaibli.

COQUELUCHE.

Rien ne prouve mieux contre l'emploi des remèdes qui sont préconisés dans la coqueluche, que la persistance même de la coqueluche, qui laisse après elle des souffrances d'autant plus opiniâtres, qu'on a usé plus longtemps de ces remèdes.

Il est généralement reconnu que, lorsqu'on abandonne la coqueluche à elle-même, on la voit durer trois fois six semaines, et que si l'on a recours à un médecin habile et sage, oh ! alors elle dure deux fois neuf semaines ; mais si l'on s'adresse à un médecin qui aime à formuler, elle dure encore beaucoup plus longtemps. — En faisant usage des remèdes que nous allons indiquer, sa durée ne sera jamais de moitié de ce temps ; ordinairement elle n'est que de trois semaines, dans beaucoup de cas de deux seulement, d'autres fois quelques jours, mais à la condition que les remèdes soient bien choisis et que le régime soit exactement suivi. — Lorsqu'on a affaire à des enfants sujets à s'enrhumer, et chez lesquels on a fait abus des remèdes énergiques, ou que déjà on a employé contre la coqueluche différents moyens, il faut s'attendre à les voir se rétablir très-lentement. Alors le mieux est encore de prendre patience, et de ne rien négliger pour l'avenir, en faisant usage des moyens propres à faire disparaître promptement la toux.

Quand la coqueluche est épidémique, et que les enfants commencent à tousser, donnez immédiatement un des remèdes indiqués plus haut contre la toux, et choisissez toujours celui qui convient le mieux. Dans beaucoup de cas, on réussira à y couper court. — Si la toux commence par être très-sèche et sifflante avec fièvre, ou que les enfants se plaignent de brûlement dans la trachée-artère, et indiquent de la main le point douloureux, donnez tout de suite *acon.*, et attendez quelques heures ou même une demi-journée. — Si, à la suite d'un refroidissement, elle débute par être grasse et facile, et s'accompagne en même temps d'enrouement, donnez *dulc.* Si elle est grasse et provoque des vomissements, *puls.* Si elle est sèche, et qu'il y ait aussi des vomissements et de l'anxiété, avec menace de suffocation, si l'enfant à la figure empourprée, et que la toux se déclare principalement après minuit et dure jusqu'au matin, donnez *nux vom.*, et si plus tard elle devient humide et libre, *puls.* ; si, le vomissement ayant cessé, il reste crainte d'étouffer, *ipec.* — En usant de ces divers médicaments, il faut consulter ce qui a été dit plus haut à ce sujet, article *Toux*. — Lorsqu'on n'est pas parvenu à prévenir la coqueluche, ou qu'elle se déclare brusquement par accès quinteux et spasmodiques, que les enfants toussent par intervalles, avec un bruit creux ; que ces accès se rapprochent dans le jour, et principalement le soir et dans la première moitié de la nuit, que le fond de la bouche est plus rouge que d'ordinaire, ou qu'en avalant il y a mal de gorge, avec larmoiement des yeux, donnez aussitôt *carb. veg.*, qui est le remède principal ; il faudra le répéter après vingt-quatre heures, s'il n'a pas apporté quelque soulagement. — *Carb. veg.* est également convenable quand les enfants ressentent des élancements dans la tête, des douleurs de poitrine et de gorge, ou s'il leur vient en même temps une éruption à la tête et au corps. Il convient encore parfaitement lorsque la coqueluche commence à décliner. — Si les enfants bâillent beaucoup et sont menacés de suffocation, surtout en toussant, et que les accès augmentent le soir et la nuit, donnez *tart. emet.* : ce remède est bon aussi pour prévenir la maladie, comme pour la guérir si elle se déclare.

Dans la coqueluche réelle, l'enfant en éprouve quelquefois des atteintes si inattendues qu'il se réfugie instinctivement sur le sein de sa mère avec une grande agitation, ou s'attrape à tout ce qui est à sa portée ; il tousse avec une extrême violence et avec un bruit haut et éclatant, et avec tant de précipitation, qu'il a à peine le temps de prendre haleine ; la toux n'est alors qu'un long gémissement avec sifflement : dans ce moment il est pris de terreur et semble suffoquer ; sa figure devient pourpre et bleue ; il tend le cou avec une force qui contracte tous les muscles, et ne peut supporter le moindre attouchement. Les quintes se terminent par des envies de vomir et par des vomissements de glaires, avec saignement de la bouche et du nez. Après cette scène, l'enfant redevient gai ; mais comme il rend tout ce qu'il a mangé, il devient maigre et tombe dans l'affaiblissement, si les accès se répètent souvent.

Dans cette période du mal, ayez toujours recours à *verat. alb., dros.* ou *cin.*, soit l'un ou l'autre, quelquefois l'un après l'autre, soit alternativement avec les remèdes indiqués plus loin, particulièrement avec *nux vom.* et *carb. veg.*

Verat. alb. agit très-promptement ; voilà pourquoi il faut l'employer d'emblée dans la plupart des cas ; donnez-en un globule immédiatement après un accès, et attendez le suivant. Si l'accès est aussi intense que le précédent, donnez un autre globule et attendez vingt-quatre heures et même trente-six, et plus longtemps s'il se déclare de l'amélioration et qu'elle continue ; lorsqu'il y a aggravation, donnez un autre remède. — Lorsque la toux dure déjà depuis quelque temps, on peut encore donner ce remède avec succès ; de même lorsque les enfants sont déjà très-affaiblis, qu'il y a un peu de fièvre, une petite sueur froide, particulièrement sur le front, avec pouls petit, vite et faible, et grande soif. Il est surtout indiqué lorsque les enfants laissent échapper leurs urines pendant l'accès, ou qu'ils se plaignent de la poitrine, du bas-ventre et des aines ; lorsqu'entre les accès ils ne recouvrent pas leur gaieté et restent comme abattus ; que, par suite de perte de forces, ils laissent tomber leur tête ; s'ils éprouvent des frissons et sont altérés ; s'ils n'ont pas envie de parler ; s'ils voient en même temps leur cou se couvrir d'une éruption sèche et fine, ou si elle ne se montre qu'au visage et aux mains. *Dros.* et *carb. veg.* conviennent également après *verat. alb.*

Dros. s'administre deux fois de suite de la même manière que *verat. alb.*, et l'on attend deux ou trois jours au plus ; s'il se déclare de l'amélioration, on attend tant qu'elle dure ; si elle s'arrête, on choisit un autre remède. — *Dros.* convient principalement dans les cas où les symptômes sont analogues à ceux qui lui sont propres. Son indication est d'autant meilleure que le malade souffre plus dans le repos que dans le mouvement, que les frissons sont accompagnés d'une soif consécutive ; que la transpiration n'est pas froide, mais plutôt chaude, ou seulement la nuit ; ou lorsque les paroxysmes sont très-violents, avec une toux éclatante, sans fièvre ou avec une fièvre qui prend une certaine régularité, et s'accompagne de frissons et de chaleur, seulement la fièvre n'a pas la lenteur de *verat. alb.*

Cin. convient lorsque les enfants, pendant la toux, deviennent tout à fait roides, et qu'après les paroxysmes on entend un bruit de glouglou qui descend de la gorge dans le bas-ventre. On l'administrera avant tout autre remède, lorsque les enfants portent opiniâtrément leurs doigts au nez, qu'ils ont des tranchées et des démangeaisons à l'anus, ou que l'on aura signalé antérieurement l'existence d'autres symptômes vermineux, ou qu'il y aura eu des vers rendus.

Les enfants ont quelquefois une toux qui ressemble à celle que nous avons décrite à l'article *merc. viv.*; seulement les accès arrivent la nuit; deux se succèdent peu après et laissent ensuite un plus long intervalle. *Merc. viv.* est alors bien indiqué, mais surtout si pendant le vomissement il se déclare une hémorrhagie nasale, et que le sang se coagule facilement; lorsque les enfants transpirent beaucoup pendant la nuit, sont inquiets, irritables, s'ils ont souffert des vers et qu'ils aient éprouvé des convulsions consécutives. Après *merc. viv.* on donnera *carb. veg.* Quelquefois il s'opère un changement dans lequel la toux prend le caractère de celle de *bell.*, avec maux de tête, comme il a été dit à l'article *bell.*, ainsi qu'à l'article **éruptions et céphalalgie** (voir les chap. respectifs); dans ce cas, donnez *bell.*, et plus tard tout autre remède convenable.

Dans quelques cas de coqueluche, le malade devient complétement roide, la respiration cesse tout à fait, et dans cet état les enfants ont des mouvements convulsifs; quelques instants après, ils reviennent peu à peu à eux-mêmes, ils vomissent et ne se remettent que lentement de cette crise. Après la cessation de la toux, on entend un bruit dans la poitrine, qui est occasionné par la présence des glaires; dans ce cas, on donne d'abord *cup.*, et plus tard généralement *verat. alb.*

Dès que les quintes cessent d'être fréquentes, la toux n'est plus aussi sèche et devient grasse; elle ne s'accompagne plus de vomissements, mais bien d'une facile expectoration de glaires claires : que l'on ne se hâte pas d'employer d'autres remèdes, que l'on attende aussi longtemps que dure l'amélioration; mais si après une semaine rien n'est changé, il faut choisir un nouveau remède, ou le prendre parmi ceux dont on n'a pas encore fait usage, et, dans ce cas, c'est *puls.* qui convient ordinairement. Dans les rechutes, ou lorsque les vomissements persistent, donnez *carb. veg.*; lorsqu'il y a une abondante expectoration de phlegmes, *dulc.*; quand les enfants crient beaucoup après avoir toussé, *arn.* Lorsque la toux s'affaiblit, mais qu'elle est encore creuse, sonore ou sèche, enrouée et plus tard nauséeuse, accompagnée de cris, *hep. sulph.*

CROUP.

Cette maladie si redoutable peut, dans la plupart des cas, être facilement et promptement guérie par les remèdes homœopathiques; c'est à ce point que l'on perd à peine un cinquième des enfants qui meurent traités par l'ancienne méthode. Toutefois ce n'est possible qu'à la condition que les parents sachent tenir compte des moindres symptômes pour en faire part au médecin, qui doit se conduire selon des circonstances précises.

D'ordinaire, quelques jours avant l'invasion du croup, les enfants toussent un peu; ils ont la voix rauque et la toux devient insensiblement creuse et sourde. Si dans cette période on sait choisir un remède approprié, on peut prévenir le mal. Lorsque la toux est creuse et sifflante, le meilleur remède est toujours *hep. sulph.* Après celui-là, on administre *samb. nig., hyosc., cin.*, quelquefois aussi *nux vom., verat. alb., chamon., chin., dros.*, ou tels autres que l'on peut consulter plus haut.

Si les enfants se réveillent brusquement la nuit, et commencent par une toux suffocante, soit parce qu'ils manquent de respiration, ou parce qu'ils ont des glaires accumulées dans la gorge, prenez un grain de *tartre émétique* ou un globule de la première trituration; mettez-le dans un verre d'eau, délayez avec soin, et donnez-en à l'enfant une cuiller à thé, et, selon la gravité des cas, toutes les dix, vingt ou trente minutes, jusqu'à ce qu'il y ait amélioration. Ce remède sera donné avec la plus grande prudence; pris sans mesure, il peut donner la mort.

Le croup proprement dit attaque d'une manière subite la nuit; les enfants s'éveillent à minuit avec la toux croupale, qui se caractérise par un son criard et aigu, semblable à celui d'un âne ou d'un jeune coq qui ne sait pas encore chanter. Elle est enrouée, elle a quelque chose d'aigu et de sifflant, ou elle est tout à fait rauque, profonde et creuse, comme l'aboiement d'un chien enroué. En même temps le malade respire avec difficulté et lenteur, et renvoie son souffle par secousses. Il est très-agité, et tâche de se donner du soulagement en allongeant le cou. Si la maladie est arrivée à ce degré, tout grave que soit ce cas, le danger n'est pas encore aussi grand qu'on le pense; seulement il ne faut rien négliger. Le meilleur moyen pour calmer l'anxiété, pour enrayer la gravité du mal, est *un bain de bras très-chaud*. On y fera plonger les bras au plus tôt et l'eau sera à une température aussi élevée qu'elle pourra être supportée. Le bain durera jusqu'à ce que la toux ait cédé; en même temps on donnera *acon.*, plusieurs globules délayés, qu'on répétera toutes les dix, vingt ou trente minutes, ou toutes les heures, selon la circonstance.

Dans la plupart des cas, cette première crise passe vite, mais les enfants restent inquiets, et gardent une voix enrouée. Il sera prudent de les tenir chaudement le lendemain; on ne les laissera pas s'asseoir sur le plancher, encore moins sur le carreau; qu'on les mette au régime, et qu'on enveloppe leur cou d'une flanelle un peu usée. En hiver, ils devront coucher dans une chambre d'une température douce. Donnez-leur une couple de fois *spong.* en dilutions.

Si la maladie ne guérit pas d'emblée, et qu'au contraire elle se développe vite et devienne plus grave, alors les enfants se plaignent d'un brûlement dans la gorge, et font voir du doigt le larynx, qui est d'une grande sensibilité, surtout au toucher ; il paraît ou enflé ou du moins très-chaud. Les quintes sont beaucoup plus violentes, et le sont au point de faire craindre une suffocation ; il se déclare en même temps une fièvre très-intense, s'accompagnant d'une grande soif. Le malade s'endort, mais c'est pour s'éveiller bientôt après dans une crise plus forte. La respiration est, pendant le sommeil, haletante, anxieuse, et force le malade à laisser tomber la tête en arrière, de sorte que la gorge se trouve très-tendue, et ne peut supporter le moindre attouchement. Si déjà on n'a pas donné *acon.*, c'est le moment de le faire ; et s'il le faut, répétez-le, tant que le mal s'aggrave. Les bains chauds des bras sont encore très-utiles dans cette période ; qu'on laisse la tête libre et dégagée, mais qu'on tienne les pieds chauds. Administrez également un lavement d'eau chaude. Si après *acon.* il y a amélioration, si les crises deviennent plus rares et moins fortes, si la transpiration s'établit, attendez cinq ou six heures après la prise d'*acon.* ; mais s'il n'y a pas d'amendement, et que la maladie augmente, donnez *spong.* délayée, par cuillerées à thé après chaque accès, et outre cela toutes les heures. Si aucune amélioration ne se déclare après l'administration de ces moyens, donnez *hep. sulph.* délayé ; on peut un peu plus tard alterner ces deux remèdes, jusqu'à ce qu'enfin il y ait du mieux, mais qu'on ne se presse pas trop. Dans le cas où il n'y aurait pas de changement favorable et décisif à la suite de *spong.* et d'*hep. sulph.*, donnez *ars.*

Spong. et *hep. sulph.* seront plus utiles à la troisième ou quatrième dilution, et *ars.* à la trentième ou plus élevée.

Durant tout ce temps, on devra tenir les enfants dans la plus grande tranquillité, et ne leur donner que rarement à boire des boissons chaudes et mucilagineuses, et encore faudrait-il qu'ils en eussent envie.

Si la maladie s'aggrave incessamment, les mains et les

pieds deviennent froids, le pouls très-petit, et le jeune malade laisse tomber la tête tout à fait en arrière. A chaque respiration, le ventre s'élève considérablement et tombe aussitôt; mais la poitrine reste immobile. S'il est utile de soulever la tête du petit malade, qu'on le fasse avec précaution; avec trop de vivacité, on pourrait le faire étouffer. En même temps, si l'on écoute la respiration, on entend comme un bruit de râle, qui serait placé dans la trachée-artère. Pendant la toux, il se fait des efforts de vomissements, dans lesquels il y a expectoration d'une fausse membrane. Alors les enfants ne sont plus aussi rouges; ils sont même pâles, et, dès que la toux croupale récidive, leur visage redevient bleuâtre, les yeux sortent de leur orbite avec une grande expression d'anxiété, et les mains cherchent à s'attacher à tout d'une manière convulsive.

Si, après avoir administré les remèdes précédents, la maladie poursuit sa marche fatale, alors on peut encore essayer *lach.* et *phosph.*; *phosph.* qui réussit quelquefois là où tout autre médicament reste sans effet; on l'alternera avec *carb. veg.*, une fois toutes les heures. Dans cette circonstance extrême, on s'est bien trouvé de verser de l'eau froide sur la tête, la nuque et le cou; mais on n'y aura recours que tout autant que le malade devient froid et qu'il se débat contre la suffocation. *Ars. alb.* a sauvé des enfants sur le point de mourir. On peut aussi tenter *samb.*

Quand on emploie les remèdes homœopathiques en temps utile et avec discernement, la maladie arrive fort rarement à ce degré; mais si, malgré tout, l'amélioration n'a pas lieu, le bain est toujours d'une bonne pratique; il est sans inconvénient. Supposons encore que le traitement homœopathique n'ait pas tout le succès qu'on s'est promis, et que la maladie soit arrivée au dernier degré de gravité, que le malade devienne froid, qu'il pâlisse, respire avec une grande difficulté, et laisse tomber continuellement la tête en arrière, on peut encore essayer, avec quelque espoir de réussir, la *vapeur du sulfure de potasse*, et cela encore sans le moindre inconvénient. Si l'on adopte ce remède, les autres doivent être mis de côté ; car on ne doit pas passer indifféremment de l'un à l'autre.

Donnez *hep. sulph.* pour ce qui peut rester d'enrouement, à moins qu'on n'en ait déjà fait usage : alors donnez *bell.*; et si cela ne réussit pas, *carb. veg.*; et si cela ne suffit pas encore, *arn.* — Contre les souffrances consécutives, choisissez un remède approprié. Tenez les enfants en garde contre les refroidissements ; et si la toux creuse se reproduit, répétez *hep. sulph.* tous les quinze jours, ou plus tard.

CONGESTION DE LA POITRINE.

Dans cette affection, la poitrine paraît être comme trop pleine ; il y a palpitation de cœur, anxiété, difficulté de respirer ; la respiration est courte, haletante et oppressée : donnez alors *nux vom.* le soir. — Mais si la difficulté de respirer est plus grande, et s'accompagne d'une toux courte, sèche et presque continuelle qui trouble le sommeil ; s'il y a en même temps une grande chaleur et beaucoup de soif, et que le cas vous paraisse dangereux, donnez un lavement d'eau chaude, ensuite *acon.* Si après une heure il n'y a pas d'amélioration, ou si l'accès revient de nouveau, donnez *bell.* une fois. — Quant à l'indication d'autres médicaments, voyez ce qui a été dit à l'article **Congestion de sang à la tête.** — Si les causes sont identiques, les mêmes remèdes devront être mis en usage. Souvent on emploie avec succès, soit une forte succion à la nuque, soit une *ventouse sèche.* — *Ferr.* est aussi dans ce cas un bon remède.

Les individus sujets à ce genre de souffrance doivent s'abstenir de manger vite, et de boire des boissons spiritueuses et même de la bière forte ; ils boiront beaucoup d'eau froide, et se laveront les bras et la poitrine tous les jours avec de l'eau froide, et se lèveront de bonne heure.

CRACHEMENT DE SANG.

Lorsqu'en toussant on crache un peu de sang, cela ne constitue pas, dans la plupart des cas, un état dangereux, comme on le croit généralement; car, le sang peut venir du nez, ou de quelque dent gâtée, ou de la gorge. Lorsqu'il provient réellement de la poitrine, il est presque toujours accompagné d'une sensation comme s'il sortait d'une grande profondeur; il est chaud, et a un goût douceâtre; on ressent même cette douceur quelque temps avant, ou bien on éprouve de la douleur et un peu de brûlement.— Dans ces cas, on doit éviter tout ce qui provoque la toux, comme de parler haut et longtemps, d'appeler quelqu'un, de crier, de chanter ou de jouer des instruments à vent; on évitera de se fatiguer les bras par des mouvements violents; on se retiendra de courir, de monter, surtout les escaliers, qu'on grimpe quelquefois vite et deux par deux.— Cet accident (le crachement de sang) peut provenir aussi de l'inspiration de choses fortes qui tombent en poussière ou s'évaporent, comme la chaux, le plâtre, les débris de laine, le tabac, l'acide sulfurique, l'acide hydrochlorique, etc.

Si le crachement de sang est peu de chose, mais qu'il soit accompagné d'une toux de nature à réclamer l'emploi d'un remède analogue à ses symptômes, qu'on en choisisse un qui soit approprié à cette toux et au crachement de sang : tels sont, dans le nombre, *bell.*, *merc. viv.*, *carb. veg.*, *puls.*, *bry.*, *chin.*, *arn.*, *dulc.*, *staph.*, *silic.* et *lach.*

Mais si le mal est déjà grave, et que le sang sorte avec abondance, ou qu'il débute par une hémorrhagie violente, cela constitue un véritable danger; cependant cette gravité n'arrive pas d'emblée, et le malade aurait tort de s'en alarmer; ses craintes ne feraient qu'empirer son état. Il est rare aussi qu'il agisse comme crise salutaire : c'est une croyance qui a ses dangers; il ne faut pas s'endormir dans une fausse sécurité. En effet, lorsqu'il y a eu plusieurs récidives, ou que cette hémorrhagie est la suite de maladies antécédentes, il est à craindre alors que la mort n'ait lieu, surtout quand le sang vient en grande abondance et est d'une couleur noirâtre. Dans les cas les plus ordinaires, l'hémorrhagie cesse spontanément ; le principal est de commencer immédiatement un traitement, car le mal peut devenir très-dangereux d'un moment à l'autre, soit que l'hémorrhagie se reproduise, soit qu'il se forme et se fixe dans les poumons une maladie incurable.

On se tiendra donc sur ses gardes, et l'on ne se laissera pas aller à la manie des saignées après un crachement de sang. Cette méthode est nécessairement mauvaise, car elle augmente toujours et sans exception le danger qu'on veut prévenir.

Ceux qui ont eu plusieurs *crachements de sang*, et qui ont éprouvé du soulagement après chaque saignée, voient leur état s'aggraver infailliblement ; dans ce cas, chaque saignée a donné, en effet, plus de prise au principe du mal, soit en facilitant les récidives, qui reviennent alors avec plus d'intensité, soit en diminuant la force de la constitution, qui ne permet plus aux autres remèdes d'agir efficacement. Dans cette circonstance, il est urgent de se mettre dans les mains d'un médecin homœopathe, pour suivre un traitement long et régulier : il en est encore temps peut-être.

La saignée dans l'hémorrhagie des poumons est surtout dangereuse pour celui qui est sujet aux hémorrhoïdes, parce qu'alors le sang peut prendre un cours opposé. Le cas est le même chez la femme qui a encore ses menstrues. Or, dans ces deux cas, il n'y a rien à craindre : cet état se dissipe de lui-même avec la plus grande facilité, et leurs suites fâcheuses seront prévenues par un traitement convenable.

La saignée est encore un mauvais moyen et un moyen contraire, lorsque le crachement de sang est la suite d'une chute grave, d'un coup violent reçu sur la poitrine, d'une lutte ou de coups, etc. Dans la plupart de ces cas, la saignée est pire que le mal lui-même, et c'est un grand malheur que de croire qu'il n'y a rien de mieux à faire.—Dans l'hémorrhagie après une chute, donnez *arn.* et prescrivez la diète ; si quelques jours après il survient de la fièvre ou une douleur dans la poitrine, donnez *acon.*; et si l'état s'aggrave, donnez alternativement ces deux remèdes.

La première chose à faire en présence d'une **hémorrhagie violente**, c'est d'entourer fortement le bras gauche d'un mouchoir dans sa partie supérieure, et de faire la même ligature autour de la cuisse droite. Si cela ne suffit pas pour arrêter le sang, on en fera autant aux deux autres membres. Dès que l'hémorrhagie a cessé, il faut avoir la précaution de ne sortir les ligatures que l'une après l'autre. Durant cette opération, le malade se tiendra tranquille dans son lit, ou étendu, ou à moitié assis, la tête et le tronc soutenus par des coussins. Bien que l'hémorrhagie ait cessé, il sera prudent de l'obliger à rester longtemps tranquille, sans parler, et toujours à l'air frais ; de dix jours, il ne boira rien de chaud et encore moins de boissons fortes, mais seulement une tisane rafraîchissante et tempérante, telle que l'eau d'orge ou de riz. On devra écarter de lui toutes les émotions morales fortes. Qu'il dorme quelquefois pendant le jour, et qu'il choisisse le temps qui précède son repas.

Si les ligatures n'ont pas suffi pour faire cesser l'hémorrhagie, ou que le malade n'ait pas eu la patience de les supporter, on procédera à l'application de quelques *ventouses sèches* à la base de la poitrine, sur les côtes et au creux de l'estomac. On peut suppléer à la ventouse réelle en prenant un verre dans lequel on brûlera ou du coton ou du papier qu'on appliquera immédiatement sur la partie. — Plus la ventouse tient, mieux cela vaut : cela prouve que le sang a afflué plus promptement et avec plus d'abondance.

Enfin, ce qu'il convient de faire après cela, c'est de mettre sur le bas-ventre des compresses d'eau froide. Cependant, s'il devait en résulter une aggravation dans la toux, on devra cesser toute application froide, de même que les boissons froides ; elles nuiraient plutôt qu'elles ne pourraient soulager. On donne aussi, dans ces circonstances, un peu de sel de cuisine en poudre, qui ne laisse pas de soulager ; mais si la toux persistait, il est bien entendu qu'on n'insisterait pas.

Lorsque la toux continue, et qu'elle provoque des **crachats sanguinolents**, donnez alors du *blanc d'œuf* et du sucre, une cuillerée à café ; ou bien une goutte d'*acide sulfurique* étendue dans un verre d'eau pour gargarisme ; on en prendra aussi une cuillerée à thé toutes les dix minutes. Le *sulfate de fer* est également bon en pareil cas, et dissous dans l'eau comme l'acide sulfurique.

Si cela ne suffit pas, il faudra passer tout de suite aux remèdes appropriés ; ils guérissent plus promptement, et peuvent, jusqu'à un certain point, prévenir les récidives.

Dans les cas les plus graves, on donne tout d'abord la préférence, ou à *acon.*, *ipec.*, *arn.*, *chin.*, ou à *op.*

Si à la suite de petites quintes de toux l'hémorrhagie se déclare, si la malade a déjà senti un bouillonnement de sang dans la poitrine, ou que la poitrine lui semble trop pleine, avec sensation de brûlement, battement de cœur, anxiété, inquiétude, et que ces divers symptômes empirent dans la position couchée, avec anxiété et pâleur du visage, si le sang vient de temps en temps, et toujours beaucoup à la fois, donnez un globule d'*acon.*, et attendez le résultat quelques heures ; s'il y a apparence de récidive, répétez *acon.* ; si avec un arrière-goût de sang il reste une petite toux avec crachats striés de sang, nausées, faiblesses, donnez *ipec.* Si *acon.* n'a pas suffi, qu'il y ait aggravation avec palpitation de cœur et anxiété, que le sommeil en soit empêché et qu'on ne puisse rester au lit, avec chaleur sèche et brûlante, donnez alors *ars.* : il faut l'administrer avant la nuit, mais en olfaction, et lui laisser le temps d'agir. Si cet état s'aggrave encore, on emploiera utilement *ipec.*, ou *nux. vom.* (qui s'appliquent aussi à d'autres symptômes), ou *sulf.*, ou *arn.* Si après l'emploi de ces remèdes l'état du malade empire, revenez à *ars.*

Par l'emploi de ces divers moyens, la maladie peut être arrêtée dans son cours, et même cesser.

Si le sang ne vient pas par l'effet d'une petite toux courte et sèche, mais bien à la suite d'une toux violente, d'abord sèche et puis rauque et douloureuse, avec un goût de sang ; si la malade éprouve des frissons, avec des bouffées de chaleur ; s'il est très-faible, qu'il veuille rester couché ; s'il a une transpiration de quelques instants ; s'il éprouve des tremblements, que sa vue s'obscurcisse, ou que ses idées deviennent confuses, ou qu'il ait perdu assez de sang pour tomber en défaillance ; s'il est froid et pâle, et s'il se déclare des mouvements convulsifs dans les bras et le visage, donnez, dans ce cas, *chin.*, et attendez le résultat, quand bien même il y aurait aggravation ; plus tard, donnez *ferr.*, s'il y a lieu, ou *arn.*, et quelquefois *ars.*

Si le sang arrive presque naturellement, sans effort de vomissement et en petite quantité, s'il est entièrement pur et vermeil ; si le malade ressent des douleurs entre les épaules, s'il a des accès d'asthme, principalement la nuit ; s'il ne peut rester assis, s'il se trouve mieux en se promenant tout doucement, mais avec le besoin de se coucher de temps en temps ; s'il est très-faible, surtout après avoir parlé, et que le moindre mouvement le force à tousser, alors donnez *ferr. acet.*, principalement aux personnes maigres, qui ont la figure jaune et qui ne peuvent dormir la nuit.

Lorsque le sang sort caillé, coagulé, noirâtre, et qu'il vient sans difficulté avec des symptômes d'asthme, et des élancements dans la poitrine, avec brûlement, contraction, palpitation de cœur, chaleur forte dans tout le corps, donnez *arn.*, quand il y aurait eu faiblesse jusqu'à la syncope.

Si le sang sort par un effort de vomissement et de la toux, s'il est clair et rutilant, écumeux et plein de grumeaux de sang caillé et de mucosités épaisses, s'accompagnant parfois d'un chatouillement au-dessous de l'os de la poitrine, et si l'on ressent des élancements dans la tête pendant la toux, que les côtés semblent meurtris, donnez, dans ce cas, *arn.*

Si l'**hémoptysie** dure déjà depuis quelque temps, si le sang est noir et coagulé ; si le malade est anxieux la nuit ; se sent froid, se plaint de faiblesse, de douleurs à la base de la poitrine ; s'il a l'estomac alangui, s'il est craintif, triste et nonchalant, donnez *puls.*, et quelquefois aussi, selon les circonstances, *sec. corn.* — Mais dans le cas où le sang serait plus rouge, ou si l'esprit était plus agité, irrité, inquiet, et s'il y avait aggravation à la suite de contrariétés, ou avec chatouillement dans la poitrine, donnez *rhus toxic.*; lorsque ce symptôme se trouve chez des personnes passionnées, qu'il est pire le matin et nul la nuit, si la toux fatigue, violente la tête, donnez *nux vom.*

Lorsque le crachement de sang reconnaît pour cause probable la *suppression d'hémorrhoïdes*, un refroidissement, une contrariété ou toute autre cause, donnez le soir *nux vom.*, et s'il n'est pas amélioré le lendemain avant midi, donnez *sulf.* ou tel autre remède qui répondra le mieux aux symptômes. S'il dépend de la *suppression des menstrues*, donnez *puls.*, et plus tard *cocc.*, ou un autre remède propre à favoriser les règles.

Op. est convenable lorsque le sang rendu par le crachement est épais et écumeux, qu'il est mêlé à des phlegmes, particulièrement chez les personnes adonnées à la boisson, ou lorsque la toux s'aggrave pendant la déglutition, s'accompagne d'asthme, avec agitation et brûlement à la région précordiale, et tremblement des bras, quelquefois avec faiblesse extrême de la voix ; s'il y a assoupissement, tressaillement subit, refroidissement des extrémités surtout, ou chaleur, principalement de la poitrine, ainsi que chaleur du corps, mais sans transpiration. On peut le répéter après quelque temps, ou même plus tôt s'il le faut.

Hyosc. convient si le crachement a lieu avec une toux sèche, principalement la nuit, et qui oblige le malade à sortir du lit ; lorsqu'il s'éveille en sursaut et avec effroi, etc. Il convient aussi chez ceux qui sont accoutumés aux boissons spiritueuses, lorsque *op.* et *nux vom.* n'ont pas suffi ; et plus tard *ars.*, lorsque ceux-ci n'ont pas apporté de soulagement.

Bell., lorsque par suite d'un chatouillement au gosier on est provoqué à tousser, d'où il résulte une aggravation de souffrance et une sensation pénible, comme si la poitrine était trop chargée de sang, avec douleurs lancinantes qui s'augmentent par le mouvement.

Dulc., si le malade souffre davantage étant couché, et s'il éprouve le même état que dans la *bell.*, principalement si le sang est d'un rouge clair, lorsque ce crachement provient d'un refroidissement, et d'une petite toux qui dure déjà depuis longtemps.

Carb. veg., lorsqu'il y a dans la poitrine une sensation de brûlement violent, même après la cessation de l'hémorrhagie, surtout chez les individus qui souffrent du changement de temps et qui ont abusé du mercure.

A l'égard de la faiblesse consécutive, qu'on ne se presse pas de donner des remèdes ; un bon régime est la meilleure chose : qu'on mange souvent et peu à la fois ; peu de viande, beaucoup de lait, des œufs frais, des aliments féculents et farineux, et un exercice modéré pendant le beau temps. Si, malgré cela, le malade reste faible et très-sensible, donnez *chin.* et *coff.* alterné avec *chin.*, si à la faiblesse se joint une certaine vivacité ; ou *ign.*, si l'on a un sujet de chagrin ou d'inquiétude.

PALPITATIONS DE CŒUR.

Les causes de cette affection indiquent souvent les remèdes ; les violentes émotions et les boissons spiritueuses les produisent en général. Le meilleur remède pour y obvier, c'est principalement pour les jeunes gens, de boire de l'eau froide et de manger peu avant de se coucher. Qu'on recommande à ceux qui ont des palpitations de cœur de se coucher sur le côté droit et la tête élevée.

Si elles sont causées par des contrariétés, donnez *chamom.*; par la peur, *verat. alb.*; par la joie, *coff.*; par une frayeur subite, *op.* ou *coff.*; par une grande émotion et anxiété, donnez, en olfaction, soit *op.*, soit une amande amère écrasée sous les doigts.

Les palpitations chez les femmes enceintes, accompagnées de la faiblesse des nerfs, de spasme, de défaillance, se calment par quelques gouttes de vin d'Espagne ou d'eau-de-vie prises de temps en temps. — Pendant l'accès, il est préférable de donner une cuillerée d'eau chaude, surtout si la peau est très-sèche ; et chez les femmes pâles, donnez du vinaigre à sentir. En général, ceux qui sont sujets aux palpitations devront s'abstenir de thé et de café.

Dans les tempéraments pléthoriques, donnez *acon.*, et plus tard *nux vom.* ou *bell.*; chez les personnes nerveuses, *ign.*; s'il y a aggravation étant couché sur le côté, *puls.*

Chin. convient toujours aux personnes qui ont été fréquemment affaiblies par des pertes d'humeurs et par des saignées.

Bell., lorsqu'aux palpitations de cœur se joint un bruissement ou tintement dans la tête ; quand la poitrine semble pleine, ou qu'il y a comme une sensation gênante et battante, surtout chez les femmes après les couches, ou que le lait est tari, ou après une blessure ; et dans le dernier cas, donnez *chin.* quelque temps après.

Sulf. conviendra dans la même circonstance, lorsque

bell. n'a pas suffi; mais particulièrement lorsque les palpitations de cœur sont dues à une éruption rentrée, ou après la cicatrisation brusque d'un ulcère; de même aussi lorsqu'elles s'augmentent en montant les escaliers ou une côte.

Ars. se donne quelquefois après *sulf.*, lorsque celui-ci ne suffit pas, et surtout lorsque la cause se trouve dans la rétrocession d'un ulcère ou d'une éruption. Il convient pareillement, lorsque le battement de cœur vient surtout la nuit, accompagné d'une grande anxiété, ou qu'il a par lui-même une certaine gravité, avec chaleur brûlante de la poitrine, difficulté de respirer, et s'aggrave dans la position horizontale et s'améliore par le mouvement.

Verat. alb. convient dans des cas analogues, lorsqu'il y a anxiété ou difficulté de respirer, surtout lorsqu'on est mieux étant couché, et pis étant levé et par le mouvement.

Dans les palpitations chroniques, *aur.* est caractéristique. —Si les remèdes ci-dessus indiqués n'agissent que temporairement, appelez un médecin et soumettez-vous à ses soins pendant longtemps, si vous ne voulez pas vous exposer à contracter une maladie de cœur incurable.

COURTE HALEINE, ASTHME, SPASMES DE POITRINE.

Il importe d'abord de rechercher les causes de ces souffrances. La plupart du temps, elles dépendent de causes que l'on regarde comme innocentes, telles que de l'infusion de camomille, l'usage de l'ipécacuanha, ou de l'aspiration de vapeurs sulfureuses, etc. Il est bon, dans ce cas, de faire flairer le *camphre* ou l'*esprit de nitre dulcifié*, ou de prendre quelquefois un peu de café noir; si cela vient d'un effet du soufre, donnez *puls.*

Dans les accès subits, on peut trouver quelquefois du soulagement en mettant les *mains dans l'eau chaude*, ou en appliquant des *ventouses sèches* à la base de la poitrine ou au creux de l'estomac, comme il a été dit plus haut à l'article **crachement de sang**. On fera utilement aussi de recourir aux ligatures des extrémités, ainsi qu'on l'a recommandé dans le même article.

Lorsque l'accès arrive après avoir mangé, ou particulièrement après le dîner; lorsque le malade manque d'air, ce qui l'oblige à tendre le cou comme s'il craignait d'être suffoqué; s'il sent de la sécheresse dans la gorge et qu'il lui semble qu'elle est trop étroite (pourvu toutefois qu'il n'y ait pas trop d'anxiété), donnez un peu de *gingembre* à mâcher avec du sucre.

Si c'est par suite d'un refroidissement, et qu'il en soit résulté une toux persistante, donnez par cuillerée à café d'une légère infusion d'*anis*, principalement le soir.

Ceux qui sont sujets à ce genre de souffrance doivent prendre pour habitude de *boire chaud* et de se faire frictionner le corps, comme aussi de *fumer* tous les matins.

Cependant il ne faudra pas négliger les remèdes suivants, que l'on choisira avec discernement, et que l'on donnera toujours à flairer légèrement, en tenant le bouchon sous le nez pendant l'inspiration.

Si la poitrine est comme serrée, la respiration haletante, avec bruit de râle dans la trachée-artère, comme par la présence de mucosités qui montent et descendent, ou s'il semble au malade qu'il respire un air pulvérulent qui lui ôte la respiration; s'il se porte avec anxiété au-devant de l'air et craint de suffoquer; si son visage est pâle, ses extrémités froides, donnez, dans ce cas, *ipec.* en dilution. Au besoin, on le répète quelquefois deux ou trois heures après; après quoi, *ars.* convient généralement, ainsi que *bry.* ou *nux vom.*

Dans les accès les plus violents, lorsqu'ils sont dus à un **catarrhe supprimé**, et qu'on a en outre la poitrine délicate; lorsqu'il y a aggravation vers minuit, que la respiration devient de plus en plus difficile, qu'on entend un bruit de râle accompagné de gémissements, de soupirs, de mouvements désordonnés et involontaires du corps, ou si l'accès se déclare pendant la marche, chez les vieillards surtout ; si l'on respire sans éprouver le moindre soulagement ; lorsqu'on se sent le cœur comprimé, que cette sensation va et vient ; et qu'au moindre mouvement il se déclare de l'aggravation, principalement en montant au lit, donnez *ars. alb.* ◐.; après, s'il y a aggravation, *ipec.* ◐. — Quelquefois, si le lendemain il n'y a encore aucune amélioration, donnez *nux. vom.*

Après *ipec.* on peut administrer *bry.*, quand il y a aggravation par le mouvement, principalement à la suite d'éruptions rentrées, ou que celles-ci ne veulent pas sortir ; lorsque le malade soupire souvent, que les accès viennent la nuit, accompagnés de maux de ventre comme pour aller à la selle.

Bell. convient lorsque l'état s'aggrave par le mouvement, et que cependant on ne peut rester tranquille ; que le mal se présente toujours par accès, accompagné d'une respiration tantôt courte, tantôt longue, ou courte et précipitée, suivie de toux sèche, et que la poitrine est comme trop pleine.

Arn., lorsque le mal s'aggrave non-seulement par le mouvement, mais aussi par la parole et en se mouchant ; si la respiration est haletante, avec des douleurs lancinantes dans la poitrine.

Chin., lorsque la respiration est sibilante et bruyante, ou qu'il y a menace de suffocation par les glaires ; lorsque le mal se déclare pendant le sommeil et qu'il tient éveillé ; lorsqu'on ne peut respirer que la tête très-élevée ; si le malade transpire facilement et se refroidit de même.

Coff. est bon pour les personnes d'une excessive sensibilité, qui sont sujettes à ces accès après une grande excitation intellectuelle ; lorsque l'inspiration ne se fait qu'avec peine et par des prises d'air saccadées, suivies d'anxiété, d'inquiétude, chaleur et moiteur. Si cela ne suffit pas, donnez *acon.*, ou alternez ces deux remèdes. Il convient de donner plus tard *puls.* chez les personnes timides et larmoyantes, ou *nux vom.* chez les personnes vives et passionnées. Si le mal provient d'un chagrin concentré, *ign.*; s'il vient d'un violent accès de colère ou de querelle, *chamom.*

Chamom. convient lorsqu'on s'enrhume facilement, qu'on ne tousse pas pour le moment, mais qu'on ressent une pression très-forte sur la poitrine ou sur le cœur, ou que la transpiration ne peut pas s'établir.

Puls. convient lorsqu'il y a vertige, faiblesse dans la tête, somnolence, palpitation de cœur, chaleur dans la poitrine, ou lorsque la respiration ne se fait que par la partie supérieure.

Verat. alb. convient très-souvent après *ipec.*, *ars.*, *chin.*, *arn.*; particulièrement lorsque le malade est comme suffoqué; qu'il y a aggravation étant assis ou en se mettant en mouvement; s'il y a des douleurs de côté, et toux creuse tout ensemble, par suite d'une moiteur froide, ou que la figure et les membres deviennent froids, et particulièrement encore lorsqu'on éprouve quelque amélioration en restant tranquille.

PLEURÉSIE, POINT DE COTÉ ET FLUXION DE POITRINE.

Remarques générales. — Selon l'ancien système, ces affections se guérissent constamment par la saignée. Aussi beaucoup de gens croient-ils qu'on ne peut s'en passer ici; il en est même qui vont jusqu'à dire que les malades qui ont été guéris sans la saignée n'avaient pas la poitrine enflammée. Si on les presse de trop près et qu'on leur présente des malades sur lesquels ils avaient reconnu eux-mêmes l'inflammation, et qui ont été guéris sans être saignés, ils soutiennent à outrance ou qu'il y a eu hémorrhagie des poumons, ou que l'inflammation réelle des poumons n'avait pas existé; ils préfèrent encore convenir qu'ils se sont trompés dans leur diagnostic, que de renoncer à leur vieux préjugé. Mais ils ont beau crier sur les toits que la saignée est indispensable, on ne se laisse plus tant influencer par ces prétendues autorités médicales.

Celui qui comprend l'esprit de l'homœopathie peut toujours se dispenser de recourir à la saignée, et guérir néanmoins toute inflammation des poumons, à moins que le mal ne soit déjà trop avancé, que le cœur ou les poumons ne soient altérés profondément. Arrivé à ce point, il n'y a pas de guérison possible.

Dans la plupart des cas, l'inflammation simple et ordinaire se guérit même très-vite et très-facilement.

Il importe avant tout de bien s'assurer du caractère de la maladie, d'abord à cause du danger qui la suit, et puis pour ne pas la confondre avec l'asthme, la courte haleine ou d'autres souffrances analogues, comme aussi pour bien distinguer les cas où la saignée est non-seulement inutile, mais encore nuisible.

Les principaux symptômes sont : respiration difficile, haleine brûlante, comme celle qui s'exhale de la poitrine de celui qui s'est livré à un travail pénible pendant une grande chaleur. — Dans l'asthme, la respiration n'est pas plus chaude qu'à l'ordinaire. Dans l'inflammation des poumons, il y a toujours de la toux, le plus souvent sans expectoration, ou seulement avec quelques crachats, qui sont quelquefois mêlés d'un sang pur, écumeux ou brunâtre.— Les douleurs de poitrine varient comme dans toutes les maladies de ce genre.

FAUSSE PLEURÉSIE OU PLEURODYNIE.

Qu'on ne prenne pas toujours les élancements violents qui se manifestent en respirant pour *le point de côté*. Lorsqu'il n'y a pas de toux, ou qu'elle est insignifiante, et que le mal n'a pas commencé par des frissons, on n'a pas affaire à une pleurésie réelle. La **fausse pleurésie** commence généralement par des douleurs rhumatismales, qui se font sentir au cou, à la nuque et aux épaules. Elle se caractérise surtout par le déplacement facile et fréquent des douleurs de poitrine, par la grande sensibilité que provoque le moindre attouchement, particulièrement lorsqu'on pose avec force les doigts entre les côtes. Si le malade éprouve une vive douleur sous l'impression des doigts appliqués sur les côtes, vous pouvez être assuré qu'il n'y a pas là de véritable inflammation ; il n'est pas de docteur prudent de la vieille école qui, dans ce cas, ait jamais eu recours à la saignée. *Arn.* suffit presque toujours ici ; sinon, donnez *bry.*, ou *nux vom.* (Voyez l'article **Rhumatisme.**)

Quelquefois les douleurs se font sentir à la partie la plus inférieure de la poitrine ; le malade, alors, respire difficilement : dans ce cas, il inspire mieux qu'il n'expire ; c'est le contraire dans la pleurésie vraie. Examinez l'abdomen des deux côtés ; si, à la hauteur des fausses côtes, on provoque de la douleur par la pression, et principalement sur l'un des côtés, qu'on se garde bien alors de saigner. *Puls.* ou *arn.* trouvent ici leur utilité, ou tels autres remèdes contre le rhumatisme. Lorsqu'un individu est atteint de douleurs rhumatismales, et que la poitrine se prend subitement, comme si un poids pesait dessus, s'accompagnant d'une grande anxiété ; si le cœur bat avec violence et vitesse ; si la respiration devient de plus en plus difficile, la toux presque impossible, et que les membres, d'où les douleurs ont disparu, deviennent froids, la mort, dans ce cas, est imminente. — Si l'on a recours alors à la saignée, la mort n'en est que plus certaine. — Beaucoup de malades, réduits à cette extrémité, ont été guéris par l'olfaction d'*acon.* On le répétera aussi souvent qu'il sera utile ; et s'il ne suffit plus, donnez alternativement *puls.* et *sulph.*

VRAIE PLEURÉSIE.

Elle commence par des frissons, la fièvre, et par une toux particulière ; la respiration est chaude, le pouls dur, c'est-à-dire qu'il bat avec plus de force que dans l'état normal, et ne se laisse pas facilement déprimer. La respiration est empêchée par une douleur lancinante qui répond le plus souvent à un point fixe placé au-dessous des côtes d'un seul côté, et sur lequel le malade reste couché de préférence. La toux est très-douloureuse et violente, les crachats sont quelquefois striés de sang, la figure est pâle ; le malade ne peut parler sans douleur. Vers le matin, il y a de l'amélioration ; la peau devient moite ; et lorsque l'expectoration s'établit, le malade se trouve mieux.

Cette maladie n'est pas très-dangereuse et peut se guérir facilement ; la saignée y est complétement inutile. Donnez d'abord *acon.* ; et si quelques heures après il y a aggravation, ou qu'*acon.* n'ait rien produit de bon, donnez-en une nouvelle dose ; et si l'amélioration ne se prononce pas, donnez *bry.*, que vous administrerez deux fois. Si après cela il reste encore quelques souffrances qui ne suffisent pas pour empêcher le malade de sortir, donnez-lui *sulph.*

PNEUMONIE OU INFLAMMATION VRAIE DES POUMONS.

Cette affection est beaucoup plus grave. Elle commence aussi par des frissons ; la fièvre ne discontinue pas, la peau reste chaude et sèche ; le pouls, d'abord mou, donne cinq pulsations par respiration, et ce n'est que plus tard qu'il devient dur ; l'air exhalé est brûlant. La respiration n'est pas aussi gênée par les douleurs lancinantes que dans la **pleurésie** ; elles sont ici plutôt pressives et occupent le centre de la poitrine ; mais la respiration est plus accélérée ; la toux n'est pas aussi fréquente, mais elle est plus fatigante et dure plus longtemps à chaque accès ; elle donne lieu aussi à des maux de tête. La figure est, dès le début, d'une couleur pourpre bleuâtre, et les joues sont rouges ; le malade ne peut guère se tenir sur le côté, mais bien sur le dos ; il reste tranquille et silencieux ; souvent il est morose et indifférent à ce qui se passe autour de lui. L'un des gros vaisseaux sanguins (la veine jugulaire) situés au cou est presque toujours enflé et plus fort que celui du côté opposé ; c'est principalement du côté gauche. Cette circonstance ne se présente pas dans les autres maladies de ce genre. Fréquemment la toux commence par être très-sèche, et plus tard l'expectoration devient un peu sanguinolente.

Aussitôt qu'il se fait une abondante expectoration de crachats épais, que la toux, quoique fréquente, fatigue moins la poitrine, et que la peau reste souple et moite, le danger doit être considéré comme passé ; mais il n'en faut pas moins tenir le malade au régime pendant deux ou trois semaines, et ne lui permettre de manger que peu et souvent.

Cette affection cède fréquemment à *acon.*, suivi de deux ou trois prises de *bry.* ; si cela ne suffit pas, donnez *rhus toxic.*, et puis, si cela ne suffit pas encore, *sulph.* ; et quelques heures après, s'il le faut, revenez à *acon.* Dans quelques cas, il faut employer *bell.*, *merc. viv.* ou *puls.* ; quand le malade est dans un état de torpeur, *op.* lui est très-utile ; dans les cas les plus dangereux, on trouvera convenables, *ars.*, *phosph.*, ou *hyosc.* Telles sont les indications qu'on a à donner ici relativement aux remèdes qu'il y aurait à prescrire. (Voyez à cet égard l'article **Fièvre** et autres souffrances.)

Une fois qu'on a remédié à l'état inflammatoire des poumons, s'il reste une expectoration abondante de matière mucoso-purulente qui fasse perdre au malade ses forces et qu'il y ait en même temps des sueurs nocturnes, donnez *lycop.* : ce remède a souvent été utile dans ce cas. *Merc.* convient ici, surtout si les sueurs sont affaiblissantes.

Il est une **autre espèce d'inflammation du poumon** particulièrement dangereuse : c'est celle pour laquelle on emploie ordinairement la saignée, qui la rend tout à fait incurable. Le malade éprouve tout de suite, après chaque émission sanguine, une amélioration sensible, mais elle ne dure pas longtemps, et chaque saignée amène de proche en proche un soulagement toujours plus court ; il arrive un moment où le manque de sang détermine la mort, ou bien l'inflammation passe à l'état de purulence. Dans ce cas, le malade dépérit et meurt comme dans la phthisie ; mais seulement cela ne dure pas longtemps : deux ou trois semaines suffisent.

Cette inflammation dont nous parlons, et dans laquelle la saignée est si fatale, se reconnaît aux symptômes suivants : Pouls mou et accéléré ; battements précipités et petits ; absence de douleurs lancinantes ; pression sur les côtes indolore, mais respiration profonde donnant lieu à des points de côté ; sentiment de tristesse et sensation d'un poids sur les poumons ; la respiration est très-accélérée ; la toux ne tarde pas à se déclarer ; elle est très-fréquente et courte, et dès les premiers jours un crachement de sang a lieu et augmente sans cesse ; la voix est faible et courte, et devient insensiblement sibilante ; la parole provoque immédiatement une violente toux. Malgré cet état, le malade n'est pas aussi taciturne, ni sa tête aussi prise que dans la forme de la précédente maladie ; le matin, il y a un peu de rémission ; la fièvre cesse un peu ; la peau reste humide, mais c'est sans soulagement.

Lorsqu'il s'établit une expectoration épaisse, la respiration commence à se ralentir, devient normale, la fièvre cesse peu à peu, et le malade ne tarde pas à entrer en convalescence.

Au début de cette maladie, donnez *acon.*, qui remplace la saignée ; et si l'état s'empire, *merc. viv.* qu'on répétera au besoin ; si les poumons conservent une sorte de constriction avec toux sèche, donnez *bell.* — En présence d'une grande faiblesse, quand le pouls devient très-petit, à peine sensible, la peau froide, que l'haleine n'est plus

23.

chaude, que de temps en temps il y a des vomissements glaireux d'un rouge brun, donnez *carb. veg.* S'il reste une respiration fortement sifflante, donnez *chamom.*, après laquelle convient quelquefois *nux vom.* — S'il n'y a pas d'amélioration après *merc. viv.*, si la respiration reste anxieuse et accélérée, donnez *ipec.* et répétez-le quelquefois ; s'il y a toujours de la constriction et de l'anxiété, et que les extrémités deviennent froides, donnez *verat. alb.*, qu'on répétera bientôt après. — Lorsque le malade devient graduellement faible, et qu'il fait de vains efforts pour prendre haleine, donnez-lui *ars.* Si, dès que l'inflammation a cédé, il s'établit une expectoration purulente, et que sur le moment on n'ait pas de médecin homœopathe, donnez *merc. viv.*, ensuite *hep. sulph.* ; ensuite *chin.*, puis *dulc.* ; quelquefois aussi *puls.* ; avec une grande fièvre, *acon.*, et cela jusqu'à l'arrivée du médecin, dont la présence est nécessaire et ne doit pas être différée.

Il est encore une autre espèce **d'inflammation des poumons dont la marche est lente et maligne,** et dans laquelle toute émission sanguine ne peut être que funeste. — Tant qu'on n'a pas tiré de sang, il reste toujours de l'espoir ; après, il n'y en a plus.

Cette inflammation se caractérise par une invasion lente, tandis que, dans les autres, elle est subite et violente ; le malade se sent indisposé pendant quelques jours, mais sans trop savoir définir ce qu'il a ; l'appétit est nul, le sommeil mauvais, et la tête douloureuse ; après il lui survient des frissons qui ne tardent pas à être suivis d'un grand poids sur la poitrine et d'une respiration courte. Plus tard, il se déclare une expectoration muqueuse, rarement mêlée de sang ; en même temps, il éclate une forte fièvre dont le malade ne se plaint pas, et qui le laisse généralement assez tranquille. Cependant on juge de la gravité du mal à ses yeux, qui deviennent ternes et ne distinguent plus rien, à la sueur gluante qui lui couvre le front, à sa figure blafarde, à son nez effilé et à sa langue noire et sèche. Il murmure et parle constamment, comme dans un mauvais sommeil; néanmoins il répond directement lorsqu'on lui adresse nettement la parole; ses urines s'échappent involontairement, et plus tard, ses selles aussi; la respiration devient toujours plus courte, plus inégale et râlante; le pouls, petit et précipité, prend de l'irrégularité; la pâleur et la défaillance augmentent, il y a râle, et la langue est toujours sèche et noire. Le malade ne cesse pas de dire qu'il n'est pas mal, mais il se plaint de choses imaginaires; il lui semble, par exemple, qu'on scie du bois, sensation qu'il prend dans son râlement; ou bien, il lui paraît qu'il est plongé dans l'obscurité, alors qu'il est au grand jour.

Si une douce transpiration s'établit sur toute la surface du corps, ou qu'il se trouve dans l'urine de petits grains brillants, alors le danger doit être considéré comme passé; mais si, dans le courant de la maladie, on a eu recours une seule fois à la saignée, le malade est perdu.

Se voit-on, dans cette grave circonstance, privé de tout secours médical, on peut essayer avec espoir de soulagement une dose d'*op.*, répétée au besoin; qu'on donne ensuite *arn.*; s'il ne se déclare pas d'amélioration, on l'obtiendra peut-être par *verat. alb.*, administré une ou deux fois. Si la faiblesse et le râle continuent malgré cela, donnez *ars. alb.*; *ipec.* convient fréquemment, suivi de nouveau d'*ars.* — Dans le cas où *verat.* et *ars.* ont déterminé un moment d'amélioration, donnez-les alternativement. Si l'amélioration obtenue n'est que temporaire, et qu'elle soit suivie après d'aggravations, donnez *sulph.*, qui sera accompagné de l'un des remèdes qui s'est déjà montré le plus utile. — Si le malade s'entame la peau par suite de la nécessité de rester couché, ou qu'il y ait toute autre plaie qui passe à l'état de gangrène, comme cela peut arriver, donnez *chin.*, et puis *ars.* qu'il faudra alterner avec *chin.* — S'il y a cécité, comme on l'a observé plus haut, donnez *bell.* Si, malgré tout cela, les forces diminuent graduellement, donnez *natr. muriat.*, en dilution, à chaque aggravation et par gouttes ; cela peut quelquefois changer favorablement l'état du malade.

Dans tous les cas, ces diverses indications peuvent soulager avec plus de chance de succès que ne ferait toute autre pratique de l'ancienne médecine, avec laquelle il est rare d'arriver à quelque chose de bon.

CONTUSION OU ÉBRANLEMENT VIOLENT DE LA POITRINE.

On a pu voir, dans la première partie de cet ouvrage, qu'*arn.* est le remède préféré, et qu'il l'emporte sur la saignée. Dans le cas d'hémorrhagie, on a indiqué les circonstances dans lesquelles il doit être alterné avec *acon.*; et lorsque la fièvre, après s'être déclarée, continue, et qu'il y a aggravation le soir, accompagnée d'une douleur d'ulcération dans la poitrine, donnez *puls.*; si la toux persiste avec une expectoration jaune et épaisse, donnez *merc. viv.*; s'il y a expectoration douceâtre avec symptômes d'asthme, *nux vom.*; s'il reste d'autres souffrances, telles que toux courte et sèche, respiration oppressée, teint pâle, manque d'appétit et perte de sommeil, donnez *chin.*

CHAPITRE VI.

MALADIES DE LA GORGE.

ESQUINANCIE.

On entend généralement par **mal de gorge**, plusieurs maladies différentes qui ont leur siége dans la gorge, et où la douleur se fait aussi sentir. On devra donc tenir compte des différences à ce sujet. Aussi faudra-t-il toujours examiner avec soin le fond de la gorge, ce qu'on fera, ainsi que cela se pratique ordinairement, en faisant ouvrir la bouche et en baissant la langue avec l'extrémité d'une cuiller. A l'égard des enfants, on aura la précaution de mettre entre les mâchoires un bouchon de liége, avec l'attention de ne pas comprimer la langue avec trop de force, dans la crainte qu'il n'en résulte des suites fâcheuses.

Alors comparez tout ce que vous dit le malade, et ce que vous offre votre examen, avec les symptômes propres aux remèdes. Si, dans le cas actuel, il y a enrouement avec d'autres souffrances, consultez le chapitre V, qui y est relatif. Quand un médicament ne réussit pas complétement, on sera toujours à temps d'en choisir un second qui ne peut manquer de répondre plus convenablement aux symptômes que telle autre médication qui s'emprunte aux moyens ordinaires.

Si l'on tient à mettre en pratique l'un de ces moyens domestiques que l'usage a consacrés, on peut, dans quelques cas, faire emploi peut-être avec avantage d'*un bas de laine* qui est porté par une personne robuste et d'une bonne santé, et d'un sexe différent. Il n'est pas prudent de se tenir habituellement le cou trop et trop longtemps enveloppé, parce qu'on n'en devient pas pour cela moins sujet aux maux de gorge. Que l'on s'habitue, au contraire, à avoir le cou libre, et qu'on ne porte qu'une simple et légère cravate. Il y a des gens qui prétendent qu'une bande de laine noire est plus efficace. Les Russes prennent, dans ce cas, une espèce de carcan filandreux trempé dans le goudron. Mais tout cela est fort peu orthodoxe.

La pratique de se gargariser est une antique et mauvaise méthode, qui a été même entièrement délaissée par les médecins les plus habiles de la vieille école. S'il en est résulté parfois quelque bien, il eût été bien plus marqué en usant de l'*inhalation des vapeurs chaudes*, et notamment du *lait frais*. Quand la gorge est sèche et gonflée, que le mal est violent, faites bouillir des figues dans du lait et respirezen la vapeur. On peut même prendre et tenir dans la bouche quelques morceaux de figue ou un peu de lait. Si le mal est chronique et que la déglutition soit difficile, on se trouvera bien de faire usage dans ce cas de la fleur de farine bouillie dans de l'eau. Dès l'invasion du mal, ou s'il dure déjà depuis longtemps, on pourra se gargariser avec un peu d'eau-de-vie et d'eau chaude. S'il en résultait de l'aggravation, donnez *coff.* ou *nux vom.*

Acon. s'emploie fréquemment ici ; il doit alors être répété de temps en temps ; il convient lorsque le malade éprouve de l'embarras et de la douleur en avalant, de même qu'en parlant ; lorsque la gorge est devenue rouge, qu'il y ressent du brûlement, des élancements et une sorte de constriction, accompagnée de fièvre, d'impatience, d'anxiété et d'inquiétude.

Chamom. convient principalement chez les enfants, ou lorsque le mal de gorge est causé par un refroidissement ou qu'on s'est trouvé exposé à un courant d'air dans un état de transpiration ; quand il y a, outre les symptômes qui viennent d'être mentionnés à *acon.*, soif et sécheresse de la gorge ; lorsqu'en avalant on éprouve la sensation d'un obstacle incommode, de même qu'en baissant le cou ; lorsqu'il semble que quelque chose s'est arrêté dans la gorge et qu'en faisant effort pour l'expulser on n'y réussit pas, ou qu'on sent comme s'il y avait une cheville d'engagée ; lorsque les glandes de la mâchoire inférieure sont gonflées, avec endolorissement pulsatif et avec un état fébrile qui se déclare ordinairement vers le soir, tantôt en chaud, tantôt en froid ; quelquefois il peut y avoir catarrhe et chatouillement au gosier avec provocation à la toux ; comme aussi des picotements au sommet de la trachée-artère et raucité de la voix. Après avoir pris *chamom.*, il faut s'attendre à un mouvement de transpiration.

Ign. convient dans les mêmes circonstances que *chamom.*, mais surtout lorsque, sans avaler, on éprouve une sensation qui fait l'effet d'un bouchon arrêté dans la gorge et qu'en avalant on ressent une douleur d'excoriation. Quelquefois aussi ce sont des douleurs lancinantes que l'on éprouve sans avaler ; on avale avec plus de difficulté les liquides que la salive. Ce remède répond au gonflement et à l'inflammation des amygdales, qu'elles soient ulcérées ou indurées. Cependant, dans ce dernier cas, il convient d'essayer avant *bell.* et *merc. viv.*, ainsi que *hep. sulph.* et *sulph.* Quand ces glandes sont le siége d'ulcères plats, donnez d'abord *ign.* et ensuite *lycop.*

Nux vom. s'administre dans les cas semblables à ceux de *chamom.* et d'*ign.*, lorsqu'on éprouve la sensation que causerait la présence d'une cheville ou d'un bouchon, principalement en avalant; lorsqu'il y a une douleur plutôt pressive que piquante, surtout par la déglutition de la salive ; que le gosier semble rugueux et excorié, avec sensation de grattement ; si l'air froid impressionne douloureusement le gosier; si la luette est rouge et enflée.

Puls., comme dans *nux vom.*, lorsqu'on ressent les mêmes effets en avalant, ou que le gosier semble trop étroit et obstrué par un gonflement ; qu'il y a même rougeur et même grattement, accompagnés de sécheresse, mais sans soif : on doit éprouver des douleurs lancinantes dans le gosier en avalant, et plus encore sans avaler; en outre, il y a tension dans la gorge ; les glandes du cou sont douloureuses au toucher ; l'intérieur du gosier est d'un rouge bleuâtre plus prononcé ; fièvre sans soif ; le soir, frissons, et puis chaleur.

Bry., lorsque le gosier est douloureux au toucher, et principalement en remuant, en détournant le cou; que la déglutition est difficile et pénible, comme s'il y avait quelque chose de dur dans la gorge ; c'est encore une douleur d'élancements et d'excoriation, mais suivie de sécheresse ou d'une sensation comme si la gorge était sèche, et s'il y avait gêne dans la parole. Ces souffrances ont lieu ordinairement après s'être échauffé, ou après avoir mangé une glace ou bu à la glace ; souvent aussi il y a de la fièvre avec ou sans soif, et une grande irritabilité.

Rhus, presque toujours comme dans *bry.*; surtout si les douleurs se portent plus profondément, s'améliorent par le mouvement, et si l'on est plus enclin aux larmes, ou que *bry.* n'ait pas suffi.

Caps., comme dans les symptômes sus-mentionnés ; on le donne quand les autres remèdes n'ont pas réussi, lorsque la fièvre continue avec frissons et soif, et puis avec chaleur. Les douleurs sont particulièrement pressives ; le gosier se rétrécit spasmodiquement; il est, ainsi que la bouche, excorié et ulcéré, avec sensation de brûlement, il y a en même temps toux avec une violente douleur dans la gorge, principalement lorsque le malade veut rester couché et dormir, et qu'il craint l'air et de se refroidir.

Coff., lorsque le mal de gorge s'accompagne de coryza avec prédisposition à la toux, et s'aggrave à l'air ; si le malade est sans sommeil, brûlant, porté aux larmes et d'une grande impressionnabilité. On peut le répéter plusieurs fois. Il convient surtout lorsque la douleur passe du palais dans le gosier, qu'elle est incessante, et devient pire en avalant ; lorsque la luette est enflée et qu'elle est plus longue ; que le malade sent dans la bouche s'accumuler des phlegmes et fait effort pour en opérer la déglutition ; qu'il y a en même temps chaleur et sécheresse dans la gorge.

Bell. convient presque dans les mêmes cas que *coff.*, mais avec cette différence qu'ici *la gorge doit être enflée* extérieurement ; en buvant, on ressent du spasme, et la boisson est rejetée par le nez ; il y a une disposition continuelle à avaler, avec douleur lancinante, qui s'augmente par l'attouchement ; la déglutition est difficile, provoque des spasmes ou devient tout à fait impossible ; on éprouve une sensation comme si la gorge était rétrécie, et qu'une cheville s'y fût arrêtée ; il y a sensation de sécheresse, de brûlement, et disposition au renâclement; sans avaler, on ressent un déchirement qui s'étend dans la mâchoire inférieure et dans la tête ; il se forme promptement, dans le fond de la gorge, des ulcères qui s'étendent au loin ; les amygdales et la luette sont enflées et d'un rouge vif et souvent jaunâtre, ou cette rougeur existe sans engorgement; douleur violente en avalant et en renâclant, quelquefois même en parlant ; élancements dans les amygdales comme si elles allaient percer, les glandes extérieurement sont engorgées, avec fièvre violente, souvent aussi avec grande soif; salive abondante dans la bouche, céphalalgie frontale et langue chargée. — Pendant le règne de la fièvre scarlatine, ou de ses pareilles, *bell.* convient contre la plupart des maux de gorge, qu'on alterne quelquefois avec *merc. viv.*, et peut même servir de préservatif.

Merc. viv., comme *bell.*, convient dans les maux de gorge avec ulcération ; on le donne là où *bell.* ne suffit pas ; surtout si le gosier reste très-rouge, mais principalement s'il y a des ulcères et que ces ulcères soient indolores et se soient formés lentement. Dans ce cas, *merc. viv.* est parfaitement indiqué ; il faut l'alterner quelquefois avec *hep. sulph.* Au début du mal, ce dernier remède (*hep. sulph.*) convient mieux que les précédents, lorsque les douleurs lancinantes sont très-violentes durant la déglutition, qu'elles s'étendent presque aux oreilles ou aux glandes de la gorge jusque dans la mâchoire inférieure; si le brûlement permet à peine d'avaler, et qu'il y ait des douleurs lancinantes dans les tonsilles et un goût désagréable de la bouche : les gencives et la langue dans la partie inférieure sont enflées et accompagnées d'une salivation abondante; le soir, tantôt frissons, tantôt chaleur, et puis transpiration qui ne soulage pas ; la nuit, inquiétude ou aggravation de tous les symptômes, qui s'augmentent par l'air froid; il y a en même temps mal de tête et tiraillement dans la nuque. Après *bell.* et *merc. viv.*, on aura le plus grand soin d'éviter le froid.

Hep. sulph. convient fréquemment après *merc. viv.*, particulièrement à la suite d'un refroidissement ; après *hep. sulph.*, on peut donner *merc. viv.*, s'il n'y a pas d'amélioration.

Lach. se donne lorsque *bell.*, *merc. viv.* ou *hep. sulph.* ne réussissent pas ; particulièrement si le palais est gonflé autour de la luette, si la déglutition est douloureuse, s'il y a salivation abondante et beaucoup de phlegmes dans la gorge; qu'il y ait des ulcères d'un mauvais aspect, ou qu'un état de spasme empêche de boire. Toutes les souffrances empirent généralement l'après-midi, quelquefois aussi le matin, particulièrement chez les personnes qui ont abusé du mercure.

Verat. alb. convient lorsque la gorge est sèche et brûle, qu'elle est rude avec sensation de grattement et de pression, comme si elle était enflée, avec douleur et spasmes en avalant.

Cocc., lorsque le mal est profondément situé ; quand, en avalant les aliments solides, on éprouve de la douleur, ou que la partie inférieure est très-sèche, ou quand, en buvant, il se produit comme un bruit sourd.

Chin., lorsque les parties affectées sont sèches, que les douleurs sont lancinantes en avalant ; s'il y a aggravation par le courant d'air ; s'il y a des alternatives dans les douleurs, qu'elles troublent le sommeil, et qu'à chaque refroidissement les souffrances reparaissent.

Sulph. convient ordinairement dans les maux de gorge qui récidivent fréquemment et sont d'une longue durée, surtout si la gorge, les tonsilles et la luette sont enflées; lorsque la déglutition est empêchée ; et qu'en outre de ces douleurs, il y a des élancements et la sensation d'un bouchon qui s'est arrêté et rétrécit le passage avec sensation d'excoriation et sécheresse. — Si l'un des côtés de la gorge devient le siége d'une tumeur qui passe à l'état d'abcès, il faut s'empresser d'arrêter cet engorgement, siége d'une grande douleur, en faisant des applications de compresses émollientes et de cataplasmes de farine de graine de lin; en tenant aussi dans la bouche du lait chaud ou de l'eau de gruau. Les malades, surtout parmi les enfants, seront surveillés et pansés avec soin pendant toute la nuit; il s'agit de prévenir la suffocation qui pourrait survenir par l'ouverture spontanée de l'abcès.

Les médicaments qui conviennent le mieux dans ce cas, sont : *Sil.*, *hep. sulph.*, *merc.* et *lach.*

Silic. est surtout utile lorsqu'il y a des douleurs pulsatives et lancinantes, et qu'un gonflement rouge foncé de la luette indique une suppuration prochaine. Dans ce cas, des cataplasmes chauds de farine de lin, qu'on renouvellera souvent, apportent un grand soulagement, ainsi que des gargarismes faits avec du lait chaud et du gruau d'avoine. Ces moyens suffisent souvent pour calmer les souffrances et pour favoriser l'ouverture spontanée de l'abcès.

CHAPITRE VII.

MALADIES DES DENTS.

DOULEURS DE DENTS.

Le **mal de dents** s'étend souvent à toutes les parties de la tête, et peut par conséquent affecter la mâchoire inférieure, les oreilles, la mâchoire supérieure, et les os de la face, et, réciproquement, les souffrances de ces parties se réfléchir sur les dents. Voilà pourquoi nous avons placé à la fin de ce chapitre un article sur les **souffrances de la face.** Cette connexion prouve déjà qu'il ne faut pas toujours en chercher la cause dans la carie des dents. — Les *dents creuses* ne sont pas malades par cela seul qu'elles sont creuses, mais bien parce qu'elles reconnaissent une autre cause; elles peuvent être creuses et tomber complétement sans faire souffrir ; comme aussi on peut avoir des dents cariées sans souffrances, et, par contre, des dents qui ne le sont pas peuvent être la source de douleurs intolérables. — Dire que les nerfs dentaires peuvent être à découvert, c'est dire un non-sens ; celui qui sait ce que c'est qu'un nerf, et se donne la peine de réfléchir, le comprendra facilement.

L'extraction d'une dent n'est permise qu'en présence d'une fistule incurable, d'un ulcère à sa racine, etc., chez les enfants, avant la seconde dentition ; dans tous les autres cas, l'extraction est un fort mauvais moyen, parce que, en arrachant la racine, on ne peut que nuire à la mâchoire, et qu'elle pourrait parfaitement y rester sans inconvénient, lorsqu'on sait la traiter. — Une autre raison qui doit faire repousser ce moyen est qu'aussitôt qu'une dent creuse est arrachée, une autre ne tarde pas à le devenir. Lorsque les dents restent en place, l'altération qui les frappe ne se communique que très-lentement, à l'exception de quelques maladies particulières qui les affectent promptement toutes ou en partie, et les carient. Quand le mal a cette puissance, il ne servirait de rien de faire l'extraction des dents, car, si on les enlevait même toutes, la maladie se porterait sur les os. — Qu'on ne se laisse donc pas aller à la croyance qu'une dent en rend une autre malade, la rend noire et lui communique la carie. Tout cela n'est qu'une pure invention des arracheurs de dents, qui ne savent pas guérir différemment les maladies qu'ils sont appelés à traiter.

Si l'on a à demander un conseil sur l'état de ses dents, et particulièrement quand il s'agit de remplacer les vides de la mâchoire, ce qui est dans beaucoup de cas fort utile, qu'on s'adresse à un dentiste habile et consciencieux ; on est trop souvent exposé à beaucoup de tromperies et de déceptions.

La plupart des poudres et élixirs odontalgiques sont des moyens qui nuisent neuf fois sur dix, ne produisent aucun effet sur cent cas, et, lorsqu'ils soulagent une fois, c'est par hasard.

Les dents et les gencives ne doivent pas être trop fatiguées par le cure-dents; c'est une habitude fort mauvaise.

Ayez le soin de ne manger, ni de boire ni trop chaud, ni trop froid ; tenez vos dents propres en les rinçant souvent, mais surtout le matin et après chaque repas ; servez-vous, si vous voulez, d'une brosse douce, que vous passerez légèrement sur la couronne. N'oubliez pas de rincer et de frotter la partie interne, en portant la brosse de la racine à la couronne de la dent.

Que ceux qui croient qu'il est indispensable d'employer une poudre fassent usage du *sucre de lait*, qui suffit pour délivrer la bouche et les dents de toute sorte de débris que laissent les aliments. Le moyen le plus agréable pour tenir les dents propres et leur enlever le tartre dont elles s'entourent, sans avoir besoin de les gratter avec l'acier, c'est de prendre de la *crème tournée* et d'en frotter les dents. Quand on se lave les dents avec de l'eau tiède, on ne tarde pas à s'apercevoir combien les dents sont devenues propres. — Cette propriété de la crème tournée tient à l'acidité qu'elle a contractée, et qui suffit pour dissoudre les incrustations dentaires et tout ce qui se trouve dans la bouche; sa puissance est telle, qu'elle pourrait altérer l'émail des dents, si cette substance acide était trop forte. Maintenant, que cet acide puisse nuire à la dureté des dents, employé à faible dose et affaibli par la salive, c'est ce que je ne puis savoir encore.

Quand on a un mal de dents, qu'on ait recours au plus vite aux remèdes appropriés dont il est question plus bas ; ils le feront disparaître promptement dans la plupart des cas. S'ils ne réussissent pas, qu'on s'adresse à un médecin homœopathe, qui donnera le remède qui conviendra le mieux pour un prompt soulagement.

Le plus dangereux de tous les remèdes est l'*opium* ou le

laudanum, parce qu'il nuit toujours. Les douleurs qui sont dissipées par l'opium reviennent infailliblement avec une double violence. Il est très-rare que l'opium soit le vrai remède ; mais s'il peut convenir, le mieux est d'en prendre un fragment de la grosseur d'un pois et de l'appliquer à l'extérieur de la joue. — Le *suintement huileux de fumée* ou la créosote est également un très-mauvais moyen : dans la plupart des cas, il est impuissant ; et dans d'autres, il calme la douleur momentanément, mais alors il rend les dents très-fragiles, et provoque, en outre, des ulcérations dans la bouche, la gorge et l'estomac ; et par cela seul qu'il est introduit dans la bouche, cela suffit pour que l'estomac en soit affecté. — Il est très-dangereux pour les poitrines faibles et délicates.

Toute personne qui est sujette aux maux de dents doit s'abstenir tout à fait de café, car il leur nuit généralement ; et l'on ne doit pas oublier que lorsqu'on fait usage de remèdes homœopathiques, il faut se mettre en garde, même longtemps après, contre tout ce qui peut neutraliser les effets de cette médication.

Un remède homœopathique bien choisi produit un effet immédiat, soit qu'on le prenne par la bouche ou qu'on le donne à flairer. Souvent il détermine une aggravation passagère qu'il faut laisser passer patiemment. Dès que le mal s'améliore, il faut savoir attendre. S'il reparaît avec les mêmes symptômes, reprenez le même remède ; mais s'il se déclare de nouveaux symptômes, choisissez-en un autre.

Si l'effet curatif du mal de dents n'a pas lieu dans la plupart des cas, cela tient à l'impatience du malade, qui ne donne pas le temps au remède de développer son action. Mais la guérison est généralement si prompte qu'elle tient du prestige. — Le seul cas où elle échoue quelquefois et où l'amélioration commençante ne dure pas, est celui de *carie* aux dents ; il se rencontre toutefois rarement, et alors les insuccès sont aux succès : : 1 : 10. — Disons par anticipation que par la simple olfaction de *merc. viv.*, de *rhus tox.*, de *nux vom.*, on obtient souvent, facilement et promptement la disparition complète de bien des maux de dents.

Le mal de dents est une souffrance si générale et rend la vie si amère, que nous avons fait tous nos efforts pour rendre *facile le choix des remèdes;* car, s'ils sont mal choisis, ils restent sans effet. C'est pourquoi nous avons pris le parti d'indiquer deux manières de faire ce choix. D'une part, nous comparons les *symptômes* avec les remèdes qui leur sont applicables, et de l'autre nous comparons les *remèdes* avec leurs propres symptômes.

Cela étant, il s'agit de prendre note de chaque symptôme accusé par le malade et de noter au-dessous le remède qui convient à chacun d'eux; après cela, on recherche ce qui, sous ces remèdes, se présente le plus fréquemment sur votre liste, et en même temps ceux (les remèdes) qui correspondent aux symptômes. C'est ainsi que vous pourrez parvenir à la découverte facile du remède le plus approprié.

Et d'abord, il ne suffit pas de trouver chez le malade tous les symptômes propres au remède, il faut encore que le remède à choisir réunisse tous ou presque tous les symptômes de la maladie.

Expliquons-nous par l'exemple suivant : Un malade éprouve des douleurs violentes, tiraillantes ou déchirantes dans différentes parties, avec déchirement dans la gencive (*a*); le mal retentit quelquefois jusque dans la tête (*b*); l'air froid le provoque et puis l'aggrave (*c*); le plus souvent, c'est le matin qu'il a lieu (*d*) avec congestion sanguine à la tête (*e*). Parmi ces divers symptômes, nous trouvons pour :

(*a*) **Douleurs dans les gencives**, *merc. viv., puls., staph., hep. sulph., ars., carb. veg., hyosc., calc. carb.*

(*b*) Remèdes qui **agissent sur la tête**, *merc. viv., staph.,* *nux vom., chamom., sulph., ars., antim. crud., rhus toxic., hyosc.*

(c) Aggravation **à l'air froid,** *bell., merc. viv., staph., sulph., hyosc.*

(d) Aggravation **vers le matin,** *ign., merc. viv., puls., phosph. acid., staph., bry., nux vom., chin., sulph., ars., hyosc.*

(e) **Congestion de sang à la tête,** *acon., puls., chin., hyosc., calc. carb.*

Tous les remèdes qui ne viennent qu'une fois, ou qui se répètent deux fois, seront effacés; l'on aura ensuite *puls., staph., sulph., ars.,* qui reviennent trois fois; puis *merc. viv.* quatre fois, et enfin *hyosc.* cinq fois. Ce dernier remède sera donc celui qu'il faudra choisir, et l'on ne tardera pas à s'assurer que c'est celui qui répond le mieux aux symptômes du mal de dents et qui doit soulager.

Gencives enflées, *acon., bell., merc. viv., phosph. acid., staph., nux vom., hep. sulph., chin., rhus toxic.*

Gencives enflées et douloureuses, *merc. viv., puls., staph., hep. sulph., ars. alb., carb. veg., hyosc., calc. carb.*

Dents vacillantes, *merc. viv., bry., nux vom., ars., rhus toxic., hyosc.*; qui semblent trop longues, *bry., arn., sulph., ars.*; agacées, *acid. phosph., sulph., dulc.*

Douleurs, particulièrement dans la **dent cariée,** *merc. viv., puls., staph., nux vom., chin., antim. crud.,* aussi *coff., phosph. acid., bry., chamom., sulph., silic., calc. carb.*; dans toute la rangée de dents, *merc. viv., staph., chamom., rhus toxic.*; sur un seul côté, *merc. viv., sulph., chamom., rhus toxic.*

Douleurs s'étendant **dans les os maxillaires et dans la face,** *merc. viv., nux vom., sulph., rhus toxic., hyosc.*; dans les joues, *bry., silic.*; dans les oreilles, *merc. viv., puls., staph., bry., chamom., sulph., ars., rhus toxic.*; dans les yeux, *puls.*; dans la tête, *merc. viv., staph., nux vom., chamom., sulph., ars., antim. crud., rhus toxic., hyosc.*

Douleurs avec **congestion du sang vers la tête**: *acon.*, *puls.*, *chin.*, *hyosc.*, *calc. carb.*; avec gonflement des veines du front et des mains, *chin.*; chaleur dans la tête, *acon.*, *puls.*, *hyosc.*; brûlement dans les yeux, *bell.*; rougeur des joues, *acon.*, *bell.*, *chamom.*; pâleur du visage, *puls.*, *ars.*

Avec **gonflement des joues**, *bell.*, *merc. viv.*, *puls.*, *staph.*, *bry.*, *nux vom.*, *chamom.*, *arn.*, *sulph.*, *ars. alb.*

Avec **salivation**, *bell.*, *merc. viv.*, *dulc.*; avec bouche sèche et soif, *chin.*; sans soif, *puls.*; avec la gorge sèche et soif, *bell.*; avec frissons, *puls.*

Avec **diarrhée**, *chamom.*, *dulc.*, *rhus toxic.*; avec constipation, *merc. viv.*, *staph.*, *bry.*, *nux vom.*

Avec **sensibilité extrême des nerfs**, *coff.*, *acon.*, *bell.*, *hyosc.*

Par **suite de refroidissement**, *acon.*, *ign.*, *bell.*, *merc. viv.*, *puls.*, *nux vom.*, *chamom.*, *dulc.*, *rhus toxic.*, *hyosc.*

Aggravation **par le froid**, *merc. viv.*, *phosph. acid.*, *sulph.*, *ars.*, *antim. crud.*, *calc. carb.*; aggravation par l'air froid, *bell.*, *merc. viv.*, *staph.*, *sulph.*, *hyosc.*; par l'eau froide, *bry.*, *nux vom.*, *sulph.*, *antim. crud.*, *calc. carb.*; en buvant froid, *merc. viv.*, *puls.*, *staph.*, *nux vom.*, *chamom.*, *sulph.*, *calc. carb.*; en aspirant l'air froid, *bell.*, *merc. viv.*, *staph.*, *bry.*, *nux vom.*, *sulph.*

Amélioration par l'application de la **main froide sur la joue**, *rhus toxic.*; par l'air froid, *puls.*; par l'eau froide momentanément, *bry.*; par les doigts trempés dans l'eau, *chamom.*

Lorsque le **grand air** aggrave, *bell.*, *staph.*, *nux vom.*, *chin.*, *sulph.*, *rhus toxic.*; le vent, *puls.*, *rhus toxic.*; le courant d'air, *chin.*, *sulph.*, *calc. carb.*; aggravation dans la chambre, *chamom.*, *sulph.*

Amélioration **au grand air**, *puls.*, *bry.*, *hep. sulph.*, *antim. crud.*

Aggravation **par une forte chaleur**, *bell.*, *phosph. acid.*;

par une chaleur modérée, *coff.*, *puls.*, *bry.*, *chamom.*, *sulph.*

Aggravation en **buvant un peu chaud**, *merc. viv.*, *nux vom.*, *chamom.*; en mangeant chaud, *bry.*

Aggravation dans la **chambre chaude**, ou par la chaleur en général, *puls.*, *phosph. acid.*, *hep. sulph.*, *chamom.*, *sulph.*; par la chaleur du lit, *bell.*, *merc. viv.*, *puls.*, *acid. phosph.*, *bry.*, *chamom.*

Amélioration **par la chaleur**, *merc. viv.*, *nux vom.*, *sulph.*, *ars. alb.*, *rhus toxic.*

Aggravation **en fumant du tabac**, *ign.*, *bry.*, *chin.*; amélioration en fumant, *merc. viv.*

Aggravation **en prenant du café**, *ign.*, *nux vom.*, *chamom.*; en prenant du thé, *ign.*; du vin, *nux vom.*, *ign.*; en buvant en général, *chamom.*

S'il y a aggravation **en mangeant**, *bell.*, *merc. viv.*, *puls.*, *phosph. acid.*, *staph.*, *bry.*, *hep. sulph.*, *sulph.*, *carb. veg.*; après avoir mangé, *coff.*, *ign.*, *bell.*, *staph.*, *bry.*, *nux vom.*, *chamom.*, *sulph.*, *antim. crud.*; quelque temps après avoir mangé, *bell.*

Quand on **remue la bouche**, *nux vom.*, *chamom.*; en mâchant, *merc. viv.*, *staph.*, *bry.*, *nux vom.*, *sulph.*, *ars. alb.*, *carb. veg.*, *hyosc.*; en mordant, *coff.*, *bell.*, *puls.*, *nux vom.*, *hep. sulph.*, *sulph.*, *rhus toxic.*; en serrant les dents, *hep. sulph.*, *chin.*; suivi d'amélioration, *coff.*, *chin.*, *ars.*; en les touchant, *bell.*, *merc. viv.*, *acid. phosph.*, *staph.*, *bry.*, *nux vom.*, *arn.*, *hep. sulph.*, *ars.*, *carb. veg.*; en les touchant avec la langue, *ign.*, *merc. viv.*, *chin.*, *carb. veg.*

S'il y a amélioration en **les pressant**, *bell.*, *puls.*, *chin.*, *rhus toxic.*; en les frottant, *merc. viv.*

Quand il y a aggravation **en se curant les dents**, *puls.*; améliorées quand le sang en sort, *bell.*

Aggravation par le **mouvement**, *bry.*, *nux vom.*, *chin.*; amélioration par le repos, *bry.*

Aggravation étant **assis,** *puls., rhus toxic.* ; amélioration en restant assis au lit, *merc. viv., ars., rhus toxic.*

Aggravation étant **couché,** *ign.* ; couché sur le côté douloureux, *ars.* ; sur le côté opposé, *bry.*

Amélioration étant **couché,** *merc. viv.* ; couché sur le côté douloureux, *bry.*

Aggravation **pendant la nuit,** *coff., bell., merc. viv., puls.; acid. phosph., staph., bry., chamom., hep. sulph., sulph., ars., silic., rhus tox., calc. carb.* ; le soir, au lit, *merc. viv., ant. crud.* ; au moment de s'endormir, *ars.* ; amélioration dans ce cas, *merc. viv.* ; aggravation avant minuit, *bry.* ; après minuit, *merc. viv., staph.*

Aggravation **en s'éveillant,** *bell., nux vom., carb. veg.* ; le matin, *ign., merc. viv., puls., phosph. acid., staph., bry., nux vom., chin., sulph., ars., hyosc.* ; avant midi, *puls., sulph., carb. veg.*

Aggravation **après midi,** *merc. viv., puls., nux vom., sulph.* ; sur le soir, *puls.* ; le soir, *ign., bell., merc. viv., puls., bry., nux vom., sulph., antim. crud., rhus toxic.*

Aggravation **par l'effet du bruit,** *calc. carb.* ; lorsqu'on vous parle, *bry., ars. alb.* ; quand on est contrarié, *rhus toxic.* ; en réfléchissant, *bell., nux vom.* ; en lisant, *ign., nux vom.*

Souffrance **dentaire, chez les femmes** particulièrement, *coff., acon., bell., puls., chin., hyosc., calc. carb.* ; avant, pendant ou après les règles, *chamom., carb. veg., calc. carb.* ; pendant la grossesse, *sep.* (seulement par les hautes dynamisations, soit par l'olfaction, soit en dilution), *magn., carb., bell., puls., staph., rhus tox., hyosc., calc. carb.*

Souffrance **dentaire, chez les enfants,** particulièrement, *coff., acon., ign., bell., chamom., calc. carb.*

Souffrance dentaire, coïncidant avec **l'usage du café,** *nux vom., chamom., cocc., bell., merc. viv., carb. veg., puls., rhus toxic.*

Arn. est un remède fréquemment et justement employé

après **l'extraction des dents;** il arrête le sang et guérit promptement. On s'abstiendra alors de vinaigre. Un dentiste intelligent ne saurait en autoriser l'emploi. — Après avoir placé des dents artificiels, *arn.* est bon pour calmer la douleur et diminuer l'engorgement. — Après avoir limé les dents cariées (opération souvent très-salutaire), mêlez quelques globules d'*arn.* dans une cuiller à thé d'eau fraîche, et humectez-en celles qui ont reçu un coup de lime. — Contre les douleurs violentes provenant de l'extraction, *hyosc.* est quelquefois très-utile, ou tel autre remède plus approprié. Dans les douleurs très-fortes qui suivent l'implantation des dents, prenez *acon.* et *arn.* alternés. *Arn.* est quelquefois bon dans le mal de dents : lorsque la douleur est pressive, pulsative, comme si la dent était poussée par l'effort du sang ou comme si elle était luxée, ou qu'elle s'aggrave en la touchant ; lorsque les joues restent dures et enflées, quand les autres remèdes ont déjà fait cesser la douleur.

Donnez *coff.* dans les douleurs les plus violentes, quand le malade est hors de lui, qu'il pleure et tremble, qu'il est plein d'anxiété, et ne sait plus que faire, ni décrire l'état réel de ses souffrances. Ce remède sera répété au besoin. S'il est insuffisant, donnez *acon.* ou *verat. alb.*, *sulph.*, *hyosc.* Mais pour les douleurs spasmodiques saccadées, piquantes et pressives avec intermittence, ou qui se réveillent en mordant ou mâchant, *coff.* sera toujours préféré à tout autre remède.

Donnez *acon.* dans les cas les plus graves, lorsque les malades ne se connaissent plus et ne peuvent rendre leurs souffrances, et si *coff.* s'est montré insuffisant. Il convient, surtout, dans les douleurs pulsatives par suite d'un refroidissement, accompagnées de congestion de sang à la tête, de brûlement à la face, et principalement chez les enfants. On peut le répéter ; et s'il ne suffit pas entièrement, donnez *chamom.* ou *bell.*

Chamom. convient dans un grand nombre de cas, particulièrement chez les **enfants à l'époque de la dentition**, et chez les personnes qui se laissent facilement contrarier et qui font usage du café; contre les douleurs des dents cariées, chez les femmes, avant les règles; lorsqu'on a eu froid en état de transpiration, ou que les douleurs rendent le malade inquiet et chagrin; que les douleurs sont insupportables, et, par moments, plus intenses; pires pendant la nuit; quand on ne sait indiquer la dent qui fait mal; ou que la dent creuse semble trop longue et vacille (et si elle ne semble que vaciller, ce remède ne convient pas, c'est *bry.*); ou que la douleur occupe toute une rangée de dents, et que chaque dent paraît être trop haute; ou que la douleur se porte dans l'oreille à travers les mâchoires, ou aux yeux à travers les tempes; mais principalement si elle n'occupe qu'un seul côté des dents, des mâchoires, des oreilles et de la tête; lorsqu'elle est fourmillante et donne une sensation désagréable de rampement, ou comme si l'on grattait et raclait sur le nerf de la dent cariée, et qu'elle va en s'exaspérant; qu'elle est déchirante et tiraillante, ou pulsative et fouillante; lorsque, arrivée à son paroxysme, elle est piquante et lancinante, par secousses, dans l'oreille, qu'elle est insupportable par la chaleur du lit; que les souffrances se réveillent principalement après avoir bu ou mangé trop chaud; lorsqu'elles sont portées au plus haut degré en buvant froid ou en prenant du café; que rien ne peut les soulager, si ce n'est l'application des doigts trempés dans l'eau froide; si, pendant la douleur, la joue est rouge et chaude, ou que les gencives et les joues soient enflées et pâles rouges; si les glandes sous-maxillaires sont engorgées et douloureuses; le tout accompagné d'une grande lassitude, dans les articulations particulièrement; s'il y a douleur dans l'articulation de la mâchoire en ouvrant la bouche, douleur qui s'étend sous les dents. Dans ces divers cas, *chamom.* est un remède sûr. S'il ne réussit qu'à demi, et qu'il n'agisse qu'à peine, et cela, dans le cas d'une dent cariée, donnez d'abord la préférence à *antim. crud.*, et plus tard consultez les remèdes suivants :

Nux. vom. convient aux personnes d'un tempérament violent, avec face rouge, adonnées **au café et aux boissons spiritueuses**, qui mènent une vie sédentaire ou souffrent par suite d'un refroidissement ; dans le cas où une dent saine devient douloureuse et semble vaciller, ou que les dents paraissent être trop longues ; lorsqu'on éprouve dans la mâchoire inférieure des douleurs lancinantes et saccadées ; qu'une douleur tiraillante se porte jusque dans les tempes, ou lorsque la douleur d'une dent creuse passe, en traversant toute la face, jusque dans les os ; quand la douleur occupe tout un côté, ou lorsqu'une dent cariée donne lieu à des souffrances tiraillantes et perforantes, avec semblant de luxation, accompagnées d'élancements isolés, et si violents que tout le corps en est ébranlé, surtout au moment d'une forte inspiration ; lorsqu'une douleur sourde dans les os se change en un déchirement qui passe à travers les dents et les mâchoires, ou lorsqu'un des côtés est le siége d'une douleur perforante, fourmillante, rongeante et déchirante ; ou si l'on éprouve des douleurs tressaillantes ou rhumatismales avec une sensation picotante aiguë ; lorsque ces souffrances se manifestent le plus ordinairement le matin au lit, ou le soir ; si elles empêchent de mâcher, et qu'en mâchant elles s'aggravent, ou qu'elles reviennent en ouvrant la bouche à l'air froid, ou en lisant, ou en réfléchissant ; ou orsque les déchirements augmentent au dernier point par l'attouchement d'un liquide froid sur la dent creuse, et que, par contre, il y a amélioration en se tenant chaud ; en général quand il y a aggravation après avoir mangé et après avoir fait un peu d'exercice ; lorsque, pendant la durée de l'accès, les glandes de la mâchoire inférieure sont devenues douloureuses ; mais surtout lorsque, durant les souffrances dentaires, il se déclare un abcès sur la gencive qui tend à percer.

Puls. convient aux **personnes douces, tranquilles et timides**, aux femmes et aux enfants d'une humeur inquiète; quand la douleur occupe un seul côté, que le mal de dent se reproduit tous les printemps, avec déchirement dans les oreilles et céphalalgie unilatérale; lorsque dans la dent creuse il se produit une douleur lancinante, et qu'en même temps tout le côté gauche de la face est très-sensible jusque dans l'oreille; qu'en même temps il y a chaleur dans la tête et frissons de tout le corps; mais particulièrement quand la douleur est dans la gencive, ronge et pique comme avec une épingle, et lorsqu'on éprouve dans la dent même un tiraillement et un tressaillement comme si l'on tirait le nerf à soi pour l'abandonner subitement; ou lorsqu'il existe un tressaillement et un déchirement dans lequel la dent semble se détacher ou un picotement et une pulsation qui s'aggravent par l'eau froide; mais principalement lorsque le mal s'aggrave dans une chambre chaude, par la chaleur du lit, ou en tenant quelque chose de chaud dans la bouche, et quand par contre le mal s'amoindrit à l'air froid et dehors; quand il y a augmentation de douleur par le repos, et diminution en se promenant; aggravation en curant les dents et amélioration en les comprimant fortement; quand il n'y a pas d'aggravation en mâchant; quand le mal vient plutôt vers le soir que le matin, et s'accompagne d'une sensation de frissonnement, avec pâleur de la face ou ascension de sang vers la tête; ou avec chaleur, mais sans soif, même après avoir pris force infusion de camomille.

Ign. s'emploie dans les cas où les remèdes précédents semblent convenir; mais il faudra ici que le malade ait un tempérament plus délicat et plus impressionnable; s'il est **d'une humeur variable**, doux et tranquille, s'il est tantôt gai, tantôt triste; il est surtout indiqué chez les personnes qui s'inquiètent, se chagrinent beaucoup; lorsque les dents mâchelières sont douloureuses comme si elles étaient cassées ; quand il y a une sorte de fourmillement dans les dents incisives, et que, dans toutes les autres, on éprouve une sensation d'excoriation ; quand il y a aggravation après avoir pris du café, après avoir fumé, après dîner, le soir après s'être couché, et le matin en se levant.

Hyosc. convient principalement aux **personnes très-sensibles, nerveuses et impressionnables ;** lorsqu'elles éprouvent au travers de la joue et de la mâchoire inférieure une douleur tellement violente et déchirante, que l'on craint d'en devenir fou ; ou une douleur déchirante et enrageante dans les gencives, avec sensation d'un bruit sourd dans la dent, qu'on dirait vaciller et vouloir tomber en mâchant ; ou lorsqu'il y a tressaillement, battement, tiraillement et déchirement jusque dans le front ; douleurs violentes et tiraillantes, changeant de place et se portant d'une dent à l'autre ; suivies quelquefois d'une chaleur fugace et d'une congestion de sang à la tête ; lorsque ces douleurs sont causées par l'air froid, généralement le matin ; quelquefois avec agitation tressaillante dans les doigts et dans les bras chez les personnes sujettes aux affections spasmodiques.

Bell. convient le plus souvent **aux femmes** ainsi qu'aux enfants pendant le **travail de la dentition**, et généralement lorsqu'ils sont agités et très-inquiets par le fait de la douleur, où qu'ils sont tristes et disposés aux larmes ; lorsque les gencives et les dents sont comme excoriées ; lorsque, en mordant, il semble que la racine des dents soit ulcérée, avec douleur tressaillante, sécante, déchirante et piquante ; mais principalement dans la douleur tiraillante, avec aggravation le soir après s'être couché et plus encore la nuit ; ou lorsqu'il y a des douleurs aiguës dans une dent creuse, jour et nuit ; ou si la douleur est dans une dent molaire creuse, et qu'il semble que le sang s'y porte avec force ; s'il y a chaleur dans les gencives, et pulsation dans les joues ; lorsqu'on n'éprouve du soulagement qu'en se curant les dents jusqu'au sang ; ou lorsque les gencives sont engorgées, avec brûlement et picotement, forte salivation et gonflement des joues ; quelquefois avec yeux brûlants, gorge sèche et grande soif ; si la douleur revient souvent le matin, au réveil, ou qu'elle recommence quelque temps après avoir mangé ; si les dents font mal à l'air frais, et par un attouchement quelconque, comme aussi par leur contact avec les aliments et la boisson chaude, et lorsqu'une forte pression exercée sur la joue donne de l'amélioration.

Chin. convient principalement aux **femmes nourrices**, aux personnes qui, gaies naturellement, deviennent chagrines et irritables. Il est utile, si la douleur se fait sentir périodiquement par des déchirements saccadés et pressifs, ou par des tiraillements ou des fourmillements ; les dents semblent engourdies, et le mal s'aggrave par le mouvement, par l'attouchement, et reparaît au courant d'air ; les gencives se gonflent, la bouche est sèche avec soif ; le sang monte à la tête, les veines du front et des mains se gonflent ; le sommeil de la nuit est agité, même quand la souffrance a cessé.

Merc. viv. convient très-fréquemment **aux enfants**, atteints d'odontalgie ; notamment si les douleurs déchirantes se manifestent dans plusieurs dents à la fois et voisines de celle qui est creuse ; lorsque la douleur affecte un côté de la face, ou si les souffrances s'étendent jusqu'aux oreilles par des élancements et des tiraillements, particulièrement pendant la nuit ; quand on éprouve dans les dents, et principalement la nuit, des secousses excessives, comme par l'effet d'un dard, qui se porte jusque dans l'oreille et même dans la tête ; si la douleur pique dans la dent creuse, avec plus de violence après avoir mangé ou bu froid ou chaud ; si elle s'empire à l'air froid et surtout à l'air humide, et se modère dans une douce chaleur, ou en se frottant la joue ; si l'air, en pénétrant dans les dents incisives, y développe une douleur ; ou quand le mal de dents se fait sentir le jour et cesse la nuit, suivi d'un mouvement de transpiration, mais pour reparaître le lendemain dans des accès plus ou moins longs, et alternés avec des vertiges ou des déchirements dans les membres; si les dents deviennent plus vacillantes, si les gencives se gonflent ou pâlissent et s'ulcèrent; quand elles s'entre-bâillent, brûlent, et sont plus douloureuses par l'attouchement; ou si elles commencent à démanger, à saigner, à suppurer, en s'accompagnant d'un déchirement qui traverse les racines des dents, ou d'un engorgement douloureux des joues.

Hep. sulph. s'administre quelquefois après *merc. viv.* ou *bell.*, lorsque l'enflure douloureuse des gencives persiste, ou lorsqu'il y a une douleur comme si le sang pénétrait dans la dent, ou si le tiraillement s'aggrave après avoir mangé, ou en restant dans une chambre chaude, ou durant la nuit.

Carb. veg. est mis en usage lorsque *merc. viv.* ou *ars.* paraissent soulager, mais n'opèrent pas une guérison complète; chez les personnes qui ont pris beaucoup de *calomel*, principalement quand les gencives saignent, s'entre-bâillent, et que les dents incisives se déchaussent; si les dents deviennent vacillantes, s'ulcèrent, et font mal en les touchant avec la langue; si l'état empire après avoir mangé, ou détermine des douleurs déchirantes et tiraillantes dans les incisives.

Sulph. convient quelquefois dans les secousses lancinantes des dents creuses, qui se portent jusque dans la mâchoire inférieure et supérieure, et même jusque dans l'oreille; contre l'enflure des gencives avec douleur pulsative; si elles sont saignantes et qu'il y ait de l'enflure autour d'un vieux chicot; dans les maux de dents qui se manifestent le soir, ou dehors à l'air froid ou à un grand vent, et si l'aggravation a lieu en se rinçant la bouche.

Ars. alb. convient dans les cas où les dents deviennent vacillantes avec sensation d'allongement, tiraillements successifs ou brûlement et déchirement dans les gencives ; s'il y a aggravation en les touchant, comme aussi en se tenant couché sur le côté malade, et en général pendant le repas et par suite de l'impression du froid ; lorsque cet état s'amende par la chaleur intérieure, par l'application d'une étoffe chaude, ou en restant assis au lit, principalement lorsqu'on éprouve un grand déchet de forces.

Antim. crud. est le remède principal contre les souffrances des **dents creuses**, avec douleur d'arrachement, de fouillement, de déchirement et de tressaillement ; se portant quelquefois jusque dans la tête, principalement le soir au lit ; s'aggravant toutes les fois qu'on a mangé ou bu de l'eau froide, et s'améliorant par la marche au grand air.

Bry. s'adapte aux **personnes passionnées, irritables et obstinées,** atteintes de mal de dents ; lorsque la douleur est dans les dents creuses, mais encore davantage dans les dents saines ; lorsque, à chaque douleur lancinante, il se fait sentir une secousse dans l'oreille, un déchirement jusque dans les joues, et un picotement déchirant, comme si le nerf se trouvait à découvert, comme si l'air pénétrait dans le creux de la dent et frappait le nerf en y déterminant une douleur; quand les dents semblent trop longues ou branlantes, et qu'elles ne sont ni l'un ni l'autre, et qu'en mangeant, on dirait qu'elles vont tomber ; quand la douleur augmente en fumant, en mâchant, en tenant quelque chose de chaud dans la bouche ; quand elle diminue au grand air, quelquefois par le contact de l'eau froide, mais momentanément, et également si l'on se couche sur la joue douloureuse ; que le mal s'aggrave, au contraire, en se couchant sur la joue opposée ; quand la douleur saute, pour ainsi dire, d'une dent à l'autre, ou va de la tête aux joues.

Rhus toxic. répond quelquefois aux souffrances de *bry.* ; on a la sensation comme si les dents étaient trop longues, ou branlantes et vacillantes, et comme si l'air entrait dans une dent creuse ; principalement quand les gencives sont enflées, qu'elles brûlent et démangent comme un ulcère, qu'elles sont excoriées et entre-bâillées ; quand les élancements se font par secousses et par une sorte de tiraillement semblable à l'avulsion de la dent (comme dans *puls.*), accompagné d'un battement sourd ou d'un élancement et d'un déchirement dans les deux rangées de dents, qui vont jusque dans les mâchoires et les tempes, avec une sensation d'excoriation : généralement la douleur reste sur un côté ; si elle est due à un refroidissement ou à une contrariété ; s'il y a aggravation au grand air (améliorée par *bry.*), insupportable la nuit, et modérée par la chaleur. Quelquefois il se dégage une mauvaise odeur de la dent creuse. Ce remède convient aux personnes tranquilles (non comme *bry.*) qui sont portées à la tristesse ou à la mélancolie, ou se laissent aller à l'inquiétude et au chagrin (comme dans *bell.*).

Staph., quand les **dents deviennent noires et creuses** et s'écaillent, que les gencives sont pâles, blanches, corrompues, enflées, et sont sensibles au toucher, qu'on y éprouve des pulsations intérieures et qu'il se forme des vésicules et des aphthes ; contre les douleurs des dents creuses, avec tiraillement ou déchirement pénétrant et rongeant, principalement dans les racines ou à travers les deux rangées de dents, ou que la douleur d'une dent creuse s'étend jusqu'à l'oreille avec battement dans les tempes ; s'il y a aggravation au grand air, en buvant froid, en mâchant, en mangeant, particulièrement la nuit et vers le matin.

Phosph. acid. convient souvent **quand les gencives sont saignantes** et enflées ; dans les douleurs déchirantes qui s'aggravent par la chaleur du lit, ainsi que par la chaleur et le froid ; dans le brûlement nocturne de dents antérieures ; dans les douleurs qui partent de la dent cariée et s'étendent dans la tête.

Silic. répond, la plupart du temps, aux **douleurs chro-**

niques, fouillantes et déchirantes du jour et de la nuit, mais qui s'aggravent la nuit : ces douleurs se portent aux joues et aux os ; quand la racine des dents ou les gencives rendent une matière corrompue, et si les os maxillaires sont engorgés.

Dulc. convient quelquefois contre les maux de dents occasionnés **par un refroidissement,** surtout s'il y a coïncidence avec la diarrhée, et que *chamom.* n'ait pas réussi ; lorsque la tête est en même temps embarrassée ; s'il y a une grande salivation (comme dans *bell.* et *merc. viv.*), et que les dents soient agacées.

Calc. carb. se montre favorable dans les maux de dents des **femmes enceintes ;** quand les douleurs tiennent à une dent cariée, ou principalement à la présence d'un chicot qui branle ; s'il y a pression, tiraillement, secousse et excoriation ; dans des maux de dents tiraillants, lancinants, perforants, rongeants, fouillants, et battants, accompagnés de l'engorgement des gencives, lesquelles sont très-sensibles, saignent facilement, et sont le siége d'une douleur battante et lancinante. Il convient aussi, quand il y a affluence de sang vers la tête, principalement la nuit ; quand la douleur survient et puis s'aggrave à la suite d'un refroidissement, de même qu'à la suite d'un courant d'air et du froid, qu'on ne peut supporter de boire chaud ou froid, et que le bruit aggrave les souffrances.

Magn. carb. convient dans les maux de dents nocturnes, qui forcent le malade à se lever et à se promener ; s'ils sont insupportables dans le repos, et que les douleurs soient, le plus ordinairement, brûlantes ; dans les élancements des dents après avoir mangé, qui s'aggravent par le froid et par le mouvement de la voiture ; également dans les premiers mois de la grossesse.

Caust. s'applique dans les maux de dents qui sont la suite d'un courant d'air qui a porté directement sur la bouche, et dont les douleurs sont lancinantes ou tiraillantes, battantes et produisent une sensation d'excoriation; quand les dents sont vacillantes, comme légèrement allongées et douloureuses, accompagnées de *fistule* et de suppuration des gencives, celles-ci étant douloureuses et engorgées. Souvent c'est tout le côté gauche qui est pris, et principalement la nuit, si l'on se couche sur le côté. Dans ces souffrances, on ne peut supporter ni le froid, ni le chaud.

Lorsque le **mal de dents a cessé** et que **les joues restent enflées**, donnez *puls.*, après *merc. viv.* ou *chamom.*; ou *merc. viv.* après *puls.* ou *bell.*; ou *bell.*, après *merc. viv.*; ou *sulph.* après *bell.*, *bry.*, *ars.*, etc. Si l'enflure est d'un rouge érysipélateux, donnez *merc. viv.*; quand elle est dure et tendue, mais qu'elle n'est pas aussi rouge, donnez *arn.*; si elle menace de percer, donnez *hep. sulph.*, et faites tenir dans la bouche des *figues bouillies* dans du lait; si cet engorgement ne cède pas assez promptement à ces moyens, donnez *lach.* une ou deux fois, et ensuite répétez *hep. sulph.* Si l'on n'a pas encore fait usage de *merc. viv.*, on peut l'employer. — Il faut tenir autour du visage un mouchoir pour se garantir de l'air; et, du reste, il n'y a rien autre chose à faire extérieurement; cependant, s'il y restait encore de la tension, mais dans une petite étendue, et qu'il y eût en même temps un mouvement de pulsation, on peut, dans ce cas, faire usage d'une petite compresse trempée dans l'eau tiède, et, après l'avoir égouttée, on l'applique humide sur la joue, où on la maintient à l'aide d'un linge sec; mais si l'enflure s'étend, devient d'un jaune rouge, et qu'il s'y forme des phlyctènes, on pourra alors appliquer un coussinet rempli de *farine d'orge* chaude. — S'il y a en même temps des démangeaisons, ayez recours à la *poudre à poudrer* ou à la fleur de farine. Si l'abcès aboutit, qu'on en couvre l'ouverture avec un morceau de sparadrap enduit de suif très-frais; il sera maintenu à l'aide d'un mouchoir.

TIC DOULOUREUX OU NÉVRALGIE FACIALE.

La **névralgie faciale** se guérit quelquefois par les remèdes que nous venons d'indiquer ; mais s'ils ne suffisent pas, il faut appeler un médecin homœopathe. Qu'on n'aille pas croire que la section ou la cautérisation des tissus puissent calmer ces souffrances ; dans le plus grand nombre de cas où l'on a cru devoir en agir ainsi, la douleur est revenue d'une autre manière et plus violente. *Acon.* convient souvent, lorsque ces douleurs alternent avec des *douleurs rhumatismales*, accompagnées de rougeur et de chaleur, ou d'autres symptômes détaillés plus haut. Lorsqu'il y a chaleur et battement, donnnez *ar.* ; avec chaleur et douleur, comparez *staph.* et *bry.* ; avec des douleurs excessives, *chin.* ; si elles sont déchirantes, *calc. carb.* ; lancinantes et tiraillantes, *ars. alb.* ; sécantes ou déchirantes dans la mâchoire supérieure, démangeaison et fourmillement dans les os, *bell.* ; chaleur et douleurs pressives, qui sont améliorées par la pression, *bry.* ; avec déchirement et tiraillement dans les os, qui s'aggravent par l'attouchement, *chin.* ou *hep. sulph.* ; pressions ou crampes dans les os des joues, *hyosc.* ; pression, incision, élancement et piqûre, *rhus toxic.* ; brûlement et pression dans les os de la face, chaleur, battement, picotement, déchirement, tiraillement et incision, *staph.* Indépendamment de ces remèdes, on met quelquefois les suivants en usage :

Dans la souffrance par pincement et tiraillement unilatéral, qui va presque à rendre fou, *verat. alb.* ; avec douleurs violentes, principalement dans les os (comparez *bell.*, *hep. sulph.*, *chin.*, *hyosc.*, *staph.*), et spécialement par la pression des os des joues, et qu'aggrave le toucher (voy. *hep. sulph.* et *chin.*) ; et avec aggravation le soir, *caps.* ; avec douleurs saccadées, tressaillantes, *puls.* ; avec brûlement et tension autour de l'os jugal et au-dessus des orbites, accompagnée de récidive typique, comme dans une fièvre intermittente, donnez *spig.*

Comme remède domestique, on peut employer l'eau *froide en aspersions* sur la partie douloureuse, et même la glace; si cela ne réussit pas, qu'on essaie d'employer des compresses d'eau chaude.

CHAPITRE VIII.

MALADIES DE LA BOUCHE.

MAUVAIS GOUT DE LA BOUCHE.

Le goût est quelquefois **seul altéré** sans qu'il y ait aucune **autre souffrance**. Dans ce cas, on n'a qu'à essayer les remèdes qui sont indiqués plus bas pour chaque espèce d'altération dans le goût. Comme tout autre moyen est souvent insuffisant pour fixer sur le choix du remède, réglez votre préférence sur le tableau suivant :

Goût amer le matin, *sulph., merc. viv., bry., calc. carb., silic.*

Si le **manger a un goût amer,** *sulph., bry., rheum, rhus toxic., hep. sulph., coloc.* et *ferr. acet.* Si ce sont les boissons et le manger tout à la fois, *puls.* et *chin.*—Après avoir bu ou mangé, s'il reste de l'amertume dans la bouche, *puls., bry., ars. alb.;* — le matin ou le soir, *puls., arn.*— Si cette amertume n'existe que de temps en temps, ou qu'elle soit permanente, outre les remèdes déjà indiqués, donnez *acon., bell., verat. alb., nux vom., chamom., antim. crud., carb. veg.*

Goût douceâtre, *merc. viv., sulph., cup., bell., puls., bry., chin., ferr., spong.;* — le matin, *sulph.;* — si le pain a un goût doux, *merc. viv.;* — si c'est la bière, *puls.*; — avec goût de sang, *ferr.*, *sulph.*; — goût de noix, *coff.*

Goût salé, *carb. veg.*, *rheum*, *acid. phosph.*, *nux vom.*, *sulph.*, *ars. alb.*, *natr. muriat.*, *cup.*; — des aliments, *carb. veg.*, *sulph.*; — en toussant, *carb. veg.* et *cocc.*

Goût aigre, *rheum*, *acid. phosph.*, *nux vom.*, *chin.*, *sulph.*, *caps.*; *calc. carb.*; *natr. muriat.*, *cocc.*, *cup.*; — des aliments, *chin.*, *calc.carb.*; — après avoir mangé, *puls.*, *nux vom.*, *carb. veg.*, *natr. muriat.*, *cocc.*, *silic.*; — après avoir bu, *nux vom.*, *sulph.*; — après avoir pris du lait, *carb. veg.*, *sulph.*; — le matin, *nux vom.*, *sulph.*

Goût âpre et mordant, *verat. alb.*, *rhus toxic.*; — **goût de brûlé et de fumée,** *puls.*, *nux vom.*, *sulph.*; — goût **herbacé,** *verat. alb.*, *nux vom.*; — goût de **menthe poivrée,** *verat. alb.*

Goût de terre, *puls.*, *hep. sulph.*, *chin.*; — **insipide et fade,** *puls.*, *rheum*, *staph.*, *bry.*, *chin.*, *sulph.*, *dulc.*, *rhus toxic.*, *ipec.*, *caps.*; — goût **muqueux,** *bell.*, *rheum*, *arn.*, *rhus toxic.*, *plat.*; — **huileux** et **graisseux,** *silic.*, *caust.*; — **gluant,** *caust.*; — **visqueux,** *acid. phosph.*; — **aqueux,** *staph.*, *chin.*, *caps.*

Goût putride, *arn.*, *merc. viv.*, *bell.*, *bry.*, *chamom.*, *puls.*, *acon.*, *verat. alb.*, *acid. phosph.*, *rhus toxic.*, *natr. muriat.*, *caps.*, *caust.*; — le matin, *sulph.*, *rhus toxic.*; — après avoir mangé, *toxic.*; — purulent, *puls.*

Lorsque le **tabac a un goût âcre,** *staph.*; — amer, *cocc.*; — nauséeux, *ipec.*; — désagréable, *ign.*, *puls.*, *nux vom.*, *arn.*, *calc. carb.*, *cocc.*

Lorsque les **aliments sont sans saveur,** *merc. viv.*, *puls.*, *staph.*, *bry.*, *nux vom.*, *ars.*; — si le goût manque tout à fait, *verat.*, *bell.*, *puls.*, *rheum*, *bry.*, *hep. sulph.*, *hyosc.*; — dans les cas chroniques, *silic.*, *natr. muriat.*

MAUVAISE HALEINE.

Ayez soin chaque matin, après tous les repas, et tous les soirs en vous couchant, de vous rincer la bouche et les dents avec de l'eau tiède, n'importe que cela y remédie ou non ; gargarisez-vous souvent ; gardez-vous de toute chose odoriférante, qui ne fait que déguiser la mauvaise odeur sans la faire disparaître, et qui ne la rend que plus désagréable pour les autres. — Si, par égard pour autrui, on croit utile de faire quelque chose, qu'on se gargarise avec du *charbon porphyrisé* étendu dans l'eau. — Si cette odeur dépend de la carie, on commence par nettoyer la dent cariée avec un morceau de papier buvard pour en ôter l'humidité putride, et puis on la garnira avec de la cire ; si la cire ne veut pas tenir, on mettra dans la dent un fragment de cire que l'on mâchera de manière à la faire entrer dans le creux de la dent cariée. Alors ôtez avec précaution ce morceau de cire ainsi modelé, et taillez-en un pareil avec de la *noix de galle*, que vous placerez de manière à laisser la portion de coque à l'extérieur. Ce procédé réussit quelquefois à faire cesser l'odeur et la douleur. — L'*odeur d'ail* ou de *raifort* passe en prenant immédiatement un verre d'eau, ou en mangeant une poire ou de la betterave rouge bouillie. Lorsque cette odeur se fait sentir seulement le matin, donnez *nux vom.*, *silic.*; le matin et la nuit, *puls.*; après dîner, *sulph.* et aussi *chamom.* Indépendamment de ces remèdes, on peut donner encore *merc. viv.*, *bry.*, *arn.*, *ars.* et *hyosc.*

SCORBUT DE LA BOUCHE ET STOMACACE.

Dans cette affection, les gencives deviennent très-chaudes, rouges et très-sensibles ; elles s'engorgent, se ramollissent, se détachent des dents, et deviennent le siége de petites ulcérations qui exhalent une très-mauvaise odeur. Les aphthes, c'est le mot, se produisent sur les lèvres, dans l'intérieur des joues, dans le palais et sur la langue même ;

il s'exhale une odeur putride repoussante ; les crachats et la salive sont puants et infects ; les glandes sous-maxillaires s'enflent souvent ; le malade s'affaiblit et finit par tomber dans la fièvre lente. Dans la majorité de ces cas, *merc. viv.* se montre efficace, sauf lorsque le mal est la suite de l'usage du mercure. — Dans ce dernier cas, donnez *carb. veg.* ou *acid. nitr.*, comme ses meilleurs antidotes. *Acid. nitr.* aura la préférence en cas d'ulcérations. S'il arrivait que *merc. viv.* ne réussît pas tout à fait, donnez *dulc.* — Chez les sujets indolents et corpulents, cette affection provient ordinairement de la malpropreté et du manque d'exercice en plein air. Dans ce cas, on donnera préférablement *caps.*; mais aux individus irritables, maigres, et qui mènent une vie sédentaire, *nux vom.* Si la cause tient à un excès de nourriture trop salée, *carb. veg.* ou *ars.*; si cela ne suffisait pas, faites prendre tous les jours, une ou deux fois, une goutte d'*esprit de nitre dulcifiée*.

Merc. subl. convient lorsque le mal, déjà bien empiré, commence à gagner le nez et que les mucosités de la bouche tombent dans l'estomac, y occasionnent des souffrances, et donnent lieu à une diarrhée douloureuse.

Ars., lorsque les ulcères ont atteint un grand degré de virulence et de brûlement ; si le malade est déjà très-appauvri et faible, ou lorsque *merc. viv.* s'est montré inefficace.

Dulc. peut s'administrer dès le début de la maladie, lorsque le mal provient d'un refroidissement et que les glandes du cou sont gonflées et indurées.

Carb. veg., en outre des cas qui proviennent de l'abus du mercure ou des salaisons, est d'un grand usage lorsque les gencives saignent beaucoup et donnent une odeur puante; s'il ne suffit pas, on doit recourir à d'autres remèdes.

Natr. muriat. réussit lorsque les ulcérations gagnent lentement l'intérieur de la bouche, et qu'elles n'ont pas été amendées sous l'influence des remèdes employés jusqu'à ce moment ; surtout lorsque les gencives, engorgées et saignantes, sont très-sensibles à l'action du froid et du chaud, des aliments et des boissons, et principalement aussi lorsqu'il se forme sur la langue de petites phlyctènes et de petites ulcérations, qui donnent lieu à une sensation de morsure et de brûlement qui empêche de parler.

Parmi le grand nombre de remèdes domestiques qui sont en vogue dans cette affection, on peut recommander, sans inconvénient, le suivant, dans le cas où l'on n'aurait pas réussi par les moyens que nous venons de faire connaître : il consiste à frictionner les gencives avec une *tranche de citron*, dès le début de la maladie, en été et à bord des navires. Dans quelques cas, on trouvera utile de faire usage de la *sauge*, et l'on aura le soin de se rincer la bouche avec de bonne eau-de-vie.

Contre les **aphthes douloureux** qui naissent à la commissure et sur le revers des lèvres, sur la langue, et dont la durée est de huit jours au moins, donnez une ou deux fois (et une fois par jour) *piper nig.* 6.

INFLAMMATION ET GONFLEMENT DE LA LANGUE.

Dans cette affection, donnez *acon.*, et, quelques heures après, *merc. viv.*; si cela ne suffit pas, ou s'il y a d'autres parties de la bouche qui soient douloureuses et ulcérées, donnez *bell.*; si le mal tient à une lésion externe, donnez *acon.* et *arn.* alternativement, ainsi que cela peut résulter d'une piqûre d'abeille ou de tout autre insecte. Dans les cas graves, et lorsqu'on ne peut avoir le médecin, donnez *ars.*, et ensuite *lach.* Contre les indurations de la langue, on emploie *merc. viv.* et *bell.*; si cela provient de l'habitude qu'on peut avoir de se mordre la langue pendant le sommeil, donnez *acid. phosph.*

CHAPITRE IX.

MALADIES DE L'ESTOMAC.

MANQUE D'APPÉTIT.

Les moyens ordinaires que l'on emploie pour rappeler l'appétit sont précisément ceux qui doivent l'éloigner le plus. Toute chose de haut goût, qu'elle soit salée, poivrée ou acide, les épices, les plantes et racines ou écorces amères que l'on fait infuser ou macérer dans l'eau-de-vie pour la convertir en boisson stomachique, sont autant d'excitants qui ne peuvent certainement pas nourrir. Tous ces ingrédients sont, par eux-mêmes, il est vrai, d'excellents remèdes, mais il faut les employer en temps utile et dans une mesure convenable; et chacun a pu juger, par sa propre expérience ou celle des autres, s'ils sont réellement salutaires dans certains cas. Or, comme tous les médicaments en général sont nuisibles pris en excès, trop souvent et hors de propos, on s'expose à se faire grand mal en en usant sans discernement. Et ici, le pire de tout, c'est l'habitude : car, plus on use d'une chose, plus les inconvénients augmentent. A quoi sert de provoquer l'appétit pour un jour, pour le perdre plus complétement après? De même qu'il reste dans le corps une partie des aliments que l'on prend, de même aussi il reste quelques éléments de ces excitants de l'appétit, qui se fixent sur un point de l'organisme. Mais comme ces ingrédients n'ont pas de caractère nutritif propre, ils ne peuvent réparer les forces du corps humain; ils ne s'en établissent pas moins peu à peu dans les organes, et deviennent l'origine, le point de départ de maladies incurables. On se met alors à supposer qu'ils se ramassent dans les intestins et qu'on peut les expulser, ou dans le sang, et qu'on peut les faire sortir à l'aide de la saignée : c'est là un véritable et fatal préjugé. Tout médecin qui sait un peu d'anatomie et de physiologie n'ignore pas qu'il est impossible que cela se passe ainsi, que rien ne se fixe ni dans les intestins ni dans le sang; celui-ci se renouvelle incessamment tous les jours; mais les solides seuls du corps humain subissent un changement, une sorte de rénovation, et s'approprient les substances qui ont été soumises au travail de la nutrition.

Celui donc qui fait un usage modéré de ces diverses substances ne se fera jamais grand mal. Une fois ou autre, un morceau de substance salée ou acide peut, principalement en été, avoir un excellent effet, surtout lorsque l'estomac semble l'avoir désiré, et lorsque, après cette satisfaction, cette envie ne s'est pas renouvelée; mais si ce désir revient bientôt après, c'est une preuve que l'usage qu'on pourrait en faire finirait par être nuisible.

Le meilleur de tous les remèdes, comme la meilleure de toutes les habitudes, est l'habitude de boire de l'eau froide. Qu'on en prenne régulièrement un verre tous les matins à jeun, ainsi que quelques heures avant et après le repas, et le soir en se couchant; mais pendant le repas qu'on en boive modérément; après un dîner copieux, on en prendra souvent et à petits coups.

FAIBLESSE DE L'ESTOMAC.

Les choses les plus essentielles à dire à ce sujet ont été traitées au chapitre IV, en tant que cette faiblesse d'estomac provient de la nourriture ou des boissons récemment prises. Quant aux autres causes, il en a été question aux chapitres I, II, III; mais il est certaines souffrances qui sont produites par des causes diverses qui agissent à la fois et d'autres où la cause est inconnue; quelques-unes n'ont qu'une durée passagère, quelques autres sont longues et opiniâtres : alors on dit qu'il y a dyspepsie; d'autres encore sont le commencement de maladies violentes et dangereuses.—Nous allons faire connaître ici les affections de l'estomac, que chacun peut traiter chez soi. Mais il en est qui ne peuvent être traitées que par le médecin, et ce sont celles que nous désignons sous le nom de **dyspepsie**. — C'est un mot savant et voilà tout, car il ne dit rien. Quand un médecin prononce ce mot, il n'apprend rien autre chose que ce qu'il sait du malade, à savoir, que son estomac ne digère pas bien. Ce n'est, après tout, qu'un expédient dont se sert le médecin pour faire comprendre et croire qu'il est initié dans ses souffrances ; et, par cela seul qu'il fait usage de ce terme, il donne la preuve de son ignorance : car il y a un très-grand nombre de maladies de l'estomac et de tout l'appareil digestif qui sont sous la dépendance d'une digestion difficile ; et celui qui ne sait pas assez bien les discerner pour les traiter isolément par des moyens appropriés leur donne néanmoins et indifféremment ce nom de *dyspepsie* (digestion lente et difficile), et il les traite, sans plus de façon, par les mêmes remèdes qui, loin d'apporter le moindre soulagement, ne font qu'aggraver la situation du malade, et, pour un qu'il a pu sauver, il en a tué des milliers.

Au début du mal, on peut toujours guérir ; mais si la maladie est déjà avancée, on ne peut, dans la plupart des cas, espérer de guérison qu'en prescrivant un régime rigoureux et en employant les moyens indiqués, ou, si cela ne suffit pas, en appelant un médecin homœopathe.

Le régime strict consiste à éviter les aliments qui sont passés, les salaisons et les viandes fumées, ou les choses à moitié gâtées ou desséchées, par exemple le beurre rance ; à prendre un modeste déjeuner le matin, c'est-à-dire en faisant usage d'une nourriture légère ; rien de lourd, peu ou point de viande, tout au plus un œuf ; rien de frit à la graisse ou au beurre ; point de pain trop tendre ou chaud, seulement du pain rassis et jamais grillé qui, à cet état, est à moitié altéré et devient indigeste ; à dîner, on prendra quelques légumes avec de la viande bouillie ou rôtie; à souper, un morceau de pain rassis avec du beurre ou toute autre chose légère; cela suffit ordinairement : on s'abstiendra surtout de pâtisserie mal faite, dont la pâte n'est pas bien levée; on se privera de thé et de café; on boira de l'eau froide.

On se tromperait de croire que l'on peut, avec du sucre, rendre douces les choses acides; le goût se laisse tromper, mais l'estomac jamais. Il en est de même pour ce qui est amer et fort.

La première de toutes les conditions est donc d'adopter un régime bien entendu, c'est-à-dire une nourriture saine, abondante, réparatrice et variée; car l'estomac est comme un champ sur lequel on peut jeter toujours la même semence. Il faut savoir se tenir à ce régime d'une manière invariable, toujours et partout.

Les cas dans lesquels l'appétit vient à manquer subitement, où il y a nausées, douleurs, et surtout tranchées, sommeil agité et faiblesse, réclament les remèdes indiqués ci-après; dans les cas chroniques, vous choisirez parmi ceux dont il est parlé plus loin.

Arn. convient non-seulement lorsque cette souffrance (**la faiblesse d'estomac**) est causée par un coup reçu sur l'estomac, par un effort qui sur le moment donne lieu à une vive douleur, ou par un tour de reins, mais aussi par suite de défaut de sommeil, fatigue d'esprit, grande excitabilité et irritabilité (comme quand on dit que le malade est dans un état nerveux); si la langue est sèche, couverte d'un enduit jaunâtre, avec goût putride ou amer et aigre, bouche mauvaise, répugnance pour le tabac, appétence pour les choses aigres, renvois quelquefois avec odeur d'œuf pourri; lorsque, après avoir mangé, on éprouve une plénitude d'estomac, nausées avec efforts pour vomir; vents et flatulence; ventre ballonné; en même temps pesanteur dans tous les membres, vertiges, douleurs de luxation, maux de tête pressifs au-dessus des orbites, étourdissements et chaleur dans la tête ; quand on éprouve une chaleur désagréable, que le sommeil est agité, les réveils fréquents et en sursaut, accompagnés de songes pénibles. Si *arn.* ne suffit pas, donnez *nux vom.*, et, à défaut de celui-ci, *chamom.*

Nux vom., si la maladie est la suite de débauches, de l'abus du café, du vin principalement ; si le malade a été pris d'un refroidissement, si la bouche est sèche sans altération, s'il y a une accumulation d'eau ou de phlegmes aigres, si la langue est chargée d'un enduit blanchâtre ; si le goût est nul et insipide pour toute sorte d'aliments ; salive aqueuse et abondante, vomissement, pression de l'estomac, ventre tendu, selles petites et dures ou rares (constipation) ; vacillement, vertige ou engourdissement de la tête ; pesanteur de la nuque, tintement des oreilles, tiraillement dans les dents molaires, tantôt supérieures, tantôt inférieures ; tiraillement dans les membres, manque d'énergie et paresse d'esprit ; le malade est inquiet, querelleur, irritable ; parfois sa face est chaude, ou marquée de plaques rouges. Si *nux vom.* ne suffit pas, donnez *chamom.*

Chamom. convient lorsque, après avoir mangé ou bu, le mal a une invasion brusque à la suite d'une vive contrariété, que la bouche en reste amère, que les renvois bilieux sont suivis d'un vomissement de matières verdâtres ou de bile pure ; qu'il y a de l'agitation pendant le sommeil, et qu'il est interrompu ; en outre, il y a douleur et plénitude de la tête, la face est chaude et rouge, les yeux sont rouges et brûlants ; l'esprit est très-irritable. Si *chamom.* ne suffit pas, donnez *puls.*, et si *puls.* ne suffit pas, *nux vom.*

Puls. convient lorsqu'on a mangé de différents mets et pris des boissons de plusieurs espèces qui se contrarient, principalement si les aliments sont flatulents ; après avoir mangé beaucoup de choses grasses, telles que porc, mouton et saucisson, ou toute autre chose cuite au beurre, surtout au beurre rance ; si le goût en est amer, salé, et laisse une sensation de viande gâtée ou putride, ou de suif; lorsque chaque bouchée de pain, ou toute autre nourriture, laisse de l'amertume dans la bouche ; quand le tabac est insipide ; quand on a la bouche pleine de glaires, que la gorge gratte, qu'il y a des renvois bilieux, ou des aigreurs ou âpretés d'estomac, une aversion particulière pour les aliments chauds ; que le ventre est ballonné et tendu, surtout sous les côtes ; qu'il y a borborygmes, grouillements, selles lentes, petites, pénibles, ou diarrhée ; lassitude dans les membres, comme dans la fièvre intermittente, frissons, débilité ; si le malade est faible, ennuyé, taciturne, irritable par la moindre chose, et peu disposé à parler.

Chin. convient lorsque l'air ambiant est chargé de vapeurs nuisibles, ou au printemps et en automne, lorsque les jours humides sont suivis de sécheresse ; dans les pays où l'on a récemment creusé des canaux, où les terres ont été desséchées, et où règnent les brouillards ; dans le cas où, par suite de la profession, on est obligé de respirer des émanations nuisibles, et qu'on est privé d'un air suffisamment pur ; il est utile dans les prodromes de la fièvre intermittente et pour prévenir tout à la fois la fièvre elle-même. Il convient aussi lorsqu'on éprouve de la satiété, de l'indifférence pour le boire et le manger ; lorsque les aliments restent longtemps sur l'estomac, qu'on a beaucoup de renvois et qu'on vomit les aliments non encore digérés ; qu'on a du goût pour les choses excitantes, fortes et acides ; qu'on éprouve une faiblesse générale et un besoin de rester couché, mais cependant sans avoir la force et la patience de garder la même place ; si, pouvant étendre et fléchir ses membres, ils restent complétement roides le matin ; si on ressent souvent de la chaleur, et le moindre courant d'air donne des frissons ; si les urines sont brûlantes et déposent beaucoup ; si on ne peut s'endormir, et si, en dormant, le sommeil est interrompu ; si l'esprit est mélancolique et mal disposé.

Antim. crud., lorsqu'on éprouve un certain malaise à l'estomac avec envie de vomir ; si la langue est chargée ou couverte de petites vésicules ; renvois fréquents, qui rapportent le goût des aliments qu'on vient de manger ; bouche sèche ou salive abondante avec grande soif, surtout la nuit ; phlegmes dans la gorge, ou vomissements de phlegmes ou de bile ; estomac douloureux comme s'il était trop plein, ou sensibilité douloureuse à l'épigastre par le toucher ; en outre, flatulences et tranchées, avec constipation et diarrhée. Si *antim. crud.* tarde à produire un bon effet, donnez *bry*.

Bry., si l'estomac est dérangé et s'il y a en même temps des frissons et du froid, constipation, langue chargée et couverte d'un enduit jaunâtre, ou de vésicules comme dans *antim. crud.* ; c'est la même soif, mais le jour et la nuit il y a un peu plus de sécheresse dans la gorge et l'estomac. Il convient surtout en été, ou lorsque le temps est chaud et humide. Dans cette circonstance, débutez d'abord par *bry.*, que vous répéterez six ou douze heures après s'il le faut. Ce n'est que plus tard que vous donnerez *antim. crud.*, si *bry.* n'a pas suffi.

Ipec., lorsqu'on a l'estomac surchargé de glaires ou affaibli par toute autre cause ; lorsque la langue n'est pas sale, quoique le malade ait des nausées ou des vomissements ; il convient particulièrement dans les cas caractérisés par un dégoût prononcé contre tout aliment, même contre le tabac, et lorsque les vomissements sont faciles et violents, compliqués de diarrhée ; et notamment lorsque ces accidents se répètent tous les jours ou tous les deux jours, à la même heure.

Hep. sulph. convient lorsque l'estomac se dérange facilement, même en menant une vie régulière, soit même en prenant toute sorte de précautions ; lorsqu'on éprouve de l'appétence pour les choses acides, fortes, acerbes, ou pour le vin ; qu'on a des nausées, des maux de cœur et des renvois, principalement le matin ; qu'on vomit des matières acides, bilieuses et glaireuses ; que la bouche est inondée de glaires, le ventre douloureux, et que les selles sont dures et sèches, après surtout qu'on a fait usage de pilules bleues, (mercure).

Lach. est mis en usage lorsque *hep. sulph.* ne suffit pas ; quand les souffrances ont lieu après avoir mangé, ou le matin de bonne heure, ou que les selles s'arrêtent pendant plusieurs jours.

Les cas chroniques les plus opiniâtres de dyspepsie peuvent être guéris par *hep. sulph.* ou *sulph.*, pourvu qu'on ne le répète pas trop souvent, qu'on sache attendre qu'une aggravation notable se produise ; et si l'un de ces remèdes est sans effet, qu'on emploie l'autre. Si tous les deux restent sans efficacité, donnez *bell.*, ou quelquefois *merc. viv.*, et après *sulph.*

EMBARRAS GASTRIQUE.

Il existe lorsque cet organe est surchargé de mucosités, qu'on en a la bouche pleine et qu'on en rejette, ou encore lorsque, à certains égards, les symptômes rappellent ceux dont il a été question au chap. IV (première partie) ; seulement le goût est plus fade et douceâtre ; lorsque, avant le dîner, les malades se sentent très-faibles et languissants, et après, trop pleins et inquiets. Donnez d'abord *ipec.* deux ou trois fois, et puis choisissez parmi les autres remèdes celui qui convient le mieux. S'il existe en même temps une petite diarrhée brunâtre, muqueuse, et d'une odeur aigre et moisie, donnez *rheum.* S'il y a vomissement de bile et selle bilieuse, que les souffrances soient très-violentes, *verat. alb.* une ou deux fois ; si le mal est accompagné d'un brûlement dans la gorge, dans l'estomac, ou pendant les évacuations, donnez *caps.*

Les individus sujets à cet embarras muqueux doivent

s'habituer à boire de l'eau et à se gargariser avec de l'eau froide ; ils en boiront de six à douze verres par jour, et se gargariseront aussi souvent.

PYROSIS OU AIGREURS.

Cette affection consiste dans des renvois brûlants, aigres et âcres, qui se dirigent de l'estomac dans la bouche, et se lient généralement avec d'autres souffrances de l'estomac qu'on peut combattre avec des remèdes indiqués dans ces cas. *Nux vom.* est ici fréquemment employée ; mais quand les aigreurs viennent après avoir mangé, *chin.* Si *nux vom.*, *chamom.* ou *puls.* ne soulagent pas, donnez *caps.*; si *chin.* manque son effet, *carb. veg.*; si ces souffrances se font sentir après avoir fumé, *staph.* ; s'il y a une grande soif, *bell.* — Chez la femme enceinte, si *bell.* ou tels autres remèdes ne suffisent pas, qu'on essaie d'une tranche de *citron sucrée*, qu'elle tiendra dans la bouche. — Il suffit souvent de boire un verre d'eau sucrée tous les matins ; on peut même essayer d'en boire beaucoup, quoique, au commencement, on puisse en être dérangé. On se gardera bien, comme cela se voit quelquefois, de faire usage de la magnésie, de la chaux carbonatée et des substances analogues qui finissent par produire des maladies incurables, et laissent dans l'estomac la sensation d'un corps étranger et dur, dont on croit pouvoir se débarrasser facilement en faisant usage des purgatifs surtout.

NAUSÉES ET VOMISSEMENTS.

Dans ce genre de souffrances, il ne faut rien négliger pour remonter à la cause, car il importe de leur appliquer des remèdes appropriés. Très-souvent les symptômes cessent d'eux-mêmes après le vomissement : c'est pourquoi il faut le provoquer par d'abondantes et fréquentes libations d'eau tiède, par la titillation de la luette avec la barbe d'une plume, ou par du café noir. N'employez jamais, dans ce cas, l'émétique, qui peut porter une atteinte grave à l'estomac, et qui sera toujours remplacé utilement et sans danger par *ant. crud.* quand la langue est chargée d'un enduit épais, blanc et jaune, ou par *ipec.* lorsque la langue est nette.— Les nausées et les vomissements peuvent être causés par suite d'une frayeur, d'un chagrin, d'une contrariété, d'un refroidissement, d'un échauffement, de longues veilles, de plénitude d'estomac, d'excès de boissons, de tabac, de camomille, de rhubarbe, ou par suite de l'emploi abusif d'autres remèdes. Voyez à cet égard le chapitre des causes, comme aussi si c'est par suite d'empoisonnement, voyez à ce sujet deux articles placés au chapitre VII.

Quand les nausées ou les vomissements sont déterminés par une chute sur la tête, donnez *arn.*, et voyez ce qui est dit au chapitre IX de la première partie, *Blessures sur la tête.* Si la cause tient à quelque chose qui soit resté engagé dans la gorge, voyez le même chapitre, art. *Corps étrangers introduits dans l'organisme.*

Lorsque ces souffrances sont accompagnées de vertiges, avec mal de tête, voyez chap. I, deuxième partie. Si les remèdes qui sont indiqués dans ces divers passages ne suffisent pas, donnez *lach.* une ou deux fois, et ensuite *bell.* Si le vomissement a lieu par l'effet de la toux, voyez chapitre II, à l'article **Refroidissement,** puis *ipec., merc. viv., caps., puls., bry., cin., dros., phosph. acid., sulph., calc. carb.* et *lach.*, s'il a lieu par l'effet de la coqueluche, voyez à ce sujet l'article qui y est afférent.

Lorsque le vomissement est causé par le mouvement de la voiture ou du cheval, donnez *cocc.* une ou deux fois par jour.

Le vomissement par suite de langueurs d'estomac qui suivent un repas demande *puls.* ou *nux vom.*, alternativement avec *bry.* Lorsque l'estomac est dans un tel état de faiblesse qu'il ne puisse supporter qu'un peu de nourriture, et qu'une légère augmentation provoque immédiatement des vomissements, accompagnés de crampes et de tranchées dans le ventre, ou de vertiges et de vomissements de matières blanches, gluantes et muqueuses, de diarrhée et faiblesse des membres qui va jusqu'à la défaillance; donnez *puls.* ou *cocc.*; si, malgré cela, cet état se prolonge, donnez *nux vom.*, et ensuite *bry.*; si cela ne suffit pas, examinez tous les autres symptômes existants, et choisissez entre *chin.* et *fer.*, qu'on peut alterner au besoin, ou *sulph.* et ensuite *ars. alb.* Dans quelques cas violents, *hyosc.* convient parfaitement; et dans les cas chroniques, *calc. carb.*, principalement après avoir usé de *sulph.*

Quant aux vomissements des enfants causés par la présence des vers, voyez l'article qui y est relatif, au chapitre IX de cette seconde partie; et les vomissements par le *mal de mer*, voyez p. 33.

CRAMPES ET DOULEURS D'ESTOMAC.

Il est bien reconnu aujourd'hui que l'ancienne médecine ne peut rien contre ces cruelles souffrances; mais la nouvelle y peut beaucoup, au contraire ; dans les cas les plus enracinés comme les plus mauvais, même chez les personnes très-âgées, on voit l'homœopathie être d'une utilité incontestable, et guérir promptement et radicalement avec de la patience et des soins. La plupart des remèdes qu'emploie l'allopathie sont très-nuisibles : l'opium et les pilules de morphine ne sont nulle part aussi dangereuses que dans cette maladie. — Les moyens ordinaires qu'on peut essayer sans inconvénient, et qui donnent même quelquefois du soulagement, sont un peu de lait, des frictions sur l'épigastre avec de l'huile d'olive chaude, ou une prise intérieure d'huile de lin ; on a également conseillé l'eau de poulet ou des soupes légères, et même une feuille de papier buvard appliquée sur l'estomac, préalablement humectée de rhum ; mais il vaut mieux encore prendre *nux vom.* dont l'effet est plus prompt et plus durable ; il faut s'isoler avec soin des odeurs fortes et se priver des boissons échauffantes, du café principalement. On peut prendre aussi quelques poignées d'avoine qu'on fera griller comme du café, mais un peu moins ; on la mettra ainsi torréfiée dans un petit sac qu'on appliquera tout chaud sur l'estomac. Ce moyen sera mis utilement en usage dans le cas où le malade s'est servi d'opium ou de laudanum, qui, comme à l'ordinaire, n'ont fait qu'aggraver sa situation.

Nux vom. convient aux buveurs d'eau-de-vie et de café, même lorsqu'ils en ont cessé entièrement l'usage, lorsque la douleur de l'estomac est constrictive, pinçante et resserrante comme par une griffe, si les vêtements gênent, ou comme si des vents s'étaient retirés et accumulés au-dessous des côtes à gauche ; s'il y a aggravation après les repas, le matin en se levant ou pendant le sommeil. Cette douleur est quelquefois accompagnée d'oppression ou d'une sensation comme si l'on avait la poitrine serrée par un lien et peut même s'étendre jusqu'aux épaules, le dos et même les reins. On éprouve fréquemment des envies de vomir, avec accumulation d'eau dans la bouche ; ou bien encore, il sort de la gorge une eau amère, aigre et brûlante ; il y a aussi vomissements d'aliments, goût aigre et putride de la bouche; gonflement du ventre par des vents ; constipation. Quelquefois la douleur est accompagnée de mal de tête unilatéral ou d'une douleur pressive au front, ou de palpitation du cœur avec anxiété. — Donnez un globule le soir ; s'il n'y a pas d'amélioration, donnez-en un autre le lendemain, et attendez son effet huit jours. Si avant l'expiration de ce terme, il y a aggravation, donnez *puls.*, *chamom.* ou *ign.* ; si l'aggravation ne vient qu'après ce terme, répétez *nux vom.* ; et si ce remède ne suffit pas, donnez *carb. veg.* ; si *nux vom.* n'a pas réussi dès le commencement, choisissez entre *chamom.* et *cocc.*

Si l'aggravation arrive après l'usage du café, donnez *nux vom.*; s'il améliore un peu, donnez *chamom.*

Chamom. convient dans le cas où la douleur fait l'effet de la pression d'une pierre sur l'épigastre ; lorsque le creux de l'estomac et les parties placées immédiatement sous les côtes à gauche sont gonflées de manière à faire croire que le cœur va éclater ; si on éprouve des souffrances asthmatiques, la nuit principalement ; si le malade s'agite sur son lit et transpire ; quelquefois il ressent une douleur lancinante et battante au sommet de la tête, qui lui fait quitter le lit. Si la douleur de l'estomac s'améliore en se tenant en double sur son lit et qu'on reste tranquille dans cette position. Lorsque les douleurs sont trop violentes, donnez *caps.*; et plus tard, si cela ne suffit pas, donnez de nouveau *chamom.*, et, si elle reste sans effet, *bell.*

Les crampes d'estomac pendant les règles sont guéries ordinairement par *nux vom.*, ou quelques heures plus tard par *chamom.* ; mais si les menstrues sont faibles, donnez alors *puls.* ou *cocc.*

Cocc. sera donné après qu'on aura obtenu du soulagement par *nux vom.*, et que la douleur récidive bientôt après ; lorsqu'elle est accompagnée de selles dures ou retardées ; si la souffrance de l'épigastre coïncide avec une douleur pressive et constrictive de l'abdomen, qui s'améliore par le dégagement des vents ; si, pendant les souffrances de l'estomac, on éprouve des nausées, et que des eaux s'accumulent dans la bouche sans aigreur ; si le malade n'est pas irritable, colère, ni violent (ce qui est le cas de *nux vom.*), mais qu'il est plutôt chagrin, morose et taciturne.

Bell. convient quand *chamom.* n'a rien fait ou n'a produit qu'un faible soulagement ; plus fréquemment chez les femmes délicates et sensibles ; s'il y a pression déchirante et tension spasmodique qui oblige le malade à rester couché sur le dos ou à retenir la respiration, ce qui le soulage ;

aussi lorsque la douleur se renouvelle après le dîner ; lorsqu'elle est si violente que le malade perd connaissance ou tombe en défaillance, qu'il éprouve en même temps une vive soif, et que la douleur augmente quand il a bu ; les selles sont tardives et petites, et le sommeil est impossible.

Bry. est employé quand il y a une pression analogue à celle de *chamom.*, principalement lorsque cette souffrance a lieu pendant le repas, ou immédiatement après, et qu'il semble que le creux de l'estomac et la région épigastrique sont enflés : cette pression dégénère quelquefois en spasmes, pincements et tranchées ; elle diminue par la pression de l'estomac et par les renvois qui se dégagent ; si les souffrances s'aggravent pendant et par le mouvement (c'est le contraire avec *chin.*) ; si, en même temps, il y a constipation, douleur pressive sur les tempes, au front et à l'occiput, comme si les os de la tête allaient se disjoindre ; si la pression exercée sur la tête avec un mouchoir donne du soulagement.

Puls., lorsque les douleurs sont lancinantes, avec aggravation par la marche, et particulièrement en faisant un faux pas ; si elles s'accompagnent toujours de nausées et de vomissements ; si les selles sont plus petites et plus claires ; s'il n'y a pas de soif, sauf pendant la plus grande intensité des souffrances ; s'il y a une forte tension et une sensation de serrement, ou pulsation avec anxiété ; si on éprouve un griffement qui diminue en mangeant, ou s'il s'aggrave pendant les repas, qu'on éprouve une douleur pressive et pinçante. — Ce remède est approprié aux personnes douces et sensibles, ou quand le mal est causé par un excès de gâteaux ou de choses grasses.

Ign., lorsque *puls.* ne suffit pas et que la maladie n'a pas cessé au bout de quelques jours ; lorsque les douleurs ressemblent à celles de *nux vom.* ; mais que les selles ne sont pas dures et que les vomissements sont moins fréquents ; lorsque, après chaque repas, on ressent une pression à la partie supérieure de l'estomac ou à la partie inférieure de la gorge ;—il convient aux personnes qui sont restées longtemps sans manger, ou qui n'ont pas mangé suffisamment pendant quelque temps.

Chin. est approprié aux personnes affaiblies qui ont abusé des vomitifs et des purgatifs, ainsi que des saignées et des ventouses, ou qui ont éprouvé des pertes hémorrhoïdales ; qui ont beaucoup salivé et craché, et beaucoup transpiré. — On donnera ce remède surtout aux femmes qui viennent de sevrer, principalement lorsque la sécrétion du lait a été abondante (on donnera plus tard *bell.*), ou lorsqu'elles ont prolongé l'allaitement trop longtemps, c'est-à-dire au delà de neuf mois ; en général, lorsque le malade a une mauvaise digestion et que l'estomac est chargé de mucosités, d'aigreurs et d'une acrimonie bilieuse ; si l'estomac est douloureux comme par l'effet d'une plaie ; lorsque les aliments et les boissons causent une pression et un gonflement à l'estomac ; qu'il y a aggravation par le repos et soulagement par le mouvement.

Carb. veg. convient principalement après *nux vom.*, lorsque ce médicament, ayant réussi, ne soutient pas son effet ; lorsqu'il y a dans l'estomac douleur brûlante, pression douloureuse, constante et anxieuse, qui s'aggrave par le toucher ; que le malade éprouve une sensation de contraction et de spasme qui l'oblige à se plier en deux, lui arrête la respiration, et augmente en se couchant ; qu'il y a fréquemment coïncidence d'aigreurs et de nausées ; que la seule idée de manger donne du dégoût ; constipation.

Calc. carb. convient dans les *douleurs chroniques*, ou lorsque *bell.* n'a eu qu'un effet temporaire ; s'il y a douleurs pressives, sécantes, compressives, spasmodiques, pinçantes et resserrantes avec sensation anxieuse ; le malade souffre davantage après avoir mangé ; il vomit quelquefois ses aliments ; ou s'il y a aggravation la nuit ; lorsque la douleur augmente par une pression extérieure ;

particulièrement chez les femmes dont les menstrues sont ou étaient abondantes, ou chez les individus qui ont été sujets aux épistaxis. Une goutte de *phosph.* sur du sucre est utile dans les fortes pressions d'estomac qui sont provoquées par le jeûne ou qui augmentent par le manger.

Sep. sera utile après *puls.*, si les douleurs sont dues à une suppression ou à la difficulté des règles : il est indiqué dans les souffrances vives qui ont lieu après le repas, à la suite d'une grande pression de l'estomac, et d'une douleur brûlante dans l'épigastre.

Staph. est bon dans quelques cas et particulièrement lorsque vers le creux de l'estomac il y a une pression aiguë et tensive qui quelquefois gêne la respiration, mais dont on est soulagé en ployant le corps en avant. — Lorsque la douleur se caractérise par une véritable tension et s'étend jusque dans la région ombilicale, et que par la pression la plus légère il se développe une extrême sensibilité de l'estomac, avec respiration courte, anxiété et nausées, *stann.* sera ici parfaitement approprié.

Plat. conviendra dans les spasmes d'estomac des femmes, particulièrement aux époques menstruelles, et surtout si les règles sont à la fois abondantes et de longue durée.

Inflammation de l'estomac. — *Voyez* plus bas **Inflammation du bas-ventre.**

CHAPITRE X.

MALADIES DES INTESTINS

ET DES ORGANES URINAIRES ET SEXUELS.

TRANCHÉES OU COLIQUES.

Les **tranchées** ou **coliques** sont souvent provoquées par un refroidissement, principalement après une suppression de transpiration : voyez à cet égard le chapitre II de la première partie (**Refroidissement**), et consultez *nux vom.*, *chin.*, *chamom.*, *merc. viv.*, *puls.* ; ou par un dérangement d'estomac : alors voyez ce qui a été dit au chapitre précédent, et aussi le chapitre IV, première partie. Elles résultent fréquemment aussi de l'usage des substances purgatives ou toxiques, comme du plomb : nous renvoyons naturellement au chapitre qui leur est consacré. Si elles sont dues aux souffrances menstruelles, voyez également ce qui est relatif à ce sujet.

Chamom. convient principalement aux enfants et aux personnes qui, indépendamment des symptômes propres au refroidissement, ont les yeux cernés de bleu, la bouche pleine de salive, éprouvent une douleur ombilicale déchirante et dont les reins sont comme brisés ; si *chamom.* ne suffit pas, donnez *puls. Chamom.* est très-utile dans les flatuosités qui se répandent dans différentes parties de l'abdomen, comme pour s'échapper ; lorsqu'on ressent des élancements qui traversent la poitrine ; quand sous les côtes et au creux de l'estomac il y a un gonflement ; qu'il y a agitation, inquiétude et sueurs visqueuses ; qu'on éprouve en même temps des borborygmes et des grouillements avec envie de s'évacuer, mais pour rendre des selles petites, muqueuses et aqueuses.

Nux vom., quand les selles cessent tout à coup ou qu'elles sont très-dures ; qu'il y a la sensation d'un poids énorme dans le ventre avec grouillements, borborygmes et chaleur inaccoutumée ; que les douleurs sont pinçantes, tiraillantes, compressives, comme si les intestins étaient pris et serrés entre deux pierres ; lorsqu'il y a pression dans le creux de l'estomac ; que le ventre est douloureux au toucher, qu'il est tendu ; la respiration est courte et difficile, avec sensation de plénitude, et le dessous des côtes est comme s'il était bourré. Pendant le plus grand paroxysme des douleurs, les mains et les pieds sont froids ; on perd quelquefois connaissance ; les vents et la colique se sont portés à la partie inférieure du ventre ; une douleur aiguë comme par des couteaux se fait sentir sur la vessie et le rectum, et l'on dirait que les vents vont sortir en forçant le passage ; le malade se courbe, et à chaque pas il sent augmenter ses souffrances. (*Voy.* plus bas *bell.*) Le mal diminue par le repos, étant assis et couché. Généralement il y a céphalalgie et mal de reins. La plupart de ces douleurs sont attribuées vulgairement aux obstructions, et les ignorants croient que c'est alors le cas de donner des purgatifs. Voyez à cet égard ce qui est dit à l'article **Constipation.**

Merc. viv. convient dans les **coliques violentes,** venteuses et avec douleur de torsion ; lorsque la région ombilicale est tendue, qu'il se fait à la surface du ventre un mouvement spasmodique palpitant, avec gonflement et dureté de l'abdomen ; lorsqu'il y a fourmillement dans la gorge, avec hoquet, voracité et dégoût pour les douceurs ; nausées, vomituritions avec grand afflux d'eau dans la bouche, pressant besoin d'aller à la selle ; ou quand ces coliques ont lieu avec tension et brûlement à la région ombilicale ; quand il y a grande sécrétion de salive, renvois, diarrhée, évacuation de glaires par les selles et faiblesse considérable : ces souffrances s'aggravent sur le minuit ; et si *merc. viv.* ne soulage pas promptement dans ce dernier cas, et qu'il y ait en même temps démangeaison au nez, donnez *cin.* ; et si cela ne réussit pas complétement, donnez *sulph.*

Puls. doit être administré dans les **coliques aiguës,** avec battement au creux de l'estomac et tension pénible du ventre comme s'il était trop plein ; grouillement et borborygmes, et rétention des vents ; chaleur générale ; les veines du front et des mains sont gonflées ; le malade est obligé de quitter ses vêtements à raison de cette chaleur et de cette tension ; le bas-ventre est douloureux au toucher comme s'il était meurtri ; tous les symptômes empirent par le repos et s'amendent par le mouvement ; en se levant, les reins sont douloureux comme s'ils étaient brisés ; pendant la durée des tranchées et des pincements, le mal s'aggrave par le toucher ; déchirement et élancement au-dessus du nombril ; inquiétude, pesanteur dans le ventre, avec tension douloureuse, qui empire par le toucher ; vomituritions, affluence de salive blanche et écumeuse dans la bouche ; diarrhée, évacuations jaunâtres et grises, avec douleurs violentes dans l'estomac ; figure pâle, cercle bleu autour des yeux (comparez avec *chamom.*) ; tout le corps est contracté (comparez avec *nux vom.*, *bell.*) ; mal de tête pressif et tensif. Si ces coliques proviennent d'une surcharge d'estomac, donnez d'abord du café noir, et plus tard, si c'est nécessaire, *puls.* ; si cela ne suffit pas, donnez *bell.*

Dans les cas analogues à ceux de *puls.*, la vessie est quelquefois affectée, le malade éprouve des douleurs violentes, la région vésicale est comme contractée spasmodiquement, avec un besoin continuel d'uriner, sans pouvoir le satisfaire, accompagné d'anxiété et d'inquiétude, et d'une grande sensibilité de l'abdomen : dans cette circonstance, donnez *acon.* une ou deux fois, et plus tard, si c'est nécessaire, *nux vom.*

Coloc. est le remède capital dans toute **colique intense.** Lorsque les douleurs sont très-violentes, constantes, ou qu'elles ne cessent momentanément que pour reparaître plus violentes, commencez toujours par ce remède. Il convient surtout, lorsque la plus forte douleur se fait sentir sur un point fixe de la région ombilicale et récidive toutes les cinq ou dix minutes (comparez avec *bell.*) ; quand il commence par un tiraillement léger de côté pour se porter ensuite sur le ventre, augmente incessamment, et finit par des souffrances de serrement, de pression, de griffement, de fouillement et de déchirement si intenses, qu'elles arrachent des cris au malade et qu'elles lui font repousser tous ceux qui l'entourent ; il se tord comme un ver, il ruisselle de sueur, presse son bas-ventre avec les mains, ou l'appuie avec rage sur les bords du lit ou sur une table, etc. ; il se couche sur le ventre en y appliquant les carrés, et dans cette position il finit par trouver du calme.

Pour les coliques qui proviennent d'une vive contrariété, donnez *coloc.*, si *chamom.* ne s'est pas montré efficace.

Si quelqu'un a eu des attaques de coliques qui ont duré toute la journée ou par intervalles, et qu'il ait eu le malheur de recourir à l'opium, il doit s'attendre à une nouvelle attaque ; mais dès qu'il la sentira s'approcher, qu'il prenne tout de suite *coloc.*, surtout si les attaques précédentes ont laissé une certaine faiblesse dans les intestins, avec une sensation de meurtrissure, et comme s'ils étaient suspendus par des fils, et qu'à chaque pas il semble qu'ils aillent se rompre. C'est dans des cas pareils que convient essentiellement *coloc.*; il faut s'y tenir. Si la première dose ne fait pas effet tout de suite, qu'on n'attende pas plus d'une heure ; si les souffrances s'aggravent, donnez, quelques minutes après, un peu de *café noir*, par cuiller à thé, qu'on répétera tant qu'il produira du soulagement ; si l'état s'aggrave de nouveau, revenez à *coloc.* et donnez de nouveau un peu de café, et continuez ainsi. Si le café reste sans effet, donnez encore *coloc.* jusqu'à ce que le mal cesse. Tant que le mal est supportable, abstenez-vous, et n'agissez que s'il vient à s'aggraver encore. Si, après l'administration d'un globule de *coloc.*, il ne se manifeste pas d'aggravation, mais bien plutôt une amélioration progressive, cessez de donner du café et laissez agir, si c'est utile, le remède pendant deux ou trois semaines. Généralement la seconde dose est efficace, quelquefois cependant ce n'est que la troisième ; je n'ai jamais trouvé nécessaire, dans les cas les plus intenses, de faire davantage. Après la cessation de toute douleur, donnez *caust.*, deux doses, une le soir, l'autre le matin.

Quand un malade en proie à des coliques a été assez mal

inspiré pour prendre du laudanum ou de l'opium (moyen généralement employé dans ce cas par l'allopathie), donnez d'abord du café et ensuite *coloc.*; si cela ne réussit pas, essayez *chamom.*, et revenez bientôt après à *coloc.* Il y a des coliques où *coloc.* ne suffit pas ; il faudra alors s'adresser à l'un des remèdes ci-dessous indiqués, et principalement à *bell.*

Bell. convient lorsque, pendant la douleur, il se forme transversalement sur la surface du ventre une tumeur oblongue ; quand la douleur diminue ou s'efface par la pression et par la position demi-fléchie du malade ; quand on éprouve un pincement et un tiraillement vers le bas, à croire que les intestins vont sortir, symptôme qui s'aggrave en restant debout et en marchant, et particulièrement lorsqu'il y a une selle mince et purulente. Dans ce dernier cas, on donne avec avantage *merc. viv.* qui dissipe le reste des symptômes.— En général *bell.* convient lorsque le visage est très-rouge, que le sang monte à la tête, que les veines se gonflent, et que les douleurs sont si violentes que le malade en devient comme fou. Ce remède est utilement employé lorsque les douleurs existent dans la région ombilicale, et avec un caractère de griffement. Quelquefois cet état s'accompagne de douleurs de reins qu'il faut pareillement traiter par *bell.*

Cocc. convient dans les cas analogues à ceux de *nux vom.*; principalement lorsqu'on ressent un resserrement dans l'abdomen avec pression qui porte en bas et au dehors, accompagné de quelques nausées ; ou lorsqu'on rend des vents sans amélioration, parce qu'il s'en forme toujours de nouveaux qui s'arrêtent çà et là dans le ventre (comparez avec *chamom.*) et y occasionnent des douleurs ; lorsque les vents distendent la région supérieure du ventre et de l'estomac avec bruit et serrement dans l'épigastre, anxiété et pression sous les côtes, symptômes qui cessent dès que les vents ont trouvé une issue.

Chin. répond aux **coliques produites par les vents,** comme dans le cas de *cocc.* et de *chamom.*; lorsque les intestins se contractent dans la partie inférieure de l'abdomen, et qu'ils sont poussés au dehors avec une douleur tensive et pressive, accompagnée de tension sous les fausses côtes et d'anxiété, principalement lorsque la crise arrive la nuit, chez les personnes affaiblies, ou après une transpiration excessive, ou chez les femmes qui nourrissent, avec perte de forces.

Ign. s'emploie dans les coliques qui surprennent pendant **le sommeil,** ou lorsque les douleurs lancinantes se font sentir dans la poitrine et dans les côtés ; que les vents sortent difficilement, et que leur sortie diminue les douleurs ; il convient chez les femmes sensibles. — Si cette souffrance a lieu sur le soir, et que la flatulence cause des vomissements, donnez préférablement *puls.* — Les coliques qui sont précédées d'un goût amer de la bouche, avec langue sale et jaune, avec grande soif, et qui, comme on dit, sont produites par la bile, d'où il résulte quelquefois des vomissements bilieux ou des selles analogues, ces coliques demandent l'emploi de *chamom.*, une ou deux doses; dans les cas les plus graves, *coloc.*, et, si ces remèdes ne suffisent pas, *sulph.*

FLATUOSITÉS.

La présence des vents dans les intestins occasionne souvent des coliques pour lesquelles nous avons déjà indiqué les remèdes. Lorsque ces vents ne donnent pas lieu à de vives douleurs, mais seulement à de la chaleur, à de l'incommodité et à un ballonnement du ventre, si la respiration est gênée, comme cela arrive souvent à la suite de l'usage d'aliments flatulents, de la bière, etc.; s'ils se manifestent à la suite d'une indigestion d'eau, bue après avoir mangé des corps gras, donnez alors *chin.*; plus tard, chez les personnes passionnées, *nux vom.*; chez les personnes douces, *puls.*; après avoir mangé de la viande de cochon, *puls.*, lorsque *chin.* n'a pas suffi. Si ces coliques venteuses reviennent souvent, donnez *sulph.*; si ces remèdes ne sont suivis d'aucun effet, appelez un médecin homœopathe.

INFLAMMATION DES INTESTINS ET DE L'ESTOMAC.

Il est aussi dangereux de traiter cette maladie par les remèdes domestiques que par les procédés de l'allopathie. Elle constitue toujours une affection difficile à conduire, et pour laquelle il est impossible de donner ici des détails complets pour tous les cas; il vaudra encore mieux se régler sur ce que nous allons exposer, que de recourir à un traitement violent. Si l'on peut s'adresser à un médecin homœopathe, cela est préférable.

On doit toujours croire à un état inflammatoire, lorsque le malade accuse dans l'une des parties du ventre une douleur brûlante, quelquefois lancinante : cette partie devient douloureuse à la pression, et la douleur augmente par le mouvement, par la moindre secousse, soit que l'on tousse, que l'on éternue, ou que l'on rie. Le lieu de l'inflammation peut être tendu et gonflé; si c'est dans le voisinage de la poitrine, la respiration est difficile, surtout en prenant haleine; cet ensemble de souffrances s'accompagne presque toujours de vomissements ou de renvois, *qui ne soulagent pas ;* et en même temps il est rare qu'il n'y ait pas constipation. — C'est à cette complication qu'est due l'idée des purgatifs, véritable méthode d'empoisonnement, comme les vomissements ont donné l'idée du vomitif, qui peut être aussi considéré comme une autre voie de mort. — Ne tourmentez donc pas le bas-ventre; contentez-vous de prescrire de l'eau, et, tout au plus, de temps en temps, quelque boisson mucilagineuse, et rien autre chose : plus la constipation dure, mieux ça vaut. Lorsque le malade se rétablit et commence à manger, les fonctions reprennent leur cours. — J'ai vu des cas plus graves dans lesquels la constipation a duré quinze jours, même davantage, et cependant le malade a guéri et repris ses forces.

A ces symptômes ajoutez les suivants : Face pâle, plombée, creuse ; fièvre violente, mais avec un pouls petit ; moral abattu et anxieux. Lorsque cet état arrive à son apogée, il se déclare des vomissements d'une grande violence, ainsi que des douleurs excessives, et une faiblesse qui s'accroît incessamment ; les bras et les jambes se refroidissent, le hoquet survient, le ventre se ballonne à l'excès.

Si le siége du mal est dans l'estomac, le patient éprouve une douleur épigastrique, douleur qui s'étend sous les côtes, vers le dos et même jusque dans le ventre ; les aliments et les boissons provoquent des envies de vomir ; une soif ardente s'accompagne quelquefois d'une aversion prononcée pour l'eau. Si le siége du mal est ailleurs, la douleur s'y fait péniblement sentir ; le ventre devient chaud, et les vomissements ne surviennent que quelque temps après avoir mangé.

Dans ces divers cas, donnez dès les premiers moments *acon.*; répétez-le toutes les heures ; aussitôt qu'il y a une amélioration, on attendra, et l'on n'y reviendra qu'avec l'aggravation ; s'il ne se déclare pas d'amélioration, il faut alors choisir parmi les remèdes suivants :

Si les douleurs se font sentir le plus vivement sur le devant et s'étendent à gauche sous les côtes, d'où elles se propagent vers le dos et l'abdomen, avec gonflement de la région de l'estomac, grande anxiété et vomissements fréquents, qui rendent l'état plutôt pire que meilleur, on peut calmer les vomissements par *ipec.*, et s'il y a amélioration, on peut le répéter ; mais si la langue est chargée d'un enduit muqueux ou jaune, il convient alors de donner *antim. crud.* une ou deux fois.— Si la cause première a été un dérangement d'estomac, on peut donner *puls.* ou *nux vom.* — Lorsque les douleurs et la fièvre sont très-intenses et qu'elles ont été provoquées par un refroidissement, particulièrement après avoir bu de l'eau froide étant en transpiration, donnez, immédiatement après *acon., ipec.* ou *bryon.*, que l'on répétera aussi souvent que les symptômes s'aggraveront ; mais si ces remèdes restent sans effet, revenez à *nux vom.* Lorsque le malade paraît hébété, ou qu'il déraisonne, ou qu'il ne s'explique pas sur son état, donnez *hyosc.*, et répétez-le aussi souvent qu'il le faut ; s'il ne réussit pas, donnez *bell.*, et attendez-en l'effet pendant un jour, si c'est possible ; si les extrémités deviennent froides, que les forces diminuent, que le visage devienne pâle ou qu'il soit très-changé, donnez *verat. alb.* à doses répétées ; si cela ne suffit pas, *ars.*, qu'on administrera rarement au delà de deux fois. Après *ars.* on peut répéter de temps à autre *acon.*, et redonner *ars.* : on alterne alors ces deux remèdes. S'il y a aggravation après *ars.*, donnez *nux vom.*

Lorsque les douleurs se font sentir principalement dans le *côté gauche*, sous les côtes, et s'étendent de là vers le bas, la maladie peut se compliquer d'un vomissement de sang. Si la fièvre est violente, donnez *acon.* ; mais, avant que cet état empire, donnez *chin.*, et un globule répété à mesure de l'aggravation des souffrances. On réussit ainsi dans la plupart des cas ; cependant dans ceux où il n'y a pas réussite, on donnera *arn.*, particulièrement s'il y a une douleur pressive et lancinante qui gêne la respiration, ou que les accidents morbides ressemblent à ceux de la fièvre nerveuse ; si le malade est apathique, ou qu'il reste couché et comme dans un état d'hébétude, s'il ne dit pas sentir son mal et prétend n'avoir besoin de rien. Dans la plupart des cas donnez *nux vom.*, s'il y a constipation et que la pression à l'estomac persiste un certain temps sans amélioration. Lorsque la constipation s'accompagne d'une douleur aiguë qui augmente à chaque mouvement, donnez *bry.* en deux doses ; mais s'il y a diarrhée sanguinolente sans amendement des douleurs, s'il y a brûlement avec diminution des forces, donnez *ars. alb.*; si le mal empire de deux jours l'un, donnez *chin.* une fois et le jour libre, et puis ensuite une seconde dose au commencement du jour suivant qui est le mauvais ; et si cela ne suffit pas, donnez, après quelques jours, *ars.*

Lorsque les douleurs sont placées plus sous les côtes *du côté droit*, qu'elles occupent un côté du front et s'étendent sur le devant, en haut ou en bas, donnez un des remèdes suivants :

Si les douleurs sont obtuses et pressives, si elles n'augmentent pas par la pression extérieure, ni en se tournant, ni par l'inspiration; si elles s'accompagnent de pression dans l'estomac, avec tension dans les côtés, respiration difficile, langue jaune, goût amer, peau jaune et accès d'angoisses, donnez *chamom.* ; si ces angoisses deviennent plus fréquentes la nuit et s'accompagnent d'une diarrhée muqueuse verdâtre et de langueur d'estomac, donnez *puls.* ; mais au contraire, s'il y a constipation, si la peau est moins jaune, mais que la poitrine soit plus affectée, donnez *bry.* On administrera ces remèdes par deux ou trois globules à la fois; et si après une demi-heure ou une heure il n'y a pas d'amélioration, donnez un nouveau globule.

Dans la douleur pressive, qui ne permet pas au malade de rester couché sur le côté droit, qui s'accompagne de bouche amère, de plus de soif que de faim, de frissons continuels, d'un ictère très-prononcé de la peau et des yeux, donnez *merc. viv.* quelquefois alterné avec *bell.*, et, dans les plus mauvais cas, *lach.* — Si les douleurs pressives gagnent l'intérieur de la poitrine et se portent jusque sous les épaules ; si le creux de l'estomac est gonflé, avec tension de la région ombilicale, qui prend en travers l'abdomen, avec respiration difficile et anxiété ; lorsqu'en même temps il y a congestion sanguine vers la tête, éblouissements, vertiges jusqu'à la défaillance, souvent avec soif ardente, avec agitation continuelle et insomnie, donnez *bell.*, qui sera répété deux ou trois jours après, s'il n'y a pas d'amélioration. Si le lendemain le malade n'est pas mieux, donnez *lach.* en deux doses, de même que s'il y a aggravation; lorsque *lach.* cesse d'agir, donnez de nouveau *bell.* ou l'un des autres remèdes indiqués.

Dans les douleurs pressives qui s'accompagnent de battements, d'une sorte de palpitation et d'une sensibilité excessive des parties par attouchement; s'il y a en même temps goût aigre ou amer, nausées, ou même vomissements, respiration courte et oppressée, comme si les vêtements étaient trop serrés, et qu'en les ôtant il s'ensuive une aggravation plus forte; si, en outre, il y a soif, urines rouges, céphalalgie pressive, donnez *nux vom.*; si cela ne suffit pas et que les douleurs lancinantes continuent, donnez *sulph.* Pour le cas où ces remèdes ne seraient pas suivis d'une amélioration prompte dans l'espace de quelques jours, ou s'il y a amélioration sans progrès, donnez encore *sulph.*; et si elle ne se déclare pas dans six ou douze heures, donnez-en une nouvelle dose. Après cela, attendez-en les effets patiemment quatre à cinq jours; s'il y a intermittence, donnez *chin.*, comme il vient d'être dit pour les douleurs fixées dans le côté gauche.

Lorsque la douleur occupe principalement l'abdomen, l'ombilic ou la partie inférieure, qu'elle s'aggrave par le mouvement ou par la pression, et que le point le plus douloureux est gonflé, donnez *acon.*, répété toutes les trois à quatre heures, jusqu'à ce qu'il y ait amélioration, ou chaque fois que la douleur reparaît; si ce remède reste sans effet et que l'abdomen continue d'être le siége du mal, devenu plus sensible au toucher, donnez *lach.*, qu'on répétera une heure après; si *lach.* ne réussit pas, donnez *bell.* Dans plusieurs cas on peut donner *hyosc.*, *bry.*, *nux vom.*, *ars.*, quelquefois aussi *merc. viv.*; ce dernier, principalement, après *lach.* Pour ce cas, voyez ce qui a été dit un peu plus haut au sujet de l'indication de ce remède.

Qu'on se garde bien de faire usage des évacuants dans cette maladie, dont le caractère principal est une constipation opiniâtre ; car, plus elle dure, plus est prompte et complète la guérison du malade ; si, au contraire, on adopte des purgatifs ou des vomitifs, il faut s'attendre à une aggravation mortelle ou à une affection chronique qu'il sera difficile de guérir. En sorte qu'il est vrai de dire que la constipation est un bon signe dans cette maladie, et que les selles claires, fréquentes et involontaires, constituent un signe défavorable. On peut encore espérer, même dans ce cas, sauver le malade par *hyosc.*, qu'il faudra répéter s'il n'est pas soulagé après deux ou trois heures ; et si la maladie ne s'aggrave pas, sachez attendre, et abstenez-vous de tout médicament.

Les jeunes enfants sont sujets à ce genre de souffrance ; lorsqu'ils ont l'abdomen douloureux, le creux de l'estomac et le dessous du côté enflés, donnez *chamom.* une ou deux fois, ou *merc. viv.* Voyez plus loin, 2ᵉ partie, le chapitre consacré aux maladies de l'enfance.

CONGESTION DU SANG DE L'ABDOMEN.

Dans cette maladie on éprouve une impression fatigante de chaleur et de brûlement, avec dureté, tension, douleur obtuse, incommodités qui semblent dépendre d'une surcharge d'estomac récente ou ancienne, comme c'est le cas chez les hypochondriaques, habitués à une vie sédentaire ou sujets aux hémorrhoïdes : le remède principal ici est *sulph.* — Mais si l'on ressent en même temps des douleurs dans les reins, avec sensation de brisure, avec une lassitude qui ôte la force de marcher, donnez *nux vom.* ; s'il y a une diarrhée muqueuse, petite et claire, donnez *caps.* ; s'il y a grande faiblesse, *ars.* Quant aux autres remèdes, voyez l'article des **hémorrhoïdes**. On peut employer avec succès *bell., verat., puls., bry., chamom., rhus toxic.*

VERS.

On attribue généralement la plupart des affections à l'existence des vers, qui eux-mêmes reconnaissent diverses causes. Ainsi on dit qu'ils proviennent de ce que les enfants sont gorgés de bouillie, de gâteaux, ou de ce que la mère se nourrit, pendant l'allaitement, de beaucoup de viande, de poissons et d'aliments salés ou cuits à la graisse, et l'on suppose alors que c'est là ce qui rend les enfants naturellement malades, ou qui les prédispose à le devenir; ou bien encore de ce qu'on les emmaillotte trop chaudement et qu'on ne les promène pas à l'air extérieur, et encore de ce qu'on les drogue pour les vers, en leur administrant soit des lavements, soit des purgatifs, ce qui, du reste, loin de détruire ces incommodes parasites, ne peut que les engendrer et les faire prospérer.

Du moment qu'on peut se douter de la présence des vers, la première chose à faire, c'est de mettre les enfants à un régime convenable, propre à neutraliser les conditions d'existence de ces animaux ; et si après cela il reste des souffrances vermineuses, on pourra plus facilement les faire cesser par l'action des remèdes. — On s'alarme beaucoup trop de la présence des vers : ils ne sont pas aussi dangereux que les médicaments qu'on emploie pour les détruire, et qui sont prônés par les journaux et les commères. Les gens crédules croient aisément ce qu'on leur dit à ce sujet, et n'en payent que plus cher; mais s'ils savaient ce qu'ils préparent à leurs enfants, ils préviendraient le regret qui les attend; ils donneraient le double pour ne pas avoir introduit ces drogues dans leur maison.

Il est vrai qu'il arrive quelquefois qu'elles tuent les vers, ainsi que font les poisons, mais elles tuent aussi les enfants ou leur ménagent de longues souffrances par les altérations abdominales qui en résultent. Qu'on sache, en premier lieu, que les enfants ont plus ou moins de vers, même avant de naître, et que c'est déjà un indice d'une maladie grave que de voir les vers sortir spontanément ; en second lieu, que les vers vivent de substances qui seraient plus nuisibles aux enfants que les vers eux-mêmes. La plupart des symptômes attribués aux vers ne sont que les symptômes d'une maladie générale préalable, qui favorise et augmente l'affection vermineuse, surtout si les enfants ont un mauvais régime. D'après cela, on ne doit pas s'étonner s'ils se multiplient beaucoup et occasionnent différentes souffrances qui, ajoutées à la maladie primitive, peuvent prendre une très-grande gravité. On parvient bien à chasser les vers, à faire disparaître les symptômes dont ils étaient l'occasion, mais la maladie réelle, la maladie fondamentale, s'accroît.

Il arrive aussi qu'il se déclare d'autres souffrances qui sont pires que les premières, bien qu'elles se développent lentement, comme cela se voit sur les enfants de dix à douze ans. La chasse aux vers ne remédie à rien d'essentiel. — Les remèdes dont nous allons parler guérissent l'affection vermineuse, et réussissent même à expulser les vers, fussent-ils très-nombreux. — Pendant le traitement, on donnera à manger aux enfants dans une juste mesure, mais toujours peu de pain et jamais ni gâteaux ni choses semblables. On leur permettra de manger des substances fraîches ou bouillies, ou des fruits secs.

Lorsqu'on n'est pas sûr de l'existence des vers, que l'enfant maigrit et qu'il vomit souvent, donnez *ipec.* ; mais s'il a la langue chargée, donnez *carb. veg.* ; si cela ne suffit pas, *puls.* ; si l'enfant était fatigué par une diarrhée intense, ou qu'il eût pris des purgatifs, *chin.* ; s'il y a constipation, *nux vom.*

Si l'enfant rend des vers de temps en temps, que le ventre soit distendu, que le nez lui démange, donnez *cin.*, qui est le remède capital contre toutes les souffrances provenant des vers. Dans les coliques produites par les vers avec envie de vomir et affluence considérable d'eau dans la bouche, que la région ombilicale soit dure, et si l'abdomen est généralement dur et gonflé, avec des besoins fréquents et impuissants d'aller à la selle, des stries de sang, donnez d'abord *acon.*; quelques heures après, *cin.*; et si cela ne suffit pas, *merc. viv.* Dans toute souffrance vermineuse, *acon.*, administré dès le principe, est d'une grande utilité : et si, après son emploi et celui de divers autres remèdes, le mal reste le même, donnez *sulph.* comme moyen efficace, surtout après *merc. viv.* Ces remèdes opèrent en général la guérison dans tous les cas ; seulement, lorsque les enfants sont altérés et qu'ils sont peureux et tressaillants, donnez *bell.* Dans les cas les plus graves, *lach.* convient, administré deux ou trois fois.

Les individus tourmentés par le **ver solitaire** en rendent, de temps en temps, des morceaux qui se détachent comme d'une articulation ; ce parasite est carré, entièrement plat et large comme le petit doigt. Si l'on n'en rend pas de fragments lorsqu'on devrait en rendre, ce qui arrive ordinairement à la pleine et nouvelle lune, qu'on ne croie pas pour cela avoir le ver solitaire, car personne ne peut le savoir s'il n'en rend ; mais s'il se trouve qu'on dise la vérité, ce n'est encore qu'un pur hasard ; du reste, celui qui a réellement le **tænia** ne doit point s'en effrayer et croire qu'il a dans le ventre une bête dont il faut qu'il se débarrasse à tout prix, par toute espèce de poison. Si on l'expulse promptement, le succès est pire pour le malade, car il peut s'attendre, d'un moment à l'autre, à d'autres et nouvelles souffrances. — Celui qui y est sujet prendra *sulph.* deux matins de suite, à la lune décroissante ; et à la pleine lune suivante, *merc. viv.*, et, huit jours après, deux fois *sulph.*; il devra répéter cette méthode pendant quelque temps. — Il arrive que le ver sort après quelques doses de *calc. carb.*; si cela ne suffit pas, il faut s'adresser à un médecin homœopathe.

Pour les **ascarides**, petits vers qui se tiennent à l'anus, voyez l'article suivant.

DÉMANGEAISONS A L'ANUS.

Si ces démangeaisons sont internes ou externes, pires étant assis ou pendant le mouvement, pires après avoir mangé ou bu des choses échauffantes, avec douleur et hémorrhoïdes dures, sèches, humides ou saignantes; si le malade est constipé, qu'il ait contracté l'habitude des boissons fortes, de la bière ou du café; ou si elles ont lieu chez les personnes qui mènent une vie sédentaire, chez les femmes enceintes; ou qu'elles soient produites par les ascarides, qu'on peut voir remuer à la marge de l'anus, donnez *nux vom.* le soir en se couchant.

Lorsque le prurit est causé par les ascarides et que *nux vom.* ne suffit pas, si les enfants sont très-inquiets et qu'ils aient la fièvre, donnez, matin ou soir, *acon.*; et si cela ne suffit pas, *ipec.* le matin. Si de temps à autre les enfants sont tourmentés par cette affection, surtout à la pleine et à la nouvelle lune, donnez *sulph.* à chaque pleine lune, et *silic.* à chaque renouvellement; et si une prise n'a pas suffi donnez le même remède dilué, par cuillerées, sept matins de suite. Si à la pleine lune suivante il n'y a pas encore amélioration, donnez de la même manière *calc. carb.*, que l'on peut répéter sept jours de suite.

Empêchez les enfants de manger de la viande de cochon et des pâtisseries. Si tout cela reste impuissant, donnez *ferr.* trois à quatre matins de suite; si parfois il se déclare de la diarrhée, cessez-le; et si la diarrhée persiste, donnez *chin.*

Pendant que les enfants font usage de ces remèdes (*sulph.*, *calc. carb.*, *silic.* et *ferr.*), on s'abstiendra de tout autre médicament; tout au plus une prise d'*acon.*, s'ils ont la fièvre; et si *acon.* ne suffit pas, donnez le *camphre* à flairer.

Rien n'empêche en outre qu'on ne frotte l'intérieur de l'anus avec un peu d'huile douce, et si cela même ne suffit pas encore, de donner de petits lavements à l'eau froide tous les soirs; rien de cela ne contrarie l'action des remèdes. Cette pratique restant sans effet, on peut essayer, surtout chez les enfants qui ont hérité de cette affection, les lavements à l'eau légèrement salée ; et s'ils ne suffisent pas et occasionnent de la diarrhée, qu'on donne alors des lavements acidulés (d'eau vinaigrée). Dans le cas d'un nouvel insuccès, on a vu des frictions répétées matin et soir, faites sur les parties pruriteuses, avec une moitié de citron, apporter du soulagement. (Ce dernier procédé réussit contre les démangeaisons des parties génitales de l'homme ou de la femme.)

Il est d'observation que l'usage des *asperges* dans la saison est très-avantageux pour combattre les vers et les démangeaisons qu'ils provoquent; car on a fait la remarque que c'est à cette époque que ces parasites fatiguent le plus.

On a encore constaté que l'un des meilleurs remèdes chez les enfants, est de donner une goutte de teinture de *urtica urens*, chaque matin, durant plusieurs jours, lorsque les démangeaisons sont provoquées par les hémorrhoïdes (tumeurs à l'anus rouges et bleuâtres); donnez dans ce cas les remèdes suivants : dans les démangeaisons accompagnées de brûlements et d'élancements, où l'anus est contracté comme s'il était trop étroit, et qu'on fait des efforts inutiles pour aller à la selle ; si elles sont accompagnées d'élancements sourds et de mouvements spasmodiques tractifs dans les reins et autour de l'anus, et qu'à chaque mouvement on sente dans les reins une douleur sécante qui arrache des cris au malade, et qu'il ne puisse marcher ni être assis ni courbé, alors donnez *nux vom.*, ou un ou deux jours après, *ign.* en deux doses.

Lorsque, indépendamment des démangeaisons, on éprouve au dedans et autour de l'anus une douleur d'excoriation avec élancements, s'il y a en outre brûlement, que les tumeurs se ramollissent, que le rectum soit comme trop plein et trop lourd, ou qu'il sorte ; quand on éprouve aussi un besoin continuel d'aller à la garde-robe, ou qu'on a des selles minces et sanguinolentes avec des douleurs fortement lancinantes qui vont dans les reins, qu'il y a de la roideur ou de la tension, donnez *sulph.* matin et soir, pendant quelques jours, et attendez-en patiemment les effets. Mais s'il y a quelque aggravation à la suite de *sulph.*, donnez *acon.*; si cela n'améliore pas l'état, faites sentir du camphre.

HÉMORRHOIDES.

Cette affection consiste dans un écoulement de sang par l'anus, qui a lieu assez fréquemment toutes les quatre à cinq semaines, et qui est précédé de souffrances plus ou moins incommodes, après quoi on se trouve infiniment soulagé. Elle préserve souvent d'autres maladies plus graves. C'est précisément ce qui fait que les Allemands l'appellent *veine d'or.* D'ordinaire les symptômes précurseurs sont assez douloureux. Quelquefois l'écoulement du sang s'arrête; il n'en sort pas ou peu ; d'autres fois il s'en écoule trop, et cela devient dangereux. Il arrive qu'il se forme des tumeurs sur la marge de l'anus quelquefois très-douloureuses, surtout lorsqu'il ne se fait pas de flux sanguin. Cette affection peut se porter aussi sur une partie plus importante de l'organisme : il en résulte alors des accidents très-graves. Pour tous ces cas, il y a sans doute à employer divers remèdes ; mais il y a surtout à modifier un genre de vie qui pourrait aggraver la maladie. — Il ne faut pas rester longtemps assis, particulièrement sur un siége mou, à moins que les hémorrhoïdes ne soient sorties ; on évitera toute boisson forte, principalement la bière forte, le vin, le café, le thé, etc. Le matin on boira beaucoup d'eau ; on mangera moins de viande, et l'on prendra beaucoup d'exercice.

Les médecins de la vieille école n'entendent rien au traitement des tumeurs hémorrhoïdales ; s'ils ont quelquefois réussi à les faire disparaître, c'est par un pur hasard ; et l'insuccès leur a fait concevoir la folle idée de les exciser, ce que chacun peut faire s'il a une paire de ciseaux adaptés à cette opération. Les douleurs de l'opération n'ont rien de très-souffrant, mais ce n'est pas moins une opération hasardée et très-irrationnelle, qui peut avoir de graves conséquences ; on ne parvient souvent à arrêter l'effusion du sang qu'avec un fer brûlant ou de la créosote, et il en résulte des ulcères qu'on ne parvient pas toujours à faire cicatriser. Cette excision n'a d'autre effet que de suspendre momentanément les souffrances, car il ne tarde guère à se former d'autres tumeurs qui s'établissent plus haut dans le rectum, où elles deviennent naturellement beaucoup plus incommodes et plus douloureuses : on n'a plus la ressource de les exciser avec la même facilité, et, si l'on y parvient, le rectum se trouve lésé d'une manière irrémédiable. Supposons que cette nouvelle opération ait une apparence de réussite ; et puis que fera-t-on contre les tumeurs qui se forment plus haut ? Là s'arrête la sagesse de ces habiles opérateurs. Mais alors la maladie étant devenue beaucoup plus grave qu'auparavant, ils l'abandonnent au destin. — Nous autres homœopathes, nous avons des remèdes qui guérissent ces tumeurs sans les couper ; et nous savons aussi que plus on fait subir de ces mutilations au malade, plus il est difficile de les guérir.

Des ablutions et des lavements d'eau fraîche, une ou deux fois par jour, constituent un excellent moyen, quand les hémorrhoïdes ne coulent pas ; mais qu'on se garde bien de l'employer, quand elles saignent, qu'elles sont fluentes. Tout au plus y doit-on recourir quand le flux est trop abondant ; mais alors il faut toujours prendre des remèdes adaptés à la circonstance. Ces lavements seront pris avec une grande précaution ; l'eau ne sera pas trop froide ; le bout de la seringue, en gomme élastique, en bois de buis ou de tilleul, ne sera pas trop pointu ; il sera obtus et de la grosseur du petit doigt ; on aura la précaution de le tremper dans de l'huile fraîche, de la graisse, ou du beurre : c'est alors qu'on l'introduira avec ménagement. Mais si les tumeurs de l'anus sont trop douloureuses, et qu'on ne puisse pas introduire la seringue, on tiendra sur l'anus une éponge trempée dans de l'eau froide. Le malade fera utilement d'humecter les tumeurs avec sa salive, pourvu que ce ne soit pas immédiatement après avoir mangé ou fumé ; ceux qui chiquent ou ont des ulcères dans la bouche s'en abstiendront. Lorsque les hémorrhoïdes ne saignent pas, elles deviennent très-douloureuses ; et si l'application de l'eau froide les exaspère, alors qu'on prenne une fumigation sur une chaise percée placée sur un vase d'eau de son très-chaude ; on se trouvera bien aussi de l'usage de substances mucilagineuses, et particulièrement d'une émulsion de graines de coing.

Mais le principal est dans l'emploi des remèdes. S'il y a une grande démangeaison, consultez l'article **Démangeaisons à l'anus ;** s'il y a des coliques par suite d'hémorrhoïdes, donnez les remèdes contre la colique, parmi lesquels se distinguent principalement *puls.*, *nux vom.* et *coloc.* *Puls.* s'adresse aux femmes ; *nux vom.* est pour les ivrognes et pour ceux qui mènent une vie sédentaire, et *coloc.* quand les douleurs sont très-violentes. Il faudra aussi voir l'article consacré à la **congestion sanguine abdominale.**

Acon. est suivi d'un bon résultat lorsque le sang flue, et qu'il y a en même temps une douleur lancinante et pressive à l'anus ; lorsque le bas-ventre est comme trop plein, avec tension, pression et coliques ; lorsque les reins sont comme brisés.

Nux vom. lorsque les tumeurs sont le siége de douleurs lancinantes et brûlantes, accompagnées des souffrances indiquées à l'article **Démangeaisons à l'anus ;** lorsque, avant et après la selle, il y a un flux abondant d'un sang clair, ainsi que dans le cas de constipation ou de grossesse. Si ce remède ne suffit pas, donnez *ign.* ; et plus tard, si les souffrances reviennent, *sulph.*

Puls. lorsqu'avec les selles il sort un mélange de sang et de mucosités avec une forte pression sur les tumeurs ; lorsqu'on éprouve des douleurs dans le dos, que la face est pâle, et qu'on est près de se trouver mal ; si cela ne suffit pas, donnez *merc. viv.* ; et après, *sulph.*

Caps. convient quand les tumeurs sont très-enflées, que le sang s'échappe avec des douleurs brûlantes, des selles séro-sanguinolentes ; lorsqu'on ressent des tiraillements dans les reins et le dos, et des tranchées dans le ventre.

Ign. convient dans les douleurs pulsatives situées profondément, avec démangeaison et fourmillement, flux abondant de sang, ou procidence de l'anus pendant les selles ; où lorsqu'après les selles on éprouve une forte douleur d'excoriation et de contraction, particulièrement à la suite d'un besoin impuissant d'aller, ou qu'il n'est sorti qu'un mucus sanguinolent.

Chamom. se donne quand le flux de sang est liquide, avec douleurs compressives dans le bas-ventre, et besoins fréquents d'aller à la selle ; qu'il y a de temps en temps de la diarrhée, particulièrement si elle est accompagnée d'une sensation de brûlement et de corrosion, avec maux dans les reins, surtout la nuit.

Antim. crud. convient fréquemment lorsqu'il sort de l'anus une mucosité jaunâtre qui tache le linge ; on peut dans quelques cas l'alterner avec *puls.* ; lorsque le mucus donne la sensation d'un fort brûlement, préférez alors *carb. veg.* ; principalement quand on saigne du nez et qu'il se fait un afflux de sang vers la tête.

Carb. veg. lorsque, par suite d'un flux de sang brûlant, le malade tombe dans une grande faiblesse : s'il ne suffit pas, donnez *ars. alb.*; et s'il y a une nouvelle aggravation, alternez ces deux remèdes.

Sulph. est le remède principal contre les hémorrhoïdes fluentes ou borgnes; il convient particulièrement quand il y a une pression, un besoin continuel d'aller à la selle et que ce besoin est sans résultat, ou qu'il y a des selles très-minces et sanguinolentes, accompagnées de douleurs d'excoriation et d'élancements violents dans l'anus et autour; quand les tumeurs sont brûlantes, qu'elles suintent, sortent beaucoup, et au point de ne pouvoir les faire rentrer; si elles sont accompagnées de douleurs violentes et lancinantes dans les reins et le dos, avec roideur des reins comme si tout y était trop court; et aussi quand en urinant on ressent une douleur brûlante.

Celui qui a déjà pris beaucoup de soufre ou d'huile de Harlem, et qui en a abusé, devra préalablement faire usage de *merc. viv.*, et, six jours après, de *sulph.*, le soir et le matin; mais s'il a abusé également des préparations de mercure et de soufre, qu'il prenne d'abord *lach.* une ou deux fois; et s'il se produit une nouvelle aggravation, *merc. viv.*, et ensuite *sulph.*, qui s'alterne quelquefois avec *sep.*

Bell. convient dans le flux de sang accompagné de mauvaises douleurs dans les reins, comme s'ils étaient contusionnés, brisés; s'il ne suffit pas, donnez *hep. sulph.*; et si la guérison n'est pas opérée, quatre à cinq jours après, *rhus toxic.* Dans tous les cas, le malade ne prendra de ces remèdes que deux fois par jour, le matin et le soir, ou le soir et le matin.

Dans le flux trop abondant de sang, donnez *acon.*; s'il ne suffit pas et que le sang coule comme dans une hémorrhagie, qu'on n'attende pas longtemps et qu'on donne *ipec.*; si après dix minutes il n'y a pas de résultat, *sulph.*, et de nouveau *acon.*; si cela ne suffit pas encore, donnez *bell.* à flairer, et ensuite *calc. carb.* en olfaction. Si, après l'usage de l'un de ces remèdes, il y a quelque amélioration, ne donnez plus rien ; s'il y a quelque aggravation, recommencez, et ne recourez à un autre remède que lorsque le précédent a épuisé son effet. Si le malade reste affaibli, faites-lui flairer *chin*.

Les remèdes ci-dessus indiqués suffisent pour les cas d'urgence ; ils peuvent aussi guérir les cas chroniques ; et s'ils n'y réussissent pas, appelez un médecin homœopathe, et renseignez-le avec détail sur toutes vos souffrances.

DIARRHÉE.

Cette affection est déterminée très-souvent par les causes indiquées dans la première partie de ce livre : comme par une frayeur subite, une peur, une contrariété, un refroidissement, un échauffement, un dérangement d'estomac, la suite de brûlures, etc.

La plupart des gens ont encore le préjugé de croire que la diarrhée est un bénéfice de nature, nécessaire au rétablissement de la santé dérangée. Il est vrai qu'il y a quelques maladies qui se jugent par la diarrhée, mais elle n'en reste pas moins une maladie si elle a de la durée ; et il est très-vrai aussi que c'est par elle que commencent d'autres souffrances. — Le faux semblant d'amélioration et de faiblesse qu'on éprouve après une diarrhée quelconque (soit provoquée ou non) est considéré par beaucoup de personnes comme salutaire et agréable, par cela seul que l'état actuel est différent de celui qui précédait ce dérangement. Par comparaison, il en est de même de ceux qui regardent l'usage de la bière forte ou de l'eau-de-vie comme bienfaisant, à cause de cette espèce d'enivrement qui en résulte ; il leur semble d'autant meilleur, qu'il est plus prononcé. Il se trouve aussi des gens qui croient que la santé ne peut rester dans un parfait équilibre s'ils ne se purgent pas de temps en temps. Ils n'ont qu'à essayer, s'ils sont constipés, des remèdes que nous conseillons contre la constipation, et ils se convaincront qu'ils peuvent guérir la plupart du temps sans purgatifs. Si l'on est pris d'une diarrhée naturelle ou artificielle, ce ne sera pas une raison pour qu'il faille l'arrêter artificiellement, comme par du vin, de l'eau-de-vie, et tout autre moyen ; il vaut mieux lui laisser son cours, et ne prendre que les remèdes qui lui sont appropriés. Supprimer la diarrhée n'est pas toujours dangereux ; cependant cela peut le devenir quelquefois, principalement chez les enfants et les vieillards, ou chez les personnes qui sont atteintes en même temps d'une autre maladie. — Il peut en résulter alors des affections graves, telles que la dyspepsie, des hépatites (maladie de foie), etc., mots bien savants qui éblouissent les esprits simples, qui ne mènent pas plus loin, et qui font oublier le mal principal ; le pire de tout cela, c'est qu'il n'est pas toujours facile de guérir les suites fâcheuses d'une diarrhée supprimée. — Mais croire qu'il est très-imprudent d'arrêter le cours du ventre, parce qu'on empêche la sortie des impuretés du corps, c'est être dans une autre erreur : la suppression de la diarrhée n'est dangereuse que parce qu'on change une maladie pour une autre, et qu'on ne connaît pas celle qui doit la remplacer ; elle est généralement plus grave. La plupart de ces impuretés n'existent que dans l'imagination.

Expliquons-nous plus positivement, et cela pour détruire les préjugés qui existent sur ce sujet : En admettant que le corps contienne de véritables impuretés, il s'en débarrasse plutôt par une évacuation naturelle que par la diarrhée, qui, quoi qu'on en dise, ne parvient pas à en délivrer les intestins. Lorsque les matières sortent fermes, rien ne reste ; tout le monde sait cela. Le canal intestinal est un véritable tube, étroit à son origine, et qui va s'élargissant jusqu'à son extrémité inférieure. Il ne ressemble pas à un tuyau de pompe à incendie, sur lequel il faut agir pour en faire sortir le contenu. Non, ce n'est pas un instrument inerte, mais bien un tube tout vivant, doué d'une activité propre et constante. Cette activité, tant qu'elle est à l'état normal, ne souffre pas que rien reste dans le corps ; il n'y reste quelque chose, que lorsqu'elle a perdu sa régularité ou qu'elle s'arrête ; ce qui ne peut avoir lieu. — Dans la diarrhée provoquée par un purgatif, cette activité, cette force est irrégulière, et s'irrite dans les efforts qu'elle fait pour débarrasser l'organisme de ces purgatifs, véritables poisons qui, lorsqu'elle y est parvenue, laissent les intestins dans une grande faiblesse, dans un relâchement extrême. — Si le purgatif n'agit pas à l'égal d'un poison, il n'évacue pas tout à fait ; il ne sort du corps que ce qu'il ne peut tolérer. — Les effets funestes de ces médecines deviennent encore plus évidents, lorsque les drogues restent dans les intestins ; car le corps n'a plus la force de les chasser ; alors elles y restent avec toute la force d'un poison. On a beau dire que c'est la maladie qui produit ces symptômes ; il n'en faut rien croire ; cela est faux. Il meurt beaucoup plus d'adultes par la magnésie et l'huile de ricin, plus d'enfants par la rhubarbe que par l'arsenic, dont on est tant effrayé, à juste titre. — Dans l'état de constipation, la force des intestins est plus puissante, et dans un temps donné, les excréments peuvent être expulsés, et, par conséquent, rien ne peut rester dedans, car les matières durcies remplissent toujours le gros boyau, ce qui n'a jamais lieu dans la diarrhée. Lorsque la force d'expulsion s'arrête, il est vrai que tout reste stationnaire ; mais elle peut être facilement provoquée, comme cela est prouvé à l'article *Constipation*. Les médecins qui ont ouvert des corps par centaines, savent très-bien qu'on ne trouve des impuretés que dans les sujets morts à la suite de la diarrhée, et jamais dans ceux qui ont été constipés.

Lorsqu'on est pris d'une légère diarrhée et qu'on se trouve par là soulagé ou guéri d'une autre maladie, il ne faut pas se presser de recourir aux remèdes ; il faut y recourir quand elle continue, ou qu'elle donne lieu à d'autres affections. Dans ce cas, choisissez parmi les médicaments appropriés aux symptômes.

Dans la **diarrhée de dentition** il n'y a rien à faire, à moins qu'elle ne dure trop longtemps et qu'elle n'affaiblisse les enfants. Il suffira dès le principe d'éviter les acides, le café, le thé et toute substance salée ; tous fruits, frais ou secs, les œufs ou le poulet et autres volailles sont toujours nuisibles. Ne donnez que des boissons mucilagineuses et une nourriture féculente, comme la farine d'avoine, de riz, etc. Si l'appétit se conserve, le malade prendra du bouillon, du potage avec ou sans fécule, ainsi que du lait récemment trait, s'il n'y a pas de répugnance; mais on le donnera sans excès ; il pourrait augmenter la diarrhée.

Ipec. convient dans le cas où le petit malade crie, s'agite, est inquiet, salive beaucoup, qu'il a le bas-ventre gonflé, avec des besoins impuissants d'aller, qu'il a des selles fréquentes, petites, jaunâtres, accompagnées de coliques et de douleurs au rectum, ou que les selles sont muqueuses, minces, comme en état de fermentation, et d'une mauvaise odeur ; qu'il éprouve en même temps de la faiblesse, l'envie de rester couché ou qu'il est somnolent ; que le visage est pâle, avec cercle bleuâtre des yeux, horripilation, irritabilité, mauvaise humeur. Si *ipec.* ne suffit pas, donnez *rheum*, si les selles ont une odeur aigre, *rheum* sera préféré dès le principe.

Chamom. s'adapte principalement aux enfans qui crient, s'agitent, et veulent toujours être portés ; à ceux d'un âge plus avancé, s'ils s'agitent d'une manière inquiète et maussade, qu'ils crient jusqu'à en perdre connaissance, et qu'ils se tordent en double ; lorsque les plus petits ramassent leurs jambes sous le ventre, que leur ventre est tendu, dur, que les selles sont fréquentes, séreuses ou aqueuses la plupart du temps, ou verdâtres, ou brunâtres, ou indigérées et donnent une odeur d'œufs pourris ; qu'il y a des borborygmes, manque d'appétit, soif, langue chargée, renvois fréquents et soulèvements d'estomac comme pour vomir.

— Ce remède conviendra aux grandes personnes, particulièrement quand les selles sont vertes, aqueuses, chaudes et puantes ; qu'elles ont la bouche amère ; qu'il y a renvois amers, vomissements bilieux, plénitude d'estomac, tranchées, céphalalgie.

Puls. convient dans la diarrhée qui a la consistance de bouillie, ou lorsqu'elle est liquide, puante, qu'elle excorie l'anus, qu'elle est brûlante ; si elle s'accompagne de dégoût, de nausées, de renvois désagréables, de tranchées, plus fréquents la nuit que le jour ; donnez *rhus. toxic.* si, rendue à l'état de bouillie, elle n'a lieu qu'après minuit, mais précédée de maux de ventre qui cessent après la garde-robe.
— *Puls.* convient dans la diarrhée muqueuse, lorsque chaque selle change de couleur ; si elle occasionne une grande faiblesse, donnez *coloc.* ; et si ce remède amène de vives tranchées, administrez une tasse de café pur. Si les selles sont claires, verdâtres, sanguinolentes et accompagnées de ténesme, donnez *merc. viv.*

Merc. viv. convient quand les souffrances sont à pousser des cris, qu'on se tord et qu'on a un besoin urgent et impuissant d'aller, avec sueur froide et tremblement ; quand les selles sont vertes, aqueuses et muqueuses, quelquefois bilieuses, avec des stries de sang, suivies d'une grande faiblesse, d'une haleine mauvaise, et comme si elle venait d'un estomac à jeun ; s'il y a manque d'appétit, et envie de vomir, et en même temps diarrhée et vomissement. Il convient aussi quand les selles sont tellement corrosives qu'elles brûlent et excorient.

Sulph. se donne dans la diarrhée où les selles sont tellement âcres que tout le pourtour de l'anus en est excorié, ou provoquent des éruptions miliaires ; souvent aussi, si elle s'accompagne d'émaciation, ou chez les enfants, s'ils ont le ventre dur et distendu : lorsque le moindre refroidissement ramène cette affection, même après avoir employé d'autres remèdes qui l'avaient fait cesser.

Antim. crud. convient dans la diarrhée aqueuse avec dérangement d'estomac, langue chargée d'un enduit blanc, mais on préférera *ferr.* si, en même temps que l'anus est excorié, on y éprouve un état douloureux de spasme ; lorsqu'après chaque repas on éprouve une douleur pressive à l'estomac, que les yeux sont trop sensibles, que la face est pâle et terne ; il convient surtout contre les diarrhées sans douleurs. Si cette affection dure depuis longtemps, et que les autres remèdes soient restés sans effet, donnez *acid. phosph.* à doses répétées et de plus en plus fortes.

Rheum convient dans la diarrhée aiguë, mince, glaireuse, et comme en fermentation (comparez avec *ipec.*), et particulièrement aux enfants qui crient et se plaignent de coliques, ou ramassent leurs jambes vers le ventre, si leur bouche est pleine de salive et leur face pâle. (Si la face est rouge, donnez *chamom.*, et si elle n'est pas suffisante, *bell.*) Dans le cas où l'enfant sent l'aigre, quoiqu'on le lave souvent, si *rheum* n'a pas suffi et que les douleurs persistent, donnez *chamom.*; et si elle reste sans effet, et que les douleurs diminuent en même temps que l'état de faiblesse continue, avec distension du ventre, donnez *sulph.*

Chin. répond non-seulement à toutes les diarrhées chez les individus débilités, mais aussi dans les cas où, lorsque pendant la durée des fortes douleurs, lesquelles se caractérisent par une sensation de spasme, de resserrement et de compression, il sort une grande quantité de matières brunâtres et minces, suivies le plus souvent de douleurs brûlantes à l'anus, avec contraction du bas-ventre, borborygmes et coliques venteuses. On pourra aussi le donner lorsque, par suite d'un refroidissement, on est éveillé la nuit par ces souffrances spasmodiques, qui cessent alors presque immédiatement, avant que la diarrhée se soit déclarée.

Bry. convient assez ordinairement pendant les étés chauds, et en particulier après avoir pris des boissons froides, ou pour tel autre cas de refroidissement; ou que la diarrhée est causée par du fruit ou par un excès de nourriture; ou lorsqu'elle se déclare bientôt après avoir mangé; à la suite de l'usage de la choucroute ou d'un aliment analogue; à la suite d'une vive contrariété, et quand *chamom.* n'a pas suffi.

Dulc. convient dans la diarrhée qui se manifeste à la suite d'un refroidissement, particulièrement en été et en automne, s'aggravant la nuit; qui s'accompagne d'évacuations fréquentes et plus aqueuses, avec ou sans douleurs ou coliques. Si *dulc.* ne réussit pas après six heures, donnez *bry.* et répétez-le toutes les six, les huit ou douze heures. — Si la diarrhée est accompagnée de plus de faiblesse que de douleur, si elle éclate après le repas, et que les aliments soient rendus non digérés, *chin.* convient généralement; quelquefois aussi c'est *bry.* ou *rheum* qu'il faudra consulter. Mais si la faiblesse est considérable et coïncide avec les douleurs abdominales, donnez *ars.*, et, s'il n'est pas suivi d'un prompt effet, *nux vom.* — Contre les selles d'aliments non digérés, *ferr.* conviendra souvent, alterné avec *chin.* ou *calc. carb.*, et quelquefois avec *merc. viv.* Contre la grande faiblesse avec diarrhée, *ipec.* est le meilleur remède, avec *verat.* et *ars.*; pour la diarrhée sans douleur, *ferr.* — Lorsque la diarrhée alterne avec la constipation, comme cela a lieu quelquefois chez les vieillards, donnez *ant. crud.* et *calc.*, surtout s'il n'y a aucune espèce de douleurs.

Pour la diarrhée des femmes grosses ou nouvellement accouchées, voyez le chapitre des **Maladies des femmes**; et pour la diarrhée des enfants pendant l'été, voyez le chapitre des **Maladies des enfants**.

DYSSENTERIE.

S'il arrive que dans cette affection il y ait peu ou point de fèces, outre les remèdes dont il va être parlé, on consultera avec fruit ceux dont il a été question à l'article **Diarrhée**.

Merc. viv. est indiqué lorsque le malade éprouve un besoin urgent de s'évacuer, comme si les intestins allaient sortir; lorsque, après de longs efforts, on rend un peu de sang clair; ou après des selles vertes et comme hachées, mêlées de sang, et lorsque, après évacuation, on éprouve un ténesme plus fort qu'auparavant; chez les enfants, quand ils pleurent et crient beaucoup; et chez les nourrissons, quand ils refusent le sein.

Acon. lorsqu'on éprouve des déchirements dans les membres, la tête, la nuque et les épaules. Si une couple de doses d'*acon.* ne suffit pas, donnez *chamom.*; dans quelques cas, *puls.*, lorsqu'il sort des glaires mêlées de sang, ou *rhus toxic.*, et pour cela voyez l'article **Diarrhée**.

Acon. est aussi le meilleur moyen dans la dyssenterie qui a lieu dans les fortes chaleurs suivies de nuits froides, et qui s'accompagne de frissons, de chaleur violente et de soif; si cela ne suffit pas, voyez ce qui est dit ci-dessus aux articles *bry.*, *nux vom.*, ou *merc. viv.*, qui est fréquemment indiqué.

Chin. convient dans la dyssenterie épidémique qui se déclare dans les localités marécageuses, dans celles où l'on creuse des canaux, et principalement lorsque la maladie gagne et s'aggrave sensiblement tous les jours.

Merc. subl. est le remède principal dans la dyssenterie d'automne, particulièrement après *acon.*, avec ténesme violent et coliques; lorsque dès le principe il y a des selles bilieuses, et plus tard mêlées de sang et de mucosités. Si après la première dose il y a amélioration, et que plus tard l'aggravation survienne, répétez-le; s'il reste sans effet, comparez-le avec d'autres remèdes, et particulièrement avec ce qui a été dit des coliques et de la diarrhée au paragraphe suivant consacré à *coloc.*

Coloc. est indiqué lorsqu'on ressent une douleur atroce dans les intestins, tels que s'ils étaient pressés comme entre deux pierres : le malade est obligé de se plier, de se tordre ; il est très-agité ; les évacuations sont muqueuses, quelquefois sanguinolentes; le ventre est distendu et ballonné comme un tambour ; on éprouve une pression dans le ventre comme s'il était trop plein; des frissons parcourent tout le corps, et la langue est chargée de mucosités blanchâtres. Comparez ce qui a été dit de *coloc.* à l'article **Coliques.**

Sulph. convient dans tous les cas où les autres remèdes n'ont procuré qu'une amélioration passagère.

Ars. convient lorsque les selles deviennent putrides et puantes, lorsqu'elles s'échappent involontairement, et que les urines sentent très-mauvais; que le malade perd ses forces, qu'il devient indifférent et tombe dans la torpeur, avec bouche putride et puante, lorsqu'il y a çà et là des taches rouges ou bleuâtres répandues sur le corps; lorsqu'il y a jactation, et que le malade est agité sur son lit sans trouver le moindre repos, et qu'il désire la mort; si en même temps la respiration est presque froide, ou qu'il y ait sensation de brûlement; et si *ars.* a été administré une ou deux fois, sans résultat, donnez *carb. veg.*; si après *ars.* il y a aggravation, donnez *nux vom.*; si après *carb. veg.* l'odeur putride persiste, donnez *chin.*, et plus tard encore *carb. veg.* Quelquefois après *ars. phosp.* est un excellent remède.

CONSTIPATION.

La première observation à faire sur cette affection et qu'on taxera de paradoxale, c'est qu'on doit se féliciter de n'avoir pas de maladie plus grave que celle-là. Qu'on remarque, en effet, que tous ceux qui sont ordinairement constipés deviennent très-vieux et restent vigoureux ; mais il est bien entendu que ce n'est pas après avoir fait usage des purgatifs, tandis que ceux qui sont disposés à la diarrhée perdent prématurément leurs forces et deviennent rarement vieux. La diarrhée ne peut avoir lieu que par l'effet d'un élément nuisible, qui altère la constitution, tandis que la constipation ne s'établit que par le fait d'une grande transpiration et d'une nourriture animale abondante. On croit généralement que les purgatifs contribuent à la santé, et qu'ils préviennent les maladies, de même aussi que ce sont les impuretés du corps qui les occasionnent : cette opinion est entièrement erronée et n'a aucun fondement.

Chacun peut faire sur un cheval ou sur soi-même l'expérience suivante, qui lui prouvera que nous sommes parfaitement fondé lorsque nous proscrivons les purgatifs. Qu'en état de bonne santé on en fasse usage pendant huit jours, et l'on verra si l'on ne rend pas des matières abominables. Or, comme cela arrive à l'animal aussi bien qu'à l'homme, dans les conditions de parfaite santé, c'est donc aux purgatifs qu'il faut attribuer ces évacuations. On peut même reconnaître dans les matières évacuées les drogues dont on a fait usage. Lorsqu'on prend des sels purgatifs, les sels sentiront toujours les œufs pourris; si l'on prend des racines drastiques, elles arrivent noires et aqueuses; si l'on prend du mercure, elles sont verdâtres; si l'on prend de la rhubarbe et de la magnésie, elles sont généralement d'une très-mauvaise odeur, etc.

Toute substance médicamenteuse qui est introduite à faible dose dans le corps, à titre de purgatif ou de vomitif, ne doit pas moins être considérée comme un poison. Il y a cette différence, que les poisons actifs pris en quantité assez élevée détruisent promptement les forces et désorganisent l'estomac, tandis que les mêmes agents, pris comme purgatifs et à moindre dose, tuent plus lentement.

Celui qui est sujet à la constipation et désire se soulager de temps en temps, ou qui éprouve en outre d'autres souffrances, doit faire usage des remèdes que nous allons indiquer; mais, avant tout, il doit observer un régime convenable : il ne mangera pas trop de viandes ni de choses salées, il mâchera comme il faut, et moins il a de dents, plus longtemps il doit mâcher ; qu'il coupe tout en petits morceaux ; qu'il fasse usage du laitage, des fruits secs ou crus, et des légumes ; qu'il mange souvent du potage ; qu'il se prive de thé, de boissons spiritueuses, etc. ; il devra surtout prendre tous les jours un verre d'eau fraîche en se couchant.

Parmi les remèdes domestiques, le seul qu'on puisse recommander, ce sont les lavements, dont il sera fait usage de temps en temps. Les lavements se composeront d'eau tout simplement, et l'on n'en abusera pas : il serait plus fâcheux de s'accoutumer aux purgatifs. — Les lavements ne sont pas un traitement curatif, mais seulement palliatif ; ils aident puissamment l'action des remèdes appropriés, et contribuent un peu à la guérison. Lorsque, de loin en loin, on est sujet à la constipation, on peut se guérir par l'emploi des lavements froids ; et pour cela on les prendra à petite dose, tous les soirs avant de se coucher ; on tâchera de les garder. Deux semaines de cette pratique ont détruit souvent cette disposition à la constipation ; les selles finissent par se régulariser si l'on a observé un régime convenable. — On s'en abstiendra lorsqu'il existe des hémorrhoïdes. Mais disons que tout liquide autre que l'eau est nuisible ; on ne doit en excepter que le lait fraîchement bouilli, — que l'on doit préférer quelquefois chez les enfants. — Il n'y aurait pas de grands inconvénients à se servir, selon la circonstance, d'huile douce, de beurre ou de graisse fondue ; mais les occasions sont rares. — La promenade à pied, et particulièrement sur un sol montueux, contribue beaucoup à rétablir la régularité des selles ; on prendra l'habitude d'adopter une heure fixe pour satisfaire ses besoins, soit tous les matins avant déjeuner.

Nux vom. convient aux personnes qui mènent une vie sédentaire et qui sont dans l'usage de boire des spiritueux, ou lorsque la constipation survient après un repas copieux de mets variés, et après une surcharge d'estomac, ou lorsque la constipation a été précédée de diarrhée, ou lorsque la diarrhée a été supprimée; qu'il y a manque d'appétit, goût désagréable, langue chargée de mucosités, langueur d'estomac, nausées, gonflement et pression de l'abdomen, chaleur et élancements fugaces, sensation d'un poids, coliques et tranchées profondes, chaleur de la face, céphalalgie, dégoût pour le travail, sommeil inquiet, oppression, irritabilité et plaintes fréquentes. — Lorsque la constipation est accompagnée d'une humeur chagrine, taciturne; qu'on a mangé des pâtisseries, de la graisse rance, etc., donnez *puls.*; si en même temps on est irritable et sensible au froid, donnez *bry.*

Bry. convient principalement en été, ou lorsque cet état du ventre augmente dans cette saison; aux personnes qui souffrent souvent de rhumatisme, on en donnera matin et soir une dose, et l'on attendra deux ou trois jours.

Op. convient lorsque, avec le besoin d'aller à la selle, on éprouve une sensation comme si l'anus était fermé, et qu'on n'a pas de besoin réel; si l'on vient à ressentir une pesanteur dans l'abdomen, et un battement avec pression dans l'estomac, bouche sèche, soif et manque d'appétit. On peut le prendre plusieurs fois, soit toutes les six heures.

Lycop. est un des remèdes les plus efficaces dans la constipation chronique, spécialement lorsqu'il y a un besoin inefficace de faire, accompagné de borborygmes et de distension des intestins.

Plat., lorsqu'après de grands efforts il ne sort que peu d'excréments, qu'il y a ténesme et fourmillement dans l'anus, qu'on éprouve après les selles un frissonnement de tout le corps et une sensation de faiblesse dans le bas-ventre, et, en outre, une contraction, une pression en bas et une oppression de l'estomac, accompagnée d'efforts impuissants à rendre des éructations.

Lach. est indiqué dans la constipation chronique avec la

même oppression de l'estomac, et une égale impuissance de rendre des vents.

Merc. viv., lorsque cette indisposition s'accompagne d'un mauvais goût de la bouche, que les gencives deviennent douloureuses et que l'appétit se conserve. Si *merc. viv.* ne réussit pas, donnez *staph.*

Natr. muriat. convient dans tous les cas où les remèdes précédents ont échoué, et qu'il n'y a aucune envie d'aller à la selle ; mais s'il y a besoins fréquents avec ténesme sans effet, donnez *sulph.* deux fois.

SOUFFRANCES DES VOIES URINAIRES OU ÉMISSION DOULOUREUSE ET EMBARRASSÉE DES URINES.

Ces souffrances sont souvent occasionnées par d'autres maladies, dépendantes des reins ou de la vessie, qu'elles soient vénériennes ou d'origine chronique. Dans ces deux derniers cas, il faut appeler un médecin homœopathe ; toutefois on doit, dès le principe, recourir aux moyens propres à combattre l'état aigu. Ils peuvent empêcher une maladie plus grave qui résulte, la plupart du temps, de remèdes allopathiques pris à forte dose. Si ces souffrances ne dépendent pas des causes que nous venons de présumer, il reste peu de difficultés à surmonter pour les guérir.

La sécrétion des urines est une fonction très-importante; il y a plus de danger à garder ses urines vingt-quatre heures qu'à s'abstenir une semaine de la garde-robe. Plusieurs maladies peuvent naître de la rétention volontaire des urines. Aucune considération au monde ne doit nous empêcher de satisfaire ce besoin, et l'on prendra dans toute circonstance ses mesures pour ne pas avoir à souffrir d'une rétention forcée. On ne conçoit pas, en vérité, qu'un homme de sens puisse s'exposer, par un motif quelconque, aux suites fâcheuses d'une pareille contrainte, qui a été le principe de tant de morts cruelles.

On peut sans inconvénient retenir les matières fécales pendant vingt-quatre heures; mais quant aux urines (on ne saurait trop le répéter), il y a du danger à les retenir seulement une heure.

En second lieu, on aura soin de ne point rendre ses urines dans un courant d'air ; c'est ce dont se garantiront surtout les personnes qui souffrent déjà des voies urinaires.

Troisièmement, qu'on prenne le temps nécessaire pour uriner, qu'on ne s'efforce pas pour le faire, et qu'on ne s'arrête pas avant que la vessie soit complétement vide.

Enfin on boira une grande quantité d'eau, particulièrement lorsqu'on s'aperçoit que les urines sont plus rares. — On fera attention, à cet égard, aux tout petits enfants qu'on laisse souvent souffrir de la soif, dans l'idée qu'ils ne peuvent supporter l'eau froide. Les boissons chaudes et sucrées qu'on leur donne ne font qu'exciter davantage leur soif.

Si l'on voit la quantité d'urine diminuer graduellement, on doit voir là un signe d'une maladie prochaine, qui peut devenir dangereuse. Dans cette circonstance, il est bon de faire des applications de compresses mouillées chaudes sur le bas-ventre, de boire régulièrement beaucoup d'eau, et de temps en temps quelques prises de petit-lait; mais qu'on se garde bien, dans ce cas, d'avoir recours aux boissons dites diurétiques. Si l'on éprouve un besoin impuissant d'uriner ou des douleurs en urinant, il faut se garder également des diurétiques, parce que souvent on a affaire à un obstacle qui s'oppose au cours des urines et contre lequel ces remèdes ne peuvent rien; et, dans ce cas, plus on veut le forcer, plus le mal doit s'aggraver : qu'on fasse alors usage des remèdes ci-dessous indiqués, qui souvent suffiront pour vaincre cet obstacle. On ne négligera pas non plus de faire des fomentations d'eau chaude. Si en urinant on ressent quelque douleur ou une sensation de brûlement, etc., faites usage de substances mucilagineuses, telles que le gruau, et ne mangez rien de salé ou de fumé.

Dans les cas les plus ordinaires, employez *acon.*, lorsque

surtout on éprouve un besoin douloureux d'uriner, qu'il sort peu d'urine, soit par gouttes accompagnées d'une grande douleur, soit même qu'il n'en sorte pas du tout ; ou que le peu que l'on rend est tout à fait rouge, foncé ou trouble. Ce remède convient particulièrement aux femmes et aux enfants ; à toute aggravation on en donnera un globule.

Après *acon.*, le remède le plus important est *puls.*, surtout lorsque, dans la région de la vessie, immédiatement au-dessus des os, et dans la profondeur de l'abdomen, on éprouve des douleurs intenses avec pression et tranchées, ou que la partie devient chaude et rouge.

Il arrive fréquemment que cet accident est dû, principalement chez les enfants, à un coup, à une chute, à une correction manuelle reçue sur le dos ou sur la vessie : dans ce cas, donnez toujours *arn.*, qu'on alterne quelquefois avec *acon.*

Puls. est indiquée lorsqu'on en rencontre les symptômes suivants : douleur spéciale de la région de la vessie, immédiatement au-dessus des os, désir fréquent d'uriner, mais en petite quantité, accompagné de douleurs, stries rouges et foncées ; en même temps douleur lancinante et pression dans le dos, dans les côtés, généralement dans un seul, et sur lequel le malade ne peut rester couché ; quelquefois douleur même de la vessie, fièvre et soif ; d'autres fois le testicule du côté malade est retiré, ou la cuisse du même côté est comme engourdie.

Lorsque les souffrances de la vessie dépendent des vésicatoires récemment appliqués, ou que par l'effet d'une intention non avouable on a avalé quelques gouttes de cantharide, faites flairer du camphre, ou buvez quelques cuillerées d'eau camphrée. Ce moyen est également bon lorsque ces symptômes sont dus à d'autres substances toxiques. Dans les autres cas, donnez d'abord *acon.*, et ensuite *nux vom.*, surtout si l'affection est occasionnée par des hémorrhoïdes rentrées ou supprimées, ou encore lorsqu'on éprouve une forte tension, avec brûlement et pression au dos, entre les côtes et la hanche. — *Puls.* convient dans les cas analogues, principalement quand ils reconnaissent pour cause la suppression des menstrues, ou qu'elles sont tardives ou courtes. *Bell.* convient mieux quand les douleurs sont plus lancinantes et qu'elles viennent du dos vers la vessie, qu'elles s'aggravent de temps en temps, suivies de beaucoup d'agitation, d'inquiétude, de coliques; et si l'on n'obtient qu'un soulagement passager, donnez *hep. sulph.*

Lorsque le besoin d'uriner est très-grand, que le filet d'urine est mince, que le malade entre facilement en transpiration, donnez *merc. viv.*, particulièrement lorsque l'urine est d'un rouge foncé, qu'elle se trouble promptement et devient puante; si elle est âcre, corrosive, ou si elle est suivie d'un peu de sang, on l'alternera avec *hep. sulph.* Lorsque les urines deviennent visqueuses et gélatineuses, et que les douleurs sont intolérables, on peut donner *coloc.*

Si, pendant que le besoin d'uriner se fait sentir, qu'il est urgent et ne cesse pas, et qu'en même temps la vessie est douloureuse, il arrive que la région vésicale se gonfle et soit sensible au toucher, que les douleurs empirent pendant la miction, que les urines soient couleur de sang, ou qu'il sorte de petits grumeaux sanguinolents, donnez plusieurs doses d'*acon.* Mais ce n'est que dans le cas d'un effet toxique que l'on devra songer au camphre. Après *acon.* donnez *nux vom.*, ou *puls.*, ainsi qu'il a été dit plus haut, ou quelquefois aussi *hyosc.*

Si les urines et les selles se suppriment chez les enfants à la nourrice, par suite d'une frayeur ou d'une peur qu'aura éprouvée la mère, et si leur ventre se distend, qu'on se garde bien de donner des purgatifs; ils n'y feraient rien; *acon.* convient alors parfaitement. Si la peau de l'enfant devient chaude et sèche, tandis qu'elle est ordinairement fraîche et souple, donnez *op.* On agira de même dans les cas les plus graves, et l'on continuera ce remède tous les quarts d'heure, jusqu'à ce qu'il y ait amélioration.

Dans la rétention complète, ou bien lorsque l'urine ne sort que par un jet très-mince et très-lent, avec sensation de brûlement dans le canal et chaleur brûlante dans le ventre, il faudra avoir recours au camphre, qui soulage ordinairement; mais on en usera à petite dose, soit en olfaction, soit en solution dans un peu d'eau chaude dont on prendra une cuillerée à thé de temps en temps.

Lorsqu'il arrive que les souffrances urinaires ont lieu à la suite d'hémorrhoïdes mal soignées, comme c'est l'ordinaire, par exemple, lorsqu'on en a fait l'ablation, etc., on a affaire à un cas difficile à traiter; alors les douleurs et le brûlement sont intenses, notamment lorsque les urines ne coulent que goutte à goutte; quelquefois elles deviennent sanguinolentes, d'où il suit souvent un léger soulagement. Dans cette circonstance, on usera utilement de lavements d'eau tiède; *acon.* et *merc. viv.* allégent les souffrances, et surtout *sulph.*; plus tard, si les douleurs s'aggravent, *acon.*; de même *nux vom.* soulage également ces douleurs, principalement si elles sont dues à l'usage des boissons spiritueuses, ou qu'elles se soient augmentées immédiatement après en avoir pris; si l'aggravation est provoquée par un refroidissement, donnez *dulc.*, qui calme temporairement. Lorsque de temps en temps il sort avec les urines des grumeaux de sang ou de matière, donnez *calc. carb.* en deux doses, mais après l'emploi de *sulph.* Si le brûlement revient et s'est aggravé, essayez *carb. veg.* et *ars. alb.* Une guérison complète ne peut s'obtenir que par les soins longtemps continués d'un médecin homœopathe.

PISSEMENT DE SANG.

Le **pissement de sang** ou **hématurie**, affection dépendant fréquemment d'autres maladies, doit être traité par les remèdes sus-mentionnés. S'il est la suite d'une violence extérieure, donnez *arn.*; des boissons spiritueuses, *nux vom.*; de débauches, *chin.* Si pendant le sommeil il y a écoulement de sang et de sperme, *merc. viv.;* si cet accident se présente souvent, *hep. sulph.* Si l'on éprouve une sensation brûlante à l'extrémité de la verge, le scrotum et le pénis étant contractés spasmodiquement, et que des douleurs spasmodiques se fassent sentir dans les cuisses, les genoux et les aines, accompagnées de contractions et de tranchées dans les reins, jusque dans la région ombilicale, donnez *puls.*

ÉCOULEMENT DE L'URÈTRE.

Cette affection varie beaucoup ; quelquefois elle est légère, et revêt d'autres fois un caractère très-grave : elle est souvent spontanée, comme aussi elle peut reconnaître pour cause les flueurs blanches, maladie commune aux femmes. Nous allons indiquer ici les moyens de soulager les cas les plus intenses et de guérir les plus légers ; nous obtiendrons peut-être ainsi que les malades ne s'adressent pas aux médecins de la vieille école et aux charlatans. J'ai vu souvent de ces affections bénignes se transformer en maladie grave par suite d'un traitement contraire, en laissant après lui des souffrances longues et opiniâtres, et quelquefois incurables ; et personne n'ignore les conséquences terribles qui suivent la suppression brusque de toute blennorrhagie contagieuse.

On se soumettra ici au régime indiqué plus haut, à l'article **Rétention d'urine**. On réussira à calmer les douleurs avec des lavements d'eau tiède ; on s'abstiendra des injections dont on abuse tant et qui sont toujours nuisibles ; on trempera la verge dans l'huile tiède, ou bien on l'enveloppera avec des compresses huilées. Les remèdes employés ordinairement dans des cas pareils, le baume de copahu et de cubèbe, nuisent fréquemment et ne guérissent pas, uniquement parce qu'on les prend à trop forte dose. Après avoir reçu l'infection, le malade fera bien d'étendre sur la plante des pieds gros comme un pois de baume de copahu, et chaussera son bas par-dessus; ou s'il en éprouve un besoin fréquent d'uriner, il placera quelques feuilles de persil à la plante des pieds; dans les cas chroniques, ce sera une cuillerée à thé de cubèbe en poudre. C'est une véritable folie que d'avaler ces drogues : ce n'est jamais par la quantité que s'opère la guérison ; car, si l'on ne réussit pas à arrêter l'écoulement, il en résultera par le baume de copahu des souffrances de poumons, comme par le poivre de cubèbe des souffrances de l'estomac ; il y a plus : c'est que l'effet résultant de l'absorption par les pieds est beaucoup plus rapide que celui qu'on se promet par l'estomac.

Si ces moyens ne réussissent pas, et qu'on n'ait pas fait autre chose, on aura recours à l'*acon.*, dont on donnera quelques globules pour calmer les douleurs les plus violentes ; plus tard on administrera *merc. viv.* trois jours de suite, s'il le faut; quand les douleurs aiguës ont disparu, on peut enlever en une semaine le reste avec *sulph*.

Dans la douleur brûlante, intense, avec écoulement de matière verdâtre et jaunâtre, donnez *merc. viv.* ; si l'écoulement est blanc comme de la crème de lait, donnez *caps.*, particulièrement lorsqu'on éprouve, en urinant, outre le brûlement, des douleurs sécantes; si la douleur est plutôt tiraillante et pressive, avec spasme, et qu'il y ait en même temps souffrance en urinant, donnez *puls.*; dans les cas chroniques, *nux. vom.* enlève tout le reste des symptômes; et s'il reste un suintement laiteux, donnez *ferr.*; dans les cas chroniques, donnez *sep.* et *natr. muriat.* alternativement une fois par semaine. — Si l'écoulement provient uniquement de la leucorrhée, et nullement d'une infection vénérienne, prenez *nat. muriat.* Le mari et la femme devront en prendre matin et soir une dose, et en attendre les effets quinze ou vingt jours.

Si l'écoulement venait d'une origine suspecte, s'il avait un caractère purulent, que ce fût, en un mot, une *gonorrhée*, tout en tenant compte de ce qui précède, on procédera ainsi qu'il suit : faites macérer des sommités fleuries de *chanvre femelle*, bien mûres et bien odorantes, dans de l'alcool, et donnez-en *cinq gouttes* dans de l'eau le matin, à midi et le soir ; continuez tant que l'amélioration est sensible. — Si on ne pouvait se procurer ces fleurs, on y supplée par *cann.*, 6 globules pour un verre d'eau, que l'on prend comme il est dit ci-dessus. — Après *cann.* donnez *thui.* cinquième dilution, tous les deux jours. *Thui.* est surtout efficace chez les femmes. On emploiera aussi *merc.* et *sulph.* (Voyez plus bas l'article **Chancre.**) — Dans le cas d'une grande inflammation avec brûlement et priapisme, donnez *canth.* — Le traitement de cette maladie exige le repos le plus complet.

MALADIE DU PÉNIS.

Si la maladie consiste dans le gonflement, la rougeur et la douleur du prépuce, ayant pour origine une cause physique, comme le frottement, la pression, etc., donnez *acon.* d'abord, et quelques heures après *arn.* ; et si, après amélioration, le mal empire, administrez alternativement l'un et l'autre. Mais si *arn.* ne convient pas, donnez *rhus toxic.* deux fois. — Si le mal provient de la malpropreté, donnez *acon.* et, quelques heures après, *merc. viv.* — Les petits enfants sont sujets à ce genre d'affection ; employez chez eux les mêmes remèdes. Si la cause résulte de l'effet de plantes vénéneuses, qu'on aura touchées avec les mains, donnez *bry.* ou *bell.* ; quelquefois il est mieux d'alterner avec *acon.* S'il se fait un écoulement de matière purulente par la verge, *merc. viv.* est le remède principal, et si la sensation de brûlement qui en résulte ne cesse pas, donnez *caps.* Si quelques jours après il reste des traces d'écoulement, donnez *hep. sulph.* ; s'il reste dans la peau du prépuce des parties indurées, donnez *lach.* deux fois ; quand les symptômes sont très-mauvais, et qu'il y a çà et là des taches bleuâtres, donnez *ars. alb.* une ou deux fois. Chez les petits enfants, *calc. carb.* une ou deux fois, si *acon.* et *merc. viv.* ne réussissent pas.

Dans le cas où les **testicules sont douloureux** et **engorgés,** à la suite d'un coup, d'une chute, etc., donnez *acon.* et *arn.*, alternativement; après une gonorrhée supprimée, *puls.*, quelquefois aussi *merc. viv.*, après une esquinancie, voyez l'article qui s'y rapporte. Lorsque la douleur est intense et pressive en tous sens, et qu'elle s'accompagne d'élancements violents dans le ventre, donnez *spong.* ; lorsque la douleur est plus compressive et que les élancements sont plus brûlants, donnez *staph.* ; si la cause est dans l'abus du mercure, consultez l'article **Empoisonnements.** Si cet état dure depuis longtemps, prenez *sulph.*, et adressez-vous immédiatement à un médecin homœopathe.

S'il se déclare des *ulcérations* (chancres) plus ou moins étendues au pénis, avec ou sans coïncidence d'un échauffement (gonorrhée), on guérira cet accident par *merc.* six globules de la troisième dilution — pour six cuillerées — qui seront prises en trois jours, l'une le matin l'autre le soir. A quelques jours de là il se manifeste une aggravation du symptôme principal; cette aggravation précède une amélioration qui ne tarde pas à se compléter par la cicatrisation des ulcères. — Si elle tardait cependant, et qu'il vînt à se montrer des végétations, on aura recours à *nit. acid.* qu'on administrera comme le remède précédent. — Cette maladie étant toujours difficile à conduire sur soi-même, il vaut mieux, dans ce cas, appeler à son aide un médecin homœopathe ; c'est le plus sûr pour ne pas se fourvoyer.

HERNIE.

Cette maladie peut se guérir, dans la plupart des cas, par des remèdes internes, si on ne l'a pas négligée trop longtemps; on ne la guérira certainement pas par les procédés de l'ancienne école : c'est pour cela que les médecins allopathes soutiennent obstinément qu'il n'y a pas de traitement interne efficace. On a perfectionné partout les bandages, mais il y a en cela plus de spéculateurs que de gens éclairés. De même qu'un *bon bandage* est d'une grande importance, de même un mauvais est très-nuisible. S'il ne s'adapte pas bien, soit qu'il comprime trop fortement ou qu'il soit trop lâche, alors il peut rendre la hernie incurable. Un bon bandage ne doit pas fatiguer ; toutefois on ne peut empêcher qu'il ne gêne un peu au commencement : le malade saura supporter cette gêne. On ne l'appliquera jamais qu'après avoir fait rentrer tout à fait la hernie, et ce n'est qu'alors qu'il la maintiendra complétement. Dès qu'on s'aperçoit qu'il sort un peu de hernie, il faut se hâter d'ôter le bandage, de faire coucher le malade, pour le réappliquer avec plus de soin. Si la hernie sort trop souvent, comptez que le bandage n'est pas bon. — Celui qui ne veut pas supporter de bandage, ou s'il le porte mauvais, ou bien encore s'il se fatigue trop, ou s'il fait des imprudences, celui-là s'expose aux hernies étranglées, qui passent facilement à l'état d'inflammation. C'est dans cette dernière circonstance qu'il est essentiel de savoir réduire une hernie.

Celui qui est pris pour la première fois d'une hernie doit commencer par se coucher sur le dos, et placer sous ses fesses deux coussins ou toute autre chose, de telle sorte que la région du corps où existe la hernie soit plus haute que le reste de l'abdomen ; il se penchera un peu plus du côté malade, et de cette façon le ventre n'aura aucune tension.

Il conviendra toujours mieux que ce soit tout autre que soi qui fasse rentrer la hernie ; mais, à défaut, on peut le faire soi-même. On procède en appliquant la main sur la hernie ; on la saisit comme si l'on voulait la contenir, et puis, avec les doigts de l'autre main, on la refoule dans l'abdomen. De temps en temps on fait avec les doigts et puis avec les mains de légères et douces frictions, qui doivent être progressivement plus fortes. On tiendra le malade ou soi-même dans cette position tout le temps qu'il sera nécessaire à la réduction de la hernie.— Les hernies étranglées les plus graves peuvent rentrer par ce simple procédé, mais en ayant soin de donner *acon.* ou *nux vom.* Si la hernie ne peut supporter la moindre pression, il faut par des remèdes appropriés enlever la sensibilité, l'irritation même. Dans certains cas, il est utile d'appliquer sur le sac herniaire des compresses tièdes. Quelques médecins ont, dans cette circonstance, fait usage d'eau froide et même de glace, à l'aide d'une vessie. Cette application ne doit pas se continuer longtemps, et même ne se fera pas, si la tumeur herniaire est chaude et rouge.

Dans le cas de hernie où la douleur du ventre est violente et brûlante, comme s'il y avait des charbons ardents, que le moindre attouchement exalte les souffrances, qu'il y a nausées, vomissements âcres et bilieux, anxiété et sueurs froides, donnez *acon.*, qu'on peut répéter toutes les fois qu'il y a de l'aggravation dans les symptômes. Si la réduction ne se fait pas, et que les vomissements deviennent aigres, donnez tout de suite *sulph.*, laissez alors le malade tranquille, et, s'il s'endort, qu'on le laisse dormir.

Lorsque la douleur est moins violente pour l'attouchement des parties, et que le vomissement est moindre, mais que la respiration s'accompagne d'une grande gêne; si la cause consiste dans un refroidissement, dans un échauffement, dans un écart de régime, donnez *nux vom.* Si après deux heures il n'y a pas d'amélioration, répétez-le. Si la face devient rouge, le ventre ballonné, si les renvois ou le vomissement ont une mauvaise odeur et un mauvais goût, donnez *op.* tous les quarts d'heure, jusqu'à ce qu'il survienne un changement; si le vomissement est accompagné de sueur froide, ou que les extrémités se refroidissent, donnez *verat. alb.*; et si ce remède n'opère pas en deux doses, donnez *bell.* Dès que l'abdomen devient sensible et douloureux au toucher, donnez *acon.* et *sulph.* comme ci-dessus. Si le sac herniaire a pris une mauvaise couleur, que les symptômes s'aggravent, donnez *lach.* en l'absence du médecin; et si, après une amélioration, l'état empire, répétez *lach.* Si, dans deux heures, il n'y a pas d'amélioration, donnez *ars.*, quelques globules, dissous dans sept à huit cuillerées d'eau, pour en faire prendre toutes les quatre heures.

En tous cas de hernie étranglée, il faut immédiatement envoyer chercher un chirurgien; mais en attendant, on ne négligera pas les moyens dont il vient d'être question : s'ils se sont montrés efficaces, tant mieux, sinon il verra ce qu'il convient de faire. Au surplus, il trouvera tout plus facile, comme mille expériences l'ont déjà prouvé. S'il prétend que les remèdes mis en usage ont compromis l'état du malade, c'est ou un ignorant ou un charlatan, et il faudra le traiter comme tel.

CHAPITRE XI.

MALADIES DES FEMMES.

La femme, par la nature même de sa constitution, offre spécialement après la puberté des particularités distinctes, qui sont indépendantes de ses habitudes et de son éducation. Et ces particularités intéressent autant le moral que le physique. L'organisation qui lui est propre l'assujettit à plusieurs maladies ainsi qu'à des changements physiologiques qui n'ont rien de morbide.

DE LA MENSTRUATION.

Lorsque le phénomène de la menstruation s'est établi en temps voulu et d'une manière régulière, sans trouble pour la santé, il ne se passe rien de très-extraordinaire dans l'organisme, bien que le système nerveux acquière alors une plus grande susceptibilité. La première apparition des règles est en général marquée chez la jeune fille par une certaine réserve et par une manière de se tenir, qui ne manque pas de dignité; par un changement dans la voix, par l'élargissement de la poitrine et le gonflement des seins, etc.

La quantité de sang qui se perd varie beaucoup, selon les individus; elle est environ d'une demi-livre. Lorsque le sang est normal, il ne doit pas se coaguler, et la tache qu'il fait se lave difficilement. Dans toutes les jeunes filles, ou chez celles qui sont prématurément menstruées, la quantité de la perte est petite et se mêle à un peu de mucosités; quelquefois elle est presque blanche, ou simplement tachée de stries rouges.—La durée de la période menstruelle varie selon les personnes, de deux à six jours, et la perte réelle est de cinq. Dans l'état de santé parfaite, le retour des règles se fait tous les vingt-huit jours, excepté chez les filles d'une menstruation précoce, et chez celles qui approchent de l'âge du retour.

Ces quelques lignes contiennent l'histoire de l'établissement d'une menstruation normale, et il n'y a qu'une grande irrégularité dans ce phénomène qui puisse fixer l'attention du médecin, irrégularité, désordre que nous attribuons plus loin tant à l'insuffisance des vêtements, aux écarts de régime qu'aux effets de l'imagination.

APPARITION TARDIVE DES RÈGLES.

S'il arrive que le flux menstruel vienne à éprouver du retard, ce ne sera pas pour cela une raison de donner des médicaments. Il faut, avant tout, éviter avec soin d'avoir recours aux remèdes secrets, aux infusions, aux huiles essentielles, aux opiats et aux divers autres moyens que l'ancienne médecine préconise dans ce cas. — Mais lorsque les signes sensibles de la puberté se manifestent, ce qui arrive le plus ordinairement vers l'âge de 14 à 15 ans, et que le sang ne vient pas, malgré les douleurs périodiques éprouvées dans les hanches, dans les reins et dans les cuisses, et bien que ces signes soient accompagnés d'une sensation de pesanteur et de plénitude dans la région inférieure de l'abdomen, qui pousse en bas, on peut dans cette circonstance faire usage de remèdes appropriés, avec la certitude d'un prompt soulagement. Ici se rapporte un long dénombrement d'autres symptômes avec une valeur particulière, qui réclame pour chacun un remède spécial. Tels sont : modification particulière dans l'état moral et intellectuel, plénitude vers la région de la tête, vertige, face rouge ou pâle, saignement de nez, bruissement des oreilles, palpitation de cœur, resserrement de la poitrine, respiration courte s'aggravant en montant les escaliers ; difficulté et douleur dans la respiration, tiraillement et engourdissement des membres inférieurs, lassitude, faiblesse du pouls, défaillance, symptômes hystériques, froid des membres, gonflement des articulations et de l'abdomen, nausées, coliques, constipation, leucorrhée, etc.

Les causes qui peuvent empêcher la menstruation sont éloignées ou obscures, ou immédiates et sensibles. Mais les détails relatifs à tout ce qui concerne cette maladie doivent être bornés et circonscrits dans ce livre, et il ne peut y être mention que des cas les plus ordinaires, les plus fréquents, les plus simples. Nous recommandons d'avoir recours à l'expérience d'un médecin homœopathe pour les affections qui sont liées à des causes cachées ou à une altération profonde de l'organisme.

Lorsque la santé générale est légèrement atteinte par un

retard apparent dans cette importante fonction, il suffira souvent d'un simple changement de régime pour amener un état favorable. Ainsi, les aliments seront simples et nutritifs; ils seront pris en proportion convenable dans le règne animal et végétal : on mettra de côté les mets composés, où il entre généralement des condiments de haut goût, ainsi que l'usage du thé et du café, et toutes boissons excitantes, telles que cidre, porter, bière, vin, liqueurs alcooliques, etc. On prescrira un exercice régulier, tel que la promenade en plein air, sans trop consulter le temps, soit à pied, soit à cheval ou en voiture découverte ; on devra charger la jeune malade de la partie du ménage qui exige l'emploi des forces corporelles, etc., mais toujours en évitant la trop grande fatigue, et de l'exposer à un courant d'air en état de transpiration. Une vie sédentaire et des habitudes studieuses trop renfermées sont très-nuisibles. Il convient d'entretenir l'enjouement propre à la jeunesse, en choisissant des passe-temps qui occupent le corps et égayent l'esprit. Soyez attentif à la manière de s'habiller ; il faut changer de vêtement selon le temps et la saison ; protéger les pieds et les extrémités contre le froid, et éviter avec soin de se mouiller et de rester dans l'humidité.

Les principaux médicaments employés dans ces diverses circonstances sont *ars.*, *bell.*, *bry.*, *cocc.*, *cup.*, *lach.*, *lycop.*, *phosph.*, *puls.*, *sep.*, *sulph.* et *verat.*

Ars., si la face est pâle et gonflée le matin en sortant du lit, avec engorgement des pieds le soir, et sensation de chaleur dans la circulation, suivie de prostration de forces.

Bell., s'il y a saignement de nez, rougeur de la face, injection des yeux, sensibles à une vive lumière, ou si le pouls est plein avec rougeur foncée de la face, et vertige en s'arrêtant. — Il sera bien de donner *acon.* alterné avec *bell.*

Bry., si, au lieu de la menstruation, il survient une épistaxis; dans ce cas, répétez le remède deux matins de suite : *lach.* et *lycop.* conviennent aussi en pareille circonstance.

Cocc., s'il y avait complication d'affections nerveuses ; douleurs constrictives avec pincements de la partie inférieure de l'abdomen, et oppression de poitrine et gémissements. Donnez-le deux ou trois fois successivement le soir.

Cup. est indiqué lorsque la malade est menacée de spasmes, ou lorsqu'elle a des crampes dans les jambes, avec cris perçants, nausées et vomissements.

Lach. est applicable lorsqu'il existe des symptômes de suffocation, et que toutes les souffrances s'aggravent après le sommeil; s'il y a aussi défaillance et convulsions.

Phosph., chez les femmes de forme délicate, blondes et gaies, avec poitrine étroite et prédisposée aux affections pulmonaires, avec expectoration de sang, mais en petite quantité, ou avec des symptômes de dyspepsie alternant avec des douleurs rhumatismales. Ce remède ne sera donné, dans ce cas, qu'une ou deux fois dans la semaine.

Puls., s'il y a douleur abdominale et maux de reins, vertige, plénitude de la tête et gonflement des yeux, pâleur de la face avec bouffées de chaleur passagères; bruissement d'oreilles ou surdité incomplète; froid des pieds et des mains, avec une grande disposition aux refroidissements; symptômes hystériques avec rires et cris; nausées et vomissements; goût amer de la bouche après le repas; découragement et tristesse; palpitation de cœur; douleur dans la poitrine; perte d'appétit, avec désir pour les acides, et aversion pour le mouvement, l'exercice. Ces diverses souffrances changent souvent de place, ou sont ressenties sur un seul côté en même temps. La malade éprouve de l'amélioration pendant qu'elle prend de l'exercice, et de même qu'au grand air ; elle ressent en général de l'aggravation le soir et avant minuit, et éprouve de la fatigue dans la matinée. — Donnez le remède sur les quatre heures de l'après-midi, deux jours de suite, et s'il se déclare du mieux, attendez tant que dure l'amélioration ; mais si les symptômes reviennent, et que les mois n'aient pas reparu, répétez *puls.* une fois de plus. Ce remède s'adapte particulièrement aux jeunes filles d'un caractère doux.

Sep., si aux symptômes sus-mentionnés vient s'ajouter une trace jaune qui s'étend sur le nez et les joues, comme qui dirait en forme de selle. Il sera administré le soir, et deux fois de suite.

Sulph., si aucun des remèdes dont nous venons de parler ne remplit le but qu'on se propose, et si la malade ressent une sensation de chaleur dans l'intérieur du cerveau; grande disposition aux rêveries religieuses; amaigrissement ; défaut d'appétit avec faiblesse après avoir mangé; vertiges ; palpitations de cœur, et courte respiration en montant les escaliers ; fièvre dans le repos. Il sera administré le soir, de la même manière qu'il est dit pour les autres remèdes.

Verat., si l'on a les mains et les pieds froids, avec tendance à la diarrhée.

CHLOROSE OU PALES COULEURS.

On sait que cette maladie est très-fréquente à l'âge de puberté chez les filles, et que les suites ordinaires en sont attribuées à la suppression ou à l'irrégularité des règles ; c'est même à raison de cela que la chlorose est regardée comme le résultat de ce dérangement. Cet état de l'organisme a été toutefois constaté chez les femmes d'un âge mûr, et quelquefois chez les hommes d'un tempérament lymphatique et d'une constitution délicate.

La plupart des causes qui altèrent si souvent l'économie

animale de la femme servent d'origine à cette maladie. Les plus communes se tirent du froid et de l'exposition à l'humidité ; des habitudes sédentaires, du défaut d'exercice et d'un air frais ; de puissantes émotions de l'âme, des contrariétés et des soucis; des erreurs de régime, d'une nourriture substantielle insuffisante, de l'usage trop fréquent des acides et de boissons stimulantes.

Comme cette affection est complexe et d'une très-sérieuse importance, puisqu'elle intéresse la santé générale, il n'y a qu'un médecin véritable qui puisse entreprendre de la traiter, si la guérison en est possible.

Les remèdes qui suffisent généralement dans la chlorose sont *bry.*, *chin.*, *con.*, *ferr.*, *kali carb.*, *lycop.*, *natr. muriat.*, *puls.*, *sep.* et *sulph.*

Mais à raison de la difficulté qu'il y a pour en faire le traitement sans médecin, il n'est pas utile d'essayer de faire connaître l'application spéciale de chaque remède. Cependant, on peut s'éclairer sur ce point de pratique, et essayer quelques remèdes, en consultant plus bas, avec prudence et discernement les articles **Retard** et **Suppression**.

SUPPRESSION DES RÈGLES.

Par suppression des mois ou des règles, on entend la suspension ou la cessation temporaire de l'évacuation périodique du sang, une fois bien établie, par une cause quelconque. Le froid est la cause la plus commune de cette affection, parce que, en effet, les femmes y sont très-sujettes, à raison du peu de soin qu'elles prennent d'elles-mêmes pendant leur dérangement. Les émotions soudaines et fortes de l'âme, principalement le chagrin et le désespoir, peuvent aussi la produire, mais surtout lorsqu'il vient s'y joindre l'usage pernicieux des aliments salés, des boissons acides, et le refroidissement des pieds par l'eau pendant les règles. Diverses affections, celles de la poitrine, du foie, le rhumatisme et la plupart des inflammations locales deviennent autant de circonstances propres à favoriser cette suppression. Et ces maladies, considérées comme causes, peuvent se comporter de manière à produire ce fâcheux résultat (la suppression), soit pendant, soit avant ou après l'écoulement du flux menstruel. Si le flux s'arrête brusquement pendant son état, ou juste au moment de paraître, surtout par l'effet du froid, les symptômes de ces maladies en deviennent beaucoup plus violents que si la cause avait agi dans l'intervalle. Dans les cas les plus graves, il se manifeste des accidents très-intenses, comme des spasmes douloureux de l'estomac et des intestins qui s'accompagnent souvent d'efforts de vomissements et de mal de tête; alors il y a aussi face rouge, délire, convulsions, hystérie, palpitation de cœur, difficulté de respirer, etc. Cet état de choses se complique quelquefois de fièvre et d'inflammations locales. Lorsque la suppression des mois a eu lieu dans l'intervalle par les mêmes causes, les suites n'en sont ni aussi soudaines, ni aussi alarmantes; toutefois, après un laps de deux ou trois mois, la santé s'est affaiblie et le résultat prévu n'en est pas moins certain. Le sujet devient pâle, languissant et faible; il perd son appétit et son animation; sa physionomie est maladive et abattue; les pieds et les articulations sont gonflés; les symptômes nerveux se manifestent : palpitation de cœur, oppression de poitrine, flatuosités, etc., et la leucorrhée marche grand train. Chez les personnes prédisposées à la consomption et à d'autres maladies graves, la suppression des règles est un accident funeste qui demande sans retard une attention sérieuse.

Les remèdes généralement employés dans cette affection sont *acon.*, *bry.*, *puls.*, *sep.* et *sulph.* Mais sont aussi nécessaires quelquefois, *chamom.*, *graph.*, *kali carb.*, *lycop.*, *plat.* et *verat.*

Acon., si la suppression est le résultat de l'impression directe du froid, et si elle s'accompagne de congestion de la tête ou de la poitrine, rougeur des joues, douleur, évanouissement ou vertige en se relevant d'une position couchée; douleurs lancinantes et battantes de la tête avec délire ou stupéfaction; plénitude du pouls; impatience; aggravation dans le mouvement; le froid soulage, le chaud augmente les souffrances.

Bry., s'il y a des vertiges tournoyants, avec pesanteur et pression vers le front, pires en restant debout et s'aggravant par le mouvement; saignement de nez; toux sèche; frissons durant les douleurs; chaleur de la tête; douleur au creux de l'estomac après avoir mangé; éructations amères et aiguës; régurgitation des aliments après avoir mangé avec un bon appétit; constipation; douleurs tiraillantes dans la région inférieure de l'abdomen; douleur dans le dos; ces diverses souffrances sont augmentées par le mouvement et le toucher. Ce remède convient particulièrement aux femmes non mariées.

Puls. est le remède principal dans cette maladie, surtout par suite de l'humidité ou de l'air froid, et si le sujet est doux et enclin aux larmes et à la tristesse; le mal de tête se fait sentir généralement d'un seul côté, avec douleurs tiraillantes, s'étendant à la face, aux oreilles et aux dents; palpitation de cœur; suffocation; froid des mains et des pieds; bouffées de chaleur; nausées et vomissements; tendance à la diarrhée; pression dans la région inférieure de l'abdomen; urines fréquentes et leucorrhée de couleur laiteuse.

Sep. est aussi un remède très-important, notamment chez les femmes d'une constitution délicate avec pâleur de la peau; les symptômes sont souvent amendés par l'exercice et aggravés par le repos; grande facilité à prendre froid; prédisposition à la mélancolie; céphalalgie le matin; vertiges; battements dans la tête; sensation d'un poids qui porte sur l'hypogastre, avec chaleur ; leucorrhée de couleur jaune ; coliques ; douleurs dans les membres comme s'ils étaient meurtris ; douleurs dans les reins.

Sulph., si la femme a été sujette aux éruptions ; disposée aux endolorissements de toutes les parties du corps ; manque de forces ; abattement ; épuisement après la conversation ; grande susceptibilité à l'action de l'air frais ; disposition au sommeil ; la chaleur du lit aggrave les douleurs dans la nuit ; obnubilations ; vertiges en se levant ; mal de tête d'un seul côté, ou au-dessus des yeux, ou dans la partie postérieure de la tête dans la direction de la nuque ; chaleur et pesanteur de la tête ; obscurcissement de la vue ; aigreurs d'estomac ; écoulement d'eaux par la bouche ; pression de l'estomac ; appétit vorace ; constipation avec efforts impuissants pour la selle ; douleurs abdominales ; leucorrhée avec démangeaisons ; douleurs dans les reins ; lassitude et fatigue des membres.

Si les règles ont été supprimées par suite d'une frayeur, d'inquiétudes ou autres mouvements de l'âme, donnez *acon.*, *coff.* ou *lycop.*

Si la suppression est liée à des douleurs rhumatismales des épaules et de la poitrine, et que la femme soit prédisposée à la consomption, adressez-vous sans retard à un médecin.

DOULEURS OU COLIQUES MENSTRUELLES.

Il est des femmes qui sont sujettes à ces souffrances presque toute leur vie, depuis le commencement jusqu'à la fin de la menstruation. Le froid et un traitement vicieux de maladies antérieures leur servent d'origine. — Ces coliques menstruelles commencent quelquefois plusieurs heures ou même plusieurs jours avant que le flux sanguin soit établi. D'autres fois le contraire a lieu, les règles prennent sans douleurs, mais les douleurs ne tardent pas à se déclarer et arrêtent le sang. Ces souffrances continuent pendant un temps plus ou moins long ; mais par suite d'un traitement convenable, le flux se rétablit ordinairement et coule sans interruption tout le temps qu'il doit durer. Il arrive aussi que les coliques ne cessent que lorsqu'une sorte de fausse membrane est expulsée ; alors les règles reprennent leur cours ou même se terminent avec l'expulsion de cette espèce de corps. Dans quelques cas, par un effet sympathique, les seins acquièrent beaucoup de sensibilité, se gonflent et deviennent très-douloureux. Les douleurs qui accompagnent une menstruation difficile sont de deux sortes : elles sont intermittentes et ressemblent aux douleurs d'accouchement ; ou bien elles sont constantes, et se font sentir dans les reins, les hanches et les membres, semblables à celles qui accompagnent une menstruation régulière.

Les remèdes sont *acon., bell., calc., chamom., cocc., coff., nux vom., puls.* et *verat.*

Acon. (Voyez les symptômes qui réclament ce remède à l'article **Suppression.**) Dissolvez douze globules dans six cuillerées d'eau, et prenez-en une cuillerée toutes les heures jusqu'à ce qu'il y ait amélioration.

Bell., si les douleurs précèdent le flux, et s'accompagnent d'une violente congestion à la tête et du trouble de la vue ; visions épouvantables ; cris ; disposition à mordre et à déchirer toute chose ; rougeur et bouffissure de la figure ; douleur dans le dos ; sensation d'une pesanteur dans l'hypogastre comme si les organes allaient tomber.

Calc., s'il y a céphalalgie perforante qui s'aggrave par une émotion morale ; froid de la tête ; odontalgie ; seins gonflés et douloureux ; coliques avec frissons ; tranchées dans l'abdomen ; leucorrhée ; douleurs spasmodiques dans les reins. Après que cette période est passée, si la substance membraneuse dont il a été question plus haut a été expulsée, donnez *calc.* pendant deux soirs consécutifs, et ensuite quatre à cinq jours avant le retour prochain des mois, donnez deux doses de la même manière.

Chamom., si les douleurs ressemblent à celles de l'enfantement avec un sentiment de pression qui part des reins et se porte sur la partie antérieure et inférieure de l'abdomen; coliques, avec sensibilité exquise de l'abdomen par le toucher ; pertes d'une couleur noire et coagulée.

Cocc., s'il y a spasmes de l'abdomen ; flatuosités ; nausées et abattement ; coliques pressives, et crampes dans la poitrine.

Coff., s'il y a une grande surexcitation nerveuse, et angoisses avec souffrances; coliques excessivement douloureuses, avec plénitude et pression des intestins, avec spasmes qui se portent à la poitrine ; délire ; torsions convulsives des mains; grincements de dents; cris; froid de tout le corps; roideur et engourdissement ; gémissement avec difficulté de respirer. *Sec. corn.* convient quelquefois encore ici.

Nux vom. améliore les douleurs crampoïdes de l'abdomen, si elles sont accompagnées de nausées ; douleurs de meurtrissure dans les os du front; spasmes de la matrice qui font efforts sur le bas-ventre ; chaleur ; nausées et défaillances; insomnie ; point dans le côté droit; fréquente envie d'uriner. *Nux vom.* est indiquée lorsque les règles sont précédées de douleurs tiraillantes des muscles postérieurs du cou, et chez les personnes irritables et passionnées, et faisant un usage habituel du café.

Puls. dissipe cette pesanteur qui se fait sentir dans l'abdomen comme une pierre, avec violente pression dans la région inférieure et dans le dos, accompagnée de tiraillement et d'engourdissement dans les cuisses ; vomissements de mucosités aigres ; frissons et pâleur de la face ; envies et efforts inutiles d'aller à la selle ; fréquent désir d'uriner et leucorrhée.

Verat., lorsque les mois sont précédés de céphalalgie et suivis de diarrhée ; faiblesse excessive ; bruissement des oreilles ; sensation constrictive de la gorge ; froid glacial du nez, des mains et des pieds.

RÈGLES EN AVANCE.

Les **règles en avance** demandent *bell.*, si elles anticipent sur le mois précédent, si elles sont trop abondantes ; si le sang est d'un rouge clair, vif, d'une odeur fétide et se coagule ; sueur nocturne de la poitrine, soif ; trouble de la vue ; céphalalgie battante, bouffissure de la face ; coliques, et douleurs violentes portant en bas.

Calc. carb. est convenable si les règles sont précédées de gonflement et de sensibilité des seins ; mal de tête, colique, frissons et leucorrhée ; si pendant le flux il y a des tranchées abominables, mal de dents, leucorrhée et gonflement des veines.

Ign., si les règles reviennent tous les quinze jours, et s'accompagnent de symptômes hystériques ; nausée et défaillance ; frissonnement général ; pâleur de la figure ; faiblesse et trouble de la vue ; la malade ne peut supporter ni la lumière, ni le bruit ; l'abdomen est distendu et dur ; les douleurs sont d'un caractère crampoïde et compressif.

Ipec., si la malade est d'une faiblesse extrême, inquiète et dégoûtée d'aliments ; si le sang est abondant, d'un rouge brillant et se coagule.

Nat. mur., si la menstruation est précédée d'irritabilité et de morosité ; si la perte est trop abondante et de trop longue durée ; si elle s'accompagne de tristesse, de mal de tête et de penchant à rester couchée.

RÈGLES EN RETARD.

Les **règles en retard** demandent *kali carb.*, lorsqu'il y a une sensation continuelle, comme si tout se portait vers les parties génitales, et quand les règles n'ont pas encore paru chez les jeunes filles.

Lach., lorsque le commencement du flux s'accompagne de violentes coliques dans le dos, de spasmes consécutifs dans l'abdomen, et de battements dans la tête.

Phosph., si la malade est d'une complexion délicate, disposée aux affections de poitrine, et si elle éprouve quelques symptômes dyspepsiques; pendant les règles, si elle éprouve des maux de tête lancinants, crache un peu de sang; frissons, lassitude et fièvre.

Puls., si les mots sont irréguliers, s'ils arrivent une fois trop tôt, une fois trop tard, et fréquemment en très-petite quantité; quelquefois le sang est noir et mêlé de mucosités, ou il est pâle et aqueux; les souffrances varient aussi; nausées et vomissements, frissons et pâleur de la face, douleurs lancinantes poussant sur les parties génitales, constipation, etc. Ces divers symptômes existent fréquemment avant, pendant et après les règles.

Sulph. convient le plus souvent lorsque les autres remèdes ne suffisent pas, et si une céphalalgie intense précède, accompagne et suit les règles. — Voyez pour plus d'informations les sections précédentes, sous le titre de **Apparition tardive** et de **Suppression**.

RÈGLES TROP FAIBLES ET TROP COURTES.

Kali carb., *lach.*, *nux vom.*, *puls.* et *sulph.*, sont des remèdes employés dans le cas où les **règles sont trop faibles et trop courtes**. Le médicament qui correspond le mieux aux groupes de souffrances, sera toujours le préféré. — Dans les **règles trop courtes,** ayez recours à *bry.*, *lach.*, *phosph.*, *plat.* et *puls.* Ce sont les principaux remèdes dans ce genre d'irrégularités.

RÈGLES TROP ABONDANTES.

Les **règles trop abondantes** se traitent par *bell.*, lorsque le sang est non-seulement trop copieux, mais aussi lorsqu'il revient trop tôt, avec une violente pression qui entraîne tout vers les parties génitales, suivie d'une douleur dans le dos; si cette abondance a été causée par un effort, ou en soulevant quelque chose pendant la période menstruelle, c'est *arn.* qui convient en pareille circonstance. Pour les autres symptômes de *bell.*, voyez ce qui vient d'être dit à l'article **Règles en avance.**

Calc. carb., si les autres remèdes qui paraissent bien indiqués n'ont pas suffi; donnez *calc. carb.* deux matins de suite pour la prochaine période. — Voyez quelques-uns des symptômes de ce remède à l'article **Règles en avance.**

Chamom., dans les règles d'un sang noir et en caillots, coulant par intervalle, avec douleurs et coliques sourdes, qui courent des reins sur l'abdomen; à ces symptômes, ajoutez soif, froid des extrémités et défaillance.

Chin., pâleur; faiblesse générale avec grande propension à transpirer; paresse du corps; gonflement des extrémités inférieures, tête confuse avec bruissement des oreilles; épuisement; sang aqueux, ou caillé, sortant par intervalle, accompagné de douleurs crampoïdes dans la portion inférieure de l'abdomen.

Ipec., si l'écoulement se fait avec profusion et à la continue; accompagné de pâleur, de soif, et du désir constant d'être étendu, avec le sentiment d'une grande prostration.

Nux vom., lorsque la menstruation est trop copieuse et

reparaît avant la quatrième semaine ; lorsqu'elle dure plus de quatre jours, s'arrête et reprend. Dans ce cas, défendez le café, le vin, le cidre ou l'eau-de-vie ; la pâtisserie ou toutes choses stimulantes, pendant plusieurs mois.

RÈGLES DE TROP LONGUE DURÉE.

Les **règles de trop longue durée** réclament l'emploi de *acon.*, lorsqu'il y a manifestement des congestions dans différentes parties du corps avec douleurs lancinantes, principalement du côté de la tête et du cœur ; plénitude et dureté du pouls ; désir d'air frais ; aggravation dans une chambre chaude ; le sang est d'un rouge vermeil et le plus souvent fluide, mais se coagule facilement.

Chin., avec pâleur de la face ; pourtour des yeux cerné de noir ; obscurcissement de la vue ou taches noires passant devant les yeux ; bourdonnements d'oreilles ; pulsations dans la tête et le cou ; céphalalgie nocturne ; insomnie ou mauvais sommeil ; grande surexcitabilité ; fréquentes envies d'uriner ; douleurs d'enfantement ; faiblesse et lourdeur des muscles ; infiltration des pieds.

Ign., si la perte dure trop de temps, et si la prochaine période s'accompagne d'accidents hystériques, de bâillements et de suffocations. Le remède doit être administré le quatrième jour des règles, et sera répété le lendemain ou le surlendemain ; et ensuite le troisième jour, dans la période suivante.

Nux vom., si les règles reviennent trop tôt et durent trop longtemps ; vertiges ; constipation ; nausée et faiblesse ; ces symptômes s'aggravent le matin ; tiraillements dans les reins avec entraînement des organes sur le pubis ; douleurs crampoïdes dans l'abdomen, et suivant le trajet des cuisses.

Plat., sang épais et noir ou glaireux et gluant ; pression sur les parties inférieures avec surexcitation de sensibilité.

Sulph. modifie heureusement cet état du système, si l'on en donne quelques doses, après la cessation des règles, en ayant soin de le répéter peu de jours avant la prochaine période.

CESSATION DES RÈGLES OU AGE CRITIQUE.

Cette époque de la vie du sexe féminin arrive vers l'âge de quarante-cinq ans ; elle est, en général, plus tardive chez les femmes qui vivent dans l'aisance, tandis qu'elle avance chez celles qui mènent une vie dure. On en voit chez lesquelles cette révolution s'opère à trente-six ans, comme aussi d'autres où elle n'a lieu qu'après cinquante ans et même plus tard. Lorsque cet âge approche, les mois deviennent plus ou moins réguliers, soit quant au temps, soit quant à la quantité. La périodicité est plus courte, comme aussi elle peut être plus longue que de coutume. La quantité de sang qui se perd varie pareillement d'après sa nature, sa consistance et ses mélanges. Les règles sont ou très-courtes, ou constituent une véritable maladie. Le flux se présente fréquemment à l'improviste, dure deux ou trois heures, et puis il s'arrête, sans aucun des symptômes propres à une suppression.

Quelquefois la marche progressive du changement d'état s'accomplit d'une manière si graduelle et avec si peu de trouble dans l'organisme, que la femme ne se doute pas qu'elle subit une nouvelle condition. Sa santé se fortifie et devient plus florissante que jamais.

D'autres femmes sont moins heureuses ; elles sont affligées de vertiges, céphalalgie, bouffées de chaleur, état nerveux, pâleur et faiblesse ; urines fréquentes, limpides et abondantes, ou colorées et en petite quantité ; douleur dans la portion inférieure de l'abdomen, dans le dos et les cuisses, courant le long des jambes avec une sensation de rampement; chaleur dans la partie inférieure de l'estomac et dans le dos; hémorrhoïdes fatiguantes, et suppléant quelquefois aux règles; engorgement des extrémités inférieures; gonflement du ventre, qui a lieu de temps en temps sans s'accompagner des symptômes ordinaires propres aux flatuosités. De violentes démangeaisons dans les parties sexuelles ne sont pas rares alors.

Il ne faut pas, à l'occasion d'une légère irrégularité des règles à cet âge, faire intervenir la moindre action médicamenteuse, surtout si l'évacuation diminue. Le régime le mieux réglé est ce qui importe le plus dans cette circonstance, — aliments simples et d'une digestion facile, pris principalement parmi les végétaux; abstinence complète de toutes choses stimulantes; exercice en plein air conformément à la saison; bains; frictions sèches sur tout le corps. On évitera de dormir dans une chambre trop chaude et trop renfermée, ainsi que dans un lit trop mou. Dans tous les cas, il sera bon de porter la flanelle ou la soie sur la peau, on mettra le plus grand soin à ne pas s'exposer aux fâcheux effets des vicissitudes de l'atmosphère; en conséquence on se vêtira convenablement.

Les prétendus toniques et les remèdes dits fortifiants sont toujours nuisibles à cette époque; il faut donc savoir s'en passer.

Lach. et *puls.* sont les principaux remèdes homœopathiques contre les désordres de l'*âge du retour*. Si l'un d'eux ne suffit pas pour neutraliser les symptômes, il faudra les prendre alternativement, en mettant entre chaque dose un intervalle d'une semaine.

Bry., *cocc.*, *ign.*, *sep.* ou *sulph.*, conviennent dans quelques cas particuliers.

LEUCORRHÉE.

Cette maladie, appelée aussi **flueurs blanches,** consiste dans une perte de mucus anormal des parties génitales, et affecte plus particulièrement les femmes adultes et celles qui touchent à l'âge du retour. On en observe quelquefois chez les petites filles, et quelquefois aussi chez les femmes un peu âgées.

Les femmes qui sont le plus sujettes à cette affection sont celles d'un tempérament nerveux, d'une complexion du corps molle, à poitrine délicate et à prédisposition héréditaire. Les causes génératrices de cette maladie sont en général : accouchements laborieux, irrégularité des règles, emploi de purgatifs, corsets, veillées prolongées, usage immodéré du thé, du café et des épices; peu d'exercice, et quelquefois oubli dans les soins de propreté; présence de vers, et application locale de quelque substance irritante. Les femmes qui sont habituées à cette affection l'éprouvent le plus fort avant et après les règles et pendant la grossesse. La sécrétion est moindre ou plus abondante, et varie en quantité et en qualité. Dans le commencement, elle n'a rien d'extraordinaire : on dirait que la sécrétion de mucus est à l'état normal; mais, plus tard, le mucus prend une consistance plus épaisse et une apparence gélatineuse, ou devient clair, laiteux et aigre. La leucorrhée passée à l'état chronique, ce mucus devient purulent, et acquiert une couleur jaune; il est souvent verdâtre, et quelquefois d'une teinte brune. La perte ne s'effectue pas toujours à la continue, elle a lieu souvent d'une manière irrégulière et par émissions saccadées.

Après que la leucorrhée a duré plus ou moins de temps, apparaissent certains symptômes concomitants, tels que : douleur constante dans les reins et le dos; sensation d'impulsion vers et dans l'abdomen; souffrance dans les hanches; froid des extrémités; pâleur de la face; tristesse; perte d'appétit; éructations; symptômes nerveux; névralgies, etc.

La leucorrhée se complique si souvent d'affections graves de la matrice et des parties voisines, qu'on ne saurait trop s'empresser d'y porter remède. On a eu trop souvent le motif de regretter avec amertume d'avoir négligé de s'occuper de cette maladie dès le principe, alors qu'on pouvait la traiter avec espoir de succès. Au premier avertissement de l'approche du mal, la malade s'attachera d'abord à corriger les causes prédisposantes, et autant qu'il est en son pouvoir, à éloigner les causes excitantes.

Les remèdes qui sont principalement indiqués ici sont *acon., calc. carb., cocc., puls., sep.* et *sulph.*

Acon., si les pertes sont excessives, visqueuses ou jaunâtres, chaleur et sensation de plénitude dans les parties externes : toute application froide soulage, surtout si la patiente a été sujette à des attaques aiguës de rhumatisme.

Calc. carb., avec démangeaison et brûlement, se faisant sentir avant les règles; pertes laiteuses qui disparaissent souvent après avoir uriné et s'accompagnent de pression sur la portion la plus basse de l'abdomen, et de la descente ou chute de la matrice; leucorrhée après un effort pour avoir voulu soulever quelque chose de trop lourd; *leucorrhée corrosive, blanchâtre*, chez les *très-jeunes filles;* convient spécialement aux femmes lymphatiques, de la complexion des blondes et disposées à l'embonpoint, et qui ont des règles abondantes avec anticipation.

Cocc., leucorrhée avant et après les règles; pertes de mucosités sanguinolentes pendant la grossesse; leucorrhée semblable à des lavures de viande; avec coliques et flatuosités.

Puls., lorsque la perte est épaisse, comme de la crème; quelquefois corrosive; accompagnée de prurit vers l'époque critique ; avant, pendant et après les règles ; si elle est déterminée par la peur ; et chez les jeunes filles, avant que la menstruation soit bien établie.

Sep., leucorrhée avec excoriation des parties ; pression vers le bas ; urines fréquentes ; pertes jaunes ou verdâtres et fétides ; ballonnement du ventre ; face d'un teint jaunâtre ; ce remède ne convient jamais durant la grossesse.

Sulph., dans les cas opiniâtres avec urines chaudes ; pertes blanchâtres ou jaunâtres et corrosives ; après des éruptions répercutées ou un rhumatisme incomplétement guéri.

DESCENTE ET CHUTE DE LA MATRICE.

La cause prédisposante et la plus fréquente de ce désordre, c'est le relâchement naturel de l'organisme, ou amené par les habitudes d'une vie molle et indolente. Les causes immédiates varient ; la sortie prématurée après les couches ; la leucorrhée ; des chutes ; des lésions suites d'efforts pour soulever des poids trop lourds ; une toux opiniâtre ; des vomitifs violents ; les corsets surtout. Les observateurs attentifs ont, en effet, signalé cette façon de comprimer la taille comme la cause la plus fréquente, la plus efficace pour la production de la leucorrhée et des descentes de matrice chez les jeunes femmes. Espérons que cette remarque aura une influence heureuse sur la mode, et que l'on trouvera le moyen de servir l'élégance de formes avec les intérêts de la santé (1).

(1) Il faut absolument que la femme comprenne toute son importance dans l'humanité. Qu'elle soit donc éclairée dans l'accomplissement de ses devoirs, comme mère ; qu'elle soit même initiée aux mystères de sa propre organisation, pour que tous les doutes de son esprit soient dissipés. Aux conseils, aux avertissements du docteur Héring, ajoutons les enseignements du professeur Serres (*). Puissent ces con-

(*) Voyez aussi *Études historiques et médicales sur les corsets*, par le docteur H. Bouvier. Paris, 1853, in-8.

Les symptômes de la descente de la matrice paraissent n'avoir aucune importance dans le principe, et on les considère plutôt comme une incommodité que comme une occasion de maladie. Il y a généralement un sentiment de

seils, ces avertissements, ces enseignements, si judicieux, être compris comme ils doivent l'être! le sort de l'homme y est intéressé.

« L'usage du corset est dangereux. Je dis l'usage, qu'on le remarque bien. Ici l'abus ne se sépare point de l'usage : l'hygiène proscrit l'un et l'autre.

« J'appellerai d'abord l'attention sur les effets les plus ordinaires que produit le corset.

« Généralement, il presse l'abdomen au niveau de la neuvième ou de la dixième côte. A cet endroit, il agit sur le foie, le comprime, le brise en quelque sorte ; il en diminue, il en altère les fonctions. On sait combien, chez les femmes, les maladies du foie sont devenues, depuis quelque temps, fréquentes, opiniâtres, graves. La cause de ces affections ne se cherche pas ailleurs que dans l'usage du corset.

« Il comprime la veine cave inférieure (veine ventrale) ; par suite, le sang stagne dans le ventricule droit, et ce ralentissement dans la fonction circulatoire occasionne l'étranglement des veines jugulaires. De là des spasmes, des évanouissements.

« Le corset est encore une cause de hernies, et on le comprend : cette armature baleinée s'oppose à l'ondulation naturelle des viscères de l'abdomen ; elle les comprime d'une manière inégale, et ils tendent à s'échapper par les endroits qui leur offrent le moins de résistance.

« Mais ce n'est là qu'une partie des désordres causés par le corset ; il en produit d'autres, de plus graves, et c'est l'utérus qui en est le siége.

« J'ai parlé déjà de l'utérus, de son anatomie, de ses fonctions. Cet organe est suspendu dans le bassin par le *ligament large* et le *ligament rond*. Ces ligaments maintiennent l'utérus à la manière des ressorts qui maintiennent la caisse d'une voiture. Je ne puis pas trouver de comparaison plus exacte ; et il fallait qu'il en fût ainsi. Au moment de la grossesse, en effet, l'utérus se déplace, *voyage* dans l'abdomen ; il n'est pas fixé aux parois du bassin ; les ligaments, tout en le retenant, lui permettent de flotter.

« Avec le corset, voici ce qui arrive à l'utérus :

« Le corps baleiné refoule la masse intestinale de haut en bas ; alors l'utérus, organe flottant, est lui-même refoulé par les intestins ; les ligaments le suivent dans le sens de la pression. De là ces abaissements de l'utérus, de là ces autres affections du même organe, affec-

pression vers le bas plus ou moins prononcée qui va dans les aines ; une douleur dans le dos et les reins; une pression qui porte sur le pubis, une sensation d'engourdissement qui suit les membres ; état nerveux de l'organisme,

tions terribles et si fréquentes, à Paris surtout, que bientôt les médecins n'y pourront plus suffire.

« On le voit, l'usage du corset n'est pas seulement funeste à celle qui le porte; si nous n'y prenons garde, il atteindra la race ; car cette mode ridicule et meurtrière s'attaque à la source même de la vie, et tend à l'altérer.

« Sans doute, le corset n'est pas nouveau en France ; mais de toutes les formes qu'il a affectées, la plus dangereuse pour la santé est celle qui a été adoptée de nos jours.

« Nos dames, pour obtenir un plus grand évasement relatif des hanches, compriment le buste avec une énergie dont les âges précédents n'offrent point d'exemples. Au dix-huitième siècle, nos grand'-mères portaient des corsets. — Buffon appelle de pareils vêtements des *cuirasses ;* — mais aussi elles portaient des paniers, et l'énorme développement de ces paniers permettait de donner plus d'ampleur aux corsets.

« La mode était aussi ridicule que la nôtre, mais elle offrait bien moins de dangers. Nos grand'-mères, qui portaient paniers, ont, après tout, produit la forte génération de 1789.

« J'ai dit que le corset finirait par altérer notre race, et je n'ai pas exagéré. — On sait que c'est par la femme que les qualités de la race se conservent. Ce fait est d'une observation constante.

« Français du dix-neuvième siècle, nous sommes les fils des femmes gauloises ; et nous devons être fiers de nos mères. Leur condition était bien supérieure à celle des femmes romaines. La Gauloise choisissait son époux : mariée, elle était l'associée de son mari ; elle avait la moitié des biens. L'éducation des enfants lui appartenait exclusivement ; quand le fils savait manier les armes, alors seulement elle le présentait à la tribu.

« Les Gaulois avaient ceci de très-remarquable pour un peuple à peine naissant à la civilisation, c'est qu'ils respectaient la femme. Partout où ce respect de la femme existe, soyez sûr que le peuple est éminemment perfectible, qu'il atteindra à de hautes destinées.

« Ce sont les générations de femmes gauloises qui, chez nous, ont conservé et perpétué la race, cette *race gauloise* dont vous m'entendez si souvent parler. Les conquérants, romains, bourguignons, francs, sarrasins, ont eu beau s'abattre et s'implanter sur le sol, ils n'avaient

avec faiblesse, et plusieurs autres souffrances extrêmement fatigantes. Chaque cas ne présente pas ce long catalogue de misères, mais la plupart les possèdent et sous une forme plus ou moins prononcée. Dans les cas les plus graves, la femme a une grande difficulté de se tenir sur ses pieds, et si elle essaye de marcher, elle ne peut le faire qu'en se portant en avant et en appuyant ses mains sur les cuisses. Il y a quelquefois dans cette maladie un symptôme très-obscur et inquiétant : c'est une douleur ressentie dans le côté gauche, placée sous les côtes. — Ces diverses souffrances s'aggravent par la position debout, et s'amendent presque toutes dans la position couchée. Il faut ajouter à tout ce qui précède une perte constante de mucosités plus ou moins anormale, sans compter les règles, qui sont généralement plus fréquentes et plus abondantes. Ces deux

point amené leurs femmes avec eux ; ils ont trouvé dans le pays conquis les femmes gauloises qui ne l'ont jamais quitté, et par elles l'élément gaulois a toujours survécu et a prédominé. Aussi ne vous étonnez pas de rencontrer dans notre race une unité de croyance, d'effort social qui persiste à travers les ténèbres du moyen âge, à travers les guerres, les fureurs des factions, et qui s'est retrouvée, cette unité, plus puissante que jamais au grand jour de la Révolution française. La Révolution a fait de cette unité un faisceau aujourd'hui indissoluble. Oui, nous sommes un peuple homogène par l'agglomération et par les idées, homogène dans les âges. Les Gaulois du temps de César et nous c'est le même peuple, que distingue le même trait moral : l'amour de l'égalité.

« Eh bien ! cette race énergique, intelligente, supérieure, cette race gauloise est-elle destinée à déchoir ? Oui, si la femme, conservatrice de la race, déchoit elle-même. Et le corset, cause perpétuellement agissante de maladies et d'atrophie, peut amener ce résultat, qui sera général ; car l'usage du corset est général dans les villes et tend même à se généraliser dans les campagnes.

« Luttez avec nous, mères, contre le despotisme de la mode ; luttez dans vos familles pour y abolir l'usage pernicieux du corset. Pour nous, nous lutterons toujours et partout. Médecins, notre famille c'est l'humanité ! »

(SERRES, *Cours d'anthropologie.*)

égouts de l'économie de la femme, rapprochés de la faiblesse générale qui accompagne des souffrances non interrompues, épuisent les forces, et, à moins d'un soulagement très-désirable, elles ne peuvent manquer de détruire complétement la santé.

Pour la cure de cette affection on emploie très-fréquemment des moyens mécaniques, connus sous le nom de *pessaires*. Mais dans quelques cas on peut réussir avec l'emploi de remèdes et un régime bien entendu. Cette affection est elle-même symptomatique d'autres maladies incurables. Que la malade évite autant qu'elle pourra les causes provocatrices, qu'elle adopte le régime homœopathique, et qu'elle prenne des remèdes suivants, chaque soir, pendant une semaine : ce sont *bell., calc. carb., nux vom.* et *sep.*

Après avoir pris l'un de ces médicaments et suspendu toute médication pendant une semaine au moins et être restée fidèle au régime, si les symptômes n'ont pas diminué, prenez de la même manière une seconde fois cette série de remèdes, et attendez ensuite comme avant. Mais si les symptômes s'améliorent, ne faites rien tant que l'amélioration continue, et s'ils reparaissent, prenez le dernier médicament une ou deux fois de plus. Afin de distinguer le meilleur des remèdes indiqués, comparez les symptômes appartenant à la leucorrhée.

DE LA GROSSESSE ET DE SES SUITES.

Du régime pendant la grossesse. Pendant la durée de la gestation, la femme doit considérer que les actes les plus futiles de sa part peuvent exercer une grande influence sur l'avenir et la santé, et ajoutons, sur l'état moral et intellectuel d'un être qui lui est attaché par les liens les plus intimes et les plus chers, être qui doit attendre d'elle comme mère, et autant qu'il est en son pouvoir, une seconde constitution. Ainsi donc, pour atteindre à un tel but, il est du devoir d'une mère de faire la plus grande attention à sa nourriture, à ses vêtements et à l'exercice qui lui sied le mieux.

Nourriture. — Elle doit à cet égard observer la plus grande simplicité et s'abstenir des aliments et des boissons stimulantes, comme de tout ce qui tend à augmenter l'excitabilité du système nerveux. Elle évitera également de prendre trop de nourriture à la fois; car, il semble que la nature ait voulu prévenir la plénitude en excès par les nausées et les vomissements auxquels sont sujettes les femmes enceintes. Il n'est pas nécessaire non plus qu'elle serve ses goûts bizarres et ses appétits voraces; personne n'ignore qu'il en résulte le plus ordinairement des indigestions, des coliques et même des états convulsifs. A plus forte raison, devra-t-on opposer à l'usage contre nature de la chaux, de la magnésie, du café grillé, etc.

Vêtements. — Elle doit s'habiller selon la saison, et n'avoir aucun lien qui fatigue la taille ou toute autre partie du corps; les habillements auront plutôt de l'ampleur et une certaine laxité dans les attaches. Les corsages serrés sont on ne peut plus dangereux. L'expérience démontre, en effet, que la plupart des souffrances de l'enfant et de la mère proviennent de la compression continuelle et forcée de l'abdomen durant la gestation. Il n'y a pas de doute que le plus grand nombre de difformités n'aient leur origine dans la vanité et les prétentions excentriques des mères.

Exercice. — Quant à l'exercice, nous l'avons déjà dit ici, il est nécessaire pendant l'état de grossesse. Celui qu'on devra préférer sera la *promenade* à pied et au grand air; car il n'en est pas qui mette les muscles du corps plus en action. Cependant il ne faudra pas le prendre immédiatement après que le travail de la digestion sera commencé; le moment le plus convenable est deux ou trois heures après avoir pris un modeste dîner, soit pendant un temps doux, dans la journée ou vers le soir ; on évitera avec soin l'humidité de la nuit en ne rentrant pas trop tard chez soi. La promenade en voiture ou à cheval est un exercice passif qui convient peu ; et en outre il offre trop de chances pour des accidents qui peuvent être graves par eux-mêmes, et parce qu'il est précisément l'occasion de mille frayeurs. On mettra un égal soin à éviter les promenades trop longues, engagées par un temps trop incertain, la danse, la course, l'emploi d'efforts pour soulever des poids trop lourds, etc. L'avortement ou l'accouchement prématuré sont la suite de ce genre d'imprudence. On respirera un air pur, et la chambre à coucher sera grande et fréquemment ventilée. Il faut conserver la tranquillité d'âme sur toute chose ; il est nuisible d'occuper trop sérieusement son esprit, comme aussi de passer de longues veillées. — Tout ceci s'adresse aux dames du grand monde ; pour les femmes du peuple, elles doivent faire comme elles peuvent.

DES INCOMMODITÉS DE LA GROSSESSE.

Quoique la grossesse soit un état parfaitement naturel, il n'en est pas moins troublé quelquefois par des désordres qui proviennent, soit d'une organisation imparfaite, soit des suites des divers traitements qui ont été subis. Il n'est donc pas inutile de faire connaître les moyens de remédier à ces déviations de la santé pendant l'état de grossesse.

Quelle que soit la croyance universelle à un état de pléthore, à une plénitude générale du système pendant la gestation, nous passerons outre ; l'idée d'agir dans ce cas par déplétion est un véritable non-sens. — Disons seulement, au sujet de la nécessité de la saignée en certains cas, tels que ceux qui concernent les femmes qui sont sujettes aux fausses couches, qu'elles doivent avant tout éviter d'être saignées ; pour un cas dans lequel la saignée a paru justifier ce préjugé, cent ont rendu l'avortement plus inévitable.

L'irritation nerveuse qui complique si souvent l'état de grossesse est susceptible d'être traitée avec succès ; des soins intelligents et judicieux préviennent la tempête qui menace la santé de la femme, en donnant à son système entier une impression vitale dans laquelle la santé ne laisse rien à désirer.

Nous allons maintenant parler des désordres qui peuvent avoir lieu dans la grossesse, et indiquer le traitement qui leur convient.

VERTIGE ET MAL DE TÊTE.

Quelquefois, dès la seconde semaine, mais généralement dans la troisième après la conception, la femme ressent dans la tête une étrange sensation de plénitude ou de pesanteur, qui s'accompagne d'engourdissement, et d'une sorte d'inaptitude pour tout mouvement. Si ces effets de la sensibilité augmentent, il s'ensuit une certaine légèreté de la tête, avec vertige, principalement le matin, un étourdissement avec obscurcissement de la vue en s'arrêtant ; et en même temps scintillation devant les yeux ; assoupissement ou un état opposé ; céphalalgie avec pesanteur de tête ou de la nuque ; disposition à se laisser tomber en avant si l'on s'arrête ; palpitations du cœur, nervosité générale, etc. A ces symptômes viennent s'ajouter, dans quelques cas, des fadeurs d'estomac ; l'appétit varie sur toute chose et diminue ; l'odeur des aliments qu'on prépare inspire du dégoût ; la vue des provisions pour la table excite des nausées ; les mets que la malade préférait à tout lui font mal, et les choses pour lesquelles elle n'avait aucun goût sont celles qui lui plaisent et qu'elle mange avec avidité. Il est remarquable que ces désirs et ces répugnances ne résultent pas de l'expérience du moment, mais bien des caprices du goût. — La langue est généralement recouverte d'un enduit jaunâtre avec un peu de rougeur sur les bords et à la pointe. La bouche se remplit d'une salive sans saveur.

Il n'y a peut-être pas un seul cas de grossesse qui réunisse tous ces symptômes, mais tous en présentent quelques-uns qui sont plus ou moins prononcés ; on rencontre aussi des femmes qui passent tout le temps de la gestation sans que leur santé soit troublée par rien d'extraordinaire.

Acon., vertige en se levant étant assis, comme par ivresse, et comme si l'on allait tomber ; faiblesse en se levant d'une position couchée, avec obscurcissement de la vue ; congestion du sang à la tête avec battement, et pression sur la région du front ; douleurs sourdes à la tête ; yeux rouges ; étincelles, avec crainte de la lumière ; taches noires devant les yeux. Ce remède convient principalement aux personnes pléthoriques et d'un tempérament nerveux.

Bell., vertiges avec chancellements et tremblements ; stupeur avec perte de connaissance ; plénitude de la tête avec bruissement dans les oreilles, et crainte de tomber ; le bruit irrite ; pesanteur et pression sur la tête, ou sur le front au-dessus des yeux ; douleurs expansives dans la tête, avec violent battement des carotides ; injection des yeux, avec palpitation des paupières et rougeur de la face ; éclairs devant les yeux ; double vue des objets. Les symptômes qui réclament l'emploi de *bell.* éprouvent généralement de l'aggravation le matin et répugnent au mouvement.

Nux vom., vertiges et embarras de la tête ; étourdissement avec obscurité de la vue, et bourdonnements d'oreilles ; douleurs déchirantes, tractives et tressaillantes de la tête, douleurs périodiques ; souffrances de la tête particulières à la grossesse, avec constipation ; dégoût pour les aliments accompagné de saveur insipide, ou acide, amère et putride de la bouche. Ce remède convient aux personnes vives, violentes, principalement si elles mènent une vie sédentaire, sont constipées et habituées au café. Les souffrances s'aggravent généralement le matin, après l'exercice et au grand air.

Op., vertige en se levant ; vertige avec stupeur, comme après une débauche ; sommeil imparfait, avec léthargie et face bouffie ; illusion de l'imagination.

Plat., le mal de tête qui augmente graduellement et cesse de même ; mal de tête causé par une vexation ou un accès de colère ; exspuition de salive fade ou douceâtre. Ces souffrances, chez les femmes nerveuses et hystériques, s'aggravent par le repos et s'améliorent par le mouvement.

Puls., vertige, qui devient pire en s'arrêtant, avec une cécité momentanée, chancellement et crainte de tomber ; mal de tête unilatéral ; douleurs pulsatives et lancinantes dans la tête ; mal de tête sympathique de l'estomac ; mal de tête tous les jours ; les souffrances sont suivies fréquemment de l'engourdissement des membres, et s'aggravent généralement le soir et avant minuit. *Puls.* convient particulièrement aux personnes d'un caractère doux et facile.

NAUSÉES, VOMISSEMENTS, CRACHEMENTS, ETC.

Ces indispositions si communes à l'état de grossesse commencent habituellement vers la sixième semaine et se prolongent, avec plus ou moins de force, jusque dans le cinquième mois. Après cette époque elles cessent généralement, mais pour reparaître sur la fin de la gestation, dans quelques cas, à la suite de la plus légère provocation. Les nausées et les vomissements ont lieu communément le matin, dès que la malade se lève, et la fatiguent deux ou trois heures durant. Après bien des efforts, elle rend plein la bouche des mucosités d'un goût quelquefois tellement aigre, que les dents en sont agacées. Les aliments sont rarement rejetés, mais les vomissements amènent souvent une grande quantité de bile.

Nous n'oublierons pas de noter aussi le crachement d'une salive écumeuse et une salivation si copieuse et si tenace, que, lorsqu'elle tombe sur le plancher, elle y forme de véritables flaques d'eau. Quelquefois cette salivation devient encore plus abondante et est suivie d'aigreurs et de déjections d'eaux de l'estomac.

Ars. est utile lorsqu'il survient des vomissements excessifs après avoir mangé ou bu ; s'il y a défaillance, grande faiblesse et maigreur considérable.

Ipec., vomissements violents avec douleurs au creux de l'estomac ; langue sale ; vomissement de bile ; vomissement avec soif ; perte d'appétit et relâchement du ventre.

Nat. mur., dans le cas opiniâtre de déjections d'eaux de l'estomac ; griffement au creux de l'estomac, qui est douloureux au toucher ; acidité de l'estomac ; salivation ; perte du goût et de l'appétit.

Nux vom., vomissement avec vertige ; impatience, mauvaise humeur ; vomissement d'un mucus aigre ; goût amer de la bouche ; nausées continuelles ; aigreur, écoulement d'eaux ; hoquet ; sensibilité douloureuse de l'estomac avec pression comme par une pierre.

Puls., langue couverte d'un enduit blanchâtre ; nausée insupportable avec envie de vomir ; vomissement d'un mucus aigre et d'aliments ; nausées venant de la gorge et de la bouche ; éructations acides, amères ou rapportant le goût des aliments ; goût amer ou aigre de la bouche après avoir mangé ; nausée après avoir mangé ; salivation ; écoulement d'eaux de l'estomac ; hoquet ; pulsations au creux de l'estomac ; envie fréquente d'uriner.

PRURIT.

Durant les premiers mois, quelquefois même jusqu'à la fin de la grossesse, les femmes sont fatiguées et tourmentées par des démangeaisons insupportables des parties génitales. On les attribue généralement à une augmentation dans la sécrétion de ces parties. Le mucus sécrété acquiert de l'âcreté; une efflorescence aphtheuse, semblable à celle qu'on remarque chez les enfants, se manifeste sur la surface interne des grandes lèvres et dans les parties voisines; elle pénètre quelquefois jusqu'à la hauteur et dans la direction de la matrice. Dans d'autres cas, les aphthes sont remplacés par une très-grande irritation des tissus qui prennent une couleur cuivrée et présentent comme de petites déchirures. De toutes ces surfaces, tourmentées par une irritation particulière, il s'échappe constamment une perte aqueuse viciée qui, lorsqu'elle s'accumule, s'accompagne d'un prurit indomptable. Cette maladie n'attaque pas seulement la femme enceinte, elle visite même celle qui ne l'est pas. Elle y est, toutefois, plus sujette durant la gestation et s'amende pendant les règles.

De fréquentes ablutions d'eau offrent un puissant moyen de soulager les malades et de préparer la guérison.

Les principaux remèdes sont : *Bry.*, *carb. veg.*, *lycop.*, *puls.*, *sep.* et *sil.*

Dans la variété aphtheuse on donne la préférence à *carb. veg.* et à *sil.*

Dans la chaleur et la sécheresse des parties, à *bry.* et *lycop.*

Lycop. s'adapte principalement s'il y a un écoulement blanc ichoreux avec ou sans expulsion de vents des parties.

Puls., à chaque variété de la maladie, surtout si elle a lieu sur le déclin des règles.

Sep., si les démangeaisons sont violentes avec inflammation et engorgement des lèvres; leucorrhée corrosive avec pression en bas et excoriation de tissus.

Afin de faire cesser promptement cette inopportune maladie dans son symptôme pruriteux, on pourra se laver de temps en temps les parties avec une solution légère de *borax.*

AIGREURS ET ÉCOULEMENT D'EAUX.

Ces deux incommodités coïncident en général, et il n'est pas de périodes de la gestation où elles ne puissent avoir lieu. Quand elles paraissent dans les premiers mois, elles s'accompagnent de nausées ; quoiqu'elles se manifestent généralement aussi dans le dernier terme, elles ne sont jamais plus fatigantes qu'après que l'enfant a remué.

Les malades se plaignent d'une chaleur de l'estomac qui s'étend vers les parties supérieures ; éructations très-acides; douleurs crampoïdes au creux de l'estomac; écoulement d'un fluide fade ou amer, qui est quelquefois chaud et si acide, qu'il excorie la gorge et la bouche. Les souffrances sont pires après les repas, et l'eau tourne fréquemment à l'aigre et est régurgitée immédiatement après avoir bu.

Nux. vom., *phosph. acid.*, *puls.* et *sulph.* sont les remèdes qui conviennent dans cet état de l'estomac.—Voyez à l'une des précédentes pages ce qui est dit des *nausées* et *vomissements*.

Phosph. acid. est le remède spécialement utile dans ce cas.

CONSTIPATION.

La constipation accompagne très-fréquemment la grossesse. On y remédie en général par l'exercice et un régime alimentaire composé plus particulièrement de végétaux, ainsi que par la boisson de beaucoup d'eau froide. Mais, si cela ne suffit pas, donnez *bry.*, *lycop.*, *nux vom.*, *puls.*, *op.* ou *sulph.*

DIARRHÉE.

La diarrhée n'est pas aussi commune que la constipation dans la grossesse, mais elle est beaucoup plus grave ; il ne faudrait pas qu'elle durât longtemps. Elle dépend fréquemment de quelque cause accidentelle dont l'éloignement la fait cesser presque aussitôt.

Les meilleurs remèdes sont : *Ant. crud., dulc., lycop.* et *sulph.*

MAL DE DENTS.

L'odontalgie est l'affection la plus commune qui paraisse dans la grossesse, elle en est quelquefois l'un des premiers symptômes. Elle peut exister pendant tout le temps de la gestation, mais d'ordinaire elle se manifeste par paroxysmes et par intervalles plus ou moins longs. Elle se fait sentir dans une ou plusieurs dents cariées, ou dans une dent parfaitement saine ou dans une partie de dent. La douleur participe de la nature de la névralgie. Avant de songer à extraire une dent, dans ces circonstances, il faut consulter un médecin.

Les remèdes qui réussissent le mieux sont : *Acon., bell., calc., chamom., nux vom., puls.* et *staph.*

VARICES.

Cette maladie consiste dans la dilatation et la distension des veines ; elle n'est point exclusive à l'état de grossesse ; elle existe en tout temps chez la femme, et quelquefois aussi chez l'homme. Mais comme cette maladie se rencontre fréquemment chez la femme enceinte, on doit considérer qu'elle est presque particulière à cet état. Elle se montre rarement dans la première gestation, mais on la remarque beaucoup plus souvent dans les grossesses subséquentes. Les veines variqueuses se font remarquer généralement vers les chevilles et peuvent s'établir à la jambe, et de là se porter au genou, mais quelquefois aussi ces veines couvrent toute l'extrémité. L'affection peut être limitée à une seule jambe, comme aussi occuper les deux. L'état variqueux existe avec ou sans l'œdème, ou gonflement général des pieds et des extrémités inférieures.

Les veines variqueuses sont généralement superficielles, et prennent d'abord une couleur rougeâtre ; plus tard, elles prennent une couleur bleuâtre plombée et sont plus gonflées; elles deviennent bosselées, nouées. Elles acquièrent plus de grosseur lorsque la malade se tient debout; elles diminuent lorsqu'elle reste couchée.

Quand cette affection est légère, elle n'est point douloureuse; mais si elle augmente, elle le devient, et enfin les veines peuvent se crever et le sang s'épancher sous la peau, et même se faire jour extérieurement.

Comme la maladie est produite par une cause en quelque sorte mécanique, elle disparaît après la délivrance : la pression exercée sur les veines n'existant plus, tout rentre dans l'état naturel.

Si la distension est très-prononcée et que la maladie soit très-douloureuse, il devient nécessaire que la femme reste étendue. Si elle est obligée de se tenir sur ses pieds, on pourra lui apporter quelque soulagement en lui appliquant à la jambe un bandage ou en lui faisant prendre un bas lacé. Si le bandage ou le bas lacé ne suffisait pas, il conviendrait d'appliquer le matin un bandage plus serré en commençant par l'orteil, et progressivement jusqu'à la partie la plus supérieure de la jambe, jusqu'au genou.

En aide aux moyens mécaniques que nous venons de faire connaître, on pourra employer avec succès les remèdes suivants : *Arn.*, *lycop.*, *nux vom.* et *puls.*

HÉMORRHOÏDES.

Quoique cette maladie ne soit, en aucune façon, particulière à la grossesse, cependant il arrive souvent que certaines femmes en sont atteintes à cette époque à cause de la pression qui s'exerce sur l'utérus et de l'état de torpeur où sont tenus les viscères abdominaux.

Les hémorrhoïdes consistent dans une ou plusieurs tumeurs vasculaires situées à l'anus. Lorsqu'elles sont établies depuis quelque temps, elles ont acquis alors une certaine grosseur, et forment à l'anus des bourrelets en forme de grappes. Elles ont une couleur bleuâtre, et elles sont très-douloureuses, surtout au toucher. Lorsqu'elles occupent la partie la plus inférieure du rectum et qu'elles sont dans l'anus, on les appelle hémorrhoïdes internes, et lorsqu'elles sortent, on les appelle hémorrhoïdes externes. Si elles ne laissent échapper aucun liquide, si elles sont sèches, elles sont dites borgnes. Dans le cas contraire, elles sont dites fluentes.

Celui qui est sujet à cette affection et qui en souffre de temps en temps, ne devra rester ni longtemps assis, ni longtemps debout; il prendra un grand exercice, boira de l'eau fraîche avec profusion, et devra s'abstenir des aliments trop riches en sucs nutritifs et des boissons stimulantes. Pendant les douleurs paroxysmales des hémorrhoïdes, la femme restera étendue, et choisira la position qui lui conviendra le mieux.

Comme application locale, la femme usera avec avantage d'une serviette pliée et trempée dans l'eau froide, application qu'elle renouvellera selon le besoin. Elle pourra également se servir, en forme d'embrocations, d'huile douce ou d'un mucilage quelconque. C'est le moyen de se donner un soulagement passager. Mais elle ne peut espérer un bénéfice plus durable qu'en s'adressant aux remèdes suivants, qui seront administrés selon la convenance des symptômes : *Acon., bell., ign., nux vom., sulph.*

Acon. convient lorsqu'il y a hémorrhagie avec douleur sécante ou piquante et pression à l'anus, plénitude de l'abdomen avec pesanteur et colique, et douleur dans le dos comme par contusion.

Bell., lorsque l'hémorrhagie continue plusieurs jours avec démangeaison à l'anus et souffrances en marchant; tumeurs considérables avec pression sur les parties inférieures; douleur dans le dos comme s'il était brisé. *Bell.* est principalement indiqué chez les malades qui ont fait abus du soufre à hautes doses pour prévenir une nouvelle attaque, ainsi que le prescrit la vieille école.

Ign., constipation avec efforts impuissants d'aller; descente du rectum; sortie des hémorrhoïdes pendant une évacuation avec perte de mucosités sanguinolentes; douleur pressive après la selle; contraction spasmodique de l'anus; démangeaison et cuisson à l'anus.

Nux vom. convient soit dans les hémorrhoïdes borgnes ou fluentes; accompagnées de constipation et de fréquents efforts impuissants pour la selle, avec sensation comme si l'anus était contracté ou fermé; douleur brûlante et piquante dans les tumeurs, démangeaison à l'anus, épreintes douloureuses de l'abdomen; tête congestionnée; urines fréquentes et douloureuses; aggravation après tout travail d'esprit et après le repas. Ce remède est particulier aux personnes qui mènent une vie sédentaire et qui font un très-grand usage du café.

Sulph., lorsqu'il y a alternativement constipation et diarrhée, sensation d'excoriation avec démangeaison et brûlement à l'anus, descente fréquente des tumeurs; plénitude de la tête, aigreurs d'estomac; dyspepsie; urines douloureuses; diarrhée le matin, avec pression et descente du rectum. Dans les cas opiniâtres, donnez *nux vom.* et *sulph.* alternativement le soir et le matin.

DOULEURS DANS LE CÔTÉ DROIT.

Après le cinquième mois de la grossesse, quelques femmes sont prises d'une douleur profondément située dans le côté droit sous les côtes. Cette sensation est un mal incessant qui s'accompagne de chaleur. La malade ne peut rester longtemps assise; la douleur est plus supportable après avoir passé une ou deux heures au lit. Elle cesse généralement vers le huitième mois. Les petites femmes y sont particulièrement beaucoup plus sujettes dans leur première grossesse.

Acon., *chamom.* ou *puls.* suffisent généralement pour faire taire les symptômes.

CRAMPES.

C'est une affection très-incommode qui se fait sentir et devient pire vers le quatrième ou cinquième mois, et plus tard sur la fin de la grossesse.

Les crampes se font sentir dans les muscles de l'abdomen, dans le dos, les hanches et les extrémités inférieures.

Pour crampes des muscles de l'abdomen, prenez *bell.*, *hyos.*, *nux vom.* ou *puls.*

Lorsqu'elles attaquent le dos, prenez *ign.*, *op.* ou *rhus.*

Les hanches, *coloc.*, *graph.* ou *stram.*

Les cuisses, *hyosc.*

Les jambes, *calc. carb.*, *chamom.*, *nux vom.*, si c'est après minuit, ou *sulph.*, si c'est le soir.

Les pieds, *calc. carb.*

INCONTINENCE D'URINES.

Cette affection, fort incommode, se manifeste dans tout le temps de la grossesse, et peut-être est-elle plus commune dans les premiers mois. Si ce désir n'est pas satisfait tout de suite, l'urine peut s'échapper involontairement. L'urine est fréquemment très-âcre et d'une odeur forte.

Les meilleurs remèdes sont : *Bell.*, *cin.*, *puls.*, *silic.* et *stram.*

URINES DOULOUREUSES.

Cette affection, lorsqu'elle est concomitante de la grossesse, réclame l'emploi de *cocc.*, *phosph. acid.*, *puls.*, *nux vom.*, ou *sulph.*

INSOMNIE.

Vers les derniers jours de la grossesse, plusieurs femmes sont tellement agitées la nuit, qu'elles ne peuvent dormir. Elles dorment cependant quelquefois, mais au moment de s'endormir, les jambes et le reste du corps sont saisis d'une telle agitation, elles sont obligées à un tel mouvement, qu'elles dissipent le peu de disposition qu'elles ont au sommeil. Quelques-unes sont assez heureuses pour dormir un peu le jour.

L'exercice au grand air, sans fatigue, est le meilleur préservatif.

Si cela ne suffit pas, il faut avoir recours à *bell.*, *coff.*, *hyosc.*, *lycop.*, *nux vom.* et *op.*

MÉLANCOLIE.

Sous cette dénomination, nous comprenons le *découragement*, l'*hypochondrie*, l'*abattement* d'esprit.

Sans entrer dans le détail des symptômes à ce sujet, nous dirons en un mot que l'esprit dans un état aussi malheureux voit toujours les choses sous une mauvaise couleur et à travers un milieu défavorable. Dans cet état, la femme réalise dans ses propres sensations tous les symptômes pénibles dont elle entend parler, et s'étonne même qu'elle ne soit pas plus malheureuse. Des commères et des amis légers contribuent involontairement à augmenter cet état de souffrance, en lui rapportant toutes sortes d'accidents et de malheurs.

Acon., si la crainte de la mort prédomine, et si cet état malheureux de l'esprit a été causé par la frayeur.

Aur., mélancolie avec désir de mourir; désir insurmontable de pleurer; angoisses de l'esprit qui portent au suicide; désespoir; faiblesse de la mémoire et des facultés intellectuelles.

Bell., grande agitation, inquiétude, la nuit; frayeur avec disposition à s'enfuir ou à se cacher; peur des revenants; rire involontaire et disposition à chanter ou à devenir furieuse avec rage; crainte de faire un effort; illusion des sens et visions effrayantes.

Puls., tristesse et larmes; douloureuse préoccupation d'une foule de petits soins; sensibilité au creux de l'estomac; insomnie; céphalalgie; aigreurs d'estomac; elle reste dans une humeur taciturne, elle entoure ses genoux avec ses mains et dit des choses folles ; elle est capricieuse et se refuse à la conversation.

Sulph., abattement d'esprit avec grand intérêt pour les sujets religieux; désespoir de se sauver; oubli des noms propres, spécialement des mots dont elle veut se servir; disposition à la colère.

ÉVANOUISSEMENTS ET ACCIDENTS HYSTÉRIQUES.

Ces affections peuvent avoir lieu durant toute la grossesse, mais ils se manifestent particulièrement vers l'époque où l'enfant commence à remuer. Les femmes robustes en sont attaquées, mais non pas aussi souvent que les femmes délicates et nerveuses. La malade éprouve d'abord une sensation de langueur avec disposition au bâillement, tout paraît tourner autour d'elle. Obscurcissement de la vue ; bruissement et tintement des oreilles; pâleur de la face; soupirs et insensibilité. Il n'y a pas, comme dans les attaques d'épilepsie, de mouvements convulsifs, la voix n'est pas étouffée et la malade ne se mord pas la langue.

Ces affections peuvent être causées par la frayeur, la colère ou un saisissement quelconque. Quelquefois même elles ont lieu sans aucune cause d'excitation extérieure.

Acon., *chamom.* ou *ign.*, si elles sont causées par un accès de colère ou par la peur.

Bell., lorsqu'il y a congestion du sang vers la tête avec face bouffie; chaleur de la tête avec froid des extrémités.

Ign., lorsqu'il y a céphalalgie intense, nausées et défaillance; frissons avec pâleur de la face. La malade ne peut supporter ni la lumière, ni le bruit; distension de l'abdomen. Si cet état dure et se répète, faites dissoudre quelques globules d'*ign.* dans de l'eau, et donnez-en à la malade deux cuillerées à café toutes les dix minutes jusqu'à ce qu'elle soit mieux.

Puls., lorsqu'il y a disposition à pleurer, et chez les personnes d'une grande susceptibilité nerveuse.

MÉNORRHAGIE OU PERTE DE SANG.

C'est un accident assez fréquent pendant la grossesse et pendant les couches.—Les moyens ordinaires se montrent ici presque toujours nuisibles, même quand ils soulagent momentanément. Par exemple, l'eau froide, qui se montre efficace pour un moment, ne tarde pas à produire l'inflammation : c'est pourquoi ce moyen est particulièrement dangereux pendant les couches ; les frictions éthérées occasionnent fréquemment des attaques de nerfs ; l'alun détermine des indurations ou autres mauvaises maladies ; la créosote donne des ulcères, etc. Le tamponnement ne sert de rien ; il ne fait que mettre une digue au sang, car l'hémorrhagie ne s'arrête pas : elle se continue à l'intérieur.

Les *hémorrhagies foudroyantes* qui surviennent immédiatement après l'accouchement, avant l'arrivée du médecin, seront arrêtées le plus sûrement par *sec. corn.*, à la dose d'un demi-grain tous les quarts d'heure, jusqu'à ce qu'elles cessent. Voilà pourquoi il faut toujours avoir à sa disposition ce grand remède, pendant qu'on assiste une femme en couche. — Dans cette grave circonstance, il est essentiel que la femme reste étendue, qu'elle soit tranquille de corps et d'esprit, et qu'il règne autour d'elle le plus profond silence. Lorsque l'hémorrhagie se renouvelle, il convient de faire une forte ligature à la partie supérieure de la cuisse avec une serviette, et mieux encore avec un foulard ; on en appliquera une seconde au bras. Il sera avantageux de faire prendre à la malade quelques cuillerées d'eau froide ; et si la figure commence à pâlir et qu'on craigne un évanouissement, donnez quelques gouttes de vin pur, mais seulement quelques gouttes à la fois. Le vinaigre en olfaction a aussi son avantage, et dans beaucoup de cas on s'en sert utilement en friction sur le nez, les tempes et autres parties ; mais il ne faut pas faire comme cela se pratique ordinairement, s'en servir en trop grande quantité ; il suffira d'en prendre tout au plus une cuillerée à café dans le creux de la main, et d'y tremper les doigts pour ensuite faire les frictions convenables : c'est le moyen d'éviter à la malade l'impression trop forte du vinaigre, qui, dans ce cas, peut avoir des inconvénients.

Dans les hémorrhagies chroniques des femmes d'un certain âge et hors d'état de couches, il est indispensable de défendre pendant un an l'usage de boissons chaudes ; par contre, on prescrira l'usage du lait froid quatre ou cinq fois par jour. Mais la circonstance est toujours assez importante pour faire intervenir un médecin homœopathe.

Pendant la grossesse ou après la délivrance, on emploiera avec avantage la *teinture de cannelle*, — une goutte étendue dans une demi-tasse d'eau, après l'avoir remuée ; — on en prendra une cuillerée à café toutes les fois qu'il y a aggravation. Ce remède sera encore utile dans le cas où l'hémorrhagie serait la suite d'un effort, ou après avoir porté un fardeau, soit aussi après avoir étendu trop fortement les bras, ou fait un faux pas. Si l'on n'a pas de la teinture, on fera mâcher un peu de cannelle. Si ce moyen ne réussit pas assez promptement, donnez *arn*.

Dans le cas d'une hémorrhagie continuelle très-abondante, particulièrement chez les femmes enceintes chez qui les règles n'ont pas été suspendues, avec des douleurs sécantes autour du nombril, forte pression qui porte sur la matrice et l'anus, avec froid et frissons de tout le corps, avec ondée de chaleur à la tête, faiblesse très-prononcée et envie de rester couchée, donnez *ipec.* et ensuite *arn*. Lorsque ces symptômes sont accompagnés de douleurs semblables à celles de l'accouchement et ne s'amendent pas après un quart d'heure, donnez *chamom.*, et voyez en même temps ce qui est dit au sujet de ce remède quand les règles sont très-abondantes. Le remède principal dans les hémorrhagies qui peuvent suivre l'accouchement est *ipec.*

Lorsque le sang sort en grande abondance et est d'un

rouge foncé, s'il est accompagné de douleurs pressives dans les reins, de céphalalgie et principalement dans les tempes, avec la sensation comme si la tête allait éclater, donnez *bry.*, ou *croc.*

Chin. est un remède essentiel dans les cas les plus graves de ménorrhagie, lorsqu'il y a pesanteur de tête, vertiges, perte de connaissance et somnolence ; lorsqu'il y a faiblesse soudaine, défaillance, froid des extrémités, pâleur de la face, mouvements convulsifs de la bouche, contorsion des yeux, ou si la face et les mains deviennent bleues, ou si l'on éprouve des tressaillements isolés dans tout le corps ; on peut en même temps frictionner légèrement le bas-ventre, ou appliquer sur les parties des compresses vinaigrées, et ensuite donner quelques gouttes de vin. On doit aussi faire emploi de ce médicament lorsque le sang s'échappe par intermittence et avec spasmes, si les douleurs dont ces symptômes s'accompagnent ressemblent aux douleurs d'accouchement et se portent sur l'anus, et si l'hémorrhagie augmente de plus en plus. On l'emploiera pareillement lorsque les symptômes sont suivis de coliques, d'un besoin fréquent de rendre ses urines, et d'une tension sensible du bas-ventre. En général, ce remède est bon lorsqu'après l'hémorrhagie il reste encore quelque souffrance. On peut aussi prendre d'une décoction de la racine du roseau odoriférant.

Hyosc. convient dans les douleurs semblables à celles de l'accouchement avec tiraillement dans les cuisses ou les reins ; lorsqu'on éprouve une chaleur générale avec pouls accéléré ou plein, avec gonflement des veines du dos des mains ou de la figure ; qu'il y a grande inquiétude, agitation excessive, tremblement dans tout le corps ou torpeur des membres, perte de connaissance, trouble de la vue, délire et soubresauts des tendons ou des extrémités, secousses et mouvements brisés des membres, alternées avec roideur des articulations.

Bell., lorsque le sang qui se perd n'est ni trop clair, ni trop foncé, et qu'on éprouve une pression aux parties génitales, comme si tout allait sortir, avec douleurs violentes dans les reins, comme de brisure, et accompagnées d'autres symptômes qui sont mentionnés à l'article **Avortement.**

Plat. est prescrit quand l'hémorrhagie reconnaît pour cause une violente émotion, que le sang est foncé, épais, mais sans être caillé ou coagulé ; la douleur des reins n'y est point comme s'ils étaient brisés, mais on ressent plutôt des pincements ou élancements qui se portent sur la région ombilicale, qui compriment les parties internes et rendent l'appareil génital très-sensible et exaltent les appétits.

Ferr. convient lorsque le sang est tantôt noir et caillé, tantôt clair et liquide, accompagné de douleurs comme d'enfantement, avec la face rouge, pouls ordinaire ; après *ferr.*, *chin.* convient souvent. Si le sang est très-noir et coagulé, et que les remèdes indiqués ne suffisent pas, prenez un peu de *safran* entre les doigts, broyez et donnez à sentir ; ou même il vaut mieux donner *croc.* 1/3.

AVORTEMENT OU ACCOUCHEMENT PRÉMATURÉ.

On peut prévenir l'accouchement prématuré, même après que l'hémorrhagie s'est déclarée et que les douleurs d'enfantement ont déjà commencé ; et si ce n'est plus possible, on peut encore calmer les souffrances et rendre supportables les suites fâcheuses de cet état. Tout cela dépend de la cause qui occasionne l'avortement ; c'est quelquefois un cas d'une grande gravité. — Par les procédés allopathiques, cet état ne peut que s'aggraver, parce que la vieille école ne connaît pas, à proprement parler, de remède qui lui soit rationnellement applicable.

Lorsque, chez une femme enceinte, il se déclare des douleurs qui portent en bas, ou si ce sont réellement des douleurs d'enfantement, accompagnées d'une petite hémorrhagie et de la sortie de mucosités, qu'on s'informe d'abord de la cause ; si c'est un coup reçu, ou un effort pour lever un fardeau trop lourd, ou la suite d'une forte et soudaine extension des membres, ou d'une chute ou quelque autre secousse violente, on donnera *arn.* avec succès. Si cela dépend d'une forte émotion, voyez, à cet égard, l'article qui est relatif à l'influence du **moral**. Plus tôt on donne le remède, mieux ça vaut.

Contre les violentes douleurs, *chamom.* avant tout autre remède ; contre un état hémorrhagique très-actif, *ipec.* ; contre la constipation chronique, *nux vom.* ; et si elle n'agit pas, *bry*. — Ces diverses circonstances doivent être considérées agissant comme causes déterminantes de l'accident.

Chamom. est particulièrement indiquée dans les tranchées violentes qui se portent des reins dans les hypochondres jusque vers le milieu du ventre, avec le besoin senti de pousser une selle ou d'uriner ; ces douleurs sont périodiques et ressemblent à des douleurs d'enfantement, et ne tardent pas à être suivies de perte de sang, où l'on remarque quelques caillots.

Bell. convient dans les douleurs pressives et violentes, avec tension dans tout le bas-ventre, particulièrement vers la région inférieure, avec une sensation de contraction ou de gonflement, ou en même temps avec une pression en bas, comme si les parties génitales allaient sortir, symptôme caractéristique de *bell.* ; on ressent comme une douleur de brisure, de luxation, dans les reins ; face rouge ; stupeur, chaleur vers la tête ; soif ; palpitation. La perte n'est ni très-noire, ni très-rouge.

Hyosc. répond à l'état de spasme, avec des mouvements saccadés et convulsifs, accompagnés de roideur dans tout le corps, avec perte de connaissance ; il y a en même temps hémorrhagie d'un sang rouge fluide, plus forte pendant les spasmes.

Ipéc. répond au même état de spasme, mais sans perte de connaissance, avec douleur sécante autour du nombril, lorsque le flux de sang est accompagné de pression vers les parties génitales. *Plat.* et *cin.* conviennent quelquefois dans ce cas, surtout s'il est lié à d'autres souffrances qui en réclament l'emploi.

Sep., donné en deux doses, prévient ordinairement l'avortement, lorsqu'il y a une prédisposition liée à un état de pléthore. *Nux mosch.* est connue depuis longtemps, parmi le peuple, comme un remède abortif, et mérite sa réputation en homœopathie.

Administration des remèdes. — A la première apparence des symptômes précurseurs de l'avortement, la malade se tiendra tranquille ou gardera le lit, éloignera de son esprit tout motif d'excitation, et vivra d'un régime modéré. On choisira le remède approprié aux symptômes, et s'il n'y a pas d'amélioration après quelques heures ou le jour suivant, à la suite de la première dose, il la répétera. Si, après cette seconde dose, il n'y a pas encore d'amélioration, il faut chercher un autre remède. S'il y a du mieux, abstenez-vous du remède tant que le mieux durera; si les symptômes reparaissent, répétez le dernier remède encore une fois avant de recourir à un troisième médicament. — Si les symptômes sont intenses et la perte abondante, dissolvez environ dix globules dans un verre plein d'eau et donnez-en une cuillerée toutes les demi-heures ou plus souvent selon la nécessité, en espaçant les cuillerées au fur et à mesure de l'amélioration, et cessez toute médication avec la cessation de la perte.

HYGIÈNE DES SEINS PENDANT LA GROSSESSE.

Après l'accouchement, les seins sont très-souvent affectés d'une manière si douloureuse que l'allaitement devient quelquefois difficile, sinon impossible. C'est pourquoi il est essentiel de s'en occuper deux ou trois mois avant le terme de la gestation. En effet, on observe, surtout durant la première grossesse, et sur les jeunes femmes, que les seins augmentent de volume, que le pourtour des mamelles prend une couleur foncée, et que même les mamelons grossissent et se portent en saillie plus que dans l'état naturel. Ce changement de volume et de condition des mamelons s'accompagne souvent de douleur, et d'une excessive sensibilité. Excoriation, inflammation, crevasses, exfoliations farineuses, et un cercle de petits abcès, sont les affections les plus ordinaires auxquelles ces parties sont sujettes durant la gestation.

Durant les trois derniers mois de la grossesse, les seins seront bassinés dans toute leur étendue avec de l'eau froide, et cela tous les matins; ils seront ensuite séchés avec des serviettes un peu fermes. En cas de simple excoriation ou de *tendreté* des mamelons, il s'agira de les laver deux ou trois fois par jour avec de l'eau contenant quelques gouttes de *teinture d'arnica*, ou d'eau-de-vie. Dans quelques cas, un peu de *teinture de myrrhe* sera ajoutée avec avantage à l'eau-de-vie. Quant aux autres affections du bout des seins, on donnera selon les indications, à l'intérieur, les médicaments suivants :

Chamom., si les mamelons sont très-enflammés, et que la douleur ressemble à un mal de dent. Conviendront aussi *sil.* et *sulph.*

Sulph., dans le cas de brûlement, de picotement, de gonflement, de crevasse, d'éruptions farineuses, de petits boutons pustuleux. *Graph.*, *lycop.* et *merc. viv.* sont quelquefois également nécessaires.

TRAVAIL OU PARTURITION.

Les phénomènes douloureux qui président à la sortie de l'enfant s'appellent travail ou parturition. La corvée de la gestation dure trente-neuf semaines. On peut la diviser en trois époques principales, si rien ne trouble la marche ordinaire de la nature; et si l'on calcule correctement, on peut arriver à fixer avec certitude le terme de la grossesse.

1° La dernière époque de la menstruation.

2° Le commencement des indispositions de la grossesse ; six semaines après la conception.

3° L'époque du mouvement du fœtus — cent trente-cinq jours de cette époque au travail. En outre, le ventre descend vers le huitième mois, et la femme, dans le dernier mois de la grossesse, est plus mince de la ceinture que dans les mois précédents.

Le travail s'annonce par des signes précurseurs. Le plus ordinaire et le meilleur est une légère diarrhée qui a lieu quelquefois deux ou trois jours avant. Divers symptômes nerveux, tels que de l'agitation sans cause sensible, une disposition à verser des larmes avec affliction ; dans d'autres cas, c'est un certain découragement qui s'empare de l'esprit ; ce sont aussi des douleurs vagues qui traversent l'estomac, avec un relâchement fréquent des urines, et finalement la perte caractéristique de mucus teint en rouge. Alors commencent les douleurs d'une durée plus ou moins longue, et qui s'accompagnent fréquemment de frissons et de tremblements.

Tel est l'ensemble des phénomènes précurseurs de la parturition dans l'état le plus naturel, et comme ils doivent se passer sans danger et sans beaucoup de douleurs chez les femmes qui ne sont pas amollies par la civilisation. Sans qu'il soit nécessaire de revenir à la vie sauvage, nous ne saurions trop recommander une vie plus active et plus simple, le développement de nos facultés physiques et morales dans une mesure plus convenable, et de remplacer des mœurs et des coutumes énervantes qui communiquent à l'activité vitale, dans des moments de crise, un sentiment de terreur et de souffrance qui nous rend la vie amère. Si ces changements si désirables avaient lieu, on verrait disparaître dans les générations qui nous suivront, la plupart des difficultés qui existent maintenant à l'accomplissement normal des fonctions.

« On n'a pas l'intention d'entrer ici dans les détails de la parturition, ni de donner des conseils qui puissent répondre à toutes les phases de l'accouchement; on doit donc s'adresser à des personnes capables de ces soins spéciaux. Dans l'immense majorité des cas, la présence d'une sage-femme prudente et patiente sera mille fois préférable à la présence d'un homme, serait-il le plus sage et le plus éclairé de tous. Car après tout l'accouchement est un acte physiologique, une fonction naturelle, et la science n'a rien à faire là où les choses se passent régulièrement. L'*art* dit *des accouchements* est une sorte d'invention qui ne peut se justifier par quelques aberrations de la nature, où la science est alors obligée d'intervenir; car elle est pour les écarts et non pour la règle. La science a ses vanités et ses prétentions, et l'homme d'un sens droit ne doit pas s'en laisser imposer par elle... Elle doit avoir aussi sa pudeur. »

DOULEURS VAINES DE L'ACCOUCHEMENT.

Lorsque ces douleurs sont trop violentes et portent au désespoir, donnez *coff.* en dilution, par cuillerées à café; si ses effets ne suffisent pas, ou ne sont que momentanés, donnez *acon.*; lorsqu'en même temps il y a besoin constant d'aller à la selle, donnez *nux vom.*; s'il ne suffit pas, *chamom.*; et si ce dernier n'amène pas de soulagement au bout d'une heure, *bell.*

Lorsque les douleurs sont prématurées, c'est-à-dire lorsqu'elles ont lieu avant l'époque, et que l'accouchement ne s'effectue pas, donnez *nux vom.*

Si ces douleurs sont trop faibles, donnez *puls.*; si elles s'arrêtent subitement, et qu'elles soient remplacées par des symptômes pires, comme tremblement, sommeil lourd avec ronflement, donnez *op.*; dans les cas où cette gravité ne s'observe pas, on peut administrer un peu de cannelle, ainsi que cela a été recommandé à l'article **Ménorrhagie**.

Gardez-vous de faire usage du *seigle ergoté*, qu'on donne ordinairement à fortes doses, qui tue quelquefois la mère et l'enfant, ou les livre à des maladies de langueur (1). Si, dans les faibles douleurs d'enfantement, *puls.* se montre inefficace, donnez alors *sec. corn.*, préparé homœopathiquement. D'ordinaire, l'accouchement ne tarde pas à se faire ; sinon, répétez le même remède une heure après.

DOULEURS CONSÉCUTIVES.

Ces douleurs sont fréquemment occasionnées par les drogues qui ont été employées à haute dose pendant le travail, ou par suite d'un accouchement prématuré et forcé par l'impatience du médecin ou de l'accouchée, lorsqu'ils n'ont pas laissé à la nature le temps d'employer ses propres forces. D'autres fois, ces douleurs proviennent de l'extraction trop précipitée et violente de l'arrière-faix, ce qui se pratique d'ordinaire, soit dit à la honte des médecins et des sages-femmes ; on sait combien ces cas sont graves. On peut laisser l'arrière-faix jusqu'à vingt-quatre heures sans inconvénient ; il est bien que cette expulsion ne se fasse pas vite, et qu'elle s'accomplisse naturellement. — Si le placenta reste trop longtemps à sortir, donnez *puls.*, ce remède est très-important.

La plupart des maladies graves qui suivent ces accouchements laborieux, ces affections de la matrice devenues si fréquentes, ces souffrances hystériques, ces fièvres lentes qu'on attribue au lait, etc., sont consécutives à des manœuvres contre nature, et ne reconnaissent pas d'autres causes.

Lorsque ces douleurs consécutives à l'accouchement naturel sont modérées et supportables, il n'y a rien à faire, car elles sont salutaires, et il vaut mieux qu'elles se fassent

(1) Voyez *Bulletin de l'Académie de médecine*, t. X, p. 366, t. XV, p. 6.

sentir un peu que trop peu. Mais plus ces douleurs sont courtes et faibles, plus facilement aussi l'accouchée peut en devenir malade. Si elles sont violentes à ôter tout repos, donnez alors *coff.* une couple de fois, ensuite *arn.*, surtout si une sensation de contusion accompagne les douleurs, avec pression sur la vessie et rétention d'urines. Si une heure après il n'y a pas amélioration, *chamom.* et même *nux vom. Puls.* convient particulièrement quand les douleurs durent longtemps ou qu'elles reviennent plusieurs jours de suite ; quand le sujet est sensible, qu'il éprouve des épreintes qui s'étendent au dos ; s'il y a envie de vomir ; goût amer ; désir de rester couché, et de pleurer. Dans quelques cas, *nux vom.* et *puls.* peuvent se donner alternativement en dilution dans l'eau, et il en résulte un très-bon effet.

Si, à la suite d'un accouchement difficile, la femme éprouve des douleurs intenses dans les hanches, aux reins, et qu'elles soient persistantes, en s'accompagnant de céphalalgie violente, donnez *hyperic.*

Lorsque l'accouchée reste dans un état de grande faiblesse, si elle a eu plusieurs enfants qui sont venus successivement plus petits et plus faibles, ou si elle n'a rendu qu'une môle, et lorsqu'en général les couches sont suivies d'une faiblesse extraordinaire, donnez alors *sec. corn.* : c'est le remède par excellence pour remédier aux souffrances consécutives. — On pourra l'employer également avec succès lorsque la nouvelle accouchée se plaint d'une sensation de brûlement et ne peut supporter la moindre chaleur ; si, au contraire, en éprouvant ce brûlement, la chaleur soulage, donnez *ars.*

LOCHIES.

C'est cette perte qui suit naturellement la délivrance : si elle n'offre rien de particulier, il n'y a rien à faire ; la nature y pourvoit.

Mais si les lochies durent trop longtemps, qu'elles soient rouges et copieuses, donnez *acon.* dans de l'eau, le soir et le matin, deux jours de suite. Mais si cela ne suffit pas, *calc. carb.* deux fois, à l'état sec. Si cet état dure, consultez les remèdes pour les pertes qui suivent la délivrance.

Bry., pour la suppression des lochies avec mal de tête ; plénitude et pesanteur de la tête, avec pression du front et des tempes, douleurs battantes dans la tête, après le mouvement ; mal de reins avec émission rare d'urines chaudes. Donnez une dose du remède, attendez alors une demi-journée, et s'il n'y a pas de mieux, répétez-la une fois.

Plat., si la suppression résulte d'une émotion morale, avec sécheresse et sensibilité exaltée des organes sexuels.

Puls., si la suppression est soudaine, par suite d'une cause accidentelle avec exacerbation fébrile, avec ou sans soif ; céphalalgie semi-latérale ; oppression de poitrine ; chaleur partielle des parties supérieures du corps, avec froid aux pieds ; désirs fréquents d'uriner ; aggravation des symptômes le soir, et amélioration le matin. Ce remède convient aussi en cas de diminution des lochies, si elles ne sont pas entièrement supprimées.

Rhus, pour une variété de lochies anormales, si elles sont de mauvaise nature, noires et aqueuses, avec élancements dans le rectum ; douleurs aiguës lancinantes à travers la tête ; l'état de la tête est pire, étant couché, et meilleur, après être levé.

ÉTAT DU LAIT, FIÈVRE ET ACCIDENTS CONCOMITANTS.

Généralement la montée du lait se fait le troisième jour, quelquefois plus tôt, quelquefois plus tard. Avant la formation du lait, les seins se gonflent tantôt moins, tantôt plus, et ils prennent quelquefois un tel développement qu'ils en deviennent douloureux ; cela arrive surtout après le premier enfant.

Qu'on ait soin de ne pas meurtrir les seins ; de les tirer

ou de les frotter même dans un but louable; l'état de la turgescence qui précède la sécrétion du lait, est bien différent de celle qui existe après sa montée. Donnez :

Acon., si les seins sont durs et bosselés; la peau sèche et chaude; la face rouge; la malade impatiente et découragée; il sera dilué, et administré toutes les quatre heures, jusqu'à amélioration.

Bry. après *acon.*, s'il y a eu amendement, mais sans faire tous les symptômes; ou si quelques-uns restent et les autres non.

Bell. sera administré après *bry.* ou alterné avec, si une partie des symptômes continue encore.

Calc. carb. convient spécialement s'il y a un déficit dans la sécrétion du lait, s'il y a plénitude et engorgement des seins, avec lenteur dans la production du lait. — Ce remède est aussi très-important lorsque le lait coule trop facilement.

Chamom. s'applique principalement dans l'excessive sensibilité du système nerveux, avec impatience; *tendreté* des seins, et avec inflammation des mamelons, d'où le lait ne peut sortir.

Puls., lorsque la sécrétion est interrompue ou entièrement supprimée; avec menace d'accès de fièvre de lait. — Ce médicament exerce une influence très-salutaire sur le tempérament des femmes, dans presque toutes leurs indispositions. Il est très-efficace pour rétablir l'harmonie de l'organisme à l'époque du sevrage.

Rhus, dans la plénitude douloureuse des seins avec douleurs rhumatismales de toute l'économie; gonflement, chaleur et dureté des seins, donnant mal de tête, roideur des articulations et autres incommodités. — *Rhus* est utile pour prévenir les suites de la suppression du lait, et pendant le temps du sevrage. Comme applications locales, on peut se servir avec succès d'onction de saindoux chaud, et enveloppé d'une légère ouate.

Si la fièvre de lait est modérée, abandonnez-la à elle-même; mais si elle devient trop forte, on peut la tempérer par *acon.* et *coff.*, alternés toutes les six heures. Plus tard, il convient aussi de donner *bell.*, *bry.* et *rhus toxic.*, et pour cela, voyez les symptômes qui leur sont propres. La plupart des accouchées n'ont pas de fièvre ; il n'est même pas décidé entre les médecins si cette fièvre existe réellement, ou si elle ne serait pas plutôt une fièvre traumatique par suite des lésions et souffrances inséparables du travail de l'accouchement : dans ce cas, on la traitera par *arn.*

La femme dont le lait est rare, clair et mauvais, doit faire usage de *lentilles* tous les deux jours, mais sans être épicées, et préparées simplement au beurre.

GERÇURES DES MAMELONS.

Les **Gerçures des mamelons** peuvent se prévenir en ayant soin de les laver fréquemment avec de l'eau froide, un peu avant l'époque des couches; dès que le mal commence, on les lavera aussi avec un peu d'eau fraîche, où l'on aura fait dissoudre cinq à six globules d'*arn.* Si cela ne remédie pas bientôt, donnez *sulph.* le soir et le matin, et continuez les lotions, mais avec la solution de *sulph.*; et si, deux jours après, il n'y a pas d'amélioration, donnez *calc. carb.* de la même manière que le précédent remède. Si tout cela reste sans effet, donnez *sulph.* à l'intérieur et *calc. carb.* à l'extérieur; et, quelques jours après, en cas que l'amélioration tarde à se manifester, donnez à l'intérieur *calc. carb.* et à l'extérieur *sulph.* Il arrive quelquefois que ces excoriations se cicatrisent très-difficilement; dans tous les cas, il faudra se garder d'employer des substances toxiques en solution, comme l'alun, le vitriol, ou telle autre chose : il en reste toujours assez sur les mamelons pour porter tort à l'enfant.

Si l'enfant ne veut pas téter, cela dépend ou des mamelons, ou du lait, ou de l'enfant lorsqu'il y a du lait. Dans ce cas, essayez de faire téter, gouttez le lait et donnez à l'enfant le bout du doigt trempé dans l'eau sucrée. Quelquefois l'enfant est porté instinctivement à prendre de l'eau froide, et c'est ce qui l'empêche de prendre le sein. D'autres fois, c'est la mère qui a mangé des choses salées ou épicées. Quelquefois le sein est très-chaud, et il faut le rafraîchir avec de l'eau fraîche, au moyen d'une serviette mouillée. — Si cela dépend de la qualité du lait, donnez alors *merc. viv.*, et douze heures après *cin.*

ABCÈS DU SEIN.

Les abcès qui atteignent les seins sont en général la suite d'un engorgement qui provient de la perte du lait; dans ce cas, c'est-à-dire, tant qu'il n'y a encore qu'engorgement, donnez *puls.* Si c'est par suite d'un engorgement purement laiteux, que l'enfant ait été mis trop tard au sein, ou qu'il ne tette pas assez, il faut alors faire en sorte de favoriser l'écoulement du lait. Le mieux serait de faire sucer le sein par quelqu'un; ou autrement il faut appliquer des ventouses ou toute autre chose d'analogue, si l'on n'a pas de ventouses. Si l'on n'obtient pas un résultat immédiat, ce n'est pas une raison pour ne pas revenir à cette manœuvre un peu plus tard. — Si la cause de cet engorgement tient à un coup ou à une émotion, comme à une contrariété ou à une frayeur, donnez alors un des remèdes réclamés dans l'un de ces cas. S'il persiste, ou qu'il tienne à d'autres causes, donnez un des remèdes indiqués ci-dessus, et gardez-vous bien de toute espèce de liniments et d'onctions, parce qu'ils aggravent l'état des seins, et occasionnent consécutivement des souffrances pulmonaires, qu'on a vues dégénérer en affections chroniques. Dès que l'engorgement a cessé d'être un obstacle à l'allaitement, présentez immédiatement l'enfant à la mère.

Donnez d'abord *bry.*, que vous répéterez six heures après; si le troisième jour il n'y a pas encore d'amélioration, donnez *bell.* aussi deux fois; si le sein, après quatre jours, reste induré çà et là, donnez *merc. viv.*; s'il reste rouge, donnez *bry.* Si la rougeur et le gonflement résistent, donnez *samb. nig.*, que vous répéterez six heures après. En même temps, on appliquera un emplâtre d'*extrait de sureau.* Mais le remède par excellence, c'est *phosph.* Si l'engorgement vient à suppurer, continuez *phosph.* S'il n'y a pas d'amélioration après deux ou trois jours, donnez toutes les vingt-quatre heures une dose de *rhus*, jusqu'à ce qu'il y en ait; et si cela ne suffisait pas, administrez *silic.*, que vous répéterez douze heures après, au cas qu'il n'y ait pas encore d'amélioration. Si c'est le sein gauche qui est enflammé, engorgé et suppurant, c'est *bry.* et *phosph.* qui sont les remèdes principaux. Si c'est le sein droit, *bell.*, plus tard aussi *rhus* et *calc. carb.* — Pour la suppuration, c'est *hep. sulph.* qui convient. Dès que le mal s'améliore, sachez attendre, et ne reprenez les remèdes que si les symptômes reparaissent.

ÉTAT DES INTESTINS PENDANT LES COUCHES.

La **constipation pendant les couches** n'exige aucun remède, quand bien même elle durerait cinq à six jours, parce que c'est une preuve que l'accouchée se rétablit et se fortifie; mais si la constipation va au delà de sept jours, donnez alors un remède indiqué contre cette indisposition, particulièrement *bry.*, soit deux doses, une le matin, l'autre le soir; s'il n'y a pas d'effet après douze heures, répétez; et si après cette répétition il n'y a pas de résultat au bout de deux ou trois heures, donnez un lavement tiède, et mieux *nux vom.*, le soir, le lendemain matin, *sulph.*

Si, pendant l'état de constipation, il s'ajoute d'autres symptômes réels et non imaginaires, donnez alors les remèdes que réclament les circonstances. Si toutefois la femme se laisse préoccuper trop vivement par des craintes vaines, qu'on lui donne tous les jours quelques cuillerées d'*huile fraîche d'amandes douces.* On peut aussi se servir d'une *décoction de lentilles*, qui réussit quelquefois à faciliter les selles, à la dose d'une tasse par jour.

Diarrhée pendant les couches. Cette affection est grave. Qu'on s'attache avant tout à en rechercher les causes ou telles autres circonstances qui peuvent servir à faire choisir convenablement le remède; on le trouvera dans *puls.*, *dulc.*, *rheum*, *sec. corn.*, ou *ant. crud.*, ou *hyosc.*

RÉTENTION D'URINES.

Dans la **rétention** et l'**émission** douloureuse des urines après la délivrance, *arn.*, *bell.*, *nux vom.* ou *puls.* suffisent pour établir la fonction.

EFFETS DU MAUVAIS LAIT.

Il est à croire que le lait est mauvais quand l'enfant ne profite pas, qu'il crie, ou que la mère se trouve débilitée, qu'elle transpire beaucoup. On peut remédier à cet état de choses en donnant *chin.*; après deux jours, s'il n'y a pas d'amélioration, donnez *merc. viv.*; deux jours après, *sulph.* — Lorsque l'enfant ne profite pas et qu'il est altéré, examinez le lait; s'il ne vous paraît pas bon, donnez un peu de bouillon à l'enfant; s'il était constipé, ce sera du bouillon de bœuf; s'il était relâché, de préférence le bouillon de mouton. Le bouillon de volaille convient peu; il vaudrait mieux le faire avec de vieux pigeons.

FAIBLESSE QUI SUIT LE SEVRAGE.

Quand la mère ne peut pas bien dormir, qu'elle se trouve du malaise le matin en se levant, qu'elle n'a pas d'appétit, qu'elle transpire même beaucoup ou qu'elle commence à souffrir un peu, qu'elle est très-sensible à la moindre impression de l'air, qu'elle maigrit beaucoup, on remédie à cet ensemble de symptômes par *chin.* Il faut en même temps changer le régime, et, suivant l'appétit de la malade, on lui donnera à boire et à manger des substances mucilagineuses et amylacées ou féculentes, soit de l'orge ou seigle, ou du chocolat, ou du froment légèrement torréfié ; mais, avant tout, elle devra se nourrir de lentilles. Si la malade exhale comme une odeur de fièvre, qu'on la mette à l'usage du sagou, du salep, d'arrow-root, ou de la fécule de pomme de terre, ou de la fleur de farine, qu'on prépare en bouillie peu épaisse, à laquelle on ajoutera du sucre et quelques gouttes de vin. On donnera cette nourriture matin et soir. L'essentiel pour la femme qui sèvre, est de prendre tous les matins quelque chose de nourrissant, même entre les principaux repas.

Quant à l'enfant, on peut le coucher avec sa mère, mais on devra s'attacher à régler tout de suite son sommeil et sa nourriture.

DURÉE DE L'ÉTAT DES COUCHES.

La femme gardera le lit quatre ou cinq jours au moins après sa délivrance, elle écartera de son esprit toute excitation, et vivra de gruau, de panade, etc., et boira de l'eau fraîche. Après qu'elle sera débarrassée des symptômes importants, elle se lèvera tous les jours pour faire faire son lit, et reviendra progressivement à son régime ordinaire. Elle restera durant deux semaines sur son lit, ou du moins gardera une position couchée ; pendant ce temps, elle ne devra pas recevoir de visites. Une femme ne doit point quitter sa chambre avant trois semaines ; ni monter et descendre les escaliers quatre semaines après ses relevailles.

CHAPITRE XII.

MALADIES DES ENFANTS (1).

PREMIERS SOINS A DONNER A L'ENFANT.

1° Dans le cas où **l'enfant naît** avant l'arrivée de l'accoucheuse, la première chose à faire est de le placer dans une position où il puisse respirer librement; si le cordon est passé autour du cou, du corps ou des jambes, il sera dégagé pour assurer la circulation entre la mère et l'enfant, et il ne sera coupé que lorsqu'il respirera complétement. Enlevez l'enfant à toutes les saletés qui l'entourent; que la face, la bouche, les narines soient débarrassées du mucus qui les couvre, ce que l'on fera avec un morceau de linge fin dont on aura enveloppé le petit doigt. Ces choses étant faites, si l'enfant est robuste et bien portant, il criera avec force, et sa peau passera de la couleur blanchâtre et blafarde au rose. Dès ce moment il n'y a aucune raison de craindre pour la mère ou pour l'enfant; ils peuvent rester l'un et l'autre une ou deux heures dans cette situation sans danger. Toutefois, si l'enfant est arrivé faible ou qu'il ait été retardé au passage, ou qu'à raison de quelque négligence commise à l'égard des précautions que nous venons d'indiquer, la respiration n'a pas encore eu lieu, enveloppez le corps de l'enfant, ainsi que les membres, dans une flanelle ou un linge chaud, et appliquez sur la poitrine, avec la paume de la main, de l'eau fraîche ou de l'eau-de-vie; si cela ne réussit pas, appliquez votre bouche sur la bouche de l'enfant, et envoyez dans les poumons votre

---

(1) Pour une étude approfondie des maladies des enfants, on consultera avec fruit l'ouvrage du docteur Fr. Hartmann : *Thérapeutique homœopathique des maladies des enfants*, traduit de l'allemand, par le docteur Léon Simon fils. Paris, 1853, 1 vol. in-8.

souffle, ayant soin de lui fermer les narines avec les doigts. Si vous venez à sentir des pulsations dans le cordon ainsi que les battements du cœur, prenez alors patience et tout ira bien. Après que la respiration est complétement établie, il faut songer à lier le cordon. On y procédera de la manière suivante : on prendra un fil plié en plusieurs doubles, que l'on passera autour du cordon à la distance de deux pouces environ du nombril; on liera fortement. On placera une seconde ligature à un pouce au-dessus de celle-là, et puis on coupera avec une paire de ciseaux le cordon entre les deux ligatures, et l'enfant sera reçu dans une couverture chaude.

2° En arrivant au monde, le corps de l'enfant est plus ou moins couvert d'une couche de matière *blanchâtre grasse* qui adhère fortement. La meilleure manière de le **nettoyer**, c'est de commencer par enlever cette matière en frottant le corps avec un morceau de lard, ce que l'on continue jusqu'à ce que les deux substances soient complétement incorporées. Il suffit ensuite de nettoyer le corps avec un linge mouillé. Lorsque la peau est ainsi débarrassée de ce corps gras, on se servira d'un peu de savon fin pour enlever les restes. Cela fait, on séchera entièrement le corps avec un linge. Dans tous les cas, il faut s'abstenir de baigner l'enfant dans de l'eau trop fortement alcoolisée, pratique très-répréhensible.

3° Quant aux soins ultérieurs à donner au **cordon ombilical**, il faudra prendre un morceau de linge fin, long de six pouces sur trois de large, qui sera plié en cinq ou six épaisseurs, au milieu duquel on pratiquera un trou pour recevoir le cordon. Le cordon sera alors enveloppé d'une autre compresse, à la manière dont on panse un doigt malade. La première pièce de l'appareil étant placée dans le sens de la longueur du corps, le bout du cordon, maintenant enveloppé, est renversé au-dessus du nombril; et la partie inférieure de cette première pièce étant ramenée sur le cordon, le tout est assujetti par un bandage du corps. Le cordon ombilical tombe ordinairement du sixième au huitième jour.

4° Dans la très-grande majorité des cas, les intestins de l'enfant sont sollicités par le besoin de s'évacuer, ce qu arrive peu d'heures après la naissance. La matière qui s'échappe est d'un noir de bouteille mélangé de couleur verdâtre, et s'appelle **méconium.** Pour favoriser cette évacuation, ainsi que pour dégager la poitrine des mucosités qui la gênent, il suffira de donner à l'enfant deux ou trois cuillerées à café d'eau chaude édulcorée avec de la cassonnade. Le premier lait qu'il prend de sa mère remplit le même but; la couleur des selles change généralement et devient jaune après le cinquième jour.

Si cette évacuation ne se fait pas librement et aussi souvent qu'il est nécessaire pour la santé de l'enfant, donnez une dose de *nux vom.* le soir, et si c'est nécessaire, une dose de *cham.* le lendemain.

5° Après un laps de dix ou douze heures, si la mère a du lait, on peut présenter **l'enfant au sein,** après avoir ramolli avec soin le bout du sein. Il est reconnu, en effet, que dans la majorité des cas l'enfant prend d'autant mieux que le mamelon est plus souple et que l'afflux du lait arrive plus facilement. Le lait maternel est certainement l'aliment le plus nourrissant de l'enfant, mais lorsque la mère n'en a pas, il est nécessaire d'y suffire et d'imiter la nature autant que possible. Pour cela, prenez du lait fraîchement trait d'une vache, ajoutez-y un tiers d'eau chaude édulcorée avec un peu de sucre blanc ; donnez-en à l'enfant quelques cuillerées à café de temps en temps et aussi souvent que vous le jugerez nécessaire. Mais ne donnez jamais à l'enfant qui vient de naître aucune espèce de gruau, de panade ou autre nourriture cuite. On pourra lui donner deux ou trois cuillerées d'eau fraîche par jour, ou plus souvent, si l'eau paraît lui être agréable.

ASPHYXIE DES NOUVEAUX NÉS.

Les **nouveaux nés** arrivent quelquefois dans un état de **mort apparente**. Dans la plupart des cas, ils peuvent être rappelés à la vie, si le travail de la parturition n'a pas été trop long. Que l'enfant soit bien portant ou presque mort, on ne doit jamais faire la section du cordon ombilical tant qu'on y sent par la pulsation la circulation du sang. On nettoiera la bouche avec le doigt enveloppé d'un linge, pour en sortir les mucosités qui s'y trouvent; le nez sera nettoyé avec plus de soin encore. L'enfant à l'état de mort apparente sera enveloppé dans des linges chauds; on frictionnera la poitrine et les mains avec une laine douce ou avec une flanelle. Si le cordon ne commence pas à battre bientôt après, on le coupera comme chez l'enfant bien portant; il sera mis dans un bain chaud; tout le corps sera immergé, excepté la face. Dans le bain, on continuera à frictionner la poitrine et les membres en les pressant doucement avec les mains, par une sorte de massage. — Si après cinq à dix minutes il ne donne pas signe de vie, on prendra sur la pointe d'un ciseau un peu de tartre émétique qu'on dissoudra dans un verre plein d'eau, et, sans attendre que la dissolution soit complète, on en mettra avec le doigt une seule goutte dans la bouche de l'enfant. Si après un quart d'heure il n'y a rien de changé, recommencez. Après un autre quart d'heure, mêlez à une tasse d'eau tiède une cuiller à bouche de cette solution émétisée, et donnez-en un lavement à l'enfant. Durant ce temps, il faut s'abstenir de tous autres moyens, tels que frictions, olfactions, etc. Plus on précipite l'emploi de ces divers moyens, ou qu'on le fait sans ordre et sans méthode, moins on est sûr de réussir et de rappeler l'enfant à la vie. Si, après avoir procédé ainsi qu'il vient d'être dit, il n'y a pas de changement au bout d'une demi-heure, donnez *op.*, si la face est bleue; *chin.*, si elle est pâle ; faites-en dissoudre également quelques globules dans une tasse d'eau que vous administrerez en lavement. — Si cela n'a pas réussi après une ou deux heures, essayez *lach.* Deux à trois gouttes d'eau où l'on aura dissous un globule de *lach.*, portées sur la langue, peuvent être utilement employées au moment où va commencer la déglutition. C'est alors le cas de mettre en pratique les moyens qui sont indiqués ailleurs pour faciliter la respiration. Dans l'intervalle, on peut faire couler sur la poitrine, et principalement sur le côté gauche, une petite douche d'eau froide qui tombera de la hauteur d'un mètre environ ; on y reviendra de temps en temps. Après cette manœuvre, on reprendra les frictions et le massage avec les mains chaudes, et l'on alternera ces deux moyens pendant quelque temps. Les personnes âgées sont moins propres à faire cela que les jeunes, fortes et bien portantes. Dès que les signes de vie se manifestent, ce qui n'arrive quelquefois qu'après deux ou trois heures, il faut cesser tout de suite les frictions et les douches ; on laissera l'enfant immergé dans un bain chaud jusqu'à ce qu'il commence à respirer et à crier ; on l'enveloppera ensuite dans un drap bien chaud, et on le placera à côté de sa mère ou d'une jeune fille bien portante. Si la face de l'enfant est rouge et bleue, c'est le cas de donner *acon.* ; si elle est pâle, *chin.*

ALLONGEMENT DE LA TÊTE.

L'allongement de la tête, qui survient après la naissance, soit par suite des souffrances subies par l'enfant en naissant, ou autres causes, disparaît ordinairement très-vite en les mouillant et les frottant avec une solution de quelques globules d'*arn.* dans une cuiller à thé. Ceci n'est donc ordinairement qu'accidentel, et c'est ce qui donne à la tête la forme allongée qu'on lui voit quelquefois. Un ou deux jours après, on donnera, s'il y a lieu, *rhus toxic.*, intérieurement et extérieurement.

Si encore après deux jours l'état ne change pas, ponctionnez légèrement le point de la tumeur déclarée, et donnez de nouveau *arn*. Si par suite d'un traitement mal entendu il se forme des ulcères, donnez *silic*.

DIFFORMITÉS CONGÉNIALES.

Qu'on ne se laisse pas aller trop *facilement à opérer les petits enfants* qui naissent difformes; qu'on attende, à cet égard, le plus de temps possible. Il faut regarder à deux fois avant de tenter d'opérer sur la **langue**, à moins que cela n'empêche l'enfant de téter, même avec le petit bout du doigt. Qu'on ne touche pas non plus aux *excroissances*, aux *nœvus* (envies), aux *doigts multiples*; qu'on les laisse jusqu'à ce que l'enfant ait plus de force, car la plupart de ces excroissances ou tumeurs congéniales tombent d'elles-mêmes. Les *taches* de *naissance* disparaissent souvent aussi d'elles-mêmes, si l'on place intentionnellement les piqûres vaccinales sur ces taches. Les *doigts surnuméraires* des pieds ou des mains ont quelquefois une articulation commune, et, si l'on en fait l'ablation, le voisin ne peut qu'en souffrir. Les petits enfants succombent facilement à la suite des mutilations qu'on peut leur faire subir. On en a vu mourir consécutivement au simple percement d'oreilles.

Dans le cas où les *os de la tête* tombent l'un sur l'autre, et qu'ils restent dans cet état jusqu'au troisième jour, que l'enfant prend un air tout étranger, qu'il boit beaucoup et crie également; s'il ne profite pas, maigrit, et se flétrit comme un nain arrivé à l'état de vieillard, donnez *op.* 30.

GONFLEMENT DES SEINS.

Ce **gonflement** est souvent occasionné par une compression accidentelle du mamelon de l'enfant; alors donnez tout de suite *arn*. Si le mamelon est rouge, *chamom.*; plus tard, *bell.*; si cela ne suffit pas, *bry.*; le tout à l'intérieur. S'il s'y forme un abcès contenant du pus, donnez *hep. sulph.*, et quelques jours après, *silic.*; si c'est sur le côté droit de la poitrine, *bell.* et *hep. sulph.* conviennent mieux ; si c'est sur le côté gauche, *bry.* et *silic.*

HOQUET.

Le **hoquet**, chez les enfants, disparaît ordinairement par l'effet de la chaleur que ces petits êtres trouvent sur le sein de leur mère, et en leur donnant une ou deux fois une demi-cuillerée d'eau froide, ou bien en leur mettant dans la bouche une pincée de sucre ou un peu d'eau sucrée, et jamais de sirop : il pourrait occasionner des aigreurs et des flegmes.

ENCHIFRÈNEMENT.

Dans *le nez bouché* ou l'**enchifrènement des enfants**, qui les empêche de respirer lorsqu'ils tettent, on leur oindra extérieurement le nez, soit avec la graisse de volaille ou l'huile d'amandes douces ou de la crème de lait ; on fera bien aussi d'en mettre un peu dans l'intérieur, avec la barbe d'une plume ; donnez *nux vom.* Si cela n'a pas remédié le lendemain, donnez *samb. nig.* toutes les six heures et même plus souvent ; s'il y a écoulement du nez, *chamom.*; si l'affection augmente, tous les soirs, *carb. veg.*; si elle s'aggrave à l'air, donnez *dulc.*

OPHTHALMIE.

Dans cette espèce d'inflammation des yeux chez les nouveaux nés, il faut commencer par les soustraire à l'action de la lumière ; ensuite donnez *acon.*, et s'il n'y a pas d'amélioration après six heures, *ign.*; s'il n'y a pas encore d'amendement après dix à douze heures, *dulc.* Quelquefois *chamom.* et *merc. viv.* sont indiqués. (*Voy.*, à cet égard, **Inflammation des yeux.**)

MAL DERRIÈRE LES OREILLES.

Cette affection est une espèce d'excoriation et doit être traitée de la même manière. Abstenez-vous autant que possible d'y toucher avec de l'eau ; seulement lavez-les avec de l'eau chaude sans savon et par propreté ; nettoyez-les et séchez-les avec un linge fin, et saupoudrez-les avec la poudre d'amidon simple.

Donnez à l'enfant *calc. carb.*, *graph.* ou *sulph.* alternativement, une seule dose, administrée le soir, deux ou trois fois, et attendez alors trois ou quatre jours ; s'il n'y a pas de mieux, donnez l'un des autres remèdes de la même manière.

ÉCOULEMENT DES OREILLES.

Quelques enfants sont sujets à des abcès et à un écoulement intérieur des oreilles. Ces phénomènes sont généralement précédés par une grande souffrance : l'enfant crie et agite sa tête ; il a des sursauts dans son sommeil, et quelquefois une forte fièvre ; il porte involontairement sa main aux oreilles, et ne prend aucun repos.

Cham., *puls.* et *sulph.* sont les remèdes appropriés.—*Puls.* convient pareillement après que l'écoulement s'est établi.

APHTHES. MUGUET.

La propreté suffit dans la plupart des cas ; il faut laver souvent l'enfant. Il vaut mieux lui éponger le corps que de lui nettoyer la bouche jusqu'au sang, comme le font quelques nourrices. Du reste, cela n'y peut rien, puisque les aphthes reviennent, et que les débris s'engagent dans le fond de la gorge, où l'on ne peut atteindre. On s'abstiendra de l'usage, au surplus, de toute espèce de suçons dont une mère attentive saura se passer. Il vaut encore mieux laisser crier l'enfant que de lui remplir la bouche avec ces petites poupées. — Les aphthes se guérissent promptement par *merc. viv.*, suivi, cinq ou six jours après, de *sulph.*

Bry. et *nux vom.* conviennent dans quelques cas. On peut aussi se servir avec avantage d'une légère solution de borax, dans laquelle on aura mêlé un peu de sucre ; avec cette solution on touchera les aphthes à l'aide d'un pinceau. Si l'enfant a le teint jaune, on lui lavera la bouche aussi avec la solution d'une goutte d'acide sulfurique étendue dans une bouteille d'eau.

RÉTENTION D'URINE.

L'olfaction du camphre, ou *acon.*, répétés plusieurs fois, réussissent généralement dans ce cas; quelquefois aussi *nux vom.*, ou *puls.* (*Voy.* à cet égard l'article **Maladies urinaires**, au chapitre X.) *Sulph.* 1/1 convient dans beaucoup de cas; dans d'autres, c'est *hyosc.* ou *ign.* 1/6.

INCONTINENCE D'URINE.

Il arrive occasionnellement que les très-jeunes enfants ont des urines fréquentes et copieuses, qui n'ont ni odeur ni couleur. Ils sont pâles et inquiets ; *phosph. acid.* et *silic.* sont les remèdes appropriés.

PISSEMENT AU LIT.

Cette affection est généralement la conséquence d'un état ordinaire de souffrance, quoique dans quelques cas il faille l'attribuer à une mauvaise habitude de malpropreté. Le fouet est un moyen qu'on a fréquemment employé, mais je ne sache pas qu'il ait jamais fait une cure.

Sep. convient quelquefois, mais de très-petites doses de *sil.* opèrent généralement une guérison durable, lorsque le pissement au lit ne dépend pas d'une maladie organique.

LEUCORRHÉE DES PETITES FILLES.

De très-petites filles, soit négligence, soit toute autre cause accidentelle, sont sujettes à des écoulements d'un mucus blanchâtre, qui, venant du vagin, ressemble à la leucorrhée des filles adultes. De fréquentes ablutions d'eau légèrement chaude suffisent généralement pour le faire disparaître en peu de temps; sinon, donnez une dose de *calc. carb.* deux soirs successifs, et continuez les ablutions.

CONSTIPATION.

La **constipation** chez les enfants provient souvent de la manière défectueuse dont vit la mère; il faut qu'elle en change. On n'attendra pas plus de vingt-quatre heures, et on leur donnera un lavement de lait tiède et d'eau; si cela ne suffit pas la première fois, mettez un peu de sucre ou de miel dans un second lavement, et en même temps faites usage des remèdes indiqués au chapitre X. Si *bry.*, *calc.*, *nux vom.* ou *op.* ne suffisent pas, il convient alors d'administrer ces remèdes à la mère ou à la nourrice, et point à l'enfant; il devra en recevoir les effets par le lait maternel.

COLIQUES.

Les enfants, et notamment ceux qui sont d'une faible constitution, sont sujets aux coliques dans le mois qui suit leur naissance. Quelle qu'en soit la cause, elles sont quelquefois si intenses qu'elles épuisent presque la mère et l'enfant. Souvent la diarrhée vient à la suite.

Il y a une autre espèce de coliques qui attaque les enfants bien portants et les plus robustes. Elle est périodique et a lieu habituellement sur les cinq ou six heures après midi. Celle-ci s'accompagne de constipation, et souvent rien n'est changé dans l'état des selles. Cette indisposition ne nuit généralement pas à l'accroissement et à la santé de l'enfant, et cesse d'elle-même vers l'âge de trois mois.

Cham., si les douleurs s'accompagnent de dévoiement; matières d'un vert jaunâtre et aqueuses; distension de l'abdomen, douleur de torsion; cris continuels; tiraillements des membres avec froid aux pieds. Ce remède sera donné en dilution dans l'eau, et répété jusqu'à ce que l'enfant soit soulagé.

Chin., lorsque les douleurs surviennent tard dans l'après-midi, avec dureté de l'abdomen; l'enfant crie et rit immédiatement après; les intestins sont en bon état ou les selles sont blanchâtres et caillebottées.

Ipec., lorsque les cris de l'enfant sont déchirants, comme si on lui déchirait la peau; selles fermentées d'une odeur putride : ce remède est très-convenable dans la plupart des souffrances de l'estomac et des intestins, chez les petits enfants.

Puls., très-utile dans les coliques flatulentes, spécialement si elles se font sentir le soir, ou à toute autre partie du jour, si elles sont accompagnées de frissons, de pâleur de la face; grondement de vents dans les intestins avec sensibilité de l'abdomen.

JAUNISSE OU ICTÈRE.

La **jaunisse** de l'enfance est de plusieurs espèces : quelquefois elle dure longtemps sans aucun danger; d'autres fois elle s'accompagne de fièvre, ce qui, dans quelques cas, est un bon signe, et dans d'autres est une dangereuse complication : ce que l'on peut apprécier par l'état général du malade. — Fréquemment la couleur jaune de la peau est la suite de l'usage du mercure, du china ou de la rhubarbe; et dans ce cas, il faut administrer les antidotes. — Si elle provient d'une violente contrariété (tous les âges y sont sujets), donnez *chamom.*; et si le malade est d'une irritabilité telle, qu'à la moindre occasion il éprouve des attaques de jaunisse, on s'adressera alors à d'autres remèdes, lesquels devront toujours concorder avec les symptômes restants; les plus importants sont *sulph.* et *lach.*

Les petits enfants sont sujets à la jaunisse, mais elle n'a jamais de gravité; qu'on leur administre *merc. viv.* Ce remède convient pareillement aux adultes, pourvu qu'ils n'aient pas déjà abusé du mercure. Dans ce dernier cas, donnez d'abord *chin.*, et ensuite *merc. viv.*; si cela ne suffit pas, *hep. sulph.*, et ensuite *merc. viv.*; après cela *sulph.* et *lach.* Dans beaucoup de cas, *ipec.* est très-utile, répété toutes les trois ou quatre heures.

DIARRHÉE ESTIVALE DES ENFANTS.

Dans la crainte d'une pareille maladie en été, tenez les enfants au frais; — donnez-leur à boire frais; — qu'ils soient souvent à l'air; — surveillez leur régime, et qu'avant leur seconde année on ne leur donne ni thé, ni café, ni bière, etc., rien d'aigre, de salé ou de haut goût, et que la mère sache s'en priver. Ne lui donnez pas de fruit qui ne soit bien mûr; et dès que la diarrhée commence, il faut les sevrer complétement de fruits. Point de gâteaux, point de pâtisseries faites au beurre ou à la graisse; point d'œufs ni de volaille, mais donnez de la viande de mouton et beaucoup de beurre frais. Avec de pareilles précautions on leur épargnera la diarrhée; si elle ne s'arrêtait pas, on la guérira par quelques doses d'*ipec.* Si cela ne suffisait pas, donnez matin et soir une prise de *nux vom.* Si la diarrhée reparaît toutes les fois que la *chaleur* devient *excessive*, et s'accompagne de soif, donnez *bry.*; quelquefois il est nécessaire de le répéter. Si les effets de ce remède ne sont que momentanés, donnez *carb. veg.* — Quand la diarrhée revient chaque fois que le temps se refroidit, donnez *dulc.*; si la langue est blanchâtre ou jaune, donnez *ant. crud.*; si l'enfant est faible et pâle, rend des matières brunâtres, donnez-lui une fois *ars. alb.* D'après des témoignages dignes de foi, on a guéri des enfants qui avaient été à la dernière extrémité, par du beurre frais et non salé, qu'on faisait fondre au feu, et dont on donnait une cuillerée à café de temps en temps. Si l'enfant est sevré, on portera la plus grande attention à observer le régime dont il est question dans cet alinéa. On pourra même lui donner, pour son déjeuner, quelque peu de hareng saur, deux ou trois fois par semaine. On ne doit pas non plus négliger les lavements d'amidon ou de pain bouilli ; ils ont été d'une très-grande utilité, administrés toutes les cinq ou six heures. — On s'attachera à priver les enfants de poissons ou de viandes fumées et salées dont ils sont quelquefois si friands ; on les privera également d'un lait suspect, celui surtout qui provient des vaches qui se nourrissent dans les marais, où elles rencontrent des plantes vénéneuses. Pour le lait ordinaire, il faudra s'assurer de sa qualité, et, à défaut, il vaudra mieux prendre du lait de chèvre.

Quant à la *diarrhée ordinaire*, on la guérira avec les remèdes suivants :

Bell., si l'enfant dort beaucoup, avec agitation et inquiétude ; pâleur de la face ; si chaque fois qu'on le change de linge il a rendu des matières diarrhéiques verdâtres.

Chamom., si les évacuations sont aqueuses et verdâtres ou semblables à des œufs battus, avec aggravation pendant la nuit ; si les selles sont rendues avec épreintes et rougeur de la face ; si elles sont fréquentes, petites, verdâtres, accompagnées d'insomnie.

Rheum, dans la diarrhée acide, avec cris, coliques et épreintes ; pression sur le fondement sans selle ; si les évacuations sont écumeuses, quelquefois glaireuses et d'une odeur aigre ; si l'enfant sent l'aigre malgré tous les soins de propreté.

HERNIE OMBILICALE.

Les enfants délicats et d'une faible constitution, sont les plus sujets à la hernie. Dans ce cas, ils crient beaucoup et paraissent éprouver une grande souffrance. Si le nombril sort, ce qui arrive le plus ordinairement, établissez autour du corps de l'enfant un petit appareil de compression. Si la compresse qui est appliquée sur le nombril ne peut être maintenue, il faut la fixer avec un emplâtre adhésif. Le pansement sera soigneusement fait ; la compresse, qu'on changera souvent, sera remise exactement à sa place. Cela demande de la patience, et une mère ne doit jamais en manquer. En enlevant la compresse à chaque pansement, on ne négligera pas de contenir l'exomphale avec l'autre main.

HERNIE INGUINALE.

Dans ce cas, on s'abstiendra de mettre un bandage ; il serait nuisible. On obtiendra presque toujours une guérison facile par *nux vom.*, ou, plus tard, *verat. alb.* ; quelquefois aussi par *chamom.* ; si ces remèdes ne suffisent pas, par *sulph.* ; et quelque temps après, par un des remèdes précités. Si l'on ne réussit pas, appelez un médecin homœopathe.

DESCENTE DU RECTUM.

Cette affection est généralement la suite d'une autre maladie. Elle succède souvent à une longue diarrhée ou à une attaque aiguë de dyssenterie ; la constipation peut aussi lui servir d'origine, ou dépendre simplement d'un relâchement de l'organisme.

Lorsque le gros intestin est descendu, il est facile de le réduire en plaçant l'enfant sur les genoux, et en exerçant une pression sur la portion qui est sortie avec une petite compresse de linge fin légèrement huilée.

Lorsque cet accident dépend d'une autre maladie, il faut la faire cesser avant que la descente soit opérée. — Mais lorsque cette affection existe par elle-même, *ign.* ou *nux vom.* la guérissent fréquemment.

CRIS DES ENFANTS.

Si la mère veut se donner la peine de faire, à ce sujet, une recherche attentive, elle en trouvera la cause dans l'une des

37.

circonstances suivantes : ou l'enfant est piqué par une épingle, ou il est trop serré, n'importe où (faute assez ordinaire aux nourrices); ou il est gêné dans une position quelconque, par un pli ou par toute autre chose ; ou il a la jambe et le bras engourdis, et, dans ce cas, il faudra le frotter doucement ; ou il éprouve quelque part des démangeaisons ou des cuissons, et dans ce cas, qu'on le gratte légèrement, et en particulier sur la tête, ce qui procure un certain plaisir aux enfants ; ou il est froid et doit être réchauffé, ou il a trop chaud et doit être rafraîchi. Il suffira, le plus souvent, de donner quelques gouttes d'eau fraîche à l'enfant pour le calmer. Quelquefois aussi, il a pu lui tomber quelque chose dans l'œil ou dans l'oreille (Voyez : **Corps étrangers dans l'organisme**), ou il a un mal d'oreille, ou il ne peut dormir (*voyez* plus bas). Ce n'est qu'avec de la patience qu'on trouvera la cause de ces cris. — Mais si l'enfant crie jour et nuit et à tout propos, c'est un tort qu'on a de le croire méchant et capricieux et de le maltraiter. A cet égard, les animaux et les sauvages sont plus raisonnables, car il n'y a pas d'enfant au-dessous d'un an qui crie sans une cause réelle, et il est du devoir de ceux qui sont chargés de les surveiller et de les soigner de faire tout ce qu'il faut pour les calmer. Ce n'est que par un mauvais sentiment qu'on peut agir de rigueur contre un petit être qui n'a pas la conscience de son existence. Sa volonté ne commence à se manifester qu'à la dentition seulement, et c'est à cette époque, et lorsqu'il commence à aller seul, que l'on peut s'occuper de l'élever et d'agir sur ses volontés.

Ce qui est un crime, c'est de donner de l'opium ou d'une décoction de pavot aux enfants qui crient. Il vaudrait encore mieux les laisser crier jusqu'à extinction de force que d'en faire des mangeurs d'opium. Ces pauvres enfants ne deviennent jamais vieux ; ils ne sont ni bien portants, ni robustes, comme ils le seraient devenus sans cela. La plupart restent imbéciles ou vicieux. C'est donc aux mères à prendre leurs précautions pour que les bonnes ou nourrices ne leur donnent pas de ces substances abrutissantes qui étouffent momentanément leurs cris, pour se ménager un sommeil paisible et non interrompu ; elles devraient comprendre tout ce qu'il y a de cruel et de malheureux pour des enfants à être traités de la sorte.

Quand les cris reconnaissent pour cause le mal de tête ou d'oreille, ou toute autre cause, donnez *chamom.*; ce remède convient aussi quand les enfants, en criant, se roidissent et soulèvent le ventre, en portant la tête en arrière; s'ils sont agités et brûlants, donnez *coff.*, et, plus tard, *acon.*; *bell.* convient, lorsque les cris se prolongent trop longtemps; si les cris s'accompagnent de ténesmes et d'évacuations aigres, donnez *rheum* ; s'il y a des vents, des flatuosités, *jalap.*

Si les enfants crient de colère (ce qui est héréditaire pour quelques-uns), donnez *acon.* ou *chamom.*, et voyez à l'article **Colère**; si c'est par suite de crainte ou de frayeur, voyez aux articles respectifs : la cause reconnue vous indiquera le remède qui convient.

Donnez *tart. emet.* dans les cris très-violents, accompagnés d'une sorte de rage qui porte les enfants à se débattre comme de petits fous, ce qui est quelquefois la suite d'une maladie à laquelle ils viennent d'échapper ; s'ils ont la face rouge et courent çà et là, *acon.*

INSOMNIE.

Cet état reconnaît généralement pour cause une mauvaise alimentation prise par la mère, l'usage de choses échauffantes, comme, par exemple, du café, de l'infusion d'anis, de toute infusion aussi peu convenable : il lui faut une nourriture bien adaptée à son état. L'insomnie dépend aussi de ce que l'enfant est couché peut-être la tête trop haute, car tous les petits enfants doivent avoir la *tête bosse*.

On donnera *coff.*; s'il ne suffit pas, et si la face est rouge, donnez *op.*; s'il y a des vents et des coliques, *cham.*; si l'insomnie dépend du sevrage, *bell.* Si les enfants, sans être surexcités, restent seulement éveillés, qu'au lieu de dormir ils s'amusent ou veulent qu'on les amuse, donnez *ranunc. bulb.*

EXCORIATIONS.

Elles ont lieu particulièrement entre les cuisses. Lavez l'enfant chaque jour avec de l'eau tiède, séchez-le et ne le frottez pas en l'essuyant. Tout ce qui vient de la pharmacie est nuisible, soit baumes, soit eaux aromatiques. Ces moyens les font disparaître momentanément, mais ils occasionnent souvent une maladie pire. Les enfants ne succombent jamais à cette affection; il suffit de prendre patience, et de ne vouloir pas les en débarrasser trop promptement. Dès qu'on s'aperçoit des premiers feux, il faut donner *chamom.*; si cela empire, *carb. veg.*; si l'enfant est jaune, et que la partie excoriée soit comme rouge, et que l'excoriation s'étende jusque derrière les oreilles, donnez *merc. viv.*; et quelquefois quatre à cinq jours après, *sulph.* ou *carb. veg.* Lorsqu'elle est accompagnée d'inflammation miliaire, donnez *sulph.*; si ce mal tient à la diarrhée, voyez l'article **Diarrhée.** Dans les cas où *sulph.* ne suffit pas, donnez *silic.* Il est inutile de donner le même remède à la mère et à l'enfant. Quelques sages-femmes ont la mauvaise habitude de saupoudrer, dans les premiers jours, le nombril non encore cicatrisé avec du tan qu'elles se procurent chez les tanneurs. Il faut empêcher cela, car il s'y trouve quelquefois des parcelles de chaux, et l'on a observé que les enfants chez lesquels on en a fait usage sont morts de crampes dans les mâchoires. *Sulph.* et *silic.* seront bons dans ce cas.

ASTHME DIT DE MILLAR OU SPASMES DE LA POITRINE.

Les nouveaux nés éprouvent quelquefois une espèce de crampe de poitrine, qui les empêche de respirer régulièrement, et donne à leur face une teinte violacée ; dans ce cas, donnez *ipec.*, et répétez-le s'il le faut. Lorsque l'enfant s'éveille en sursaut et pousse un cri comme s'il allait étouffer, si cette anxiété s'accompagne d'une toux sourde, creuse et sèche, suivie de beaucoup d'agitation, il suffira alors de quelques *passes magnétiques*, faites, comme elles doivent l'être, par quelqu'un de fort et de bien portant, pour faire cesser immédiatement cet état. Des gens pleins de science et de malice prendront cette pratique pour une véritable superstition, et les niais pour une sorcellerie. Ce phénomène est cependant très-naturel, et l'expérience ne manque pas à sa démonstration ; il est prouvé d'une manière péremptoire. Que celui qui n'y croit pas s'en abstienne. Si un pareil accès revenait, et que l'action magnétique ne suffît pas, donnez *samb. nig.* ⊙. une fois, et, s'il le faut, deux fois.

Ce remède convient surtout quand le malade s'éveille avec les yeux et la bouche à demi ouverts, s'il ne peut reprendre haleine, est obligé de s'asseoir, et éprouve ensuite un sifflement de la poitrine avec face et mains gonflées et bleuâtres, chaleur sans soif, disposition à pleurer. Le tout sans toux, principalement vers le milieu de la nuit.

Nux vom., *puls.*, *ign.*, sont également recommandés. Quand le spasme réside dans les poumons, donnez *ipec.* ; *op.*, s'il ne suffit pas.

CARDIALGIE.

Dans cette affection, les enfants sont agités, inquiets, considérablement oppressés, se jettent çà et là, étendent spasmodiquement les jambes, ils crient ; quelquefois la respiration s'arrête ; il y a gonflement de l'épigastre et élévation des côtes, au point qu'on peut à peine les affaisser : ces symptômes dépendent ordinairement d'un refroidissement ou d'un courant d'air, etc. — On guérira cet état par *chamom*. On pourrait encore employer utilement les passes magnétiques ; mais elles nuisent plutôt qu'elles ne servent, si l'on ne sait pas les faire.

28. SPASMES OU CONVULSIONS DES ENFANTS.

Lorsque la cause est connue, il est facile de choisir le remède. Qu'on ne se montre pas trop préoccupé, trop empressé de ce qu'il y a à faire : il ne faut pas vouloir faire tout à la fois. Si ces attaques ne sont pas des signes avant-coureurs de la mort (et dans ce cas tout secours est inutile), elles ne durent pas ; il vaut mieux les laisser passer. — Mais si elles se prolongent trop de temps, ou qu'elles se succèdent rapidement, ou lorsque l'attaque actuelle est plus forte que la précédente, il faut donner tout de suite le médicament approprié, même pendant l'accès. La violence de l'attaque est fréquemment calmée par l'olfaction de camphre. Les autres remèdes seront administrés quelque temps après l'accès, ou sur son déclin. Si après l'administration du remède il y a aggravation, attendez le résultat. Lorsqu'il ne se produit pas de changement prompt après la première dose, et que l'état reste le même, répétez le remède dès que l'accès reparaît. S'il y a un changement en mieux, alors qu'on attende pour s'assurer que l'amélioration se continuera ; mais s'il y a changement de caractère dans les souffrances, changez aussi de remède. *Coff.*, *ign.* et *chamom.* sont les remèdes principaux.

Aux enfants faibles et cacochymes qui sont sujets à ces attaques ou à d'autres souffrances, donnez *coff*.

Lorsqu'un enfant éprouve des secousses convulsives dans les membres ou dans d'autres parties, ou si ses chairs palpitent çà et là spasmodiquement, avec de fréquentes chaleurs, accompagnées d'un sommeil léger, d'où il sort en sursaut, qu'il crie et s'agite dans tout son corps ; si ces paroxysmes arrivent en général sans cause connue, et qu'on croie vaguement que ce sont les vers, la dentition, etc. ; s'ils se présentent tous les jours à la même heure, suivis de chaleur et de transpiration, ou seulement tous les deux jours, tantôt plus tôt, tantôt plus tard, donnez *ign.*, et répétez-le après chaque accès. Dans le dernier cas, *merc. viv.* est aussi indiqué.

Lorsque les convulsions sont dans les bras et dans les jambes, et que les enfants agitent leur tête à droite et à gauche, qu'ils restent couchés les yeux à demi fermés, sans connaissance ; qu'ils ont une joue rouge et l'autre pâle, qu'ils gémissent et veulent toujours boire, donnez *chamom.*, qui, selon les circonstances, sera répété deux fois. Si les enfants sont oppressés, qu'ils éprouvent des souffrances de l'estomac avec des renvois et des vomissements ; s'ils ont la diarrhée, s'ils roidissent spasmodiquement leur corps, avant, pendant et après l'accès, donnez alors *ipec.*, et répétez-le s'il y a aggravation.

Lorsqu'un enfant ressent dans tout le corps un grand tremblement, qu'il agite ses bras et ses jambes, qu'il crie fort pendant les accès, sans qu'il en ait connaissance ; s'il est couché comme abattu, stupéfait, ou que le ventre soit gonflé ; que depuis quelque temps il n'y ait eu ni selles, ni urines ; si la mère a eu une violente frayeur ou un accès de colère (dans lequel cas on donnera plus tard *chamom.*), et que les attaques viennent de cette cause, donnez *op.*, et répétez-le tant que l'enfant sera dans cet état.

Lorsque l'abdomen est dur et distendu, et que les autres symptômes ne correspondent pas au remède précédent ; qu'il y a plutôt renvois, accumulation d'eau dans la bouche, fièvre et grande faiblesse après les accès, donnez *merc. viv.*

Dans les mêmes cas, et si *merc. viv.* ne suffit pas, ou que l'enfant se frotte beaucoup le nez, ou qu'il y ait des vers, donnez *cin.* Quelquefois, on s'est bien trouvé de l'emploi d'une bande trempée dans l'huile de térébenthine, appliquée le long de la colonne vertébrale.

DENTITION.

Elle commence vers les six mois ; elle s'annonce, lorsque les enfants doublent les gencives, lesquelles démangent, deviennent blanchâtres, et particulièrement sur les bords ; en même temps qu'ils ont la bouche chaude, ils sont inquiets, agités, principalement la nuit ; ils éprouvent une chaleur fugace, et plus tard ils sont pâles ; dans cet état, ils portent tout à la bouche pour y mordre, ils mordent même en tetant, et tettent quelquefois difficilement ; les gencives se gonflent, deviennent chaudes et douloureuses.

L'incision est un fort mauvais moyen ; on ne doit y recourir, comme palliatif, que chez les enfants dont les parents sont atteints de scrofules ou de syphilis, et s'ils sont maladifs. Et encore on ne devra la mettre en pratique qu'après avoir essayé les remèdes que nous allons indiquer, parce qu'il vaut toujours mieux que la dentition se fasse d'elle-même. Si l'on en vient à l'incision, qu'elle soit très-légère et faite d'un trait superficiel, et seulement lorsqu'on sent très-distinctement la dent sous le doigt. — Si on le fait avant et trop tôt, l'incision se ferme, et laisse une cicatrice qui rend la sortie de la dent encore plus difficile.

Dans la salivation et la diarrhée que les enfants éprouvent pendant la dentition, il n'y a rien à faire, à moins que cela ne devienne trop fort ; et alors, dans ce cas, on donnera *merc. viv.* et *sulph.* ; également *ipec.* à plusieurs reprises, mais seulement une dose par jour.

Si les signes précurseurs de la dentition durent trop longtemps, et que les gencives ne se gonflent pas comme il convient, qu'elles ne deviennent pas d'un blanc opalin, ou que ce phénomène ne s'opère pas régulièrement, ou que le travail ne soit pas assez avancé pour l'éruption des dents, donnez alors pendant trois à quatre semaines, et une fois tous les huit jours, *calc. carb.* Chez les enfants faibles, il suffira de l'olfaction de ce remède ; s'il survient d'autres souffrances, faites flairer le *camphre*, ou l'*esprit de nitre dulcifié*.

Lorsque l'enfant est trop agité, qu'il ne dort pas, qu'il est tantôt inquiet, tantôt trop gai, et qu'il n'a pas de fièvre, donnez *coff.* ; si cela ne suffit pas, répétez-le ou donnez *ign.* ; si cela est encore insuffisant, donnez *acon.* ; enfin, si rien de cela ne suffit, *chamom.*

Lorsque l'enfant a une forte fièvre, s'il a chaud, soif, qu'il crie fréquemment, et s'il porte toujours la main à la bouche, s'il s'éveille en sursaut, donnez successivement *coff., acon.* et *chamom.* Si le premier ou le second suffisent, attendez ; si l'état s'aggrave, répétez le même remède ; et ce n'est que lorsqu'il reste sans effet qu'il faut recourir au troisième ; lorsque cet état est accompagné de constipation et d'une toux sèche, *nux vom.* convient mieux que *chamom.*

Chamom. est particulièrement indiqué lorsque les enfants ont en même temps une toux sèche et nerveuse, qu'ils sont agités la nuit, qu'ils se jettent çà et là, qu'ils boivent souvent, qu'ils éprouvent de la chaleur avec ardeur à la peau ; s'ils ont les yeux injectés de rouge, s'ils sont anxieux et gémissants, si leur respiration est courte, précipitée et bruyante, avec forte oppression de poitrine ; s'ils tremblent dans leurs membres et éprouvent des tressaillements isolés dans les extrémités, tantôt d'un côté, tantôt de l'autre : si *chamom.* ne suffit pas, donnez *bell.*

Les convulsions ou attaques sont ordinairement précédées des symptômes que nous avons déjà indiqués, et que nous rappelons en partie : il y a diarrhée ou pâleur de la face ; ou bien, les yeux sont ternes, l'appétit manque, l'enfant a une certaine faiblesse qui fait qu'il veut rester sur les bras, et laisse tomber sa tête sur l'épaule de sa nourrice. — On peut prévenir l'attaque par *ign*. *Chamom*. la préviendra aussi, si les symptômes qui lui sont propres l'indiquent.

Si, après avoir toussé souvent, et que la fièvre s'ensuive, l'enfant se met à *retousser* et à *bâiller* alternativement beaucoup, et que, dans l'intervalle, il crie presque sans discontinuer ; si la matière diarrhéique est verte, et la figure anxieuse; s'il est assoupi et s'il se déclare dans les traits de la face de petits mouvements spasmodiques, donnez *tart. emet.* 3, ou un grain, tel qu'on se le procure dans une pharmacie ; on le dissoudra dans un grand bol d'eau pour l'administrer par cuillerées à café. Toutes les fois que l'accès revient accompagné de cris violents, et que les mouvements spasmodiques se déclarent de nouveau, répétez la solution émétisée.

Lorsque les convulsions éclatent brusquement, et de manière à ne pouvoir administrer un remède, ou qu'il soit impossible d'en faire le choix d'après les symptômes actuels, laissez d'abord passer le plus haut degré du paroxysme, et donnez alors *ign*. à flairer. S'il survient un nouvel accès aussi fort que le premier, donnez encore à sentir; mais si l'accès est plus faible, attendez. S'il ne résulte aucune amélioration de l'emploi de ce remède, administrez *chamom*. une ou deux fois, et ensuite *calc. carb.*, qui ne manque presque jamais son effet.

Bell. réussit quand *ign*. ou *chamom*. n'ont pas suffi. Ce remède convient aussi quand un sommeil profond succède à la crise et dure longtemps, même jusqu'à la prochaine attaque. On le donnera immédiatement avant tout autre remède, dans le cas surtout où l'enfant sort de son sommeil brusquement et avec un sentiment de frayeur, qu'il regarde d'un air anxieux et avec une expression étrange; que la pupille est dilatée, que le regard est fixe et qu'il s'effraye de tout ; qu'il devient roide et contracte tout son corps, particulièrement s'il a les mains et le front brûlants, et qu'il laisse fréquemment échapper ses urines au lit. (Comparez avec *cin*.)

Cin. convient surtout aux enfants qui, avant même d'être malades, pissaient habituellement au lit, ou qui étaient précédemment atteints d'une toux sèche, déjà ancienne et assez semblable à la coqueluche, ayant de fréquentes aggravations, et qui a été remplacée par des spasmes de poitrine et des mouvements convulsifs des membres. — *Cin.* convient aux enfants arrivés à la *seconde dentition*, accompagnée de crampes, surtout s'ils se frottent le nez avant et après les accès. — On pourra également consulter *ipec.*, que l'on donnera en plusieurs fois; *hyosc.*, *calc. carb.*, *sulph.*, *cup.*, *acet.* méritent aussi d'être employés lorsque, en l'absence des accidents nerveux, le cerveau paraît être affecté, et si les enfants ont les yeux vitrés et ternes, s'ils dorment beaucoup, trop ou point du tout; s'ils enfoncent la tête sous l'oreiller ou la remuent; s'ils sont, tantôt pâles, tantôt colorés, et qu'ils mordent le verre en buvant.

SEVRAGE.

C'est une règle générale que les enfants peuvent être sevrés vers le huitième mois.

Dès que la mère se sent faible, elle doit songer à suppléer à son lait; elle commencera par donner moins souvent le sein à l'enfant, surtout si ses menstrues viennent à réapparaître pendant l'allaitement; le sevrage pourra même avoir lieu plus tôt.

Le développement progressif de la dentition est un signe qui indique à la femme que son enfant peut se passer de son lait; c'est une preuve que ses organes digestifs ont déjà pris une certaine force pour digérer des aliments plus substantiels.

Mais on ne devra point songer au sevrage, si l'enfant souffre des dents ou s'il est atteint d'une maladie de son âge, à moins toutefois qu'il n'y ait des considérations majeures qui le rendent nécessaire.

A mesure que les dents commencent à travailler les

gencives, l'enfant doit être habitué graduellement à une autre espèce de nourriture; dès que les gencives sont traversées, il est déjà capable de supporter une alimentation un peu animalisée, comme aussi un peu de substances végétales, soit du bouillon, du pain, du lait, etc.

Les saisons à préférer pour le sevrage, c'est le printemps, en mars et avril; et c'est, en automne, octobre et novembre. L'hiver et l'été sont beaucoup moins favorables à la santé de l'enfant.

Une fois le sevrage commencé, le sein ne sera plus présenté au nourrisson, que ce soit la nuit, ou le jour, quelles que soient d'ailleurs les idées théoriques qu'on se soit faites sur la cessation graduelle de l'allaitement. Faire différemment, ce n'est servir, ni la santé de la mère, ni celle de l'enfant. A moins d'une raison exceptionnelle, un état de maladie, par exemple, la mère ne devra jamais confier son enfant aux mains d'une autre personne aurait-elle encore plus d'aptitude à donner des soins de sevrage. Elle ne doit jamais non plus s'éloigner de la maison pendant qu'elle remplit une si douce tâche; si elle aime réellement son enfant, elle se conformera à ce conseil; elle en sera bien récompensée, car elle sentira son affection s'augmenter à mesure qu'elle mettra plus de constance à remplir ses devoirs de mère.

Le moyen le meilleur et le plus facile pour sevrer un enfant, c'est de le prendre dans le lit comme à l'ordinaire, de ne point changer ses habitudes, mais seulement de l'éloigner du sein. Quand on le lui a refusé une première fois, qu'on ne le lui présente plus. Il suffit de quarante-huit heures pour le faire à cette privation. — Donnez à l'enfant la nourriture à laquelle on l'a déjà accoutumé, et gardez-vous d'affriander son appétit avec des sucreries et autres douceurs.

Après le sevrage, le régime diététique de l'enfant sera simple et assez abondant; il se composera, comme on l'a dit plus haut, de panade, de pain, de lait et de substances farineuses, telles que arrow-root, tapioca, salep, pommes de terre, du pain beurré, et de temps en temps un peu de bœuf, de mouton, de la volaille, etc. Mais surtout, ces petits repas seront bien réglés. Pour boisson, l'eau fraîche seule suffira.

Une fois que l'enfant ne prend plus le sein, la mère devra s'abstenir de manger une nourriture salée ou épicée, si elle veut prévenir une soif trop prononcée.

Elle devra s'attacher à diminuer la sécrétion du lait, en se privant de manger des substances trop nourrissantes, elle devra donner la préférence à des aliments secs, et ne boire que de l'eau et en petite quantité. — Si les seins grossissent et se chargent de lait, frottez-les légèrement avec un morceau de lard, couvrez-les de coton et prenez une dose de *bell.* ou, s'il n'y a pas d'amélioration, *rhus*. Afin de les délivrer de cette plénitude, il est quelquefois nécessaire de les teter.

Puls. et *rhus* sont les deux meilleurs remèdes pour arrêter la sécrétion du lait.

CLAUDICATION OU LUXATION SPONTANÉE DU FÉMUR.

Chacun sait qu'il est des enfants qui ne peuvent marcher, parce qu'ils ont une jambe plus courte que l'autre. A la partie supérieure de la cuisse, il se forme autour de l'articulation une tumeur qui donne lieu plus tard à un ou plusieurs abcès. Cet état détermine la claudication. — Cette maladie est fort difficile à guérir; quelquefois elle est incurable, quand elle dure depuis longtemps, parce que l'articulation a subi un changement de position organique, qu'on ne peut plus la faire rentrer dans les conditions normales. Voilà pourquoi les parents doivent faire la plus grande attention, afin qu'ils puissent appeler à temps un médecin homœopathe, pour qu'il ait à traiter cette affection à son début. On s'assurera, en questionnant l'enfant, s'il y a luxation ou fracture de l'articulation, ce que du reste la douleur et l'engorgement feront également connaître. Dans ce dernier cas, on donnera *arn.*, et l'on confiera l'enfant à un bon chirurgien. Mais si le mal arrive sans cause externe, s'il n'y a pas de douleur, et que l'enfant boite en marchant, et particulièrement de la cuisse, donnez tout de suite *merc. viv.*; s'il n'y a pas d'amélioration au bout de deux ou trois jours, *bell.*, et, quelques jours après, on donnera de nouveau *merc. viv.*, et puis encore *bell.*, s'il n'y avait pas d'amélioration la première fois. — Qu'on se hâte de confier le malade à un médecin homœopathe : s'il n'y en a pas dans le voisinage, qu'on lui écrive; et s'il n'en existe pas, essayez d'abord de donner *rhus toxic.* deux ou trois fois, étendu dans l'eau et par cuillerées à bouche, une par jour, jusqu'à ce qu'il y ait amélioration. Plus tard, on donnera *sulph.*, *calc. carb.*, et si cela ne suffit pas, *coloc.*

La claudication détermine souvent l'amaigrissement extrême, l'*atrophie* des enfants. Dans ce cas, le médicament le plus efficace est *sulph.*; après, convient quelquefois *calc. carb.*, *ars.* et *nux vom.*

BÉGAIEMENT.

Quand les enfants commencent à bégayer, c'est le moment de corriger cette infirmité, parce que plus tard il est très-difficile d'y remédier. Il faut se garder de gronder les enfants, si l'on ne veut pas l'augmenter. On devra les faire approcher de soi tous les jours, pour leur apprendre à respirer lentement, et tenir par conséquent l'haleine aussi longtemps qu'ils peuvent; comme aussi de la rendre avec lenteur, en battant les mains en cadence. Après cela, on leur fera prononcer quelques mots pendant l'expiration, et l'on se gardera bien de l'exiger pendant le temps de l'inspiration. L'enfant sera tenu à cet exercice pendant plusieurs mois et tous les jours, et il finira par perdre ce défaut. On peut aussi, dans ce cas, user utilement de quelques doses de *bell.*, et ensuite *merc. viv.* ou *plat.*, *euphr.* plusieurs fois, et plus tard *sulph.* et *bovist.*

APPENDICE AU CHAPITRE PRÉCÉDENT.

Préservation ou prophylaxie des maladies héréditaires.

« Il est bon, je crois, d'ajouter dans ce livre de propagation homœopathique, à la suite des maladies des femmes et des enfants, un appendice qui enseigne la préservation ou *prophylaxie* des maladies héréditaires, maladies qui s'établissent plus tard à l'état chronique et préparent une mort prématurée.

« Si ce livre tombe, ce qu'il faut espérer, dans les mains d'une tendre mère, elle n'hésitera pas, en commençant par elle, à employer le traitement prophylactique sur lequel nous allons donner les indications principales (1). La femme sait mieux que l'homme, que les enfants ne sont que la continuation de son propre sang, de sa propre vie, et que celui qui a mis au fond de son cœur un amour inépuisable pour le fruit de ses entrailles, leur inspire en même temps un dévouement sans limites. Vivre pour son enfant, ce n'est donc pas absolument mourir, puisque ces êtres aimés sont une modification de nous-mêmes. — La loi de l'instinct conservateur doit adopter la voie de préservation.

« Où donc est cette voie de conservation ? Tâchons de l'indiquer.

« C'est une croyance universelle, acceptée de tous les temps, à savoir : que l'homme est né pour une existence heureuse, et que néanmoins en venant au monde, il est en butte à la douleur et aux maladies. Sa vie est un long travail ; il ne mérite de vivre d'une manière tolérable qu'au prix de ses sueurs.

---

(1) Pour plus amples détails, voir l'ouvrage du docteur Gastier, intitulé *De la Prophylaxie en général et de son application aux maladies épidémiques et aux affections chroniques héréditaires*. Paris, 1852.

« Au point de vue des croyances religieuses, il faut voir là un effet du péché originel ; les médecins disent que c'est le résultat d'un miasme ou virus contagieux transmissible, véritable instigateur des maladies héréditaires. — L'enfant le plus pur à sa naissance, souffre ; à toutes les crises d'âge, à la première dentition comme à la seconde, quoique moins ; à la puberté ; à l'époque critique où la vie va en décroissance d'activité et d'aptitude ; dans la vieillesse où les énergies vitales s'épuisent, il se passe une lutte plus ou moins douloureuse, qui accuse en nous un principe nuisible. Il n'y a que l'âge adulte, âge de l'amplitude des forces, où l'homme, s'il est prudent, peut résister avec avantage et sans souffrance dans cette lutte du bien contre le mal. — Si les organisations les moins imparfaites n'échappent pas à ces évolutions d'épreuves, celles qui sont moins bien partagées la subissent avec plus de difficultés encore. C'est là le lot de l'humanité. — Les animaux sont à cet égard mieux dotés : sauf le mal accidentel qui les atteint comme l'homme, ils n'ont pas généralement de maladies héréditaires. Et l'être qui est fait à l'image du Créateur, lui qui exerce sa toute-puissance dans l'univers, est plus fragile que les animaux qu'il assujettit, dompte, gouverne ou détruit selon la nature des nécessités que lui impose sa propre existence.

« Il est admis que le virus principal qui trouble de la sorte l'organisme est la *gale*. Ainsi nommé à l'état aigu, il prend le nom de *psore* à l'état chronique. Il arrive à ce second état par les modifications successives qu'il subit dans la profondeur des organes, où il a été refoulé par suite de médications inconsidérées, que l'ancienne médecine emploie. — Il suit de là que la plupart de nos maladies héréditaires ne sont en définitive que des *gales rentrées*, qui se manifestent diversement selon les parties du corps sur lesquelles le virus s'est retiré. Établi au milieu de notre substance, il s'y mêle, on le conçoit, à tous les éléments de la vie ; il y séjourne plus ou moins longtemps et s'y perpétue par l'hérédité. L'harmonie des fonctions et des sensations n'est pas d'abord sensiblement troublée ; mais elle est travaillée lentement, jusqu'à ce qu'il arrive un moment où un concours de causes dépressives de la force vitale rendant au virus en quelque sorte sa liberté, il fasse explosion, et qu'il en sorte les souffrances caractéristiques des maladies chroniques. — On pourrait voir là un phénomène analogue à celui qui se passe dans la germination tardive d'une graine végétale que des circonstances fortuites auraient soustraite à son milieu, et qui a été ramenée par des circonstances favorables.

« Voilà comment nous pouvons être sujets sans causes appréciables à ce cortége de misères humaines que les médecins nomment scrofules, vers, phthisie, dartres, hémorrhoïdes, névroses, rhumatismes, etc. C'est donc dans ce sens que la gale a reçu en homœopathie le nom de *psore*, et les médicaments propres à la combattre, celui d'*antipsoriques*.

« Il existe un second miasme ou virus qui sert d'origine à des affections d'un genre particulier, mais qui sont beaucoup moins nombreuses que celles qui sont fomentées par la psore. C'est la *sycose*, ou principe générateur de taches ou excroissances qui naissent à la peau ou à la surface des membranes muqueuses, telles sont les verrues, les loupes, les polypes, etc.

« Enfin, il est un troisième principe producteur de prédispositions morbides ; c'est le virus connu sous le nom de *syphilis*. Depuis trois cents ans il infecte l'organisme. Il s'attaque d'abord aux organes qui sont la source de la vie, et s'étend ensuite au reste de l'organisme. Sa transmission par hérédité est un fait universellement connu. Sa présence dans l'économie animale est trop récente pour que le temps lui ait fait perdre complétement sa forme caractéristique ; il est généralement facile à reconnaître.

« Ces trois virus se combinent et se confondent par la marche du temps : et cet alliage arrive à un tel point, que chacun y perd sa manifestation particulière; d'où il suit qu'il devient presque impossible de les attaquer isolément. L'œil le plus exercé, l'observation la plus attentive n'y peut rien pour établir la moindre distinction entre eux. Et d'ailleurs, à l'état latent où ils sont, lorsqu'il s'agit de les neutraliser, il n'y a pas à songer à faire à cet égard la plus petite reconnaissance. — C'est par une série de moyens propres à tous et à chacun qu'il faut procéder pour remplir le but qu'on se propose en prophylaxie.

« Ce n'est pas tout : indépendamment de l'infection de l'organisme par ces virus, il s'y fait d'autres combinaisons qui ajoutent encore au dommage que la force vitale éprouve déjà, et avec lesquelles la prophylaxie doit compter. Ce sont les altérations profondes qu'occasionne l'abus à outrance que la vieille médecine fait des remèdes dont elle se sert. Ces altérations sont de véritables incarnations qu'on ne détruit pas toujours facilement. — Pour ne citer que les plus en usage, ce sont le soufre, le mercure, le fer, l'iode, l'opium, le quinquina, la rhubarbe et le sainbois.

« Or, les substances dont la prophylaxie se sert contre les virus primitifs se trouvent heureusement les antidotes de ces médicaments, dont l'abus amène une désorganisation lente et infaillible.

« C'est donc pour remédier aux effets nuisibles produits par les virus et les remèdes dosés par l'allopathie qu'on a dû songer à leur opposer des agents propres à les neutraliser, afin de faire prévaloir la force vitale dans toute sa pureté. C'est là le but où tend la prophylaxie, — qui doit conduire à une sorte de restauration physiologique.

« Trois principaux remèdes répondent spécifiquement à chacun des virus. Ce sont le *soufre* pour la psore; le *thuya* pour la sycose; le *mercure* pour la syphilis. Il y a plus : à raison de l'existence plus prononcée d'un des virus sur l'autre, des alliages plus ou moins intimes entre eux, on leur a associé d'autres médicaments que nous nommerons plus bas avec leurs attributs les plus essentiels ; ils ont été choisis parmi ceux qui s'adaptent le mieux à la tendre organisation des enfants, chez lesquels la force vitale est facile à émouvoir, et par conséquent propre à recevoir et à garder l'impression qui lui est communiquée.

« Nous commençons par les trois remèdes cardinaux ; et donnons ensuite le dénombrement des autres dans l'ordre qui sera adopté pour leur emploi, pourvu toutefois qu'il n'y ait pas lieu à intervertir cet ordre par suite d'une contre-indication formelle, soit qu'elle vienne d'une intoxication allopathique récente venant du père ou de la mère, ou par suite de toute autre circonstance majeure :

1° Le *merc.* : il agit principalement sur le système de la lymphe et sur la peau ; c'est un des remèdes de l'enfance. Il s'antidote par *hep. sulph., bell., iod., lycop., thuy., sil., calc., sulph.*

2° *Sulph.* : c'est le premier des antipsoriques, son emploi est presque universel. Aux sources thermales sulfureuses s'opèrent, en effet, des guérisons d'affections en apparence dissemblables par la forme, c'est-à-dire par les symptômes. Il trouve des antidotes dans *merc., silic.* et *camph.*

3° *Thuy.* : il est apte à détruire les dispositions de la peau aux affections sycosiques. En temps épidémique, il est préservatif de la petite vérole. Il est antidoté par *camph., hep. sulph., phosph.* et *sulph.*

4° *Calc. c.* est un remède de l'enfance ; il est propre à combattre la lenteur des fonctions digestives (carreau), notamment les arrêts du développement organique, osseux surtout. — Il s'antidote par *camph.* et *sulph.*

5° *Lycop.* Bon antisycosique qui s'adapte heureusement aux tempéraments lymphatiques, aux femmes d'un caractère doux et portées à la mélancolie ; il compte parmi les remèdes de l'enfance, et convient particulièrement dans les excroissances à pédoncule ; son antidote est *camph.*

6° *Silic.* jouit d'une action élective sur le système osseux qu'il régénère ; il est excellent dans les déviations de la colonne vertébrale ; c'est aussi un remède de l'enfance. Ses antidotes sont *camph.* et *hep. sulph.*

7° *Iode* : remède de l'enfance, il convient dans les tempéraments qui passent à l'état scrofuleux, et altérés par des antécédents dus au mercure avec lequel il a de grandes analogies. Il trouve ses antidotes dans *camph., bell., hep. sulph., phosph.* et *sulph.*

8° *Bell.* excite la vie nerveuse générale et augmente l'expansibilité du dedans au dehors ; c'est pour cela que ce remède constitue un remède spécial de l'enfance. Il s'antidote par *camph., hep. sulph.* et *merc.*

9° *Hep. sulph.* possède des effets analogues à ceux de *bell.* Il exerce une action puissante sur les fonctions de la peau et par cette raison convient dans les maladies héréditaires de la peau, et s'adapte parfaitement aux affections équivoques, psoriques et syphilitiques, et même sycosiques. Ses antidotes sont *camph.* et *bell.*

10° Enfin, *phosph.* : parce qu'il touche par son action à la trame dynamique et aux systèmes fondamentaux de l'économie ; il agit profondément et avec ténacité sur les nerfs et les vaisseaux sanguins, notamment sur les fonctions digestives, c'est-à-dire qu'il convient aux enfants nés de parents porteurs d'affections nerveuses et gastriques ; son antidote est *camph.*

« Avons-nous besoin d'ajouter, ce que le lecteur a pu remarquer, à savoir que le camphre remplit ici le rôle d'antidote principal à l'égard de dix remèdes prophylactiques ? Il trouve son emploi dès qu'il se déclare des aggravations médicamenteuses intempestives. Nous complétons ceci en faisant connaître les antidotes spéciaux qui conviennent à chacun des médicaments dont l'allopathie use innocemment et opiniâtrément, et dont nous avons donné la liste plus haut :

Le soufre reconnaît pour antidotes : *Merc.* et *camph.*

Le fer : *Bell.*, *hep. sulph.* et *merc.*

Le mercure : *Hep. sulph.*, *iod.*, *bell.*, *sulph.*, *sil.*, *lycop.*, *thuy.*

L'iode : *Bell.*, *hep. sulph.*, *phosph.*, *sulph.*

L'opium et ses préparations : *Merc.*, *calc. c.*, *camph.*, *sulph.*

Le quinquina et ses dérivés : *Sulph.*, *bell.*, *merc.*, *calc. c.*

La rhubarbe : *Merc.*, *camph.*

Le daphne mezereum (sainbois) par la pommade de sainbois, *merc.*, *camph.*

« Cette indication tirée des antidotes n'est pas sans utilité pour le choix des remèdes prophylactiques. Lorsqu'il y aura lieu de croire que l'un de ces médicaments donné à l'excès par la vieille médecine peut avoir une grande part dans le vice organique, il faudra choisir et insister sur son antidote ; comme aussi, lorsque l'hérédité se prononcera par une lésion particulière, on devra donner la préférence à l'antipsorique qui répond le mieux à cet écart de la force vitale ; comme, par exemple, *calc. c.* et *sil.*, dans les déviations osseuses. Tout ceci demande un grand discernement et une appréciation réfléchie des choses. Un médecin homœopathe éclairé ne saurait être appelé plus à propos.

« Quant à l'opportunité dans l'administration de ces divers prophylactiques, il faut éviter l'arbitraire ; l'homœopathie ne peut en souffrir. Il y a une considération à prendre entre plusieurs ; c'est à l'égard de l'influence que les diverses phases de la lune exercent sur les aptitudes physiologiques. L'agriculteur en tient compte, le médecin doit le faire aussi.

— Si la lune dans ses évolutions septénaires marque son influence sur les flots de la mer et sur la vie végétale, l'homme ne saurait s'y soustraire ; il n'y a pas dans la création un être plus facilement impressionnable, le médecin ne mettra donc pas cette considération à l'écart. — Il sait, en effet, que l'étude des effets purs des médicaments a démontré dans quelques-uns une action plus prononcée sur l'impressionnabilité vitale :

1° Au changement de lune, par *calc. c.*, *silic.*, *thuy.*, *sulph.*, *lycop.*

2° A la lune croissante, par *thuy.*

3° A la nouvelle lune, par *lycop.*, *calc. c.*, *silic.*

4° A la pleine lune, par *sulph.*, *silic.*, *calc. c.* et *merc.*

« D'où il suit que lorsqu'il n'y aura pas de contradiction à d'autres égards, il faudra administrer préférablement le médicament dont l'action peut être heureusement influencée par l'une des phases de la lune. C'est ainsi, par exemple, que si l'on avait à combattre la psore dans sa manifestation vermineuse, on donnerait *merc.* à la pleine lune, et *sulph.* à la lune décroissante, parce que ces deux remèdes sont en parfaite situation à l'égard de l'enfance, de la psore, de l'état vermineux et de l'influence que peut exercer le satellite de la terre.

« Que conclure de ce qui précède? que la marche de l'application méthodique des prophylactiques est toute tracée.

« On débutera par l'emploi du *merc.*, et puis on passera à *sulph.*, après le septième jour ou époque lunaire, et ainsi de suite de septénaire en septénaire, si dans l'intervalle d'un médicament à l'autre, il ne se produit rien qui puisse faire changer cette marche. Mais si l'un des antipsoriques venait à donner une aggravation quelconque, soit l'apparition à la peau d'une éruption, ou à donner lieu à une amélioration notable, il ne faudrait pas se hâter de passer au remède suivant : on attendrait que l'effet produit eût cessé. Ce n'est qu'alors qu'on reprendrait la série des antipsoriques, mais avec le soin de faire cette reprise à chaque évolution septénaire, et ainsi de suite jusqu'à ce qu'on ait épuisé la série. — Arrivé à ce terme, il y aura à examiner s'il faut en rester là pour une première fois, ou s'il convient de recommencer, après un temps donné, le traitement de préservation.

« Maintenant, quel est le mode à préférer dans l'administration des médicaments? Faut il donner le médicament en globules à l'état sec, ou délayé dans une cuillerée d'eau, ou bien par la voie de l'olfaction?... Par olfaction, l'effet est trop prompt, trop pénétrant, trop fugace, et quelquefois produit des aggravations qu'il faut éviter. — En dilution, ce moyen serait préférable.... Peut-être vaut-il mieux donner le remède en globules à l'état sec. De cette manière, la pénétration médicamenteuse, quoique prompte, agit plus lentement, elle atteint l'organisme avec moins de brusquerie, et y réveille la réaction vitale salutaire avec une sorte de lenteur qui concorde à la chronicité des vices incorporés.

« Quelle heure faudra-t-il adopter pour la prise du préservatif? Est-ce le matin, le soir ou la nuit, — quelques heures après le dernier repas de l'enfant? Pendant le sommeil rien ne trouble l'installation, pour ainsi parler, du remède dans l'économie animale. À l'état de veille, mille et une petites causes pourraient contrarier, chez un enfant surtout, la prise de domicile.

« Et quel âge faut-il choisir? L'âge où l'enfant se trouve naturellement au régime, celui où il n'a pas encore contracté des habitudes alimentaires qui soient capables de troubler l'action prophylactique.

« La mère pourra même anticiper sur cette époque. Si, indépendamment de l'infection de l'un des trois virus cardinaux, elle se sent prédisposée à une maladie héréditaire, et qu'elle veuille consulter un médecin homœopathe, elle recevra le conseil de commencer le traitement par elle-même, et cela pendant son état de grossesse.

« Pour faire emploi du camphre à titre d'antidote, il conviendra d'être muni d'un flacon de teinture alcoolique de camphre ; il suffira de faire sentir le bouchon, en le présentant une fois sous chaque narine, pour obtenir la cessation de l'aggravation provoquée. »

CHAPITRE XIII.

MALADIES DE LA PEAU (1).

§ I. — MALADIES AIGUËS OU AVEC FIÈVRE.

ÉBULLITIONS.

Il y en a de plusieurs espèces. Lorsque l'une de ces affections s'accompagne de fièvre, le malade doit prendre garde de se refroidir : cependant il ne se tiendra pas trop chaud ; ces deux états extrêmes sont nuisibles. S'il n'y a pas de fièvre, la maladie est sans aucune gravité. Toutefois il est encore bon d'éviter les refroidissements, et si l'on n'a pu les éviter, qu'on prenne immédiatement des remèdes. Toute éruption rentrée accompagnée de fièvre doit être traitée comme l'affection elle-même ; et contre les éruptions d'un caractère indéterminé, on emploiera *ipec.*, ensuite *bry.*, *sulph.* ou *calc. carb.* Dans les cas les plus graves et les plus opiniâtres, *caps.* Voyez, à ce sujet, ce qui est dit au chapitre des **Maladies de la tête**, p. 14 ; on aura à choisir le remède qui convient le mieux ; et s'il n'y a pas de médecin

---

(1) Les maladies de la peau, par leur fréquence et leurs variétés, sont dignes d'une étude sérieuse ; aussi, obligé par le cadre de notre ouvrage de nous restreindre ici dans de certaines limites, nous ne saurions trop recommander la lecture du nouvel ouvrage que vient de publier M. le docteur Jahr, *Du traitement homœopathique des maladies de la peau, et des lésions extérieures en général.* Paris, 1850, 1 vol. in-8.

homœopathe pour prendre son avis, on pourra employer avec confiance l'un de ces remèdes successivement et toutes les heures, ou plus souvent ou plus rarement, selon les circonstances.

Lorsqu'une maladie éruptive règne épidémiquement dans un endroit, et qu'elle a déjà atteint une ou plusieurs personnes dans la même maison, et qu'en même temps d'autres personnes tombent malades sans avoir ressenti les premiers symptômes du mal ; on dit alors que la maladie est à l'*état de prodromes*. Dans cet état des symptômes avant-coureurs du mal, la poitrine se prend, la respiration devient difficile ; les malades éprouvent des vertiges, des éblouissements, des tremblements, des faiblesses d'estomac, des vomissements, des tranchées, de la diarrhée, de l'agitation, une grande inquiétude, de la faiblesse et autres symptômes ; dans ce cas, donnez *ipec.*, qu'on répétera quelques heures après. Par ce moyen, on fera sortir l'éruption ou l'on préviendra la maladie. Si l'éruption a lieu, elle ne tarde pas à se caractériser, c'est le moment d'agir directement contre la nature de la maladie épidémique régnante, et d'employer les spécifiques, ou les moyens préservatifs ou prophylactiques.

Les enfants, et quelquefois aussi les adultes, sont atteints, particulièrement à la suite d'un refroidissement, d'une espèce d'éruption qui se caractérise par des taches rouges, lisses et de la grosseur d'une tête d'épingle ; elles sont apparentes, et la peau est froide ou chaude ; elles sont pruriantes et démangent la nuit, le sommeil en est troublé ; le soir il y a des frissons, et la nuit de la chaleur. Les enfants sont alors très-agités, irritables ; ils sont inquiets et crient beaucoup.

Dans ce cas, donnez *acon.*, qu'on pourra répéter après six ou douze heures ; et si le lendemain il n'y a pas d'amélioration, donnez *cham.*, et, après quelques jours, *sulph.*, si c'est nécessaire. A la suite des deux derniers remèdes, il se déclare ordinairement un mouvement de transpiration qu'on ne doit pas contrarier.

URTICAIRE.

Elle consiste dans une éruption tantôt lisse et plate, tantôt élevée et semblable à des piqûres d'orties, accompagnées de démangeaisons et de picotements, comme causés par des puces, particulièrement vers minuit; l'appétit est nul; il y a plénitude d'estomac; le malade est inquiet et faible. Si cette affection provient d'une mauvaise nourriture, on la guérit par *puls.* ; par suite de mauvais légumes, *rhus* ; par suite du sumac, *bell.* ou *bry.*; par suite d'un refroidissement, *dulc.* ; si elle est accompagnée d'une forte céphalalgie avec rougeur de la face, *bell.* ; d'un mauvais catarrhe, *hep. sulph.* ; si l'éruption ressemble complétement aux piqûres d'orties, donnez *urt.* — L'urticaire répercutée sera reproduite promptement par *calc. carb.* ou *ars.* 30.

Lorsque l'urticaire s'établit sur une partie isolée, qu'elle est rouge et lisse, si elle s'accompagne de fortes démangeaisons et d'une douleur d'excoriation, particulièrement chez les buveurs d'eau-de-vie et de vin, donnez *nux vom.*, et, si cela ne réussit pas, *sulph.* Il y a une variété d'urticaire *miliaire*; *Rhus* convient quand elle s'accompagne de prurit.

ROUGEOLE.

Dès l'apparition des premiers symptômes, donnez *puls.*; si elle est épidémique, *puls.* est le remède prophylactique; il s'administre alors à la 18ᵉ dilution, une dose tous les quatre jours. — C'est encore *puls.* à donner si l'on éprouve le moindre froid. Si elle s'accompagne de fièvre, donnez *acon.*, et s'il n'y a pas d'amélioration, donnez *sulph.* 3 en dilution, par cuillerées à café, toutes les cinq à six heures; et plus tard, s'il y a aggravation, *acon.* Si l'éruption ne veut pas sortir, donnez *puls.*; si la poitrine est oppressée, *ipec.*

si les glandes parotides sont engorgées, donnez *arn.* ou *dulc.*
— Dans les cas les plus graves, *camph.* 30 peut y remédier, lorsque les enfants, par exemple, sont dans un état désespéré et qu'ils ont l'haleine brûlante. Le camphre est bon aussi pour les affections consécutives à la rougeole; dans ce cas, il faut l'employer en teinture, ou bien encore on aura recours à *carb. veg.*

ROSÉOLE.

Dans la plupart des cas, la durée de cette affection peut être abrégée et sa violence atténuée par *acon.*; s'il y a une grande agitation, par *coff.* alterné, ou autrement par les remèdes ci-dessus indiqués.

MILIAIRE POURPRÉE OU FAUSSE SCARLATINE.

Cette affection consiste dans une éruption rouge pourpré, semblable à des taches de vin rouge; en imprimant le doigt dessus, elle ne perd pas sa couleur; sur les plaques pourprées, le tact trouve sous la peau une granulation manifeste. *Acon.* convient ici; mais il faut le répéter plusieurs fois, ou bien on l'alternera avec *coff.* selon les circonstances. Si cela ne suffit pas, donnez *sulph.*; et si plus tard la fièvre augmente, revenez à *acon.* 6 toutes les quarante-huit heures comme moyen préservatif dans une épidémie.

SCARLATINE VRAIE, AVEC OU SANS FIÈVRE.

Elle se caractérise par une éruption d'une couleur rouge écarlate, qui s'étend ordinairement à tout le corps; il se développe de petits boutons juxtaposés, dont la main ressent l'aspérité lorsqu'elle est promenée sur la peau; si on la presse avec les doigts, il reste une impression blanche, comme dans la fièvre scarlatine lisse. Il est arrivé que ces deux variétés de scarlatine ont existé ensemble, et que l'une occupait la partie supérieure du corps et l'autre la partie inférieure. Cette affection se guérit par *acon.* et *bell.*, administrés alternativement. S'il survient une angine, et principalement l'inflammation des amygdales, donnez plusieurs doses de *sulph*. 3. — Dans la *scarlatine lisse*, l'éruption est d'un rouge clair, tirant sur le jaune; l'impression des doigts y laisse une place blanche qui ne tarde pas à repasser au rouge, du centre à la circonférence; elle n'a pas de boutons miliaires. — *Bell.* convient encore ici, et dans les cas graves, *merc. viv.*, et puis on revient à *bell.* — Puis ensuite *phosph.*, quelquefois *sulph.* ou *calc. carb.*— Lorsque la vraie et la fausse scarlatine sont combinées, le traitement n'est pas sans difficulté. Dans ce cas, on fera bien d'alterner *merc.* et *bell.*; si la gorge se prend seule, et que ces deux remèdes restent sans efficacité, ne perdez pas de temps, appelez un médecin homœopathe, et évitez que le malade prenne froid. — On recommande comme préventifs *calc. carb.* ou *lach.*, et mieux *bell.*

MALADIES CONSÉCUTIVES A LA SCARLATINE VRAIE OU FAUSSE.

Ces maladies sont plus mauvaises que la fièvre scarlatine elle-même. — Souvent il se forme des engorgements glandulaires des deux côtés de la gorge, qui aboutissent quelquefois dans l'intérieur, et donnent lieu à une suppuration d'un mauvais caractère Les enfants meurent assez ordinairement, s'ils ne sont pas améliorés par *kali carb.* ou *calc. carb.* — Si le mal s'aggrave après minuit, vers deux heures du matin, donnez *kali carb.*; si l'aggravation marche jusqu'à quatre ou cinq heures du matin, donnez *calc. carb.* — Si l'enfant a envie de manger un œuf, avant et pendant le développement des glandes, donnez *calc. carb.* — Dans les cas où les abcès ouverts prennent un caractère dangereux et s'accompagnent d'une salivation glaireuse, *seneg.* 30 trouve une heureuse indication. Beaucoup d'enfants ont été guéris par quelques cuillerées à café de lait chaud animé avec un peu d'eau-de-vie, administrées toutes les heures. Il est arrivé qu'*acid. nitr.* et *lycop.* ont sauvé des malades près d'expirer.

— Quelquefois les enfants enflent par tout le corps : donnez alors *bry.* et *bell.*, et ils guérissent souvent très-vite : sinon, donnez plus tard *calc. carb.* Dans ces diverses circonstances, consultez toujours un médecin homœopathe. — On préviendra certainement toutes ces affections consécutives en tenant le malade renfermé, en ne l'asseyant pas par terre, et en hiver en ne l'exposant pas à une croisée. Tant que la peau pèle, il faut se garder de porter l'enfant dehors et de l'envoyer à l'école, dans la crainte qu'il ne communique la maladie aux autres, quoiqu'il en soit guéri. Pendant cette période, on peut laver les enfants avec de l'eau de son, les vêtir de flanelle, et leur permettre l'exercice dans l'intérieur de la maison.

PETITE VÉROLE VOLANTE.

Cette maladie passe ordinairement d'elle-même. Si elle s'accompagne de fièvre, donnez *acon.*; de beaucoup de mal de tête, *bell.*; si l'éruption est considérable, *ant. crud.*

PETITE VÉROLE.

C'est l'affection la plus dégoûtante de toutes celles auxquelles l'homme est sujet. Comme les maladies éruptives, elle se communique par contagion et attaque rarement plus d'une fois la même personne durant sa vie. — La période d'incubation, qui est comprise entre le moment où il y a eu contagion et celui où se manifeste la fièvre, dure dix ou douze jours en général ; les termes extrêmes de cette période se trouvent entre le septième et le vingtième jour. — La fièvre débute par un frisson et s'accompagne de tous les symptômes connus, douleurs dans le dos, dans les os ; lassitude générale ; chaleur et sécheresse de la peau ; soif ; toux ; douleur épigastrique ; photophobie ; céphalalgie intens avec délire ; prostration de forces, etc. ; quarante-huit heures après la fièvre, se déclare l'éruption, qui commence toujours par la figure et le front. Le premier jour, l'éruption n'est point caractérisée, ce n'est que le suivant qu'elle se dessine nettement par la forme et l'élévation des boutons. Le quatrième jour, ils se remplissent. D'abord pleins d'une sérosité transparente, ils se dépriment au centre et ne tardent pas à devenir d'un bleu mat, puis d'une couleur jaune plus ou moins prononcée. La suppuration s'établit le huitième jour. — De ce moment, la fièvre est déjà tombée, et avec elle les symptômes aigus du mal; elle est remplacée par le travail de la dessiccation des pustules, qui a une durée de quatorze jours, lorsque la maladie a marché régulièrement. — Lorsque la maladie règne à l'état épidémique, les cas se compliquent et prennent une gravité dans les détails de laquelle nous ne devons pas entrer ici.

La *varioloïde* est une maladie qui n'est autre chose qu'une atténuation de la petite vérole, contre laquelle a échoué la vaccine ou l'inoculation. Elle est bénigne dans sa marche et dans sa durée, et laisse rarement des cicatrices. Son traitement est celui de la variole, seulement il doit être moins énergique.

Traitement. — La chambre du malade sera ventilée avec soin, et ne sera pas trop chaude; on n'admettra qu'un petit jour, surtout pendant l'éruption. Les remèdes à employer sont :

Acon., dans les symptômes inflammatoires et au début; avec mouvements congestionnels sur divers organes, saignement de nez, yeux injectés, plénitude de la poitrine et battement de cœur, engourdissement et insomnie; — *bell.*, s'il y a délire avec céphalalgie et photophobie, pendant l'éruption des boutons; — *bry.*, si le mal de tête et la douleur dorsale continuent, avec irritation de l'estomac, toux, constipation; — *coff.*, s'il y a grande excitabilité et insomnie; — *merc. viv.*, avec mal à la gorge, ulcérations des yeux et du nez, haleine fétide, diarrhée; — *rhus*, important sur la fin de la période fébrile et pendant le travail de l'éruption; — *sulph.*, lorsque les pustules se remplissent et qu'il y a de vives démangeaisons ; — *stram.*, dans le délire loquace, et quand l'éruption se fait difficilement ; *tart. emet.* avec assoupissement, avec bâillement ; froideur et viscosité de la peau, ou douleur de l'estomac au moment de l'éruption.

VACCINE.

C'est un moyen purement homœopathique pour prévenir la petite vérole. On ne peut mettre en doute son efficacité, si elle est pratiquée dans de bonnes conditions. — On peut vacciner à tout âge; mais on vaccine les enfants généralement à six mois. — L'important est dans le choix du vaccin ; il sera pris sur un enfant bien portant, sans vice scrofuleux et exempt d'affections héréditaires, et notamment de maladies de la peau. C'est là la très-grande difficulté. — Lorsque la vaccine a réussi, a suivi sa marche régulière, le meilleur moyen de prévenir des éruptions ultérieures, c'est d'administrer une dose de *sulph.* dans la soirée du huitième jour.

Thuy. à haute dynamisation est le préservatif par excellence. On peut aussi employer *vacc.* et *merc.*, et *sulph.* alternés à longue distance.— De cette façon, on peut se dispenser de vacciner les enfants ; ils ne seront plus dès lors exposés à contracter des vices morbides, qui s'inoculent si inconsidérément aujourd'hui avec le pus du virus-vaccin, en circulation depuis plus de cinquante ans, sans qu'il soit prouvé qu'on l'ait renouvelé ou pris à sa source primitive.

ÉRYSIPÈLE.

C'est en vertu d'une règle antique qu'on dit que rien de gras ni d'humide ne peut convenir dans cette affection. Toute fomentation ou cataplasme est dangereux, et un médecin de la vieille école, pour peu qu'il soit rationnel, les proscrira. On ne doit appliquer que des topiques secs ; la *farine de seigle* convient seule. L'*amidon en poudre* calme les démangeaisons. Si la fièvre est violente, donnez *acon.*; si l'exanthème rayonne et s'étend, *bell.*; et quelques jours après, une seconde dose, si c'est nécessaire. — Si l'érysipèle occupe les articulations, donnez *bry.*, et plus tard, *sulph.* Si ces moyens ne réussissent pas promptement, donnez *lach.*; s'il se forme des bulles petites ou larges, *rhus tox.* — Les cas les plus graves d'érysipèle sont ceux de la tête et du visage; ils seront quelquefois guéris par l'*huile de térébenthine*, surtout s'il y a douleur brûlante; on l'emploiera aussi à l'extérieur, mais avec la plus grande modération, et seulement sur quelques points. — Dans l'érysipèle chronique avec suintement et démangeaisons, il faut s'abstenir de la térébenthine : ce serait dangereux.

§ II. — MALADIES CHRONIQUES OU SANS FIÈVRE.

Toute affection chronique de la peau, telle que dartres, ulcères sanieux, etc., ne peut être traitée fructueusement que par un médecin homœopathe.

Les remèdes externes doivent être rarement employés, parce qu'ils sont souvent nuisibles. On doit toujours commencer par le traitement interne, et avoir égard surtout au genre de vie, car la cause de ces affections se lie ordinairement à des habitudes vicieuses de régime qu'on a contractées.

On devra se baigner et se laver souvent, et boire beaucoup d'eau; car cette eau, sortant ensuite du corps, entraîne toujours quelque chose d'impur; il ne faut jamais manger rien de fort, ni de trop cuit; usez du sel avec ménagement, et du sucre à discrétion.

DÉMANGEAISONS.

Les souffrances prurigineuses dépendent d'ordinaire d'autres souffrances d'après lesquelles il faudra se guider.

Si elles existent seules, qu'on essaye d'abord de les calmer par des frictions sèches et des lotions d'eau chaude ou de savon. Si cela ne suffit pas, donnez *sulph.* Si ces démangeaisons se bornent à une ou plusieurs parties isolées, mais qui forcent à se gratter jusqu'au sang, qu'on les frotte avec de l'huile d'olive fraîche. On opérera de la manière suivante : on étendra l'huile, et puis on frottera avec la main jusqu'à siccité. Si c'est la nuit qu'on est particulièrement tourmenté par ce prurit incommode, qu'on se lave le soir avec de l'eau-de-vie. Si les démangeaisons deviennent universelles, qu'elles s'attaquent à des organisations délicates, comme les femmes ou les enfants, qu'on saupoudre tout le corps avec de la poudre d'amidon. Dans le cas où rien de tout cela ne soulagerait, prenez un mélange de camphre et d'amidon ou simplement de l'*alcool camphré*, et lavez-en la partie prurigineuse, après avoir étendu l'un ou l'autre dans l'eau.

La plupart de ces affections seront traitées plus sûrement par les remèdes internes. Par exemple, si les démangeaisons commencent au moment de se déshabiller, donnez *nux vom.* ou *ars.* Lorsqu'elles ont lieu en se mettant au lit, donnent la sensation des piqûres de puce, et qu'en grattant elles se déplacent, donnez *ign.* Si elles se manifestent par la chaleur du lit, *puls.*; si cela ne suffit pas, donnez *merc. viv.*, particulièrement s'il y a aggravation pendant la nuit. S'il n'y a pas d'amélioration, donnez après quelques jours *sulph.*, et plus tard, *carb. veg.* Si avec les démangeaisons l'on ressent un violent brûlement, donnez *hep. sulph.*; si après s'être gratté il sort du sang, donnez *merc. viv.* et *sulph.* alternativement tous les huit jours, jusqu'à complète guérison.

GALE.

Il n'est pas difficile de faire disparaître la gale, et il ne aut pas une grande science pour obtenir une cure apparente ; mais toute répercussion donne lieu à une autre maladie qui peut éclater après deux ou trois semaines comme plusieurs années après, et plus elle tarde à se manifester, plus le traitement en sera difficile. Il est donc très-imprudent de s'exposer à un tel danger, alors même que les souffrances seraient encore plus importunes. — Contre les démangeaisons, employez les remèdes qui ont été indiqués dans l'article précédent, et prenez à l'intérieur les médicaments propres à amener la guérison. D'abord, ayez recours à *merc. viv.*, et quelques jours après à *sulph.*, et continuez ainsi alternativement ; seulement, s'il y a amélioration, attendez pour laisser agir le remède ; s'il y a aggravation, prenez-le plus souvent. Si la maladie change de caractère, passez à des remèdes appropriés. — Si la gale est sèche et petite, *carb. veg.* convient ordinairement, administré tous les deux jours, ou *hep. sulph.*, une dose matin et soir. Si la gale est humide et vésiculeuse, donnez *merc. viv.*, ensuite *sulph.*, puis *caust.* soir et matin et délayé dans l'eau. — Si ces remèdes restent sans effet, employez la *fleur de soufre* que vous ferez dissoudre dans de l'esprit-de-vin ; vous prendrez une cuiller à thé de cette solution que vous mêlerez à une bouteille d'eau, dont vous vous laverez matin et soir les parties les plus malades. Si la gale disparaît trop promptement à la suite de ces lotions, employez tout de suite *sulph.* ou *ars.* jusqu'à ce qu'elle réapparaisse ; autrement on s'expose aux dangers de la répercussion. — Si les vésicules sont étendues et deviennent jaunes et bleues, prenez *lach.* dans le cas où les douleurs viendraient à augmenter. Il faut savoir prendre patience pendant quelques semaines pour obtenir la guérison de la gale. Si les remèdes ne suffisent pas, appelez un médecin homœopathe.

CROUTES DE LAIT.

Cette affection s'attaque à la tête, à la figure et à d'autres parties du corps. Elle ne sera traitée extérieurement qu'avec de l'*amidon en poudre*, et quelquefois avec une légère solution de savon. — Lorsque les parties sous-jacentes de la peau s'enflamment dans une certaine limite, et que l'enfant est très-inquiet, donnez *acon.*, et six à douze heures après, *rhus toxic.*, que vous répéterez après le même laps de temps. S'il n'y a pas d'amélioration au bout de quelques jours, donnez *sulph.*; et peu de jours après, répétez *rhus toxic.*, et ainsi de suite. On peut aussi donner tous les matins une tasse d'une infusion légère de *pensées sauvages*.

TEIGNE.

Si, indépendamment de la tête, elle se montre sur le cou et sur la face; que les yeux mêmes en soient atteints, et qu'ils soient rouges et douloureux; donnez *hep. sulph.*; si les glandes du cou et de la nuque sont engorgées, rouges et douloureuses, donnez *bry.*; si elles sont dures et sans douleur, donnez *dulc.* Si la teigne est humide et sent mauvais, donnez *staph.*, et plus tard *rhus toxic.* Si le suintement est corrosif et produit des ulcérations, donnez *ars.*; et plus tard *rhus toxic.*, surtout si la teigne occupe la nuque. — Ces divers remèdes seront répétés tous les deux ou trois jours, et au cas qu'il n'y ait pas amélioration ou même en cas d'aggravation. On peut aussi faire dissoudre dans l'eau quelques-uns de ces globules pour en humecter les bords de la teigne. — Si le mal gagne toute la face, que la démangeaison soit universelle, et que la tête se couvre d'une calotte épaisse, donnez *ant. crud.* 3, en dilution dans l'eau, tous les deux ou trois jours. Si la démangeaison est très-forte, et qu'elle porte les enfants à se gratter jusqu'au sang, on doit les empêcher de se faire mal en maintenant leur main dans une sorte de camisole. — Les démangeaisons les plus importunes seront atténuées par l'usage externe d'une légère *infusion de sureau*, dans laquelle on trempera des compresses, qu'on appliquera sur les parties pruriteuses; on continuera en même temps les remèdes à l'intérieur.

« La teigne est une affection qui méritait de la part des médecins plus d'attention que de dédains. Pourquoi cela ? parce qu'il a été toujours plus difficile de l'étudier et la connaître que de la trouver sale et hideuse; de la traiter rationnellement que de la vouer aux médicastres de toute espèce. — Une maladie qui s'attaque aux enfants, et aux enfants des pauvres surtout, dont la marche lente et incomprise arrête le développement organique, et qui offre des formes extérieures aussi variées que variables, devait, cependant, paraître digne d'occuper l'esprit sérieux des princes de la science, car elle embrasse une question complexe de physiologie médicale. — Mais non, les choses humaines marchent si lentement qu'on n'a pas le temps de méditer sur les choses de la nature. Cette marque de mépris dont la teigne est frappée ne vient donc que de ce qu'elle s'est montrée rebelle aux agents curatifs qu'on lui a adressés de tout temps. Et cette rébellion a paru si exorbitante, qu'elle lui a valu d'être mise quelquefois au ban de la médecine officielle. Vouée à l'empirisme sans limite, c'est-à-dire à cette pratique aveugle qui s'inspire d'une expérience inculte et presque sauvage, elle n'est plus traitée, dans quelques hôpitaux, que par les sœurs de Charité, et cela contrairement aux règles qui font un devoir aux médecins de service de soigner indistinctement toutes les maladies. Les pauvres petits teigneux, traités sans contrôle, sont soumis à des traitements plus ou moins bizarres et très souvent à l'application de la cruelle calotte, espèce de contrefaçon du scalp des sauvages de l'Amérique. — L'homœopathie, dont les bienfaits s'étendent à toutes nos misères, s'est occupée de la teigne, et a proposé des moyens curateurs toujours sûrs, toujours humains. A ceux qui sont indiqués dans le texte de ce livre, nous sommes heureux d'ajouter ici une petite clinique qui nous a été communiquée avec une grâce et une bonté parfaites; elle contient des détails pratiques qui mettront le lecteur à même de bien connaître les allures de la méthode d'application qui convient dans cette interminable maladie. Nous avons l'espérance qu'il s'animera, à cette occasion, de l'amour de ses semblables, et qu'il sera entraîné à marcher sur les traces de mademoiselle L. de Chastaigner, d'Angoulême, qui prodigue à tous, et aux pauvres surtout, les trésors médicateurs de l'homœopathie, avec une rare intelligence et un succès si soutenu que la conscience de l'allopathie en est troublée. »

PETITE CLINIQUE DE LA TEIGNE.

« 1° **Teigne faveuse.** Pustules en godets, croûtes sèches, blanchâtres, incrustées dans le cuir chevelu. Quand plusieurs pustules sont réunies et déjà un peu anciennes, elles perdent la forme caractéristique de la teigne faveuse, qui est de présenter des dépressions en forme de godets; mais les derniers caractères énoncés ci-dessus suffisent pour reconnaître le favus: et lorsqu'on commence le traitement homœopathique, comme il se manifeste au début une aggravation, on voit apparaître des pustules fraîches parfaitement caractérisées; lorsque plus tard la guérison commence à s'effectuer, les mêmes pustules perdent leur caractère et ne sont plus que de petites croûtes minces et plates.— Il est rare de trouver des poux, avec ce genre de teigne.— Sur cent teignes, il y en a à peu près dix de faveuses. — Pour le temps du traitement, si l'affection n'est pas très-ancienne et n'occupe qu'une partie du cuir chevelu, il faut un traitement de *huit ou dix mois*, mais si elle est très-chronique et que tout le cuir chevelu soit malade, il ne faut pas compter sur moins de *deux ans*. — Le médicament qui m'a paru l'emporter sur tous les autres, sans aucune comparaison, est *staph.* alterné avec *sulf.* Dans quelques circonstances, *ars.* pourrait être employé avec efficacité, mais alors je crois qu'il faudrait qu'il fût fortement indiqué par les autres symptômes morbides que présenterait l'économie tout entière.

« 2° **Teigne granulée.** Boutons épars, croûteux, d'un jaune brun, un peu humides, affectant promptement une grande partie du cuir chevelu et se réunissant en forme de larges plaques. Les poux pullulent. On remarque quelquefois des pustules faveuses qui s'y mêlent. Ces deux sortes de teignes semblent avoir un grand rapport dans leur cause première. C'est encore *staph.* qui paraît en être le médicament spécifique. — On en rencontre à peu près 70 sur 100. Le traitement en général est de *cinq* ou *six mois au plus*.

« 3° **Teigne amiantacée.** Couche blanchâtre, quelquefois très-épaisse, mais sèche et farineuse, qui tombe en poussière et en petites pellicules. *Graph.* ou *calc.* alterné avec *sulf.* sont les deux médicaments qui m'ont paru les plus efficaces. Ce sont, je crois, les symptômes généraux de l'économie entière qui devraient fixer le choix entre ces deux médicaments. — Je dois une très-belle cure à *graph.*, opérée en *six* ou *huit mois* sur un jeune homme de 15 ans. — La proportion est, je crois, de 2 pour 100. Je n'ai pas remarqué de poux.

« 4° **Teigne muqueuse.** Suppuration abondante du cuir chevelu avec ou sans croûtes. Le médicament principal est *lycop.* seul, ou alterné avec *sulf.*

« Souvent moins d'un mois de traitement suffit. — La proportion est de 5 pour 100.

« 5° Il existe un genre de **teigne d'un jaune verdâtre,** se rapprochant un peu de la teigne granulée, quant à la forme, bien qu'il y ait peu de boutons épars et qu'ils se réunissent promptement en une seule croûte ; elle en diffère essentiellement, et ne se trouve que chez les blonds. — Elle est plus difficile à guérir que la granulée. Je ne saurais indiquer le meilleur remède, n'étant pas fixé moi-même. *Graph.*, dans une circonstance, a été efficace. — La proportion est à peu près de 2 sur 100.

« 6° **Affections pelliculeuses** (*teigne furfuracée*) de différentes formes que je n'ai pu encore assez étudier. — Cette forme de teigne est rebelle peut-être encore plus que la teigne faveuse. Si les pellicules sont blanches, sèches, ressemblant assez à celles qui se détachent d'une teigne amiantacée, *sulf.* et *calc.* alternés seront en général les meilleurs médicaments ; mais ces affections pelliculeuses sont pour la plupart accompagnées d'excoriation du cuir chevelu et d'un léger suintement, quelquefois de croûtes rugueuses et épaisses. *Rhus* est, je crois, un des principaux médicaments contre ce genre d'affection qui se rencontre plus particulièrement chez les bruns. — Contre les dartres humides, croûteuses, pelliculeuses, fixées particulièrement à la nuque, j'ai trouvé *pétrole* efficace. — La proportion est à peu près de 15 à 20 sur 100.

« 7° Il se présente une grande variété de teignes qui n'affectent aucun caractère bien particulier et bien tranché. C'est à l'observateur à faire suivre le traitement qui, d'après les analogies, convient le mieux. Puis les teignes changent quelquefois de forme et quelquefois en présentent deux distinctes simultanément.

« La teigne est toujours accompagnée d'un *engorgement* plus ou moins considérable des glandes de la nuque et du cou ; les médicaments qui sont indiqués par la forme que la teigne revêt suffisent ordinairement contre cet engorgement. Lorsqu'il a persisté, après la guérison du cuir chevelu, je n'ai fait le plus souvent autre chose que continuer un ou deux mois le même traitement ; d'autres fois, j'ai donné *baryt.*, mais je n'ai pas eu occasion de remarquer qu'il fût préférable de donner ce médicament.

« **Traitement.** — J'ai toujours donné les médicaments à la douzième dilution, excepté *sulf.* et *rhus.*, qu'il m'a

semblé plusieurs fois préférable d'employer à la trentième.—
J'ai donné à la dose de trois à quatre globules dans une cuillerée d'eau tous les cinq jours; il m'a semblé que tous les huit jours la guérison marchait plus lentement; et d'un autre côté, je ne pouvais songer à donner à un intervalle plus rapproché que tous les cinq jours, puisqu'il faut bien laisser un temps moral aux médicaments pour agir.— Il n'y a que dans les teignes muqueuses avec suppuration abondante, que j'ai donné le *lycop.* plusieurs matins de suite.

« Il me paraît indispensable d'alterner le médicament le plus approprié à l'affection que l'on a à combattre, avec *sulf.*, parce que 1° tous les enfants atteints de la teigne sont plus ou moins scrofuleux et que *sulf.* est un des médicaments les plus essentiels dans cette affection ; 2° parce que *sulf.*, portant beaucoup à la peau, empêche la disparition trop prompte du symptôme cutané et contribue aussi puissamment à la guérison radicale. Puis enfin en troisième lieu, les autres médicaments produisent, il me semble, plus d'effet lorsqu'ils sont alternés avec *sulf.* qu'employés seuls et sans médicament intercurrent. Dans le commencement du traitement, il y a une aggravation dont le terme moyen est d'un mois, un peu plus ou un peu moins, selon que les glandes du cou sont plus ou moins engorgées. — Sous l'influence du traitement, le teint des malades, qui est souvent pâle et maladif, devient frais et annonce la santé. J'ai souvent rencontré en même temps des dartres sur différentes parties du corps ou des éruptions d'une mauvaise nature ; souvent aussi des diarrhées fréquentes ou un relâchement chronique du ventre. Tous ces symptômes diminuent ou disparaissent entièrement sous l'influence du même traitement.

« **Traitement hygiénique.** — Couper les cheveux, au moins dans les parties malades; entretenir la propreté sans laver ; passer une brosse sèche ; changer souvent le linge qui enveloppe la tête. »

FURONCLE, CLOU.

Il se forme sous le peau une petite tumeur rouge, dure et douloureuse, qui s'élève peu à peu et prend les proportions d'une tumeur qui devient grosse comme une noisette, et quelquefois davantage; le centre, partie culminante, reste dur, avec couleur rouge foncé, et de ce point il sort un peu de pus mêlé de sang, qui laisse apercevoir le bourbillon, lequel se détache peu à peu ; la douleur cesse, et la plaie ou le mal guérit spontanément,—tel est le furoncle.

Ne faites aucune application, si ce n'est un cataplasme de mie de pain réduite à une consistance convenable, ou de pulpe de pomme cuite. Plus on veut hâter la suppuration par des emplâtres attractifs, tels que miel, sucre, oignons cuits, etc., plus le mal se reproduit souvent dans les endroits les plus gênants. Prenez d'abord *arn.* ; si le mal revient, répétez immédiatement le même remède ; et lorsque la cicatrisation s'est opérée, prenez *sulph.* ; revenez à *arn.*, et puis encore à *sulph.*, et ainsi de suite. Par cette méthode, la maladie est moins sujette à récidiver, et l'on peut même l'éloigner pour longtemps, sinon tout à fait. — Ne cherchez pas à vous opposer à l'éruption de clous par des laxatifs qui ne peuvent qu'appeler le mal sur les intestins et occasionner des accidents beaucoup plus graves.

CHARBON OU FURONCLE MALIN.

Les furoncles d'un caractère malin sont très-douloureux et contractent en même temps une couleur bleuâtre (anthrax) ; ils prennent presque toujours un accroissement rapide ; on les guérit promptement par *lach.* ; ceux qui sont très-étendus et qui ont plusieurs points d'ulcération, par *hep. sulph.*, et plus tard, s'il ne se fait pas d'amélioration sensible, *silic.* ; si le malade tombait dans un grand état de faiblesse sensible, *ars.*

PANARIS.

Il n'y a, dans ce cas, d'autre pansement externe à faire que l'emploi d'un cataplasme de mie de pain, détrempée dans du lait bouillant. Si la douleur est trop violente, on peut la calmer en mettant le doigt dans un œuf frais, par le gros bout, où on le tiendra tant que la douleur durera.
— Mais les médicaments donnés à l'intérieur valent encore mieux que tout cela. Aussitôt que le panaris commence à se former, prenez *merc. viv.*, et s'il n'y a pas d'amélioration, *hep. sulph.* ou *caust.* Si le mal persiste et s'établit complétement, donnez *silic.*, et, toutes les fois que la douleur redouble, donnez *hep. sulph.* et *silic.* alternés. Dans les cas malins, lorsque le doigt devient pourpre et bleuâtre et les douleurs excessives, donnez *lach.*, et s'il le faut, répétez-le, ou alternez avec *hep. sulph.* Si, malgré tout, il dégénère en abcès noirâtre, brûlant, prenez *ars. alb.* ou *carb. veg.* alternés.

ABCÈS ET AUTRES TUMEURS.

Les **abcès** et **autres tumeurs** qui contiennent du pus seront traités de la même manière. Il est encore préférable ici de ne point faire d'autre traitement que celui dont nous avons parlé plus haut. Le safran, les oignons, le miel, etc., ne font souvent qu'augmenter la douleur ou hâter la formation du pus, et la maladie se reproduit ou reparaît sous une autre forme. L'ouverture artificielle est nécessaire dans quelques cas, comme lorsqu'il n'y a pas de médecin homœopathe que l'on puisse consulter, lequel n'y recourra que rarement. Mais si les remèdes que nous venons de recommander dans le panaris ne suffisent pas pour dissiper la tumeur, et qu'elle tende alors à augmenter, il faut l'ouvrir. Cependant on ne fera pas cette opération, si l'abcès est placé dans l'aine ou l'anus. Un médecin ayant quelque expérience ne fera pas non plus l'ouverture d'une tumeur, si en y portant le doigt il sent un battement quelconque ; pour cette sorte de tumeurs, il faut donner *sulph.*, *ars.* et *lach.* à de longs intervalles, et le mieux est de consulter un médecin homœopathe, parce que le cas est grave. Il en est de même pour toute espèce de **cancers**, ou tumeurs indurées avec douleurs lancinantes, qui donnent lieu plus tard au cancer. — On ne doit jamais faire d'applications externes dans ces divers cas.

Si l'on a affaire à l'induration des **glandes du cou et de la nuque**, on donnera *merc. viv.*, et quelques jours après, *dulc.* On répétera ces remèdes quelques semaines après, s'il le faut ; si cela ne réussit pas, consultez un médecin homœopathe.

ENGELURES.

Les engelures sont l'effet du froid en hiver, elles continuent d'incommoder quelquefois jusqu'en été, mais particulièrement au printemps ; les membres qui restent endoloris par la gelée, quoiqu'ils ne soient pas enflés, sont le siège ordinaire d'une démangeaison, et d'un brûlement assez incommode et quelquefois d'une vive douleur, et un des points du membre affecté se crève et saigne ; tous ces accidents se guérissent par *puls.* Si la couleur de la peau est d'un rouge foncé et bleuâtre, donnez *cycl.* ; si les parties malades présentent l'aspect d'un rouge clair, on peut employer *nux. vom.*, et si tout cela ne suffit pas, *sulph.* Contre les douleurs aiguës, donnez *cham.*, et plus tard, *ars. alb.* — Quant aux remèdes domestiques, qu'on fasse usage, dans les cas où la peau est ulcérée, de bandes de fort papier trempées dans de la colle de poisson, que l'on appliquera chaudes ; si elle est rouge, douloureuse, et que la douleur s'augmente par le mouvement, on peut se servir d'huile de poisson et de graisse. — Si le mal s'étend aux mains, aux pieds et à la figure, servez-vous d'un onguent que vous composerez en faisant fondre sur de la glace pilée du lard que l'on fera égoutter à l'ardeur d'une chandelle. Mais si le mal est plutôt dans les os et dans les articulations, on fera usage d'un *onguent de lentilles* fait de la manière suivante :

Pulvérisez des lentilles bien choisies, et vous les verserez dans de la graisse d'oie fondue ; mêlez exactement, et étendez ensuite sur du linge pour être appliquées sur les parties douloureuses. — On peut fait usage de ces divers moyens pour prévenir le mal lorsqu'on y est prédisposé.

Toute personne qui est sujette aux engelures dès que le froid revient, doit s'abstenir, l'été comme l'hiver, de la viande de cochon, de rôti d'oie, et même des aliments préparés à la graisse.

VARICES.

Les **varices** se produisent généralement aux pieds et aux jambes ou sur d'autres parties, mais elles ont particulièrement lieu chez les femmes enceintes. Ce sont les veines superficielles et sous-cutanées qui, en gonflant, deviennent rouges et puis bleues ; elles augmentent dans la station ou en comprimant une jambe par l'autre ; elles diminuent dans la position couchée et se laissent comprimer sans douleur. Souvent elles grossissent considérablement et finissent par crever ; il sort alors une grande quantité de sang, qui ne soulage pas. Dans ces circonstances, on fera bien d'appliquer un bandage méthodiquement compressif autour du membre, mais toujours modérément serré ; le bas lacé remplit très-bien cette indication, mais cela ne peut suffire à la guérison. Les engorgements que l'on fait disparaître dans une partie se portent sur d'autres, et vont quelquefois s'établir sur des points où l'on ne peut exercer aucune compression. — Il vaut mieux alors donner *arn.* et *puls.* exactement toutes les semaines ; si elles viennent à s'ulcérer, donnez *lycop.*

Si les femmes enceintes ont beaucoup de varices, il faut

qu'elles évitent de rester longtemps debout, et elles ne doivent pas manger d'aliments trop lourds ; cela pourrait leur nuire pendant leurs couches. (Voyez l'article **Varices** au chap. **Maladies des femmes.**)

ULCÈRES.

Les **ulcères** sont des altérations de tissus en suppuration plus ou moins profondes, et dans lesquelles il se fait un suintement aqueux. S'ils sont la suite d'une varice crevée, ce qu'on peut reconnaître à l'état variqueux des veines ambiantes, à la couleur noirâtre de l'ulcère, aux grumeaux de sang caillé qui s'y ramassent et qui saignent facilement, surtout si on lave l'ulcère avec de l'eau tiède ; dans ce cas, on agira comme à l'occasion des varices. Seulement on verra s'il y a lieu de donner *lach.*, et, s'il reste sans effet, *silic*. On pourra également employer ces deux remèdes à l'extérieur, en en faisant dissoudre quelques globules dans une cuillerée d'eau, avec laquelle on lotionnera l'ulcère avec ou sans compresse, mais sans trop le mouiller.

Il y a des ulcères qui répandent une odeur fade, nauséeuse, dont les bords sont rongeants et douloureux, et sont semblables à ceux qui se forment à la suite d'une petite blessure : ces ulcères seront traités par des cataplasmes de pulpe de carotte à l'état frais.

Quant aux ulcères chroniques, le mieux est de s'adresser à un médecin homœopathe. Les ulcères difficiles à guérir, ou qui se reproduisent de temps en temps, seront traités avec beaucoup de soin et longuement, car sans cela on s'exposerait à les voir se convertir en une maladie plus grave. Qu'on se garde, avant tout, de les faire sécher avec de l'acide sulfurique ou les préparations de plomb.

Lorsque l'ulcère est le siège de douleurs violentes, lancinantes et brûlantes, qu'on prenne de la *drêche* à l'état pulvérulent et du levain de bière, qu'on en fasse une pâte qu'on ramollira avec de la bière ; on en fera un cataplasme qui sera appliqué sur l'ulcère et sera renouvelé deux à trois fois par jour.

Si les ulcères sont très-profonds, et qu'on ne puisse consulter un médecin homœopathe, on se servira de la *térébenthine*. On prendra une demi-once de térébenthine de Venise, qu'on fera fondre à un feu doux, et à laquelle on ajoutera deux onces de cire jaune épurée; cela fait, on sèche l'ulcère dans toute sa profondeur avec un linge fin, puis on prend une cuillerée de cet onguent, et au moment où il commence à se prendre, à se durcir, et où il n'est plus très-chaud, on en remplit l'ulcère. On fera ce pansement tous les trois jours avec succès; mais cela ne suffit pas toujours; aussi convient-il de s'entourer des conseils d'un médecin homœopathe.

Quant aux ulcères superficiels, on pourra les panser avec des compresses trempées dans de l'eau chaude. Qu'on donne en même temps *sulph.* une fois par semaine, ce qui suffira la plupart du temps pour la guérison. Pour les ulcères très-brûlants, donnez *ars.*; s'ils brûlent et sentent mauvais, *carb. veg.*; s'ils gagnent en surface et s'entourent de vésicules qui tendent à s'ulcérer, *lach.*

Les **ulcères des doigts du pied**, particulièrement chez les vieillards, et qui commencent par une sorte d'ampoule, qui les rend semblables à une brûlure, seront guéris par *silic.*; si les ulcères débutent par une couleur ardoisée, et s'ils s'entourent d'ecchymoses, ils guérissent par *ars.*, particulièrement lorsque la chaleur les soulage; si la chaleur en augmente les souffrances, *sec. corn.*, pourvu que l'on soit encore à temps. Les préparations de plomb sont, dans ce cas, toujours très-dangereuses.

Les **ulcères** placés autour d'**anciennes verrues**, les **cors aux pieds,** etc., guérissent ordinairement par *ant. crud.*, comme aussi par d'autres remèdes appropriés. Les préparations de soufre ou de mercure parviennent à les sécher promptement, mais la mort peut s'ensuivre.

Quand on a la *peau* assez *mauvaise*, pour que la moindre égratignure passe facilement à l'état de suppuration, voyez, à la première partie, le chapitre IX.

Des ulcères de mauvais caractère peuvent être la suite d'**ongles rentrés** dans la chair. La manière ordinaire de les traiter consiste à exciser l'ongle du côté rentrant, et aussi avant qu'on le juge utile. Mais qu'arrive-t-il? que l'ongle se régénère avec plus de force, et que c'est à refaire. Il ne faut recourir à ce procédé que dans le cas où le malade a absolument besoin de marcher. Il vaudrait mieux tâcher d'introduire entre l'ongle et la peau un peu de charpie fine avec la plus grande précaution. Les personnes adroites peuvent elles-mêmes prendre ce soin, ayant, au préalable, mis les pieds à tremper. S'il y a des chairs baveuses, qu'on les saupoudre, matin et soir, avec du sucre finement râpé, et qu'on s'abstienne de marcher durant plusieurs jours, si c'est possible. Il convient quelquefois de racler l'ongle sur son milieu avec un morceau de verre ou autre chose, et jusqu'à ce qu'il soit réduit à sa plus mince épaisseur. Si l'on racle avec du verre, on fera grande attention, parce qu'il pourrait en rester de petits éclats ; aussi faut-il avoir la précaution de souffler fréquemment dessus. Par ce moyen, les côtés de l'ongle guérissent plus vite et permettent de glisser plus facilement un petit morceau de linge dans la plaie. Lorsque les bords de l'ongle sont rugueux, qu'on les racle, mais qu'on ne les coupe pas.

Le seul moyen de guérir cette infirmité est de couper fréquemment les ongles, non dans la forme de l'orteil, c'est-à-dire en rond, mais dans le sens inverse, de manière que le milieu soit coupé le plus près possible de la chair, et que les deux côtés qui rentrent dans la chair soient épargnés. Il ne faut pas faire cette opération tout à la fois, mais peu à peu, et après avoir préalablement trempé les pieds dans l'eau chaude. De cette façon, le milieu de l'ongle se régénère avec plus de force, tandis que les côtés restent stationnaires. Si ces côtés s'allongent trop, on les coupera, mais non aussi profondément que le milieu, et l'on coiffera le doigt avec une cape en peau pour le garantir du bas. Ce n'est qu'un an après qu'on laissera pousser l'ongle librement; mais on ne coupera jamais les ongles que carrément, c'est-à-dire qu'il ne faudra toucher aux coins qu'avec ménagement, c'est le moyen d'éviter leur rentrée dans les chairs; plus fermes, ils résistent à la compression de la chaussure qui les pousse à rentrer. — La plaie et l'inflammation qui sont la suite de l'ongle rentré guérissent ordinairement très-vite lorsqu'on a mis assez de charpie entre l'ongle et la chair. On ne négligera pas toutefois de faire le pansement avec une solution d'*arn*. Si ce moyen ne réussit pas bien, ou que les parties commencent à s'ulcérer, donnez alors *nux vom*. Il est quelques personnes qui donnent la préférence à *caust*. 3 ou 6, mis en dilution dans un quart de verre d'eau, où l'on trempe une compresse qu'on applique sur l'ongle et qu'on renouvelle trois à quatre fois par jour. Cela suffit pour faire disparaître les chairs baveuses. — S'il s'est déjà formé une ulcération rebelle aux moyens précédents, qu'on se garde toujours bien de faire arracher l'ongle ou de le faire fendre. Les douleurs atroces de cet arrachement seront épargnées au malade si le médecin veut s'en donner la peine et y mettre le temps. On continuera à racler le côté de l'ongle lésé, de manière à le tenir en voie de guérison; on y parviendra d'autant mieux que l'on prendra des remèdes homœopathiques : ce sont, entre autres, *sulph.*, *ars.*, *silic.* et *carb. veg.* En détruisant la racine de l'ongle sur ses côtés avec le caustique, l'ongle lui-même est préservé.

TANNES.

Les **tannes** sont des points noirs qui se fixent dans la peau, sur le nez principalement, ou dans le voisinage. On peut les extraire comme on ferait d'une épine. Pour cela, on graisse la partie, et puis on approche un fer chaud. La chaleur fait saillir la tanne, et une légère compression de la peau la fait sortir. Si l'on a soin de se laver la figure de temps en temps avec de l'eau chaude, et avec de l'eau froide tout de suite après, ces tannes ne se reproduisent plus aussi facilement.

CORS.

Mettez les pieds dans l'eau chaude un quart d'heure, et coupez ensuite par tranches minces les cors avec un canif bien affilé, jusqu'à ce qu'ils commencent à faire mal; après, faites dissoudre quelques globules d'*arnica* dans un peu d'eau, et lavez le cors. Si l'on répète cette opération souvent, ils finissent par disparaître; cependant, s'ils se régénèrent prenez quelquefois *ant. crud.*, et appliquez-en aussi une solution sur les cors préalablement coupés. On a recommandé le *phosph.* une dose de temps en temps. Dans le changement de temps, qui réveille les douleurs, prenez *rhus tox.*, et quelquefois *bry.*, alternés.

VERRUES.

On a beau couper les verrues, elles reviennent certainement sans inconvénient d'abord, mais plus tard les suites en peuvent être fâcheuses, en particulier chez les enfants et les vieillards. Elle disparaissent facilement, surtout si elles sont charnues ou pédiculées, par *caust.*; quand elles sont plates, dures et friables, placées près des ongles, par *ant. crud.*; si elles se trouvent sur le dos des doigts, par *dulc.*; sur les côtés, par *calc. carb.*

ENTAMURES PAR LE SÉJOUR AU LIT.

Cette sorte de lésion sera traitée par de fréquentes lotions d'eau froide; et en y maintenant des compresses, on parviendra à diminuer et peut-être à guérir la rougeur et les entamures. — Si l'eau seule ne suffit pas, on peut y ajouter quelques globules d'*arn.* ; si la plaie se mortifie et prend un mauvais caractère, donnez *chin.*, et lavez les parties lésées avec une légère solution aqueuse de quina ; ce n'est que quelques jours après que vous reprendrez les lotions d'*arn.*; si la plaie est trop étendue, appliquez dessus un cataplasme de carotte douce râpée.

CHAPITRE XIV.

DE QUELQUES MALADIES GÉNÉRALES.

GOUTTE.

La goutte est difficile à guérir, mais les douleurs en peuvent être facilement enlevées. Le traitement homœopathique a ce grand avantage, qu'il peut prévenir les souffrances qui ne sont que la suite de l'emploi fatal des remèdes ordinaires, tels que mercure, calomel, valériane, digitale, colchique, opium, laudanum et autres drogues nuisibles qui ruinent la santé de l'homme pour toute la vie ; il épargne également aux goutteux ces tortures que l'on subit par le fait et par l'usage des cautères, vésicatoires, sétons, etc.

On remédiera facilement à une première attaque chez les buveurs de boissons fortes, par *nux vom.*, s'il se déclare de la fièvre, par *acon.*, que l'on pourra répéter après l'emploi d'autres remèdes, tels que *sulph.* Lorsque la douleur de l'articulation ressemble à une douleur de luxation, avec un peu de rougeur, que le malade redoute le moindre attouchement, qu'il est inquiet, et que le membre lui semble reposer durement, donnez *arn.* ; si la rougeur est très-forte et très-étendue, *bell.* ; si la douleur se déplace facilement et se porte d'une articulation à l'autre, si elle s'affaiblit en laissant le membre à découvert, *puls.*; si le malade se sent mieux en le couvrant, et qu'il soit faible et inquiet, *ars.*; si la face est pâle et amaigrie, et que la douleur soit lancinante et déchirante, pire la nuit, avec besoin instinctif de changer fréquemment le membre de place, donnez *ferr.*, ou *rhodod.*, alterné quelquefois avec *rhus.* Si le mouvement empire les douleurs, donnez *bry.*; si c'est le toucher, *chin.*; s'il y a nausée, que la langue soit blanche et chargée, *ant. crud.*, et plus tard, si c'est nécessaire, un autre remède; si les douleurs se renouvellent à chaque changement de temps, *calc. carb.* Si ces souffrances traînent en longueur, donnez, dans tous les cas, *sulph.*; et si, après *sulph.*, il y a aggravation, donnez de nouveau *acon.*; si le membre reste roide, *coloc.*; si cette roideur vient d'une vieille tumeur goutteuse, *caust.* matin et soir, et, après cela, encore deux doses tous les huit jours pendant quatre à cinq semaines.

RHUMATISME AIGU.

Les *douleurs* des articulations, appelées *rhumatisme aigu*, devront être traitées de la manière suivante. On donnera souvent *acon.*, ensuite *arn.* ou *bry.*; quelquefois *puls.*, selon les symptômes prédominants. On peut, à la suite de ces remèdes, si la maladie devient très-violente, donner *hep. sulph.*; et si, après vingt-quatre heures, il n'y a pas de changement, *lach.*, qu'on donne seul ou alterné avec le premier, et on le répétera tant que durera l'aggravation. *Merc. viv.* est quelquefois bien indiqué (voy. plus bas *rhumatisme*), ou *bell.* La saignée, dans cette affection, est un moyen qui ne peut que la prolonger. Mais si elle a été pratiquée, et qu'elle n'ait rien produit, comme c'est l'ordinaire, donnez alors *chin.*, et plus tard les autres remèdes, s'il se déclare de nouveaux accidents.

RHUMATISME.

Les *douleurs* qui constituent le *rhumatisme ordinaire* proviennent souvent d'un refroidissement, et seront traitées selon les indications données au sujet des douleurs réputées rhumatismales qui peuvent affecter la tête, les yeux, les oreilles et les dents; mais si ces douleurs occupent les membres, alors choisissez parmi les remèdes suivants : *Chamom.*, si elles sont intenses, principalement la nuit, ou qu'elles s'améliorent au lit par le changement fréquent de place; lorsque les membres sont comme paralysés, qu'on ne peut les mouvoir, que la douleur se porte quelquefois à la tête, aux oreilles et aux dents; quand le malade sent le besoin de rester couché, qu'il est frileux, qu'il ne peut pas bien dormir, et qu'en s'éveillant il se trouve fatigué et comme brisé. Si les symptômes correspondent à ce qui vient d'être dit, et qu'ils s'aggravent l'après-midi et le soir, donnez *puls.* (voy. plus haut ce qui a été dit à ce sujet à l'article **Goutte**). Si les douleurs se portent particulièrement sur la poitrine, entre les épaules, au dos et aux reins, donnez *nux vom.*

Merc. viv. convient lorsqu'il y a tiraillement, déchirement, élancement et brûlement; quand il y a aggravation après minuit et vers le matin; quand l'air froid et humide augmente les douleurs, et qu'elles s'aggravent à la chaleur du lit; que les articulations sont enflées; lorsque les douleurs sont plutôt articulaires, et qu'on y ressent un mouvement pulsatif; ou qu'elles semblent plutôt fixées dans les os, et qu'elles se portent de là dans les parties charnues. Si le malade a déjà fait usage du calomel, et que *merc. viv.* ne le soulage pas promptement, donnez *lach.*; mais si *merc. viv.* a apporté du soulagement et que l'accès se renouvelle, répétez *merc. viv.* Si les douleurs sont plutôt dans les muscles que dans les os, et qu'elles traînent en longueur; et bien qu'elles ne soient pas articulaires, mais elles sont aggravées par le mouvement, et que toutefois accompagnées de froid dans les membres, donnez *bry.*

RHUMATISME CHRONIQUE.

Il faut laisser traiter le *rhumatisme chronique* par un médecin homœopathe; mais s'il n'est pas à portée, on peut donner, avec espoir de succès, *sulph*. une fois par semaine, en le faisant précéder de quarante-huit heures par une dose de *merc.* Si *sulph.* donne de l'amélioration, ne le répétez pas tant qu'elle dure. Plus tard, donnez *caust.*, toujours en deux doses : l'une le matin et l'autre le soir, et puis attendez de huit à quinze jours. Ce remède est particulièrement bon quand les membres sont roides.

MAUX DE REINS.

Dans les *douleurs des reins*, il faut toujours se guider d'après les causes. Lorsqu'elles proviennent de l'usage des boissons spiritueuses, de la constipation, de la vie sédentaire, ou du froid aux pieds, donnez *nux vom.* Si cela dépend d'une chute ou d'un grand effort pour soulever un fardeau, donnez *arn.* ou *rhus toxic.* (Consultez, à cet égard, les remèdes indiqués à l'article **Hémorrhoïdes.**)

CRAMPES DES MEMBRES.

Les crampes dans le gras des jambes, la plante des pieds ou autres parties, troublent souvent le sommeil, et peuvent aussi causer beaucoup d'ennui et de souffrances pendant la veille. Le meilleur moyen de les faire cesser est d'appuyer fortement les pieds contre le bois du lit, ou de se presser les parties souffrantes avec les mains. Mais le remède préventif est *verat. alb.* On le prendra le matin ou le soir; on le répétera seulement une fois douze ou vingt-quatre heures après. Si cela ne suffisait pas, prenez *sulph.* ou *coloc.*; si la crampe se fait sentir même en restant assis, prenez *rhus toxic.*

SPASME GÉNÉRAL.

Le spasme de tout le corps (*attaque de nerfs*) ou d'une de ses parties varie tant, qu'il est impossible d'indiquer ici la manière absolue de le guérir complétement. Il faut toujours consulter, dans ce cas, un médecin homœopathe. Qu'il nous suffise à présent de signaler ce qu'il y a à faire dans le premier moment. Lorsque la cause qui produit le retour de chaque attaque est connue, qu'il en est de même de celle qui a provoqué la première, là est l'indication du choix des remèdes. *Op.* n'est pas indiqué seulement lorsque les spasmes proviennent de la frayeur, mais aussi si l'attaque est la suite de reproches, d'une dispute et d'une offense. Quoi qu'il en soit, le principal remède contre les différentes espèces de spasmes est *ign.* Lorsque le malade sent une crise s'approcher, il pourra la prévenir, ou du moins l'atténuer par l'*olfaction du camphre*. Toutes les senteurs ou frictions médicamenteuses doivent être écartées ; elles ne font qu'affaiblir ou irriter le malade. Pendant la première période du paroxysme, il ne faut absolument rien donner, et même s'abstenir de remèdes homœopathiques ; on n'y aura recours qu'après qu'il sera passé ou diminué. — Il est vraiment très-affligeant de voir la saignée appliquée dans une affection de cette espèce ; car, dans la plupart des cas, les malades n'en deviennent que plus souffrants, et la maladie, qui aurait cédé d'elle-même pour ne plus revenir, éclate de nouveau et toujours avec plus d'intensité et d'opiniâtreté à chaque paroxysme. La saignée, dans cette affection, n'a jamais été utile, et n'a jamais écarté un danger imminent.

CAUCHEMAR.

Le cauchemar est une affection si fréquente et si importune, qu'on ne doit rien négliger pour y porter remède quand on y est sujet. — Avant tout, mangez peu le soir, et que ce ne soit que des aliments légers; peu de vin ou de bière, point de café ; tout au plus une tasse légère de thé noir, ou, mieux encore, un peu de lait ou un bouillon. Il est aussi une bonne habitude, c'est de se laver chaque soir à l'eau froide; comme en été de se laver en plein air; en hiver, on se frottera, avec une serviette mouillée et froide, la tête, le cou, les épaules, le visage, la poitrine, l'abdomen, etc. On prendra l'habitude de boire un verre d'eau froide, avant de se coucher. Si l'on ne peut la supporter pure, on la prendra sucrée. Si cela ne suffit pas, il faut, en continuant de boire de l'eau, s'aider des remèdes suivants.

Si la cause dépend de l'usage des liqueurs fortes, d'une nourriture trop abondante et trop succulente ; d'une vie trop sédentaire, on prendra le soir, avant de se mettre au lit, *nux vom.*, ou un globule, ou en olfaction après un premier réveil à la suite du cauchemar.

Lorsque, chez les enfants et les femmes, le cauchemar s'accompagne de chaleur, de soif, de palpitation de cœur, d'un mouvement de sang à la tête et à la poitrine, d'une respiration gênée, d'agitation, d'inquiétude et d'autres symptômes du même genre, donnez soir et matin *acon.* jusqu'à ce que cela cesse. Il ne faut pas négliger de prendre ce remède après l'accès, surtout si l'on se sent de la chaleur et de la fièvre.

Lorsque le cauchemar se produit par une attaque très-violente, que le malade a les yeux à moitié ouverts, la bouche entr'ouverte, qu'il ronfle et râle, que sa respiration est irrégulière avec oppression, la face anxieuse avec sueur froide, que ses membres s'agitent convulsivement, qu'il pousse un cri, donnez *op.*, et répétez-le tant qu'il sera nécessaire.

Si, malgré cela, l'attaque revient, donnez *sulph.* en dilution, une cuillerée tous les matins, jusqu'à ce que le cauchemar ait cessé. Si on l'a continué pendant une semaine, on peut le suspendre une ou deux semaines; si plus tard on est repris de la même affection, prenez *silic.* deux matins de suite.

INSOMNIE.

L'insomnie dépend, dans la plupart des cas, de la manière de vivre. Quelques individus ne peuvent dormir pour peu qu'ils aient mangé; pour d'autres, c'est le contraire. L'exercice en plein air est toujours très-utile ; mais il ne faut pas excéder ses forces : on arriverait à un effet opposé. Et lorsque l'insomnie provient des événements du jour, qu'ils ont excité une vive satisfaction, donnez *coff.*; si l'on en a été affecté avec un sentiment de frayeur et de terreur, donnez *op.*; s'ils ont produit de l'inquiétude et de l'anxiété, *acon.*; s'ils ont causé du chagrin ou de l'abattement, *ign.*, etc., selon l'ordre et la nature des causes.

La cause la plus ordinaire de l'insomnie est l'usage abusif du café et du thé. (Voyez à ce sujet les remèdes indiqués dans ce livre à la première partie.) Quand on a trop mangé, *puls.* est indiqué ; *nux vom.* quand on a trop chanté ou lu; *chamom.* quand on a des flatuosités ou souffrances abdominales ; si, dans les rêves, on voit des figures ou diverses apparitions qui chassent le sommeil, donnez *op.*, si cela n'agit pas promptement, *bell.* Aux enfants, donnez préférablement *coff.*; aux vieillards, *op.* — Si la cause dépend d'un état particulier de souffrance, il faudra être très-attentif dans le choix du remède ; il vaudra encore mieux s'adresser à un médecin homœopathe.

FIÈVRES INTERMITTENTES.

Elles sont communes selon les lieux et les saisons. Dans les contrées marécageuses, elles règnent à l'entrée des temps secs, du printemps et de l'automne. Quand on peut s'en éloigner à ces époques, on ne saurait mieux faire. Pour ceux qui n'ont pas cette faculté, qu'ils fassent attention à a manière dont est tenue leur chambre à coucher. Ils devront la tenir aussi propre et aussi sèche que possible ; ils auront soin de la fermer le soir de bonne heure, et le matin d'en renouveler l'air durant quelques heures ; qu'ils isolent le lit en l'éloignant du mur, et en plaçant l'oreiller vers le sud. — Quant aux individus qui sont obligés de coucher dans des maisons humides, et particulièrement au rez-de-chaussée, ils devront asseoir leur lit sur une couche de charbon, sur laquelle la paillasse sera naturellement posée. — Ceux qui ont leur travail en plein air peuvent espérer se garantir de la fièvre en portant sur la peau, et sur la région épigastrique, des *sachets* de *poudre de china*. Si l'on a déjà eu la fièvre, on en préviendra les récidives en *saupoudrant* les bas avec de *la fleur de soufre*.

L'essentiel est le *régime*. Qu'on ne mange rien qui pèse sur l'estomac ; qu'on s'abstienne de toute chose frite ou rôtie au four, trop grasse ou mal préparée ; qu'on donne la préférence aux viandes rôties à la broche ; qu'on évite les aliments trop épicés, et qu'on ne mange que des légumes bien cuits. Quant au jambon fumé, il vaut mieux le manger tel quel que de le préparer avec des sauces, ce qui le rend plus lourd à l'estomac. Les choses grasses et acides ne conviennent nullement pendant la saison des fièvres ; les acides sont bons dans la chaleur estivale, et les corps gras en hiver. Les personnes qui sont sujettes aux fièvres doivent se tenir au régime le plus sévère, de même que celles qui viennent d'en être guéries, et cela à l'approche de l'époque où elles reparaissent, car celui qui a déjà eu une fois la fièvre la contracte plus facilement qu'un autre.

Pendant la période du froid, le malade sera convenablement couvert ; il ne servirait de rien qu'il le fût excessivement ; mais que les couvertures soient bien sèches. On peut envelopper les pieds et l'abdomen avec des étoffes de soie, si cela convient au malade. — Durant la période du chaud, on ôtera les couvertures ; un simple drap peut être suffisant.

Afin de tempérer la chaleur fébrile, on fera bien d'essuyer le malade avec un linge mouillé et chaud ; pendant la transpiration, on ne devra pas trop le couvrir ; cependant il ne faut pas le laisser découvert. Après l'accès, on le changera de lit et de linge ; le linge sera parfaitement sec ; il sera froissé et chauffé par les mains d'une personne bien portante, et cela jusqu'à ce qu'il ait perdu l'odeur de lessive : ces précautions seront prises après chaque accès.

Si le malade se plaint de la soif, qu'on lui donne à boire de l'eau froide à discretion ; si l'eau n'est pas bonne, qu'on fasse de l'eau panée ou acidulée. S'il préfère boire chaud pendant le frisson, qu'on lui en donne ; il n'y a nul inconvénient à ce qu'il prenne de l'eau gommée ou mucilagineuse. Lorsque le malade vomit beaucoup, et que le froid l'a laissé dans une grande faiblesse, donnez-lui du café pur. Pendant le stade de la chaleur, l'eau froide sera préférée ; mais si le malade est très-souffrant, et qu'il désire des choses acides, donnez-lui de la limonade préparée convenablement, mais en petite quantité. Pendant les sueurs, ne lui donnez que de l'eau froide.

Les fièvres intermittentes paraissent plus fatigantes dès les premiers accès que plus tard ; c'est qu'alors elles agissent plus violemment à l'intérieur, et que le malade n'en a pas la moindre conscience. Ces effets internes se manifestent par le gonflement ou la dureté de l'abdomen sur les côtés, et notamment à gauche. — Dans la première période, lorsqu'il reste des souffrances entre les accès, il est très-dangereux de supprimer la fièvre par le china ; on ne doit le faire que dans le cas d'une extrême nécessité. Ici, la meilleure méthode est par le traitement homœopathique, et reconnaissons que bien des gens se laissent déjà traiter par cette voie. — Dans la seconde période, où la fièvre est confirmée, et qu'entre les accès il n'y a pas de souffrance, il est plus difficile de la guérir ; et si les remèdes homœopathiques ne suffisent pas, on peut la couper par le *quinquina*, quoiqu'il puisse être cependant l'occasion d'autres maladies. — Dans la dernière période, lorsque la rate et le foie sont enflés, qu'on se garde bien de faire usage du *quinquina* ou du sulfate de quinine ; dans la plupart des cas, il ne fait que hâter l'état d'hydropsie et d'autres maladies. Le traitement homœopathique ne peut agir que très-lentement dans cette circonstance, et le mieux est d'appeler un médecin homœopathe. Notre doctrine possède un grand nombre de remèdes pour guérir les fièvres ; mais nous ne pouvons mentionner ici que les principaux, avec lesquels on peut, dès le principe et toujours, les guérir rapidement *sans aucun danger*. — Elle en possède pareillement pour remédier à l'état de souffrances consécutives à l'abus du quinquina ou que détermine la quinine, et même l'arsenic, substance qui entre dans la plupart des remèdes secrets pour le traitement des fièvres intermittentes.

Avant de passer outre, il faut signaler ce qui suit et en tenir compte. Une règle fort importante dans la traite des fièvres intermittentes, consiste à donner le médicament peu après la fin de l'accès ; il est alors plus efficace ; il lui reste plus de temps pour modifier l'organisme, sans l'attaquer d'une manière violente. — Si l'apyrexie (cessation temporaire de la fièvre) est courte, comme dans quelques cas de fièvres très-graves, ou si elle est troublée par des désordres consécutifs au paroxysme précédent, donnez la dose aussitôt que la sueur commence à s'apaiser ou que les accidents du dernier accès diminuent.

Une autre règle non moins importante est de répéter le médicament plusieurs heures avant la paroxysme prochain. — N'est-on pas sûr de son choix, attendez et laissez passer cet accès. Immédiatement après répétez le remède, ou si ce dernier a été insuffisant, donnez-en un autre qui convienne mieux.

Les personnes qui vivent dans des contrées marécageuses, ou sur les bords d'un canal, ou dans les lieux qu'on défriche et qu'on dessèche, et où règne la fièvre, doivent, dès qu'elles se trouvent indisposées, prendre *chin.*, 3 globules, et douze heures après, s'il n'y a pas d'amélioration, une seconde dose ; elles observeront sévèrement le régime, et, si elles peuvent, feront bien de ne pas coucher dans le lieu même où existent ces fièvres. Si dans vingt-quatre heures il n'y a pas d'amélioration, entre tous les remèdes propices aux fièvres paludéennes et rémittentes, qu'on prenne *ipec.*, et douze heures après, de nouveau *chin.* ; vingt-quatre heures après, il faut revenir à *ipec.*, et ainsi de suite, en alternant, jusqu'à ce qu'il y ait amélioration. Si la fièvre revient malgré cela, qu'on la traite comme les autres fièvres.

Dans toutes les fièvres, il faut faire la plus grande attention aux symptômes, à la succession des périodes de froid, de chaud et de sueur, au degré de soif du malade et à ce qui peut se passer entre les accès. C'est d'après cela qu'on choisira le remède approprié. Si l'on n'a pas de motif suffisant pour se prononcer particulièrement en faveur d'un remède, donnez d'abord deux globules d'*ipec.*, et répétez-le toutes les trois ou quatre heures jusqu'au lendemain, et cela de manière à ce que la dernière dose soit prise trois heures avant le prochain accès. Si la fièvre manque, cessez le remède ; mais comme la fièvre peut avoir le type tierce, donnez le lendemain la même dose d'*ipec.* quelques heures avant l'heure où la fièvre pourra venir. Si malgré cela la fièvre a lieu, on ne peut manquer d'être fixé sur le type, et l'on sera plus en mesure de choisir le remède. Ordinairement on le trouve parmi les suivants : *ign., nux vom., chin., arn., cocc.* ou *cin., carb. veg., ars.*, ou tel autre. — Si l'on est encore incertain pour faire ce choix, revenez à *ipec.* comme précédemment.

Mais, après un troisième accès, il faut se prononcer pour un autre remède ; ce sera presque toujours pour l'un de ceux qui viennent d'être indiqués. — Après un quatrième accès, choisissez un remède avec tout le soin possible. Lorsque les symptômes du premier accès sont semblables à ceux du remède, donnez-lui la préférence immédiatement. Or, nous devons le répéter : lorsqu'on n'a pas de motif pour choisir tel ou tel remède, donnez *ipec.*, comme il a été dit plus haut, jusqu'à ce que votre choix puisse se faire définitivement, c'est-à-dire par la comparaison des symptômes du mal avec ceux du remède. — Si l'on s'arrête à l'un des médicaments ci-dessous indiqués, il faut l'administrer, une première fois, après la cessation de l'accès ; le seconde fois, quelques heures avant l'invasion du prochain.

En cas de rechute, commencez par donner le remède qui répond à la cause qui fait récidiver la fièvre, et ensuite revenez au remède qui l'avait coupée ; si cela ne suffit pas, passez à un autre.

Lorsque la fièvre a été aggravée ou détraquée par le quinquina, ou l'émétique, ou l'arsenic, il est très-difficile de la guérir ; cependant on donnera dans ce cas *puls.* comme remède principal, et puis *lach.*, pour revenir à *puls.* On a vu aussi réussir assez souvent *bell.* ou *ferr.* (Comparez à cet égard tout ce qui a été dit des antidotes à l'article **Empoisonnement**.) C'est ainsi qu'on a employé avec un égal succès contre cette sorte d'accidents de fièvres intermittentes *arn., ars. alb., calc. carb., caps., carb. veg., cin., ipec., merc. viv., nat. mur., sulph., verat. alb.*, etc.

Lorsque la fièvre reparaît une année après et à la même époque, donnez d'abord *lach.*, ensuite *carb. veg.* ou *ars.*, celui de ces médicaments qui convient le mieux.

Dans la fièvre quotidienne simple qui a lieu régulièrement et sans complication, il faut porter une attention toute particulière au septième et au quatorzième jour, et s'assurer s'il n'y a pas à craindre une récidive ; et alors, si elle survient, répétez tout de suite le remède qui avait fait cesser la fièvre dans son dernier accès. — Dans la fièvre tierce, faites également attention au quatorzième et au vingt-huitième jour. Dans la fièvre quarte, faites attention au vingtième et au quarante-deuxième. — Jusqu'à ces époques, les malades ne doivent pas s'écarter du régime sévère qui leur a été prescrit. — Car, règle générale : la maladie n'est pas guérie avec la cessation des symptômes ; elle continue à l'état latent sans qu'on puisse la constater. On conçoit dès lors que le moindre écart de régime puisse la reproduire ; et, en effet, la fièvre récidive.

Indépendamment de *chin.*, d'*ipec.* et de *nux vom.*, on a employé en Amérique, dans ces dernières années, comme remèdes principaux, et qui ont mieux réussi que les autres, *ars.*, *carb. veg.*, *nat. mur.* et *ant. crud.* — Dans les climats chauds, et durant les étés, on donnera préférablement *bry.*, *carb. veg.*, *arn.* et *lach.* Au printemps, après *lach.* et *carb. veg.*, on donnera *bell.*, *nat. mur.* et *verat. alb.* Toutefois cette indication générale ne devra pas seule nous guider avec avantage dans le choix du remède ; elle ne doit nous déterminer que lorsqu'il y a doute entre deux remèdes.

Dans les fièvres quotidiennes, tierces et quartes, il convient de donner *chin.*, *ign.*, *nux vom.*, *puls.*, *ars.*, *carb. veg.* et *nat. mur.* Dans les fièvres quotidiennes et tierces du printemps et de l'été, ce sera, outre les remèdes ci-dessus indiqués, particulièrement *bell.*, *calc. carb.*, *caps.*, *cin.*, *ipec.*, *sulph.* et *verat. alb.* Dans la fièvre tierce, indépendamment de ces remèdes, on s'adresse à *bry.*, *ant. crud.*, *arn.* et *staph.* Mais, quelle que soit la période de la fièvre, les remèdes agiront efficacement s'ils répondent exactement aux symptômes.

Ipec. convient lorsque la fièvre commence par des frissons intenses, ressentis dans l'intérieur de l'organisme ; si la période de froid est plus forte, le malade étant dans une chambre chaude (voy. *nux vom.*) ; lorsqu'il y a peu ou point de soif durant les frissons, mais beaucoup pendant a chaleur ; lorsqu'il y a nausées et vomissements avant (voy. *cin.*), pendant et entre les accès, la langue étant peu chargée ou nette, avec oppression de poitrine avant ou pendant la fièvre (voy. *ars. alb.*).

Ars. alb. convient lorsque les frissons et la chaleur arrivent en même temps (comparez avec *nux vom.*, *puls.* et *acon.*), ou qu'ils changent souvent (voyez *chin.*, *verat. alb.*, *nux vom.*, *merc. viv.* et *calc. carb.*), ou lorsque la chaleur est extérieure et que les frissons sont intérieurs (voyez *ign.*, *nux vom.* et *lach.*) ; et si cet ordre est renversé (*verat. alb.* et *calc. carb.*) ; si la transpiration ne s'établit pas du tout ou ne se manifeste que quelque temps après la chaleur ; — lorsque durant la fièvre il survient d'autres souffrances, ou qu'elles en sont aggravées ; quand le malade tombe dans un état de faiblesse extrême (voyez *chin.*), ou qu'il y a vertiges, nausées, violentes douleurs de l'estomac, tremblement, palpitation de cœur, immobilité des membres ou douleurs insupportables ; — lorsque pendant la période de froid le malade est contristé ; lorsque par le moindre mouvement ou par la parole il éprouve des chaleurs fugaces ; lorsqu'il ressent des spasmes et des oppressions de poitrine (voyez *ipec.*), puis des douleurs universelles, envie de vomir, bouche amère et mal de tête. Durant la chaleur, inquiétude et pression frontale ; pendant la sueur, bourdonnement d'oreilles ; après la fièvre, mal de tête.

Chin., avant la fièvre, s'il y a nausée ou soif, appétit vorace, mal de tête, anxiété, palpitation de cœur, éternument ou autres symptômes ; soif ordinairement entre les frissons et la chaleur, ou après la chaleur, ou pendant la transpiration, ou pendant le temps qui sépare les accès ; frissons et chaleur alternés (voyez *ars.*) ; ou si la chaleur ne vient que longtemps après les frissons ; s'il y a grande faiblesse pendant la fièvre et après (voy. *ars.*), sommeil agité pendant la nuit ; si la face est jaune (voyez *lach.*).

Fer. Les symptômes ressemblent à ceux de *chin.*; mais ils s'accompagnent de congestion sanguine vers la tête, gonflement des veines, bouffissure autour des yeux, pression de l'estomac et de l'abdomen, même après avoir peu mangé, ou vomissement des aliments ; tension du ventre, qui rend la respiration courte ; en même temps on éprouve une grande faiblesse comme de paralysie ; plénitude et dureté dans le côté droit ou gauche du ventre (comparez *lach.*) ; commencement d'hydropisie et enflure des pieds.

Arn., quand la période de froid vient généralement le matin ou avant midi ; quand la soif est plus prononcée avant le froid ; s'il y a tiraillements et douleurs dans les os avant la fièvre ; que le malade ne peut garder aucune position et qu'il en change toujours, en même temps grande indifférence ou stupeur, mauvaise odeur de la transpiration ou de l'haleine.

Verat. alb., avec froid extérieur, sueurs froides, urines foncées, ou en même temps grande chaleur interne (voyez *calc. carb.*) ; ou frissons seulement, frissons avec soif, nausées ; frissons et chaleur alternés (comparez *ars.* et *chin.*) ; avec vertiges, constipation (voyez *nux vom., cocc., staph., bell.*) ; ou vomissement et diarrhée pendant la chaleur ou pendant le froid.

Samb. nig., quand la transpiration est très-mauvaise et qu'elle dure jusqu'au prochain accès, et que, du reste, les symptômes sont semblables à ceux qui sont indiqués depuis *ipec.* jusqu'à *verat.*

Ant. crud., lorsque la langue est très-chargée, goût amer, ou mauvais ; renvois, dégoût, nausées, vomissements ; quand il y a peu ou point de soif (voyez *puls.*) ; qu'il y a constipation ou diarrhée.

Bry., quand les symptômes rappellent les précédents, mais qu'il y a beaucoup de soif (voyez *chamom.*), ou chaleur avant les frissons ; si pendant la période de froid les joues sont rouges ; bâillement et point de côté pendant la chaleur ; s'il y a plus de froid et de frissons que de chaleur, avec constipation ou diarrhée.

Cin., vomissements et appétit vorace, avant, pendant ou après la fièvre; soif pendant la chaleur, soif pendant le froid ; face pâle durant le froid et la chaleur ; démangeaison continuelle du nez.

Ign., lorsque la soif existe pendant le froid et point pendant la chaleur (voy. *carb. veg.*) ; quand la chaleur communiquée affaiblit les frissons (le cas contraire se trouve dans *ipec.* et *nux vom.*) ; on ressent à l'extérieur une chaleur partielle sur certaines parties du corps, tandis que les autres sont froides ou glacées ; c'est ainsi qu'on a les pieds froids pendant qu'on a le reste du corps chaud ; ou mal de ventre avec horripilation ; et ensuite chaleur avec faiblesse et sommeil.

Rhus tox. Froid dans certaines parties et chaleur dans d'autres (voy. *ign.*) ; ou chaleur avant et après les frissons ; fièvre quotidienne, mais variant chaque jour, particulièrement le soir et la nuit ; ensuite, vers minuit ou vers le matin; sueurs pendant la fièvre, ébullitions comme par des orties, mal de ventre avec diarrhée, pression au creux de l'estomac, palpitation de cœur et anxiété.

Nux vom. Grande immobilité et manque de force au commencement de la fièvre (voyez *chin.*, et *ars.*) ; ensuite frissons et chaleur alternés ; ou chaleur avant les frissons, ou chaleur extérieure avec frissons intérieurs, ou *vice versâ*. Le malade désire être couvert non-seulement durant le froid, mais aussi pendant le chaud et la sueur, car autrement il a froid ; la chaleur extérieure ne le soulage pas ; durant le froid, il éprouve un point de côté (voy. *bry.*), et dans le bas-ventre élancements ; vertiges et anxiété (voy. *ars alb.*).

Chamom. Langue chargée (voyez *ant. crud.* et *bry.*), blanche ou jaune; nausées, vomissements, ordinairement amers; grande soif, même pendant la transpiration; pression au cœur, douleur dans le côté droit, grand dégoût, chaleur et sueur plus marquées que le froid, assez ordinairement suivies de diarrhée ou de selles molles.

Puls. Souffrance de l'estomac (semblable à *ant. crud., bry.* et *chamom.*); goût amer, vomissements de glaire, de bile et d'aigreurs; point de soif ou seulement pendant la chaleur; ou tout à la fois frissons, chaleur et soif, qui sont généralement pires après midi et le soir, avec diarrhée; dans les intervalles, le malade est frileux. Elle est particulièrement indiquée lorsqu'un dérangement d'estomac est la cause d'une récidive, ou après *lach.*

Caps. Frissons et soif (voyez *ign.*, *carb. veg.*) qui ne revient pas avec la chaleur, ou soif qui dure tout le temps de la fièvre; les frissons sont intenses et avec brûlement intérieur ou chaleur externe; grand embarras de flegmes qui se ramassent dans la bouche, la gorge et l'estomac; diarrhée muqueuse et brûlante; une grande aversion pour tout bruit.

Coff. Grande sensibilité, grande excitation pendant que la fièvre est modérée; ou seulement chaleur et soif, face rouge avec activité, vivacité d'esprit; après, transpiration générale, avec soif continuelle, selles molles ou diarrhée.

Cocc. Grande excitation ou spasmes de différentes espèces, particulièrement crampes d'estomac entre les accès, avec constipation opiniâtre.

Staph. Constipation et perte d'appétit, avec un goût putride de la bouche et gencives saignantes.

Nat. mur. Mal de tête intense pendant les frissons, ou plus fort durant la chaleur; frissons de longue durée; pendant la période de chaleur, le malade reste presque sans connaissance; les yeux s'obscurcissent; il ne peut rien voir distinctement, même pendant la pyrexie; éruption sur les lèvres après quelques accès, sans que pour cela la fièvre ait cessé entièrement. (Pour ce dernier cas, conviennent aussi *ign.* et *ars. alb.*)

Lach. Les frissons se font sentir fréquemment après avoir mangé, ou tout au moins dans l'après-midi, avec douleur dans les membres et dans les os, ce qui fait que le malade peut à peine rester étendu et s'agite en tous sens pour trouver une position ; ou avec oppression de poitrine, quelquefois suivie de mouvements convulsifs; pendant la période de chaleur, grand mal de tête, avec loquacité et face rouge ; ou pendant la chaleur externe, frissons intérieurs, avec couleur de la face blême, jaunâtre, même dans le temps apyrétique; particulièrement lorsque les acides, les crudités, le vinaigre et autres choses semblables ont provoqué une rechute; ou lorsque la fièvre a été fréquemment coupée par le *china,* mais qu'elle revient, et qui pourrait dans ce cas être attaquée heureusement par *puls. Lach.* convient surtout dans les fièvres du printemps ou du commencement de l'été.

Bell., lorsque les frissons sont modérés et la chaleur intense, ou si c'est le contraire ; lorsque la chaleur vient après les frissons ou que plusieurs accès ont lieu le même jour; si la soif manque tout à fait, ou lorsqu'elle est très-violente, avec grande sensibilité et propension aux larmes ; constipation, ou évacuations insuffisantes ou rares ; quelquefois aussi avec violent mal de tête, chaleur ou stupeur.

Hyosc. Symptômes semblables au précédent, mais avec toux sèche pendant la nuit, qui trouble le sommeil du malade.

Hep. sulph. La fièvre s'accompagne de catarrhe, de toux et souffrances de poitrine (avant ou après, souvent aussi *bell.*) ; ou au début, goût amer, ensuite frissons et soif, et après chaleur avec sommeil.

Merc. viv. Froid et chaleur alternatifs; pendant la chaleur, anxiété et soif; transpiration mauvaise, incommode aigre, avec palpitation de cœur.

Sulph. Chaque soir, frissons; la nuit, chaleur; le matin, transpiration; fièvre, avec palpitation de cœur; fièvre, par suite d'une gale rentrée.

Calc. carb., lorsque le froid et la chaleur alternent (souvent après *sulph.*); frissons extérieurs et chaleur interne (voy. *verat. alb.*); face chaude et mains froides; d'abord chaleur à la face, et ensuite frissons; pendant la fièvre, vertiges, pesanteur de tête et des membres; douleurs tiraillantes et déchirantes dans les reins; inquiétude.

Carb. veg. Avant ou pendant la fièvre, douleur dans les dents et dans les extrémités; soif seulement pendant les frissons et point durant la chaleur (voy. *ign.* et *caps.*); pendant la chaleur, vertiges, nausées et face rouge.

Acon., lorsque les frissons, ensuite la chaleur, se manifestent en même temps avec une grande violence; chaleur se portant principalement à la face, à la tête, et avec anxiété; ou frissons et chaleur en coïncidence, les uns à l'extérieur, et l'autre à l'intérieur ou à la face; lorsque la chaleur est accompagnée de point de côté (voy. *bry.*).

Op. Sommeil pendant la chaleur (voy. *nat. mur.*, *ign.*, etc.) ou durant le froid; ronflement avec la bouche ouverte, mouvements convulsifs des extrémités; pendant la transpiration, il y a toujours une chaleur brûlante. Il convient particulièrement aux vieillards et quelquefois aux enfants. — *Sep.* est indiqué souvent quand la soif prédomine pendant les frissons.

CHOLÉRA.

Dans les attaques subites ou au début de la maladie, ou pendant la durée de l'épidémie, on emploiera comme *préservatif*, le camphre en nature, soit mêlé à de l'eau alcoolique, ou à l'état de teinture : c'est un remède découvert et préconisé par Hahnemann, qui depuis est devenu populaire dans tous les pays, et a sauvé des centaines de milliers d'individus. Seulement il ne faut pas en exagérer la dose, ni vouloir que la maladie disparaisse subitement, et ne pas l'employer à tout propos, et chaque fois qu'on a un peu de diarrhée; car, dans ce cas, il pourrait donner un choléra artificiel, comme je l'ai constaté plusieurs fois à Philadelphie et ailleurs; ce que, du reste, on fait cesser avec du café noir. — Le camphre est donc l'un des préservatifs du choléra; mais pour qu'il le soit justement, il faudra que les symptômes prodromiques consistent principalement *dans les crampes générales* ou partielles du corps. — Si les prodromes prédominent au contraire sous la forme de *diarrhée*, alors c'est le *verat. alb.* qu'il convient d'employer, et qu'on emploiera alors préférablement à *camph.*

Dans les légères attaques de choléra, donnez *ipec.*, qu'on pourra répéter toutes les deux ou trois heures : mais s'il y avait augmentation du froid, des vomissements et de la diarrhée, s'il se déclare en outre des crampes dans les jambes ou dans d'autres parties, *verat. alb.* est, dans ce cas, le remède principal auquel il faudra revenir tant que dureront et s'aggraveront les crampes. Si elles déterminent des mouvements convulsifs des membres, donnez *cup.*, que vous récidiverez tant que dureront les convulsions spasmodiques. Dans les cas les plus graves, dans les cas dangereux, il faudra le donner toutes les cinq ou dix minutes. Lorsque le cœur est troublé par de violentes et tumultueuses palpitations, que le malade est inquiet, qu'il s'agite sur son lit sans trouver une position tenable, et qu'il a une soif insatiable, donnez *ars.*; si l'état du malade ne s'améliore pas, et que la langue soit pâteuse, donnez *phosph. acid.* à doses fréquentes; si l'haleine devient froide, donnez *carb. veg.*; si les vomissements et le froid diminuent, et que le malade soit dans une extrême souffrance, qu'il soit plongé dans un état de stupeur ou d'égarement, avec la face rouge et vultueuse, donnez *hyosc.* chaque demi-heure; si au bout de quelques heures cela ne réussit pas, et que le sommeil ne cesse pas, donnez *op.*; et si cela ne suffit pas encore, *lach.*, qu'on répétera aussi souvent que durera l'aggravation du mal.

Dans le cas où ce traitement ne réussirait pas dès le début et assez promptement, donnez *tabac.*; et si celui-ci reste sans effet, donnez un globule de *sulph.*, et puis les autres remèdes dix ou quinze minutes après. Du reste, il faut administrer, dans cette maladie, de six à dix globules, et quelquefois davantage.

ÉVANOUISSEMENT.

Cet accident, qui peut avoir sa gravité, s'appelle aussi **défaillance** ou **syncope**. Cet état inspire en général beaucoup de frayeur aux personnes présentes, et qui, dans leur préoccupation, emploient toutes sortes de remèdes dont le malade ne retire aucun soulagement, mais de l'aggravation; on sait que de donner à respirer l'esprit de corne de cerf (ammoniaque liquide) avec excès, il peut s'ensuivre la mort. — La première règle est donc de ne pas trop se hâter. On commencera par dégager le malade de tous liens ou boutons qui le gênent dans les parties de son corps; qu'on le mette ensuite dans une position commode, et qu'on écarte de lui tout ce qui, à la reprise de ses sens, pourrait lui être désagréable; ensuite qu'on lui asperge la face avec de l'eau froide; qu'on lui applique, en outre, des compresses froides et mouillées sur la nuque et au creux de l'estomac. Si tout cela reste sans résultat, et que le malade soit froid, faites-lui sentir de la teinture ou esprit de camphre.

Si la cause est connue, qu'on applique le remède approprié : par exemple, si c'est la peur, *coff.*, *op.* ou *acon.*; si c'est une perte considérable de sang, ou la suite d'un affaiblissement quelconque, *chin.*; dans ce cas, un peu de bon vin est très-efficace, mais à très-petite dose, par gouttes; après une forte émotion d'esprit, *ign.* ou *chamom.* Si l'évanouissement arrive à la suite d'une impression douloureuse, donnez *hep. sulph.*; d'une violente douleur *acon.*; quelquefois aussi *coff.*, *chamom.* Si les douleurs qui ont précédé l'évanouissement ont été de force à rendre fou, donnez *verat. alb.*; donnez le même remède si la défaillance a lieu par suite du moindre mouvement ; si elle survient le matin, *nux vom.*, et particulièrement aux personnes qui ont excédé leur force par un travail intellectuel ou par abus de boissons spiritueuses ; *carb. veg.* aux personnes qui ont abusé du mercure; si elle arrive après dîner, *nux vom.* convient encore, sinon *phosph. ac.*; si la faiblesse est précédée de vertiges, *chamom.* ou *hep. sulph.*

Ces remèdes seront donnés en olfaction, et seulement par deux inspirations chaque fois, toutes les cinq ou dix minutes, si le premier flair a été sans effet. Choisissez ensuite, au besoin, un autre remède ; mais si celui qu'on a employé d'abord a soulagé, et que ce soit pour un moment, répétez-le dès que le mal reprend. Si des vomissements ont lieu après la reprise des sens, ne les empêchez pas. Si postérieurement le malade tombe dans le sommeil, laissez-le dormir : c'est un bien.

LÉTHARGIE ET SOMNOLENCE.

La léthargie consiste, ainsi que d'autres états analogues, dans la perte de connaissance par suite de laquelle le malade reste dans un profond sommeil, souvent accompagné de ronflement, et dont il ne peut sortir. Un praticien ignorant n'a rien de plus pressé à faire que de recourir à la saignée. Il peut bien par là l'arracher au sommeil, mais il peut lui donner la mort. — Qu'on entr'ouvre les yeux du malade ; si les pupilles sont contractées, ou que l'une le soit et l'autre non, ce n'est pas le cas de la saignée ; mais si les deux pupilles sont très-dilatées, ou que l'une le soit beaucoup, et que l'autre reste dans l'état ordinaire, il n'y a pas grand inconvénient à ouvrir la veine, quoiqu'on puisse l'éviter dans la plupart des cas, en appelant un médecin homœopathe.

Lorsque le pouls est lent mais plein, que la face est rouge ou pâle, donnez *op.* en olfaction, et déposez-en quelques globules sur la langue; — si cela ne suffit pas, prescrivez un lavement d'eau pure, où l'on aura fait délayer quelques globules *op.*; — si le pouls est très-faible, donnez *lach.* de la même manière.

Du reste, on se guidera d'après les causes, et principalement d'après les symptômes précurseurs. — S'il y a eu nausées ou envie de vomir, ou que le vomissement ait tiré un moment le malade de son état de somnolence, donnez une cuillerée à café d'une solution très-étendue de tartre émétique, un grain (0,05 centigrammes) dans un verre d'eau; prescrivez-en aussi un lavement s'il le faut. — Quant aux remèdes principaux, choisissez parmi *acon., verat., puls., phosph. acid., nux vom., ars., ant. crud., hyosc.*

MORT APPARENTE OU ASPHYXIE.

Dans ces sortes de cas, on fait généralement la faute de précipiter sans réflexion les moyens d'action, de les donner avec trop de hâte, ou avec profusion, ou de ne rien faire du tout, et cela dans la supposition que tout moyen est inutile. Dans le cas de mort apparente subite par suite d'une cause extérieure, la vie peut bien n'être que suspendue (1); et si l'on agit alors comme sur un cadavre qu'on veut ressusciter, parce qu'on y suppose un reste de vie, on peut réellement donner la mort. — Il y a beaucoup d'états de maladie où la mort n'est certainement pas apparente, et que tout médecin expérimenté doit connaître; par contre, il y en a d'autres où la mort n'est réellement qu'une suspension de la vie, notamment chez les femmes enceintes ou chez les accouchées. Il n'existe pas de signe plus certain de la mort que la décomposition du corps, qui, procédant

---

(1) Voy. Bouchut, *Traité des signes de la mort, et des moyens de prévenir les enterrements prématurés.* Paris, 1849, in-12.

de l'intérieur à l'extérieur, se manifeste aux yeux par des taches livides. Il est des cas où il est au moins incertain que la vie soit suspendue ; cela se voit surtout si l'état de mort est survenu subitement et sans cause appréciable, et dans lequel il n'existe pas encore un commencement de putréfaction. On devra alors s'abstenir de tout acte qui pourrait occasionner une mort réelle. Qu'on suspende donc tout préparatif d'ensevelissement au moins jusqu'au troisième jour. Ce temps est ordinairement suffisant pour déterminer dans le corps des changements qui lèvent toute incertitude. S'il n'y a pas de signe de décomposition dès le troisième jour, on attendra encore, même une semaine s'il le fallait.

Dans le cas où l'activité vitale a été suspendue par une cause extérieure violente, le corps doit être traité avec le plus grand soin, touché avec prudence et douceur : en faisant ainsi, on parvient souvent à rappeler à la vie des malheureux trouvés dans cet état de mort apparente. — On placera le sujet dans les conditions d'une douce chaleur ; plus l'air est froid, moins on doit se hâter de le réchauffer : on ranimera graduellement la chaleur. Si la mort apparente a eu lieu par réfrigération, on devra le réchauffer encore avec beaucoup plus de ménagement, car, en général, il est nuisible de ramener trop promptement la chaleur dans les corps en apparence inanimés. Il est également nuisible de les éprouver par des secousses électriques ou galvaniques, qui ne peuvent que déterminer la mort réelle. Il faut procéder par les frictions et le massage ; on placera le corps dans un lieu où l'air soit sain et pur, et éloigné du bruit. Il ne faut rien précipiter ; si la vie existe encore, elle ne s'éteindra pas si vite.

1. — **Mort apparente par inanition.** Les individus qui, par suite de la privation complète de nourriture, tombent d'inanition et semblent dans un état de mort, seront ranimés par de petits lavements de lait chaud, répétés souvent ; dès que la respiration commence à se faire sentir,

qu'on leur donne goutte par goutte du lait, plus tard quelques cuillerées à café, et graduellement davantage. Ce n'est que lorsqu'ils commencent à demander eux-mêmes, et qu'ils insistent, qu'on peut leur donner quelques cuillerées de bouillie au pain, et plus tard du bouillon, ensuite quelques gouttes de vin. Avant de leur faire prendre un petit repas, il faut que le sommeil soit revenu, et que le malade y ait déjà puisé quelques forces. Il continuera encore à ne faire que de petits repas, et ce n'est que progressivement qu'il pourra se permettre de rentrer dans ses habitudes alimentaires. S'il mange trop vite et trop, il s'expose au danger de mourir.

II. — **Mort apparente** par suite d'une **chute** dans un précipice. Le malade devra être placé avec précaution sur un lit, la tête haute, et dans un lieu tranquille ; puis on lui mettra sur la langue quelques gouttes d'une solution d'*arn.*, en attendant l'arrivée du médecin, qui aura à examiner s'il n'y a pas quelque fracture ou s'il reste encore quelques signes de vie. Il peut ouvrir la veine pour obéir au préjugé, mais il laissera couler quelques gouttes de sang à peine ; car si, après la saignée faite à raison d'une chute, on est rendu à la vie, ce n'est pas le sang perdu qui l'aura rappelée ; elle serait revenue sans cela. Toutefois il n'est pas absolument impossible que la saignée puisse concourir au rétablissement d'un blessé.

Si elle ne suffisait pas, ou qu'on ne voulût pas y recourir, donnez de nouveau *arn.* par la bouche et en lavements ; si le blessé se ranime par suite de la saignée, donnez-lui d'abord *chin.* pour favoriser le rétablissement des forces et ensuite *arn.* — Si le malade avait perdu beaucoup de sang par ses blessures, il est tout au moins intempestif de le saigner ; on lui donnera *chin.* ou quelque peu de vin, mais seulement par goutte ; plus tard, *arn.*

III. — **Des individus étranglés, pendus, suffoqués** par **manque d'air** ou par **compression** doivent être déshabillés complétement; qu'ils soient couchés dans une position convenable, la tête un peu haute, et le cou tout à fait libre et sans appui qui puisse le faire fléchir en avant ou en arrière ; puis on pratiquera avec une flanelle chaude de légères frictions, qui seront continuées quelque temps ; on donnera ensuite un lavement d'*opium*, dix à vingt globules délayés dans une suffisante quantité d'eau ; il sera administré tout à la fois et poussé avec lenteur ; on le répétera tous les quarts d'heure, puis on reviendra aux frictions, qui seront exercées sur les parties internes. On présentera de temps en temps un petit miroir devant la bouche et le nez, pour juger de l'état de la respiration. Qu'on écarte les paupières pour s'assurer, par la sensation subite du jour, du degré de dilatation des pupilles et de la sensibilité des yeux. On enveloppera les pieds avec des linges dans lesquels on aura placé une tuile ou un fer à lisser chauds ; tout le corps sera entouré de la sorte : c'est ainsi qu'on le réchauffera universellement.

Si, une ou deux heures après, il ne s'est pas opéré de changement, prenez une amande amère qui, après avoir été complétement broyée, sera mise dans un verre d'eau, avec laquelle on humectera la bouche et le nez, en tâchant d'en faire tomber quelques gouttes sur la langue ; le reste sera donné en lavement. — Si le lavement n'était pas gardé, qu'on en serve un second, mais avec une canule plus longue, et qu'on laissera en place quelques instants, ou bien encore on bouchera l'ouverture de l'anus avec le pouce. On pourrait aussi faire pratiquer, par une personne bien portante, des passes magnétiques, qui se feraient du sommet de la tête à l'extrémité des pieds, comme il a été dit plus haut, à l'article **Maladies des enfants**. — Qu'on ne s'arrête pas à l'opinion de ces gens qui tiennent cette pratique comme un non-sens ; leur science ne leur permet pas de comprendre la vie autrement qu'à un point de vue étroit et vulgaire ; qu'on se hâte de les éloigner au plus tôt.

IV. — **Des noyés.** On les fera déshabiller de suite; on leur nettoiera la bouche et la gorge, et puis on inclinera légèrement le corps et la tête, afin de faciliter l'écoulement de l'eau avalée; on les couchera ensuite dans un lit chaud, enveloppés de couvertures chaudes, ou environnés de sable ou de cendres chaudes. En été, on peut exposer le noyé à l'action de la chaleur solaire, toujours enveloppé d'une couverture, la face exposée au soleil, et la tête légèrement couverte; on lui donnera ensuite un lavement, et l'on commencera à faire, avec des flanelles chaudes, des frictions qu'on continuera pendant deux heures entières. On peut également essayer des passes magnétiques. La saignée est un non-sens. — Si les frictions ou les lavements ne produisent aucun effet, on administrera quelques globules de *lach.* en lavement, et l'on reprendra les frictions, que l'on fera durer longtemps. On a vu des personnes qui avaient passé une demi-journée dans l'eau, et qui sont revenues à la vie par des soins longs et infatigables. Celui qui tombe dans l'eau ne meurt pas de suite; ce n'est que longtemps après que la vie s'éteint, et ce n'est, généralement, que le troisième jour. Ce qui nous manque le plus ordinairement, dans ce cas, c'est la science ou la patience.

V. — **De la suffocation dans un air vicié.** Les meilleurs remèdes, dans cette circonstance, sont l'air frais et l'eau froide; recourir à la saignée, c'est faire acte d'ignorance. *Op.* et *acon.* répondent souvent très-bien aux souffrances consécutives, et qui précèdent le rétablissement de l'activité vitale.

VI. — **De la congélation.** Des personnes qu'on a trouvées gelées ont pu être rappelées à la vie après plusieurs jours. — Il faut enlever le corps avec la plus grande précaution, parce que la moindre violence pourrait déterminer la fracture de quelque membre. On exposera le sujet dans une chambre froide, inhabitée, ou dans une grange, pourvu qu'il n'y ait pas de courant d'air : il ne faut pas oublier, dans ce cas, que la chaleur, même modérée, est une cause de mort. — Qu'on le couvre entièrement de neige de quatre travers de doigt d'épaisseur, même le visage, en ne laissant que la bouche et les narines libres. On placera le gelé de manière à ce que l'eau qui se fondra puisse s'écouler promptement, et l'on renouvellera la neige là où elle sera fondue. S'il n'y a pas de neige, on le mettra dans un bain froid, qu'on aura refroidi avec la glace. — Si la glace s'est prise au corps ou aux vêtements, il faut l'en détacher. — C'est ainsi qu'on réussit à dégeler les corps ; on voit, on acquiert la conviction qu'on y est parvenu, lorsqu'ils deviennent mous et flexibles. On commencera ensuite par ôter les habits ; on les coupera plutôt que de les enlever de force et de risquer de rompre quelque organe. Dès que les membres deviennent souples, on fera des frictions avec de la neige sur les parties ramollies, et l'on continuera jusqu'à ce qu'elles deviennent rouges ; après les frictions on mettra le malade sur un lit sec, et on les reprendra avec des flanelles froides, etc. — Si après ce traitement on n'aperçoit aucun signe de vie, qu'on prenne un morceau de *camphre* ou quelques gouttes de l'*éther camphré* ; on les délaiera dans l'eau pour en faire un lavement. On répétera ce lavement tous les quarts d'heure. Si la vie se ranime sous l'empire des frictions ou du camphre, administrez alors des lavements tièdes de *café noir* ; et dès que la déglutition sera rétablie, donnez du café par petites cuillerées.

A mesure que les signes de la vie augmentent, éloignez tout ce qui est humide, et frottez le corps jusqu'à ce qu'il soit sec, mais jamais au point de produire la chaleur. Il faut que le malade se réchauffe de lui-même dans le lit ; on ne l'entourera donc pas d'une chaleur d'emprunt, à l'exception toutefois des petits enfants, que l'on mettra au lit avec une personne saine.

On devra n'épargner ni peines ni soins pour ramener quelqu'un à la vie ; il s'agit quelquefois d'employer plusieurs heures pour obtenir ce résultat. — Il survient souvent alors des douleurs très-violentes. Dans ce cas, donnez *carb. veg.* qu'on répétera aussi souvent qu'il le faudra ; s'il ne suffit pas, donnez *ars. alb.* Si les douleurs sont lancinantes avec chaleur à la tête, administrez *acon.* en dilution. Si le malade a envie de prendre du vin ou de l'eau-de-vie, il faut lui en donner, mais tout au plus par gouttes et de temps à autre, tant que cette envie peut durer.

Les personnes rappelées ainsi à la vie doivent pendant longtemps se méfier de la chaleur du poêle et du feu, parce qu'il peut en résulter des maladies des os, qui ne se manifestent que l'été suivant.

VII. **Accidents occasionnés par la foudre** (1). Les foudroyés seront placés, étendus à demi, en face du soleil, dans un trou fait dans la terre fraîchement remuée ; ils en seront entièrement couverts, à l'exception de la figure. — Aussitôt qu'ils remueront les yeux, on devra faire de l'ombre sur leur tête. On leur mettra quelques globules de *nux vom.* sur la langue. Si après une demi-heure il n'y a pas signe de vie, on répétera ce remède. Un quart d'heure après on leur frottera la nuque avec une solution de *nux vom.* ; après un autre quart d'heure, après avoir dégagé le derrière du dos, on administrera un lavement avec une nouvelle solution de dix à vingt globules de *nux vom.* On bouchera alors l'anus avec du coton, afin d'empêcher la sortie du lavement, et l'on recouvrira le malade de terre ; on le laissera dans cette position jusqu'à ce qu'il commence à respirer ; après quoi on lui dégagera la poitrine, et on le mettra dans une chambre bien exposée à la lumière. Contre les souffrances consécutives, donnez *nux vom.* et *sulph.*

VIII. **La mort apparente,** par suite d'une violente **colère**

---

(1) Consultez sur ce sujet les importantes Recherches de M. le docteur Boudin (*Annales d'hygiène*), Paris, 1854 et 1855, t. II, p. 395, t. III, p. 241 et t. IV.

ou d'une **indigestion**, a été dissipée par *chamom*. Si elle a été provoquée par un dépit concentré, donnez *ign.* ; par une frayeur accompagnée d'une colère violente, *acon.* ; par une contrariété d'amour qui réagit douloureusement sur le cœur, donnez *lach.*

TÉTANOS.

Dans cette affection, les malades sont tantôt entièrement roides, sans mouvement possible des membres ou des muscles ; tantôt, et c'est le cas le plus fréquent, leurs membres sont fléchis en arrière et quelquefois à ce point que la nuque va toucher les talons. Lorsqu'on a à agir contre les symptômes du premier ordre, on emploiera *bell., lach., hyosc., op., ign.* et *nat. mur.* ; dans ceux du second, on aura recours à *op., rhus* et *bell.* ; et pour le dernier cas, à *rhus* et *ign.* alternativement. *Lach.* peut prévenir l'attaque lorsqu'on la voit s'approcher, et *nat. mur.* sera préféré lorsque la cause dépend d'une violente et persistante contrariété ; *op.* et *hyosc.* lorsque la cause est externe ; les autres remèdes s'administrent selon la valeur des symptômes. — Mais comme la maladie est très-grave et très-dangereuse, il faut s'empresser d'avoir un médecin.

APOPLEXIE.

Comme il est fort important de prévenir une maladie très-grave par elle-même, et de prévenir en même temps la paralysie consécutive, nous devons faire connaître ses signes précurseurs : ce sont une certaine pesanteur du corps, l'obscurcissement de la vue, un bourdonnement, une dureté d'ouïe inaccoutumée, de la somnolence ou une grande propension au sommeil, sommeil qui est interrompu par des rêves pénibles pendant la nuit. Cet état sera prévenu au moyen de remèdes appropriés, tels que *acon., bell., ign., puls., lach.* et *nux vom.*, selon le caractère et la prédominance de la cause et des symptômes ; on débutera par *acon.*, trois ou quatre globules dans quatre cuillerées d'eau fraîche, par une dose matin et soir. — Selon l'état du malade, on passera à l'usage de *bell.*, qui sera administrée de la même manière. Mais lorsque la maladie a éclaté, il est difficile de la guérir ; à l'instant même il faut appeler un médecin. Ceux qui n'en ont pas à leur portée pourront essayer de *nux vom.* si le malade est d'un caractère irascible et est tombé à la suite d'un accès de colère, et que les douleurs de tête occupent le côté droit, et *lach.* si le malade est naturellement un peu mélancolique et si son état reconnaît pour cause une affliction profonde, et que la douleur siége sur le côté gauche; chez les vieillards, on donnera *op.* Plusieurs cas ont été guéris par *acon.* et *bell.*

FIN.

TABLE ALPHABÉTIQUE

DES MATIÈRES.

A

Abcès du sein, 420 ; — et autres tumeurs, 478.
Abdomen, blessures, 151 ; — congestion, 332.
Abeilles, piqûres, 123.
Accouchement prématuré, 409 ;—douleurs vaines, 413 ;—consécutives, 414.
Acides, mauvais effets, 51 ; —empoisonnements par les acides minéraux, 107 ; traitement, 108.
Affections morales, 1.
Affluence du sang à la tête, 178.
Affusions froides nuisibles dans la ménorrhagie, 406.
Age critique, 382.
Aigreurs, 313 ; — des femmes enceintes, 398.
Air, nuisible le soir, 20 ; —dans quels cas il est poison, 73 ; — méphitique, 100, 103 ; — des caveaux, des citernes, etc., 106 ; — suffocation, s'il est vicié, 512.
Alcool (effets toxiques de l'), 110 ; — camphré dans les engelures, 479.
Aliments, ceux qui sont permis pendant le traitement homœopathique, XXVIII ; — ceux qui sont défendus, XXIX ; — (sophistication des), 65 ; — lourds, 30 ; - salés, 31 ; — trop abondants chez les enfants, 31 ; — sans saveur, 301.
Aliénation mentale par frayeur, 3.
Alun dans le vin, 08 ; — dans le pain, 72, 111.
Ammoniaque, effets toxiques, 111 ;—liquides dans la syncope, 506.
Amour (peines d'), 4.
Animaux malades (miasmes toxiques des), 120 ; — enragés, 127.
Animalcules aiguillonnés dans les fruits, 79.
Antidotes, *voyez* Poison et Empoisonnement.
Antigoutteux (colchique), 57.

Antimoine (effets toxiques de l'), 113. *Voyez* Emétique.

Anus (démangeaisons à l'), 336, 337.

Aphthes aux lèvres, à la langue, 304; — des enfants, 431.

Apoplexie, 515.

Appétit (manque d'), préjugés à ce sujet, 305, 308; — par suite de l'usage des excitants, 307; — eau froide, 306; — selon le cas, 308; — embarras muqueux, 312; — aigreurs, 313.

Araignées (piqûres d'), 123.

Arsenic, funeste comme remède, 63; — effets toxiques, 111; — dans le vin, 69.

Ascarides (vers), 336.

Asphyxies (soins à l'asphyxié), 101; — par le charbon, 103; —par d'autres causes, 508; — des nouveaux nés, 427.

Assa-fœtida, abus qu'on en fait, 56.

Assainissement des lieux non aérés, 106.

Asthme, 12, 261; — des enfants, 441.

Avoine (infusion d') dans les empoisonnements par opium, 116; — torréfiée, 317.

Avortement, 409. *Voyez* Accouchement prématuré.

B

Bandages, ce qu'il faut en penser, 364.

Baryte (suite des effets de la), 110.

Bégaiement, 450.

Beurre altéré, 71; — rance, 77.

Bière (indisposition par la), 37, 39; — frelatée, 70; — (lotion de la tête avec la), 194.

Bile, celle des animaux est un poison, 77.

Blanc d'œuf, moyen actif contre le mauvais effet des cantharides, 117.

Blé, comment on le préserve des insectes, 86.

Blessures, 131, 138; — pénétrantes et profondes, 140; — hémorrhagies consécutives, 141; — prompte guérison, 138, 144; — par écrasement, 150; — de l'abdomen, 151.

Boissons (sophistication des), 65; —par le sucre, 66; —par l'eau-de-vie, 67; — par des principes colorants, 66; — par la craie, 66; — par le soufre, 66; — par l'alun, 67; — par le plomb, 68; — par le sublimé corrosif, par l'arsenic, 69. — Boissons fortes contre-indiquées en hiver, 22; — suites des boissons fortes, 40.

Bosses à la tête, 134.

Bouche (maladie de la), 306; —(scorbut de la), 302.

Bourdonnement d'oreilles, 222.

Brûlure, 151, 156;—partielle, 152;—moyens mis en usage : huile de térébenthine, 152;—esprit-de-vin, marc des eaux-de-vie, 152;—coton cardé, 153;— savon, 153; — eau de chaux, 154; — créosote, 154; — teinture d'ortie, 155.—Brûlures produites dans l'intérieur des organes, par l'acide sulfurique, 156 ; — par le phosphore, 156.

C

Café (mauvais effets du), 47 ; — utile dans la plupart des empoisonnements, 96, 115;—antidote du camphre, 117.

Calvitie, perte des cheveux, 194.

Camomille (suite des effets de la), 53.

Camphre, contre-poison, 97 ; — ses effets toxiques, 117 ; — cas où il convient, 97, 123.

Cantharides, 57 ; — (suites fâcheuses de l'emploi des), 117.

Carbonate de magnésie, 72.

Cardialgie chez les enfants, 441.

Cataplasmes et fomentations contraires dans l'érysipèle, 467.

Catarrhe nasal, ou coryza, rhume de cerveau, 227, 229 ; — après un refroidissement, 11.

Cauchemar, par suite d'excès de table, 35 ; — dans une chambre malsaine, 106, 490.

Causes des maladies les plus fréquentes, 1 ; — morales, 1.

Cécité subite et momentanée, 212.

Céphalalgie nerveuse, 184, 187. *Voyez* Mal de tête;—chronique, par suite l'usage des boissons fortes, 46.

Chagrin et tristesse, 4. *Voyez* Peines morales.

Chaleur, 21 ; — son efficacité contre les morsures des animaux venimeux et enragés, 126 et suivantes; — dans les brûlures, 151 ; — comme cause de maladie, 22.

Chambres insalubres, 106.

Champignons vénéneux, 99, 114.

Charbon (vapeur de), 103; — porphyrisé après l'usage de viandes gâtées, 31 ; — pilé, contre le venin de certains animaux, 121 ; — maladie, 121, 477. *Voyez* Asphyxie.

Chenilles venimeuses, 118.

Cheval charbonneux, 121.

Cheveux (chute des), 194 ; — selon les causes, 195 ; — moyens à opposer, 196.

Chlore (vapeur de), 105. *Voyez* Asphyxie.

Chlorose. *Voyez* Pâles couleurs.

Chlorure de chaux et soude, dans l'asphyxie par l'air méphitique, 101.
Choléra, 504 ; — traitement préservatif, 505.
Chou, indigeste, 31.
Ciguë d'eau ou grande ciguë, ses mauvais effets, 56.
Claudication, luxation spontanée du fémur, 447.
Clou, furoncles, 477.
Cœur (palpitation de), 260.
Cochenille, ses effets dangereux, 82.
Colchique, 57.
Colère chez les petits enfants, 7. *Voyez* Causes morales.
Coliques, 13 ; — par suite d'indigestion, 35 ; — ou tranchées, selon les divers cas, 321 ; — remède par lequel il faut commencer, 323 ; — produites par les vents, 326 ; — chez les enfants, 321, 433 ; — chez les nourrices, 326 ; — menstruelles, 375.
Commotion à la suite d'un choc, etc., 131.
Congélation, 512.
Congestion du sang à la tête, 178, 226, 252 ; — dans la poitrine, 252 ; — dans le bas-ventre, 332.
Constipation, réflexions ; — favorable à la santé, 351 ; — régime et remède domestique contre, 353. *Voyez* Mal de tête ; — signe favorable dans l'inflammation des intestins, 330 et 334 ; — pendant les couches, 421 ; — chez les enfants, 433.
Constitutions, 175.
Contractions spasmodiques, 149.
Contusions en général, 136 ; — de la poitrine, 272.
Convulsions chez les enfants, 443 ; — pendant la dentition, 444.
Copahu et Cubèbe, nuisibles dans les maladies urinaires, 361.
Coqueluche, 243 ; — épidémique, 244 ; — réelle, 245 ; — divers symptômes prédominants, *passim*.
Coquillage venimeux, 118.
Coryza, 11, 227. *Voyez* Catarrhe nasal.
Cordon ombilical, 425.
Corne de cerf. *Voyez* Ammoniaque.
Corps étrangers dans l'organisme, 158 ; — introduits dans divers organes, 159 ; — selon leurs formes, 162 ; — dans l'œil, 158 ; — dans les oreilles, 159 ; — dans le nez, 160 ; — dans le gosier, 161 ; — dans les intestins et l'estomac, 167 ; — dans le larynx et la trachée-artère, 164 ; — dans la peau, 169.
Cors aux pieds, 85.
Corsages, 386 ; — Corsets, dangereux chez les femmes enceintes, 387.
Cosmétiques, 83.
Cou et nuque (induration des glandes du), 471.

DES MATIÈRES.   521

Couches (pertes de sang pendant les), 406 ; — constipation pendant, 421 ; — diarrhée, 422.

Couleur, précautions à prendre dans leur emploi, 82.

Coup de soleil, 22.

Courte haleine, 261.

Cousins, moyens de les chasser, 124.

Crachats sanguinolents, 256.

Crachement de sang, 262 ;— hémorrhagie des poumons, 253 ;— la saignée est un mauvais moyen, 255.

Crampes d'estomac, 31 ; — douleur d'estomac, 315 ; — pendant les règles, 320 ; — pendant la grossesse, 403 ; — dans les membres, 489.

Crevasses des mamelons, 419.

Cris des enfants, motivés par la douleur, 437.

Croup, 248.

Croûtes de lait, 470.

Cuisine (ustensiles de), doivent être tenus en bon état, 80.

Cuivre dans le pain, 72 ; — moins dangereux que bu dans du vinaigre, 80, 112. *Voyez* Pain.

D

Daphne mezereum (sainbois), abus, 57.

Défaillance, 506.

Délire tremblant (*mania à potu*), 46.

Démangeaison, prurit, 396, 468 ; — à l'anus, 336 ; — par les ascarides, 336 ; — par les hémorrhoïdes, 340.

Dentaires (douleurs) après l'usage du mercure, 294.

Dentifrices (poudres, etc.), ce qu'il faut en penser, 281.

Dentition, 289, 444 ;— signes, 445 ;— l'incision des gencives dans la dentition est un mauvais procédé, 444 ; — convulsions, 446 ; — (salivation et diarrhée pendant la), 445.

Dents (mal de), 16 ; — consécutivement à l'arrachement, 149, 279 ; — extraction, 280 ; — danger de l'opium et du laudanum, 281 ; — dents artificielles, 288 ; — difficulté du choix du remède, et méthode pour le trouver, 281, 283 ; — douleurs dentaires et des gencives, 283 ; — chez les femmes et les enfants, 287, 293 ; — tempéraments violents, 291 ; — caractères timides, 291 ; — très-sensibles, 292 ; — dents creuses et noires, 295 ; — (soins après l'extraction des), 288 ; — après le mal ; enflure des des joues, 298 ; — pendant la grossesse, 399.

Dépit, contrariété. *Voyez* Causes morales.

Descente de matrice, 386 ; — du rectum chez les petits enfants, 437.

Diarrhée, par refroidissement, 12, 23 ;— avec coliques, 13 ; — par suite et

44.

pendant l'indigestion et échauffement, 35, 343 ; — préjugés de l'école, 343 ; — dentition, 346, 444 ; — selon la prédominance des symptômes, 344 ; — l'été, chez les enfants, 435 ; — ordinaire chez les enfants, 436 ; — pendant les couches, 422 ; — produite par la colchique, 57.

Difformités congéniales des enfants, 429.

Digitale, abus, 56.

Dispositions aux refroidissements, 19.

Diurétiques (dangers des), 357.

Douleurs d'entrailles, 13 ; — par refroidissement, 17 ; — d'estomac, 315 ; — menstruelles, 375 ; — pendant l'accouchement, 414 ; — dans les muscles, 487, 493 ; — dans les reins, 489.

Dyspepsie, 307.

Dyssenterie, 349 et suivantes.

E

Eau, boisson la plus naturelle, 36 ; — trop froide, 36 ; — glacée, 38 ; — pendant les fortes chaleurs, 38 ; — n'est pas bonne partout, 74 ; — pluviale préférée, 74 ; — froide, bonne dans la toux, 241 ; — dans le défaut d'appétit, et le matin à jeun, 306 ; — pour le pansement des plaies, 143 ; — utile pour les yeux, 197 ; — si elle donne des coliques ou le hoquet, etc., 36.

Eau albumineuse et de savon dans l'empoisonnement métallique, 92, *passim*.

Eau-de-vie (souffrances par l'), 40 ; — frelatée, 71 ; — dans le vin, 66.

Eau sucrée, contre-poison, 96.

Eau de puits et de sources, en quoi nuisible, 72 ; — il faut la filtrer, 72.

Ébullitions de sang, suite d'indigestion, 36 ; — avec fièvre, 460.

Échauffement en été, 21 ; — maladies par suite d'échauffement, 22.

Écoulement de l'urètre, 360.

Écrasements des parties dures et molles, 133.

Efforts excessifs, 21.

Émétique (tartre stibié), contre les effets toxiques, 113 ; — dangereux dans les vomissements, 314.

Echauboulure, 151.

Embarras gastriques, 312.

Émotions morales, 1, 197.

Émotions subites, 1. *Voyez* Causes morales.

Empoisonnements, 64 ; — règle à suivre, 88 ; — moyens généraux et particuliers, 89 ; — (indications à remplir en cas d'), 100, 107.

Enchifrènement des enfants, 430.

Endolorissement musculaire par l'effet du froid, 18.

Enfants (maladies des), 243, 424 ; — difformités, ne pas les opérer, 429 ;

— jaunisse, 434; — effets de la frayeur. *Voyez* Affections morales; — alimentation ni trop abondante, 31 ni toujours avec les mêmes aliments, 31; — mis en état d'ivresse, 41; — premiers soins à leur donner, 424; — lorsqu'il ne veut pas teter, 426; — suite des chutes chez les enfants, 151; — ne mordront pas dans les pommes où les poires piquées, 125.

Engelures, 479.

Engourdissement par l'effet du froid, 19.

Enrouement, 230; — avec coryza, 230; — chronique, 231.

Entorse, 135.

Épices, 50.

Épidémies éruptives (prodromes, et traitement des), 461 et 462.

Épilepsie par suite de causes morales, 4. *Voyez* Émotion.

Épistaxis. *Voyez* Hémorrhagie nasale, 226.

Ergot du blé, 114.

Éruption, 36.

Esprit (trop forte application de l'), 27.

Érysipèle, 467.

Esquinancie, 233.

Estomac, dérangement et plénitude, 30; — par suite de l'usage des fruits, graisse, vin, acide, poissons ou viandes gâtés, 31; — (maladies de l'), 305; — faiblesse et dérangement, 306; — embarras muqueux, 312; — (crampes et douleurs de l'), 315; — douleurs chroniques selon les cas, 317 et *passim*; — inflammations, 327.

Étain, effets toxiques, 113.

Étamage et vernissage des ustensiles de cuisine, 80.

Éther, 110.

Étranglement, pendaison, 510.

Évanouissement, 405, 506; — produit par la frayeur. *Voyez* Émotion.

Excisions des boutons hémorrhoïdaux, 340; — des ongles, 483; — des cors aux pieds, 485.

Excitation (grande) produite par la joie. *Voyez* Causes morales.

Excoriations, 440; — par suite de séjour au lit, 485.

Exposition de la doctrine homœopathique, VII.

Extirpation des verrues, 485.

F

Face (tic douloureux de la), 299; — maladie à la suite d'extraction de dents, 279. *Voyez* Névralgie.

Faiblesse, 21; — par suite d'un vice contre nature, 28; — de mémoire, 177; — de la vue, 208, 211; — d'estomac, 306. *Voyez* Humeurs.

Fard, ses inconvénients, 83.

Fatigue, 21 ; — après une longue marche, 24.

Femmes (maladies des), 367 et suivantes.

Ferrugineux (abus de leur emploi), 63.

Fièvre, suite de refroidissement, 19 ; — d'indigestion, 36 ; — de lait, 417.

Fièvres éruptives, 460 et suivantes.

Fièvres intermittentes, 492 ; — régime de ceux qui sont sujets aux fièvres intermittentes, 493 et suivantes ; —de ceux qui vivent dans les marais, 495 ; —attention minutieuse à la succession des symptômes, 496 ; — à l'égard des rechutes, 497 ; — quotidienne simple, 497 ; — tierce et quarte, 498 ; — traiter selon la nature et la prédominance des symptômes, 499 et *passim.*

Figues, 79.

Flagellation dans l'empoisonnement par les opiacés, 116.

Flatuosité, 34, 327.

Flueurs blanches, 384.

Fluxions de poitrine, 264.

Foie de soufre, ses effets toxiques, 109.

Foie, hépatite, 307.

Fosses d'aisances, 100.

Foudre (accidents par la), 514.

Fractures, 136.

Fraîcheur et du froid (effets de la), 19.

Frayeur, 1. *Voyez* Émotion morale.

Frictions sèches dans l'asphyxie, 102.

Froid, effets morbides, 9.

Fromages vieux, 77.

Fruits (indisposition de l'estomac par les), 32 ; — froids, 39 ; — gâtés, 80. — Fruits acides donnent lieu à des éruptions de la peau, 51.

Fulguration. *Voyez* Foudre.

Furoncle, 477.

G

Gale, 469 ; — danger d'un traitement interne, 470.

Gangrène des plaies, 152.

Gargarisme, pratique mauvaise, 274.

Gastriques, (embarras), 312.

Gâté (tout ce qui est), nuisible, fromage, œufs, viandes, fruits, 77.

Gerçures des mamelles, 419.

Glandes du cou et de la nuque (induration des), 471. *Voyez* Cou.

Gomme-gutte employée comme couleur (dangers de la), 82.

Gonflement du nez, 225 ; — des seins chez les enfants, 429.

DES MATIÈRES. 525

Gorge (mal de la), 272 ; — par refroidissement, 16 ; — remèdes domestiques, 273 ; — traitement suivant les symptômes, 247.

Goût altéré sans aucune souffrance, 300 ; — différentes espèces de goût, 301.

Goutte, son traitement, 203, 486.

Graisse, cause de dérangement du ventre, 30 ; — rance, 77 ; — principe toxique, 119.

Graisse d'ours, 194 ; — d'oie, en onctions dans l'enchifrènement, 242.

Grossesse (perte de sang pendant la), 406 ; — (démangeaisons pendant la), 296 ; — aigreur et écoulement d'eau, 398 ; — constipation, 398 ; — diarrhée, 398 ; odontalgie, 399 ; — varices, 399 ; — hémorrhoïdes, 400 ; — douleur dans le côté droit, 402 ; — crampes, 400 ; — incontinence d'urine, 403 ; — urines douloureuses, 403 ; — insomnies, 403 ; — mélancolie, 404 ; — évanouissement et hystérie, 405 ; — (pendant et après la), 390 ; — vertiges, mal de tête, 393 ; — nausées, vomissements, 395.

Guêpes (piqûres de), 124.

H

Haleine courte, 261 ; — mauvaise, 302.

Hématurie, 359.

Hémoptysie, 258 ; — danger de la saignée, 255 ; — par suppression d'hémorrhoïdes, 258.

Hémorrhagie, 255 ; — à la suite de blessure, 141 ; — comment on y remédie, 143 ; — par piqûres de sangsues, 143 ; — nasale, 226 ; — par congestion à la tête, 226 ; — par un coup, 226 ; — chez les enfants, par l'effet des vers, 226 ; — par suppression d'hémorrhoïdes, 278 ; — à la suite de sangsues chez les enfants, 144 ; — foudroyante après les couches, 406 ; — continuelle chez les femmes enceintes, 407.

Hémorrhoïdes, démangeaison à l'anus, 338 à 343 ; — mauvaise pratique de la médecine ordinaire, 338-343 ; — remèdes domestiques, 338-343 ; — traitement rationnel, 338-343 ; — coliques, 338-343 ; tumeurs fluentes ou borgnes, 338-343 ; — causant rétention d'urine, 353 ; — des femmes enceintes, 400.

Héréditaires (maladies), 451.

Hernie, mesure de prudence et traitement par soi-même, 363 ; — étranglée, 365 ; — inguinale, ombilicale, chez les enfants, 436.

Hoquet chez les enfants, 430.

Huile falsifiée, 71 ; — rance, 77 ; — contre-poison, 94.

Huile de noix dans les taies des yeux, 207 ; — dans l'oreille, rancit, 217.

Humeurs (pertes d') par le sang, la sueur, les purgatifs, l'allaitement et la suppuration, 29.

Hydrocyanique (acide), 56.

Hydrophobie, 130.
Hygiène (divers conseils d') pendant le traitement homœopathique, 10 ; — pour ceux qui travaillent en été, 21 ; — dans les marais, 460 ; — des femmes pendant la grossesse, 411.
Hypocondrie, 404.
Hystérie, 405.

I

Ictère ou jaunisse, 434.
Impressionnabilité (effets de l'), 7.
Incontinence d'urine, 403. *Voyez* Urines.
Indications tirées des sexes, du tempérament, 171.
Inflammation des yeux, 200 ; — chez les nouveaux nés, 430 ; — des poumons, 267 ; — de l'estomac et des intestins, 327 ; — avec fièvre, 330 ; — douleurs variables, pressives, 330, 331.
Indigestion, par abus de certaines substances, 30 à 39.
Indigo, ses effets toxiques, 83.
Insectes (piqûre d'), 123, 207.
Insolation ou coup de soleil, 22.
Insomnie, après avoir mangé, 35 ; — chez les femmes enceintes, 403 ; — chez les enfants, 439, 492.
Intermittentes (fièvres). *Voyez* Fièvres.
Intestins (inflammation des), 320, 327.
Iode, 59 ; — ses effets toxiques, 109.
Irritabilité, surexcitation, 7.
Ivrognerie, 40 ; — divers degrés, remèdes, 43 ; — les ivrognes ne peuvent trouver d'excuse à leurs propres yeux, 43, 45.

J

Jaunisse ou ictère des nouveaux nés, 434.
Jeûne (effets du), 320.
Joie excessive, 1.
Joue (gonflement de la), 285.

K

Kystes sur les paupières, 200.

L

Lait toléré pour les santés régulières, 39 ; — adultéré, 71 ; — peut devenir poison, 75 ; — son emploi comme contre-poison, 95 ; — montée du lait, 417 ; — fièvre de lait, perte du lait, 419 ; — mauvais lait, 422.

Langue (inflammation et engorgement de la), 304;—aphthes, 431.
Lard rance, 77.
Larynx et trachée-artère (lésion du), 162.
Laudanum. *Voyez* Opium.
Laurier-cerise (abus du), 56.
Laxatifs, emploi abusif, 57.
Lésions mécaniques, 131 et suivantes.
Lessive de bois de hêtre, 194.
Léthargie, 507.
Leucorrhée, 384; — des petites filles, 384, 432 ; — causes, 384.
Levain de bière contre les ulcères, 481.
Lèvres (commissures des), aphthes de la lèvre, 304.
Ligature des membres dans l'hémorrhagie du poumon, 255.
Lit (excoriations, suite du séjour au), 485.
Lochies, 416.
Lumière (aversion de la), avec mal de tête, 213.
Lune (couper les cheveux au nouveau de la), 195.
Lunettes, 208; — vertes, nuisibles, 209; —expérience, du choix des lunettes, 211.
Luxation, 135 ; — spontanée du fémur, 449.
Lycopode, abus, 57.

M

Magnésie (abus de la), 58.
Magnétiques (passes), 441, 511, 512.
Mal de tête, par refroidissement, 14 ; — par échauffement, 22; — par indigestion, 32;—de mer, 33; — par congestion habituelle du cerveau, 180; — par suite d'état catarrhal et de douleurs rhumatismales et goutteuses, 181; — causé par mal d'estomac, 183; — par constipation, 183; — avec nausées, 184; — opiniâtre, 184; — par rétrocession, 191.
Maladies chroniques par suite de causes morales, 11;—de la peau, 468.
Maladies les plus communes, 171;—générales (de quelques), 486.
Maladies héréditaires, 451.
Mamelons (gerçures, crevasses des), 419.
Mania à potu. *Voyez* Délire, Tremblement.
Manuluves chauds dans le croup, 249.
Matrice, maladies, 385; — (descente de), 386.
Médecin, choix que l'on doit faire, XXXIV.
Médicaments, manière de les employer, introduction, XXIII ; — provision de médicaments, XXXIII; — médicaments vermifuges, 85, 147.
Mélancolie des femmes enceintes, 404.

Mémoire (faiblesse de), 177.

Ménorrhagie, 406 ; — calme d'esprit, 407 ; — chronique, 407 ; — foudroyante, 408 ; — continuelle, 408.

Menstruation (signes de l'établissement normal de la), 367 ; — apparition tardive, 368 ; — ses causes, 369 ; — coliques menstruelles, 375.

Mercure, abus, 58, 59.

Mérule (influence de la) dans l'asphyxie, 105.

Métalliques (substances) dans le vin, 64.

Meurtrissure, 133 ; — des yeux, 135.

Miasme animal (espèce de), effets toxiques, 120.

Miel vénéneux, 118.

Migraine, 185 ; — à droite, 185 ; — à gauche, 186 ; — provenant des nerfs, 187.

Miliaire pourprée, 463.

Mites, s'attachant aux vêtements, 85.

Morales (causes), effets funestes. *Voyez* Causes.

Morelle noire (infusion de) dans l'empoisonnement par le seigle ergoté, 114.

Morsure et piqûre d'animaux venimeux, 123 ; — morsure des animaux en colère, 127.

Mort apparente des nouveaux-nés, 427 ; — par asphyxie, 508 ; — ne pas se hâter d'y croire, 508 ; —par inanition, 509 ;— par suite d'une chute, 510 ; — par strangulation, pendaison, suffocation, 510 ;—par immersion, 511 ; — par congélation, 512 ; — par colère, indigestion, 514 ; — par fulguration, par forte émotion, 511.

Muguet, 431.

Myopes, 209.

N

Narcotiques (plantes), 115.

Nasal (catarrhe), 227 ; — catarrhe nasal supprimé, 228.

Nausées, vomissement, suite de refroidissements, 17, 313, 395.

Nerfs (état des), cause de maux de tête, 187. *Voyez* Céphalalgie.

Névralgie faciale, 299.

Nez (maladies du), 225.

Nitre (sel de), traitement de ses effets toxiques, 111.

Noix, 79.

Nostalgie (mal du pays), 5.

Nourrices, 293.

Nouveaux nés à l'état de mort apparente, 427 ; — jaunisse ou ictère des nouveaux nés, 434. *Voyez* Enfants.

Noyés, 511.

O

Odontalgie, 279.

OEil. *Voyez* Yeux.

OEufs (blanc d'), antidote dans l'empoisonnement, 92.

Onanisme, 29.

Ongles rentrés dans les chairs, 483.

Ophthalmie, 202 ; — scrofuleuse, 204 ; — des enfants, 430.

Opium et laudanum (effets funestes de l'), 54, 115, 116.

Oreilles, douleurs, 15 (maladies des), inflammation, 216 ; — écoulement, 218 ; — suite d'inflammation, 219 ; — chronique et purulente, 220 ; — brusquement supprimée, 220 ; — bourdonnement, 222 ; — mal derrière les oreilles chez les enfants, 431.

Oreillons, 214. *Voyez* Parotitide.

Organisme (corps étrangers dans l'), 158.

Orgelet, 200.

Ortie (teinture d') dans la brûlure, 170.

Otalgie, suite du refroidissement, 216 ; — de rhumatisme, 216 ; — point de remède externe, 217.

Otorrhée, 218.

Ouïe (dureté d'), 223 ; — complication, 223.

P

Pain (adultération du) par le carbonate de magnésie, 72 ; — par l'alun, 72 ; — par le cuivre, 72 ; — vérification légale, 72.

Pâles couleurs, 371 ; — leurs causes, 372.

Palpitations de cœur, 260 ; — chez les femmes enceintes, 260.

Panaris, 478.

Parotitide, 214 ; — avec mal de gorge, 215.

Paupières, enflammées et enflées, 198 ; — face interne, 199 ; — inflammation chronique, 199.

Passes magnétiques. *Voyez* Magnétiques.

Peau, maladies de la peau avec fièvres, 460 ; — chroniques, 468 ; — peau mauvaise, 148, 483 ; — corps étrangers dans la peau, 169.

Peines morales, émotions subites, frayeur, 1 ; — peur et crainte, 3 ; — tristesse et chagrin, 3 ; — d'amour, 4.

Pendaison, 510.

Peintures aux substances métalliques, 81.

Pénis (maladies du), 362.

Perte d'humeurs, 29 ; — de sang pendant la grossesse, 406.

Pessaire, 386, 390.

Petite vérole (préservatif de la), 465.

Peur, 1. *Voyez* Causes morales.

Phosphore (le camphre, contre-poison du), 98 ;— (empoisonnement par le), 110.

Photophobie, 213. *Voyez* Lumière.

Pieds (transpiration des), 10.

Pierre infernale, traitement de ses effets toxiques, 113.

Pissement de sang, 359 ; — pissement au lit, 432.

Piqûre des animaux venimeux, 123.

Plaies des pieds, par éclat de bois, 145 ; — traitement interne, 146 ; — précaution après, 146 ; — accidents consécutifs, 147 ; — profondes et pénétrantes, 160. *Voyez* Blessures.

Plantes âcres, effets toxiques, 114.

Pleurésie, point de côté, 264 ; — vraie, 266 ; — fausse, 267.

Pleurodynie, 265.

Plomb (maladies de), 63 ; — dans le vin, 68 ; — ses effets toxiques, 113 ;— ses préparations nuisibles dans les brûlures, 157.

Pneumonie, inflammation des poumons, 267 ; — espèce de pneumonie où la saignée est dangereuse, 268 ; — maligne, 270.

Points de côté, 233, 264.

Poisons minéraux, 107 ; — végétaux, 114 ; — du règne animal, 117 ; — introduits par inoculation, 123 ; — connus, comment il faut agir, 99 ; — effets toxiques, 105, 111.

Poissons gâtés, dérangeant l'estomac, 32 ; — venimeux, 119.

Poitrine (maladies de la), 230 ; — congestion de sang, 252 ; — spasmes, 261 ; — (inflammation de), 264, 267 ; — contusion, 272 ; — nécessité d'une distinction entre les symptômes, 265 ; — rhumatisme comme cause, 266.

Polygala senega, inconvénient de son abus, 57.

Poudre à poudrer, son emploi dans les brûlures, 170.

Poux, punaises, puces, mites, etc. (destruction des), 85.

Préjugés, au sujet de la constipation et du dévoiement, 332 ; — des purgatifs, 333 ; — de la saignée, 254, 260, 267 ; — des passes magnétiques, 441, 511, 512.

Presbytie, 210.

Prophylaxie des maladies héréditaires, 451.

Propreté dans la préparation des aliments, 77.

Prunes, 79.

Prurit, 396 ; — douleurs prurigineuses, 468.

Prussique (vapeur d'acide), effets toxiques, 105, 110, 115.

Purger après le rhume, préjugé, 242.

Pyrosis, 313.

Q

Quinquina et quinine, effets toxiques, 53 ; — antidotes, 54.

R

Raisins, 79.

Rate (maladie de la). Origine du charbon chez les animaux, 121.

Refroidissement, comme cause de maladies, [9, 201 ; — règle contre ses suites fâcheuses, par le fait du changement de temps et de saison, 18 et suivantes ; — pendant les règles, 372.

Régime pendant le traitement homœopathique, XXVII, 135 ; — dans les souffrances de l'estomac, 306 ; — pendant la grossesse, 390 ; — des enfants à la mamelle, 31. *Voyez* Hygiène.

Règles (crampes d'estomac pendant les), 320 ; — influencées par la peur, 3 ; — leur établissement tardif, 367 ; — selon les causes et symptômes, 367 ; — (refroidissement pendant les), 372 ; — coliques, 395 ; — (suppression des), 372 ; — ses causes, 373 ; — en avance, 378 ; — en retard, 379 ; — trop abondantes, 380 ; — trop faibles, 379 ; — trop courtes, 379 ; — de trop longue durée, 381 ; — cessation, 382.

Reins (tour de reins), 132 ; — douleurs, 489.

Remèdes (abus des), 52 ; — contre la vermine, 85 ; — secrets, la pire espèce, 86 ; — domestiques contre les souffrances et crampes d'estomac, 315 ; — dans les maux de gorge, 273 ; — dans les maladies des yeux, 196 ; — l'enrouement, 230 ; — les hémorrhoïdes, 338 ; — la constipation, 351.

Rétention d'urine, 360 ; — chez les femmes en couches, 422 ; — chez les enfants, 432.

Respiration, 12 ; — difficile, 260.

Rhubarbe (abus de la), chez les enfants, 57.

Rhumatisme, 18, 200, 487 ; —(saignée mauvaise dans le), 487 ;— rhumatisme aigu, 487 ; — chronique, 489.

Rhumes de cerveau, 11, 227, 241. *Voyez* Coryza.

Roséole, 463.

Rougeole, 462.

S

Safran, 117.

Saignée, inutile après toute commotion, 90 ; — nuisible dans les hémorrhagies et dans les inflammations de la poitrine, 254 et *passim* ; dans les douleurs articulaires (rhumatisme aigu), 487 ; — elle ne remédie pas dans les spasmes, 490 ; — dans la somnolence, 507 ; — permise dans la somnolence continuelle, 508; — dans la mort apparente par suite d'une chute, 510.

Saisons, effets des changements, 21.

Salsepareille, abus, 57.

Sang à la tête, 176; — avec éblouissement, 177.

Sangsues (hémorrhagie par les), 143; — introduites dans l'estomac, 165.

Savon, contre-poison, 93.

Scarlatine (deux espèces), 463; — grave chez les enfants, 464; — elle est contagieuse pendant la desquamation, 464. — (maladies consécutives à la), 464.

Scorbut de la bouche, 302.

Seigle ergoté, effets toxiques, 114; — souverain dans la métrorrhagie, 407, 415.

Sein (mal au) ou engorgement, 419.

Sel, comment se constate sa bonne qualité, 80; — abus des sels purgatifs de Glauber, sulfate de magnésie, 58.

Sensibilité (effets d'une trop grande), 7; — au froid, 19.

Serpent (piqûres de), 125.

Sevrage (affaiblissement par le), après un long allaitement, 319, 422, 447.

Sexes (indications tirées des), 171.

Sobriété, son importance pour la santé, 75.

Soif chez les enfants, 356.

Sommeil, nuisible dans un air altéré et non renouvelé, 73.

Somnolence, 507.

Sophistication des aliments et des boissons, 65. *Voyez* Boissons.

Soufre (abus du), 58; — dans le vin, 67.

Spasmes consécutifs aux blessures, 148; — de poitrine, 261; — de poitrine chez l'enfant, 441, 442; — en général, 490.

Spigélie, ses effets toxiques, 117.

Stomacace, 302.

Strabisme, 213.

Strangulation, 510.

Sublimé corrosif, effets toxiques, dans le vin, 69. *Voyez* Boissons.

Sucre dans le vin, 66. *Voyez* Boissons; — eau sucrée, contre-poison, 96. *Voyez* Eau.

Suffocation (mort par), 512; — dans un air vicié, 514.

Sulfurique (acide) dans le vinaigre, 68.

Sumac vénéneux (effets du), 116.

Surexcitation nerveuse, 7.

Sycose, 453.

Syncope, 506.

Syphilis, 453.

T

Tabac (suite des effets du), 49 ; — emploi de la feuille de tabac dans l'empoisonnement, 92 ; — maladies des ouvriers dans les manufactures, 50.

Taches et Taies sur les yeux, 207.

Tannes, points noirs de la peau, du visage, 484.

Teigne, 471 ; — clinique de la teigne, 473; — teigne faveuse, 473 ; — teigne granulée, 474 ;— teigne amiantacée, 474 ; — teigne muqueuse, 474 — teigne furfuracée, 475 ; — traitement, 475.

Tempéraments (indications tirées des), 171 ; — lymphatique, 173 ; — sanguin, 174 ; — bilieux, 174 ; — mélancolique, 174 ; — nerveux, 174.

Temps (effets des changements de), 20.

Térébenthine (contre les suites de l'emploi de la), 117.

Testicules enflammés, engorgés, 363.

Tétanos, 51, 149.

Tête (maladies de la), 176 ;—par refroidissement, 14, 32;—affluence du sang vers la tête, 178; — mal de tête, 149, 179; — avec chaleur, 180 ; — avec état catarrhal, 181; — douleur rhumatismales, 182; — venant de l'estomac et du ventre, 183; — de la constipation, 183; — opiniâtre, 186 ; — avec grande faiblesse et mélancolie grave, 193; — par rétrocession de maladie, 193; — chez les vieillards, 194; — os de la tête qui rentrent l'un sur l'autre, 429 ; — tuméfaction de la tête, à la naissance, 428.

Thé (souffrances produites par le), 49.

Tænia, 335.

Tic douloureux, 299.

Toux après un refroidissement, 11, 241 ;— selon les cas, 238 ;—sèche, 232, 236 ; — compliquée de coryza, 241 ; — avec pléthore, 233 ; — chez les enfants, 233 ; — spasmodique, 234 ; — chronique, 236 et suivantes ; — provoquée par la vapeur de soufre, 58.

Tranchées ou coliques, 320.

Transpiration (pour rétablir la), 9 ; — chez les femmes en couches, 9 ; — défaut de transpiration des pieds ; — (inconvénients de l'excès et du défaut de), 19.

Tumeurs à la tête, 441 ; — en général, 478.

U

Ulcères, 481 ; — chroniques, 481 ; — aux doigts du pied, 482 ; — autour d'anciennes verrues, 482 ; — sur une mauvaise peau, 432.

Urètre (écoulement par l'), 360 ; — danger du baume de copahu et du cubèbe, 360.

Urinaires (souffrances des voies), 355; — par suite d'hémorrhoïdes mal soignées, 359.

Urines (sécrétion des), fonction très-importante, 355; — danger de se retenir, 356; — règle de prudence à ce sujet, 356; — diminution graduelle des urines, 356; — remèdes domestiques, 357; — remèdes rationnels, *passim*; — suppression chez les enfants à la nourrice, 358, 432, 445; — rétention complète, 359; — incontinence d'urine, 403; — involontaire la nuit, souffrances des voies urinaires, 98; — par les cantharides, 357; — chez les femmes enceintes, 403; — urines brûlantes, 403. *Voyez* Grossesse.

Urticaire, 462.

V

Vaccine, 467.
Valériane (abus de la), 36.
Vapeur de charbon, 103.
Variole, 465.
Varioloïde, 466.
Varices, 480; — des femmes enceintes, 399.
Végétaux âcres dans le vinaigre, 68.
Veilles (longues), 25.
Venin des animaux (empoisonnement), 78; — des crapauds, lézards, grenouilles, 118.
Ventre (maladies du bas-), 221; — congestion sanguine, 324.
Vérole (petite) volante, 466.
Verres concaves et convexes, 208; — en deux sections, nuisibles, 209.
Verrues, 482, 485.
Vers, 333; — causes présumées, 333; — mauvaise pratique à ce sujet, 334; — régime, 335; — tænia ou ver solitaire, 335; — ascarides, 335; — précaution pour l'usage des remèdes vermifuges, 85.
Vertiges, 176; — et mal de tête pendant la grossesse, 410.
Vexation, 5. *Voyez* Peines morales.
Viande, gâtée 31; — quand elle est nuisible, 49. — Viandes provenant d'animaux malades, 120; — fumées, 76.
Vie sédentaire, inconvénients, 27.
Vin altéré, 65.
Vinaigre falsifié, 69; — contre-poison, 94.
Vitriols, leurs effets toxiques, 75, 111.
Voies urinaires, 355.
Volonté des enfants (commencement de la), 450.
Vomissements, 33, 313, 395.
Vue (faiblesse de la), 208, 210; — courte et longue, 212; — trouble, 212.

Y

Yeux (mal aux), suite de refroidissement, 15; — meurtrissure des yeux, 135; — maladies des yeux, 190; — collyres, baumes et liniments, nuisibles; — inflammation des yeux, 196; — par suite de la rétrocession ou suppression des affections de la peau, 240; — du rhumatisme, 202; — de la goutte, 203; — des scrofules, 204; — taches et taies, 226; — inflammation chez les enfants nouveau-nés, 443.

FIN DE LA TABLE.

Corbeil, typ. et stér. de Crété.

www.ingramcontent.com/pod-product-compliance
Lightning Source LLC
Chambersburg PA
CBHW070332240426

43665CB00045B/1446